经络是人体的宝藏　穴位是人体的金矿

人体经络穴位
使用全书

杨克新　编著

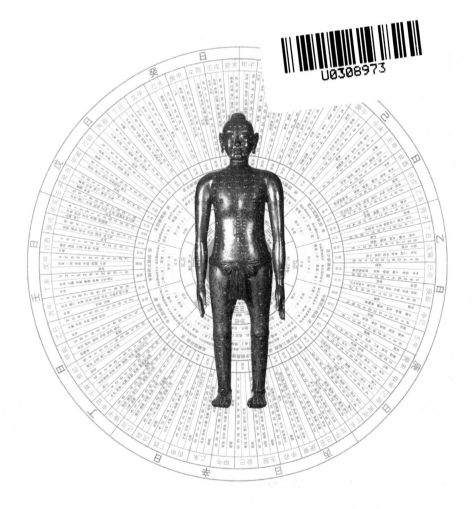

天津出版传媒集团

天津科学技术出版社

图书在版编目（CIP）数据

人体经络穴位使用全书 / 杨克新编著 . -- 天津：
天津科学技术出版社，2013.4（2023.11 重印）

ISBN 978-7-5308-7822-4

Ⅰ.①人… Ⅱ.①杨… Ⅲ.①经络—基本知识 ②穴位
—基本知识 Ⅳ.① R224

中国版本图书馆 CIP 数据核字（2013）第 062450 号

人体经络穴位使用全书
RENTI JINGLUO XUEWEI SHIYONG QUANSHU
责任编辑：孟祥刚
责任印制：兰　毅

出　　版：天津出版传媒集团
　　　　　天津科学技术出版社
地　　址：天津市西康路 35 号
邮　　编：300051
电　　话：（022）23332490
网　　址：www.tjkjcbs.com.cn
发　　行：新华书店经销
印　　刷：德富泰（唐山）印务有限公司

开本 1 020×1 200　1/10　印张 36　字数 700 000
2023 年 11 月第 1 版第 4 次印刷
定价：59.80 元

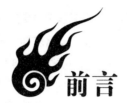 前言

　　经络穴位是中国传统医学的一部分，中医认为经络是人体气血流通的通道，穴位则是气血流注的点，经络就好比是人体的枝干，穴位则是其连接处。身体的各个部分都有经络穴位的分布，无论是脏腑器官、骨骼肌肉，还是皮肤毛发都涵盖在内。中医常讲"通则不痛，痛则不通。"身体的各种不适实际上都是源于经络不通，所以打通经络就成了获得健康的必经之路。只要经络畅通，气血往复循环，自然就百病不生。

　　关于经络的重要作用，我国历代医家在其文献中都有论述。如《黄帝内经》中就有："经脉者，所以决死生，处百病，调虚实，不可不通。"《灵枢·经脉篇》说"夫十二经脉者，人之所以生，病之所以成，人之所以治，病之所以起，学之所始，工之所止也。"也就是说，人生下来、活下去、生病、治病的关键都是经络。经络主导体内气血运行，气血是人体生命活动的物质基础，其作用是濡润全身脏腑组织器官，使人体完成正常的生理功能。经络是人体气血运行的通道，气血只有通过经络系统才能被输送到周身，使各组织得到濡养。经络可以抵御外邪。经络将营养物质提供给全身各脏腑组织，由于经络系统的作用是运行气血，那么它就可以使营卫之气密布周身，尤其是随着散布于全身的络脉运行。卫气是一种具有保卫机体功能的物质，它能够抵御外邪的入侵。外邪侵犯人体往往由表及里，先从皮毛开始，所以当外邪侵犯机体时，卫气就会首当其冲地发挥其抵御外邪、保卫机体的作用。可以说，经络是我们身体里的"灵丹妙药"，是经济实用的健康养生大法，身体是否健壮及寿命的长短都与它息息相关。

　　利用经络穴位养生治病的手段有很多。我们可能都有过这样的经验，有时坐的时间长了，腰背会酸痛；走路时间长，可能感到双腿发困发沉。于是，我们就会不由自主地做出捶腰、拍肩、捶腿、揉腿等动作，很快身体就会觉得舒服了，这实际上就是最简单的畅通经络的方法。除此之外，你还可以利用祖国医学的针灸、推拿、艾灸、食疗等方法进行养生保健，这些方法操作简单、疗效显著、即学即用，可以颐养生命、增强体质、预防疾病，从而达到延年益寿的目的。

　　为了让读者更好地利用经络穴位养生保健、防病祛病，本书将中医的经络穴位做了较为全面的梳理和解读。本书包含肺经、大肠经、胃经、脾经、心经、小肠经、膀胱经、肾经、心包经、三焦经、胆经、肝经十二条经络以及任督二脉，标明了人体的经穴名称、位置以及重点穴位的主治和功效，可以使读者更精确、直观、全面地了解人体经络走向和穴位位置，

快速找穴，直达病灶；系统地介绍了经络的基本知识，经络与十二时辰的对应关系，打通经络的常用方法，如捏脊、刮痧、艾灸等，使读者对经络有系统而全面的认识；介绍了人体的各个穴位的功用，对症治疗的疾病；介绍了各种常用常见疾病的经络养生，以及对应老年人、女性、男性、儿童等不同人群的疾病经络治疗；讲解了四季养生特效穴位、经络养生法、经络对症养五脏、经络养颜法、经络对症治疗各种疾病等内容。读者在使用本书的时候，可以根据自身疾患来寻找对应的经络及穴位进行刺激，以全面激活身体的自愈能力，使人们可以全面地了解经络知识，学会运用经络养生，让你发现蕴藏在自己身体里的医疗系统，教你做自己的医生。此书是现代人必备的健康枕边书。

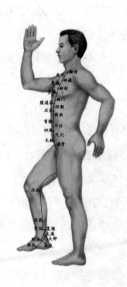

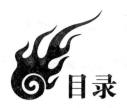

目录

上篇　奇经八脉和十二正经腧穴

中篇 经络穴位自我保健法

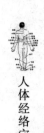

下篇　日常生活和工作里的经络穴位养生

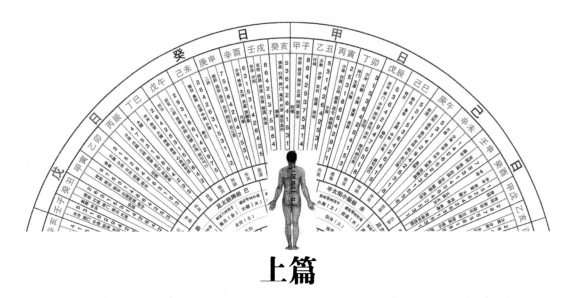

上篇

奇经八脉和十二正经腧穴

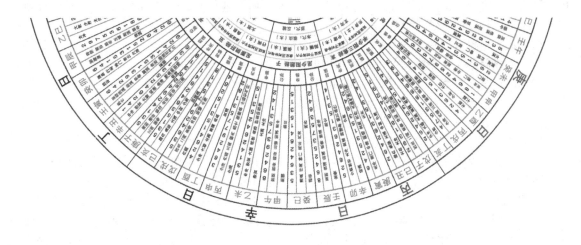

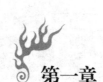

第一章

督脉——阳脉之海

督脉总述

"督脉"一词出自《素问·骨空论》。其循行路线，起始于小腹内，从会阴部向后，行于脊里正中，上至风府，入于脑，上头顶，下额，沿前额正中，到鼻柱下方及上齿。前后与任脉、冲脉相通，与足太阳膀胱经、足少阴肾经相合，联系心、肾、脑。在背后中脊，总制诸阳，故谓之督，督者都纲也。其循背脊上行，犹如裘之背缝也。

督脉总共二十八穴位，始于尾闾骨端之长强穴，腰腧、阳关入命门，上行悬枢、脊中、至中枢，筋缩、至阳归灵台，神道、身柱、陶道开，大椎、哑门连风府，脑户、强间、后顶排，百会、前顶通囟会，上星、神庭、素髎，水沟、兑端在唇上，龈交上齿肉缝间。

督脉起于小腹下方耻骨正中央，分本络与别络循行全身之经络。

（1）别络路径：由会阴穴起，女经溺尿处，男绕生殖器，至耻骨借足少阴肾经内股处，入腹内循任脉，行至小腹胞中（关元穴）。在胞中此内气分两路，一后络至两肾（主要为右肾）。另一内气会走冲脉气街，腹部，上行入喉，环绕嘴唇，一股内行至督脉龈交穴而终。另一股外行上脸颊至两眼中央下方，"噗"的一声入眼内眦。

（2）本络路径：与足太阳膀胱经同起于眼内眦睛明穴（功穴），上额前，至头顶，再络入脑中。由脑再转出左右颈部，顺下项肩部，内挟脊内行，至腰脊部入肾，再由肾经生殖器回到会阴穴。

邪犯督脉，则角弓反张，项背强直，牙关紧闭，头痛，四肢抽搐，甚则神志昏迷，发热，苔白或黄，脉弦或数。督脉上行属脑，与足厥阴肝经会于巅顶，与肝肾关系密切，督脉之海空虚不能上荣于充脑，髓海不足，则头昏头重，眩晕，健忘；两耳通于脑，脑髓不足则耳鸣耳聋；督脉沿脊上行，督脉虚衰经脉失养，则腰脊酸软，佝偻形俯；舌淡，脉细弱为虚衰之象。督脉主司生殖，为"阳脉之海"，督脉阳气虚衰，推动温煦固摄作用减弱，则背脊畏寒，阳事不举，精冷薄清，遗精，女子小腹坠胀冷痛，宫寒不孕，腰膝酸软，舌淡，脉虚弱亦为虚象。

督脉的"督"字，有总督、督促的含义。督脉循身之背，阳，说明督脉对全身阳经脉气有统率、督促的作用。故有"总督诸阳"和"阳脉之海"的说法。因为督脉循行于背部正中线，它的脉气多与手足经相交会，大椎是其集中点。另外，带脉出于第二腰椎，阳会维交会于风府、哑门。所以督脉的脉气与各阳经都有联系。又因督脉循行于脊里，入络于脑，与脑和脊髓有密切的联系。《本草纲目》称："脑为元神之府"，经脉的神气活动与脑有密切关系。体腔内的脏腑通过足太阳膀胱背部的腧穴受督脉经气的支配，因此，脏腑的功能活动均与督脉有关。所以金代医家张洁古认为：督脉"为阳脉之都纲"即是此意。

既然督脉是人体的"总督"，最能展现出人体的精、气、神，我们常说的"挺直你的脊梁"，就是展现我们的精神的意思。从字的表面含义上看，督脉的"督"字，有总督、督促的意义；从循行路线上看，督脉主要在背部，背为阳。这说明督脉对全身阳经脉气有统率、督促的作用，古人所说的"总督诸阳"和"阳脉之海"就是这个道理。督脉是阳之会，人本阳气借此宣发，是元气的通道。

督脉的功能可以概括为以下两点。

其一，督脉多次与手足三阳经及阳维脉相交会，与各阳经都有联系，所以对全身阳经气血起调节作用。

其二，它对脑髓与肾的功能有所反映。督脉行脊里，入络脑，又络肾，与脑、髓、肾关系密切，可反映脑、髓、肾的生理功能和病理变化。肾为先天之本，主髓通脑，主生殖，故脊强、厥冷及精冷不育等生殖系统疾患与督脉关系重大。脑是人的高级中枢，脊髓是低级中枢，而督脉的路线与脊髓有重复的地方。所以，督脉与人的神智、精神状态有着非常密切的关系。

督脉循身之背，入络于脑，如果督脉脉气失调，就会出现"实则脊强，虚则头重"的病证，这都是督脉经络之气受阻，清阳之气不能上升之故。由于督脉统一身之阳气，络一身之阴气，不仅发生腰脊强痛，而且也能"大人癫疾、小儿惊痫"。同时，督脉的别络由小腹上行，如脉气失调，亦发生从少腹气上冲心的冲疝，以及癃闭、痔疾、遗尿、女子不育等证。

据《针灸大全》载八脉八穴，后溪通于督脉，其主治症有手足痉挛、震颤、抽搐、中风不语、痫疾、癫狂、头部疼痛，目赤肿痛流泪，腿膝腰背疼痛，颈项强直、伤寒、咽喉牙齿肿痛，手足麻木，破伤风，盗汗等。

《督脉循行歌》中说："督脉少腹骨中央，女子入系溺孔疆。男子之络循阴器，绕篡之后别臀方。至少阴者循腹里，会任直上关元行。属肾会冲街腹气，入喉上颐环唇当。上系两目中央下，始合内眦络太阳。上额交颠入络脑，还出下项肩髆场。侠脊抵腰入循膂，络肾茎篡等同乡。此是申明督脉路，总为阳脉之督纲。"

《督脉分寸歌》述督脉的穴位："尾闾骨端是长强，二十一椎腰腧藏。十六阳关十四命，三一悬枢脊中详。十椎中枢九筋缩，七椎之下乃至阳。六灵五神三身柱，一椎之下陶道当。一椎之上大椎穴，入发五分哑门行。风府一寸宛中取，脑户二五枕之方。再上四寸强间位，五寸五分后顶彰。百会正在顶中取，耳尖前后发中央。前顶囟后一寸半，星后一寸囟会量。发际一寸上星地，五分神庭切勿忘。鼻端准头素髎值，水沟鼻下人中藏。兑端唇上端中取，龈交唇内齿缝乡。"

督脉穴位详解

长强

【穴位一找准】在尾骨端下，当尾骨端与肛门连线的中点处。

【解剖】在肛尾隔中；有肛门动、静脉分支，棘间静脉丛之延续部；布有尾神经及肛门神经。

【功效】宁神镇静，通便消痔。

【主治】泄泻，便血，便秘，痔疾，脱肛；癫痫。

【刺灸法】斜刺，针尖向上与骶骨平行刺入 0.5 ～ 1 寸；不灸。

长强

穴位详解

长强是督脉的第一个穴位。在后背的正下方，在尾骨端与肛门联结的中点处，是督脉的起始穴，阳气就从这里开始生发。

很多老人都知道，在治疗小儿疾病上有一个方法叫"捏脊"，捏脊的开始处就是长强穴，从这里沿着后背向上一直捏到后颈的大椎穴，对于小孩食欲不振、消化不良、腹泻等病都有很好的治疗效果。原因就是它振奋了人体的阳气，所以中医说"长强为纯阳初始"。

其实我们看名字也知道，"长"是长大、旺盛。而"强"顾名思义就是强壮、充实。长强合二为一，意味着这个穴位的气血很强盛。古人对这个穴位还有一个解释，叫"循环无端之谓长，健行不息之谓强"。意思也很好理解，人体的气血是循环不息的，新陈代谢就在此循环运行之中完成。气血运行正常的话，人体的健康就能够得到保证。否则，就很可能得病。

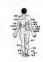

对于中气下陷证，如脱肛等，都可以通过按摩长强穴来防治。具体的做法也很简单，趴在床上，让家人帮忙艾灸长强穴，每次穴灸20分钟左右，长强处感到发热就可以了。

如果这样操作觉得不放心，或者不方便的话，也可以在晚上睡觉前，趴在床上，将双手搓热，然后趁热顺着腰椎尾骨往下搓，搓100下，让长强穴处感到发热就可以。事实上，针刺长强穴，可以改变大肠收缩和舒张的状态，从而改善症状。

古人说："和则一，一则多力，多力则强，强则胜物。"意思就是说，把力量合到一起，人就强大了，对于外邪就有更强的抵抗力。我们时不时按摩一下长强穴，就相当于将手上的力量都加诸在长强穴上，助长强一臂之力，这用一句军事术语来说，就叫作"集中优势兵力，各个击破"。疾病焉有不退之理？

腰腧

【穴位一找准】在骶部，当后正中线上，正对骶管裂孔。

【解剖】在骶后韧带、腰背筋膜中；有骶中动、静脉后支，棘间静脉丛；布有尾神经分支。

【功效】调经清热，散寒除湿。

【主治】腰脊强痛，腹泻，便秘，痔疾，脱肛，便血，癫痫，淋浊，月经不调，下肢痿痹。

【刺灸法】向上斜刺0.5～1寸；可灸。

穴位详解

腰，腰部也。腧，输也。腰腧，意指督脉的气血由此输向腰之各部。本穴物质为长强穴传来的水湿之气，至本穴后，因其散热冷缩水湿滞重，上不能传于腰阳关穴，下不得入于长强穴，因此输向腰之各部，故名腰腧。

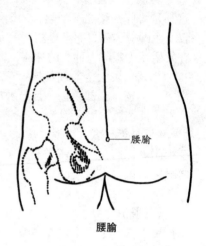

腰腧

腰阳关

【穴位一找准】在腰部，当后正中线上，第四腰椎棘突下凹陷中。

【解剖】在腰背筋膜、棘上韧带及棘间韧带中；有腰动脉后支，棘间皮下静脉丛；布有腰神经后支的内侧支。

【功效】祛寒除湿，舒筋活络。

【主治】腰骶疼痛，下肢痿痹；月经不调、赤白带下等妇科病证；遗精、阳痿等男科病证。

【刺灸法】直刺0.5～1寸；可灸。

穴位详解

在说腰阳关之前，先给大家讲两句耳熟能详的诗，叫作"劝君更进一杯酒，西出阳关无故人"。这里的阳关在甘肃，是古代中原通往西域的门户，军事地位极其重要。因为位于南边，所以称之为阳关，与之相对的还有一个重要的关隘叫玉门关。玉门关原本叫阴关，与阳关一北一南遥相呼应，后来为了好听，改称玉门关，两道关隘一起扼守着河西走廊的咽喉要道。

在我们人体上，也有这样两相呼应的两个"关隘"，这就是任脉上的关元和督脉上的腰阳关。

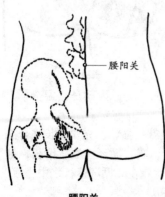

腰阳关

关元穴很多人都知道，它在腹部。关是关口，元是元气，关元就是元阴元阳相交之处。而腰阳关就相当于关元穴在背部的投影。腰是指位置在腰上；阳是指在督脉上，督脉为阳脉之海。腰阳关就是督脉上元阴元阳的相交点。这个穴在人体的位置堪比诗文中的阳关，"战略地位"极其重要，是阳气通行的关隘。

中医将人体的颈、胸、腰椎分为三关，分别为风寒关、气血关、寒冷关。我们的腰阳关穴就在第四腰椎，正好处于寒冷关的中间地带，而这里又是阳气通行的关隘。很多老人到了冬天经常感到后背发凉，很大一个原因就是这里的经络不通，阳气无法上行。这时候，只要打通了腰阳关，阳气顺行而上，所有的问题自然就能迎刃而解了。

腰阳关是专门治疗腰部疾病的穴位，尤其对于现代人经常犯的急性坐骨神经痛、腰扭伤等治疗效果非常好。发现腰部疼痛的时候，可以躺下来，趴着，用热毛巾或者热水袋在腰阳关的位置热敷，保持这个部位的热度，每次敷 20 分钟到半小时即可。如果身边没有合适的物品的话，也可以采用按摩的方式，用大拇指在腰阳关的位置打圈按摩，每次按揉 100 下，可以很好地改善疼痛的症状。

命门

【穴位一找准】人体命门穴位于腰部，当后正中线上，第二腰椎棘突下凹陷中。

【解剖】在腰背筋膜、棘上韧带及棘间韧带中；有腰动脉后支及棘间皮下静脉丛；布有腰神经后支内侧支。

【功效】益肾温阳，舒筋活络。

【主治】虚损腰痛，脊强反折，遗尿，尿频，泄泻，遗精，白浊，阳痿，早泄，赤白带下，胎屡坠，五劳七伤，头晕耳鸣，癫痫，惊恐，手足逆冷。

【刺灸法】直刺 0.5 ~ 1 寸；可灸。

穴位详解

"命门"一词最早见于《黄帝内经》，最早系指眼睛和睛明穴而言。后来的《难经》首先提出了与《黄帝内经》完全不同的"命门"概念，指明所谓命门，是指产生和维系生命存在的系统。如《难经·三十六难》："……命门者，诸神精之所舍，原气之所系也。男子以藏精，女子以系胞，故知肾有一也。"

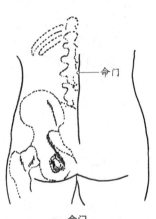

命门

"门"就是出入的枢纽，而那命门顾名思义就是生命出入的地方。认真看它的位置就会发现，命门在背后正中线，也就是腰部的两肾之间。肾是人的先天之本，而人体当中最重要的物质基础——精，就藏在肾当中。肾精是不是充足，直接决定着人体是不是健康。因此命门是关系生命的重要穴位。

命门是督脉上的一个穴位，位于脊柱的第二腰椎下缘，与正面的肚脐相对应，两旁是肾腧穴，命门与肾腧有脉气相通。督脉起于尾骨尖，直上脊柱至头顶，再下鼻梁过人中，是一条阳脉。人体十二正经中的手三阳经、足三阳经都有脉气与督脉互相交会，因而督脉能够统督全身的阳气，命门就是命火之门。命门上下贯通脊柱，左右联络肾脏，是个强壮穴位。

李溪江是一名六十有五的老人，他家里世代为中医，退休以后走南闯北去给人做保健推拿等中医保健。有时候，他为了给患者医治腰扭伤的疼痛，常用背法牵引体重为一百多千克的患者。每次推拿完了，满身汗水，体力消耗很大，然而老人仍然吃得香，睡得着，白天工作再辛苦，只要睡上一觉第二天就精神焕发了。溪江老人为什么这么精神？自有他的秘诀，连续二十年来，溪江老人都坚持按摩命门穴。手法是慢慢却有节奏地捶打命门穴位，这种方法有培补命门真火，振奋人体阳气，保持青春活力的功效。命门火气旺了，增强全身各器官组织的功能，促进机体对营养物质的吸收和水液代谢，老人当然就活力充沛，体力宛如强壮的小伙子了。

无独有偶，武国忠在他的著作《活到天年》里讲到的太极护身法就是通过拍打前方的神阙（肚脐）和后方的命门穴（后腰与肚脐相对的地方），来达到行气通血、调和阴阳、祛病强身的作用。

命门穴最快速而现实的应用是解决手脚冰凉的问题，在冬天，不少人觉得四肢清冷冰凉，睡觉总是睡不暖热，其实这就是中医里所说的"命门火衰"。这时针灸命门是最好的保健方法。科学验证认为灸命门保健身体时以清艾条温和灸法为好。方法是将清艾条的一端点燃后，对准命门穴隔姜熏灸。艾条距离皮肤 2 ~ 3 厘米，使局部有温热感不灼痛为宜，每次灸 30 ~ 60 分钟，灸至局部皮肤产生红晕为度，每星期灸一次。可以缓解阳虚的症状，比如女性手脚冰凉、老年人关节怕冷、男性尿频尿急等。平时稍微感到有些亚健康状态的人，也可以时常用手掌心去按摩命门，按摩到皮肤发热即可。因为手掌心的劳宫穴是火穴，可以为命门增添生命的火力。

悬枢

【穴位一找准】俯卧位。在腰部，当后正中线上，第一腰椎棘突下凹陷中。

【解剖】在腰背筋膜、棘上韧带及棘间韧带中；有腰动脉后支及棘间皮下静脉丛；布有腰神经后支内侧支。

【功效】助阳健脾、通调腑气。

【主治】腰脊强痛，肠鸣腹痛，完谷不化，泄泻，腰背神经痉挛，胃肠神经痛，胃下垂，肠炎。

【刺灸法】直刺 0.5 ~ 1 寸；可灸。

穴位详解

悬枢：悬，吊挂也。枢，枢纽也。悬枢，意指督脉气血由此外输腰脊各部。本穴物质为命门穴和脊中穴传来的水湿之气，至本穴后由本穴横向外传腰脊各部，穴内气血如同天部中吊挂的水湿之气，故名悬枢。

悬柱：悬，吊挂也。柱，支柱也。悬柱，意指穴内气血为天部的强劲之气。本穴物质为命门穴和脊中穴传来的天部之气，其气强劲，如同支柱一般充实着督脉及腰脊各部，故名悬柱。

脊中

【穴位一找准】该穴位于背部，当后正中线上，第十一胸椎棘突下凹陷中。

【解剖】在腰背筋膜、棘上韧带及棘间韧带中；有第十一肋间动脉后支，棘间皮下静脉丛；布有第十一胸神经后支内侧支。

【功效】腰脊强痛，黄疸，腹泻，痢疾，小儿疳积，痔疾，脱肛，便血，癫痫。

【主治】风湿痛、腰腿疼痛等疾病。

【刺灸法】直刺 0.5 ~ 1 寸；可灸。

穴位详解

脊中：脊，穴内气血来自脊骨也。中，与外相对，指穴内。脊中，意指脊骨中的高温高压水液排出体表后急速气化为天部阳气。本穴为人体重力场在背部体表的中心位置，穴内气血为脊骨内外输的高温高压水液，水液出体表后急速气化为天部阳气，故名脊中。

神宗：神，与鬼相对，指天部阳气也。宗，祖宗也，气之源头也，水也。神宗，意指穴内的天部阳气为来自脊骨中的高温高压水液所化。理同脊中名解。

中枢

【穴位一找准】该穴位于人体的背部，当后正中线上，第十胸椎棘突下凹陷中。

【解剖】在腰背筋膜、棘上韧带及棘间韧带中；有第十肋间动脉后支，棘间皮下静脉丛；布有第十胸神经后支之内侧支。

【功效】健脾利湿，清热止痛。

【主治】黄疸，呕吐，腹满，胃痛，食欲不振，腰背痛。

【刺灸法】斜刺 0.5 ~ 1 寸；可灸。

穴位详解

中，指穴内气血所处为天、地、人三部中的中部。枢，枢纽也。中枢，意指督脉的天部水湿之气由此外输脊背各部。本穴物质为脊中穴传来的阳热之气，至本穴后则化为天之中部的水湿风气，水湿风气由本穴外输脊背各部，本穴如同督脉气血外输脊背的枢纽一般，故名中枢。

筋缩

【穴位一找准】在背部，当后正中线上，第九胸椎棘突下凹陷中。

【解剖】在腰背筋膜、棘上韧带及棘间韧带中；有第九肋间动脉后支，棘间皮下静脉丛；布有第九胸神经后支内侧支。

【功效】平肝熄风，宁神镇痉。

【主治】癫狂，惊痫，抽搐，脊强，背痛，胃痛，黄疸，四肢不收，筋挛拘急。

【刺灸法】斜刺 0.5 ~ 1 寸；可灸。

穴位详解

筋，肝之所主的风气也。缩，收也，减也。筋缩，意指督脉的天部水湿风气在此散热缩合。本穴物质为中枢穴传来的天部阳热风气，至本穴后此阳热风气散热缩合，风气的运行速度收而减慢，故名筋缩。

至阳

【穴位一找准】俯伏坐位。在背部，当后正中线上，第七胸椎棘突下凹陷中。

【解剖】穴下为皮肤、皮下组织、棘上韧带、棘间韧带。浅层主要布有第七胸神经后支的内侧皮支和伴行的动、静脉。深层有棘突间的椎外（后）静脉丛，第七胸神经后支的分支和第七肋间后动、静脉背侧支的分支或属支。

【功效】利胆退黄、宽胸利膈。

【主治】胸胁胀痛，脊强，腰背疼痛，黄疸，胆囊炎，胆道蛔虫症，胃肠炎，肋间神经痛。

【刺灸法】斜刺 0.5 ~ 1 寸；可灸。

穴位详解

至阳穴在后背第七胸椎之下。为什么一开始就强调"第七"呢？因为"七"这个数字有一个特殊的含义。在十二地支当中，阴阳的兴盛正好是六支，比如阳气从子时开始升发，到午时达到极点。第七支"午"在这里起着兴衰转承的作用。至也就是极、最的意思，至阳的意思就是说，到了这里，阳气就达到了一个顶点。

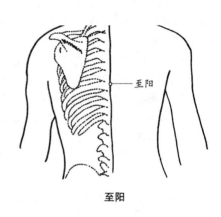

至阳

另外，不知道大家听说过一句俗语没有，叫作"冬至饺子夏至面"。中国古人很重视冬至和夏至这两天，尤其是冬至，甚至认为"冬至大如年"，就是因为这两天是阴阳转换的关键节气，夏至是夏天的极至，冬至是冬天的极至。过了夏至，阴气开始生发，白天渐短；而过了冬至，阳气开始生发，白天渐长。

人体当中也是这样，横膈以下为阳中之阴，横膈以上为阳中之阳。至阳穴就是阳中之阴到达阳中之阳的地方，也就是背部阴阳交关的地方。所以一些寒热交杂的病，比如疟疾等，找这个穴效果很好。这个原理也不难解释，寒热交杂就相当于阴阳相争，双方势均力敌，难分胜负。这时候，我们刺激至阳穴，就相当于给阳方派去了一支生力军，又怎能不胜券在握？

至阳穴是后背督脉上阳气最盛的地方，自然是阳光普照，全身受益，正所谓"至阴飓飓，至阳赫赫，两者相接成和，而万物生焉"。所以，这个穴位能够治疗的疾病有很多。对于现在经常喝酒应酬的人来说，这个穴更是随身携带的法宝。因为按揉它能够很好地改善肝功能，而且现代医学也证实，按摩至阳穴能够降低黄疸指数。

但是，至阳穴最乐于"效忠"的还是我们的心，有的人经常感到心慌、胸闷、心跳时快时慢，尤其是心里有事的时候，这种现象很严重。这时候就可以按摩至阳穴来调整。如果身边有亲人的话，最好趴在床上让亲人帮忙按摩，那样可以感受到来自亲人的温情，给身体多加入一分"爱心健康"。如果独自一人，也不用难过，自己动手一样可以很好地解决问题，手弯到后背，用食指和中指合力使用，力度可以加强一点，给至阳多加一点动力，心慌气短的问题要不了多久就能解决了。

每个人都有感到力不能及、无助的时候，这时候如果有人能够伸出手来，或许仅仅是强有力的一握，或许是拍一拍肩膀，都可以给茫然失措的人一种无比强大的力量。至阳穴其实就是这样一个坚定我们信心和正气的穴位，当我们心里慌张、混乱的时候，都不要忘了，在我们的身体上就有这样一位会随时给你打气加油的朋友！

灵台

【穴位一找准】灵台穴位于人体的背部，当后正中线上，第六胸椎棘突下凹陷中。

【解剖】在腰背筋膜、棘上韧带及棘间韧带中；有第六肋间动脉后支，棘间皮下静脉丛；布有第六胸神经后支内侧支。

【功效】清热化湿，止咳平喘。

【主治】咳嗽，气喘，项强，脊痛，身热，疔疮。

【刺灸法】斜刺 0.5 ~ 1 寸；可灸。

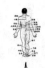

穴位详解

说到灵台，可能很多人都会觉得耳熟。确实，在今天的甘肃平凉就有一个灵台县，这个地方在古代也是丝绸之路的支线，有着深厚的历史渊源。著名的古迹——古灵台就坐落在这里。传说古灵台是周文王为了庆祝征服密须国而建筑的，后来这里就是周文王观天祭天，使自己的王权神圣化的一个地方。

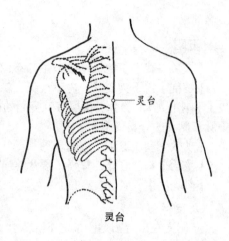

灵台

中医将五脏六腑也按照其职能范围给予了一定的职位。这当中，与周文王相提并论的当属心，称"心为君主之官"。而灵台的"灵"就是指神灵，也就是心。而"台"则是指台基，高台，号令之处，灵台顾名思义就是君主宣德布政的地方。

像这样的地方，我们知道，一定是要干净、清静，外人不能轻易入内的。所以，古人说，"灵台者，心也，清畅，故忧患不能入。"说到这里，可能很多读者已经想到了，这个穴的作用就是修身养性，专治神志病的。古籍中说："灵台无动谓之清，一念不起谓之净。"

现在的人天天忙于追逐功名利禄，心很少有清净的时候。所以容易被各种各样的情绪病，如失眠、忧郁症等困扰。物质生活虽然很丰富，却感受不到幸福，这个问题的症结就在"心"。

灵台穴在背部，往上紧靠着心腧和神道，是心这个君主行使它职能的地方。所以，当我们的情绪不对、心情不好的时候，都要先想想，是不是从生活中捡了很多"垃圾"扔到灵台里了？

这时候就要坐下来，好好清扫一下灵台，想想最近有哪些不顺畅的事，这些事情真的这么重要，至于为之食不香，寝不眠，弄得自己憔悴不堪吗？好好打扫一番，把"垃圾"扔出去。

因为只有灵台纤尘不染，心才能专心致志地行使君主的职能，让各个脏腑各就各位好好工作，这样，我们人体这架"精密仪器"才能安稳运转，帮助我们应对生活中的各种杂事。

所以，时常感觉情绪不对，比如忧郁、经常想哭，或者脾气很大、老想发火，没有什么具体的事情，却总是莫名其妙睡不着觉等症状出现的时候，都不妨对灵台穴"时时勤拂拭，勿使惹尘埃"。

方法也很简单，就好像拿一个鸡毛掸子打扫尘埃一样。我们可以买一个按摩槌，没事的时候在那里轻轻地敲打。水滴石穿，绳锯木断，槌击病去，只要坚持下去，心里和身体的这些"小尘埃"都会被我们敲击得不见踪影。

神道

【穴位一找准】在背部，当后正中线上，第五胸椎棘突下凹陷中。

【解剖】在腰背筋膜、棘上韧带及棘间韧带中；有第五肋间动脉后支，棘间皮下静脉丛；布有第五胸神经后支内侧支。

【功效】宁心安神，清热平喘。

【主治】心痛，惊悸，怔忡，失眠健忘，中风不语，癫痫，腰脊强，肩背痛，咳嗽，气喘。

【刺灸法】斜刺0.5～1寸；可灸。

穴位详解

神道：神，天之气也。道，通道也。神道，意指督脉阳气在此循其固有通道而上行。本穴物质为灵台穴传来的阳气，在上行至本穴的过程中，此气由天之上部冷降至天之下部并循督脉的固有通道而行，冲道名意与神道同，通为通道，冲为冲行。

身柱

【穴位一找准】第三胸椎棘突下凹陷中。

【解剖】有腰背筋膜，棘上韧带及棘间韧带；有第三肋间后动、静脉背侧支及棘突间静脉丛；布有第三胸神经后支的内侧支。

【功效】清热宣肺，宁神镇痉。

【主治】身热头痛，咳嗽，气喘，惊厥，癫狂痫证，腰脊强痛，疔疮发背。

【刺灸法】斜刺0.5～1寸；可灸。

穴位详解

在身柱二字中，"身"字我们就不用解说了，下面重点了解一下这个"柱"字，柱在古代是指楹柱，就是在房子中直立的起支撑作用的构件。大家可以想一下，如果房屋的支柱倒塌了，房子还能完好无损地在那里为我们遮风挡雨吗？

身柱在人体中的位置也是这样的，它在后背两个肩胛骨的中间，上接头部，下面和腰背相连，就像一个承上启下的支柱一样。我们在说一个人负担重的时候，总喜欢说他"上有老，下有小"，是家里的"顶梁柱"，其实就是突出他在家里的重要性。身柱也就是我们人体的"顶梁柱"，要想五脏六腑、四肢百骸都能好好地工作，不出问题，一定要照顾好身柱穴。

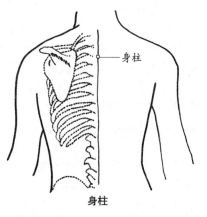

身柱

日本人对身柱推崇有加，称之为"小儿百病之灸点"，意思就是说灸身柱穴对小儿疾病有很好的疗效。早在1938年，日本针灸学家代田文志就曾为长野县的小学生集体灸身柱穴，这些身体虚弱、动辄感冒、消化不良的孩子，一个多月以后就得到了明显的改善，半年之后都基本痊愈了。这事在日本引起了轰动，以至于日本很多小学都效法施行。

其实，身柱能治疗的疾病很多，如脑力不足出现的眩晕、肺气不足产生的哮喘、脾气虚弱导致的下陷脱肛等，都属于正气先虚，督脉的阳气无法上升所致。在治疗上，最重要的就是扶正祛邪，补足正气。

所以，显而易见的，这个穴最大的作用就是强身健体，增强体质，提高人体的抵抗力。我们说抵抗力弱的老人和孩子，更要注意这个穴。除了像日本人那样艾灸之外，按摩刺激的效果也很好。年轻的妈妈在睡前时常给孩子揉一揉，不仅可以免去孩子吃药打针的痛苦，还能让孩子深深体会到妈妈的拳拳爱意，对于心理的健康也是无法估量的。由于穴位在背后，按摩的时候有可能不太好着力，可以拿一枚圆圆的硬币，用硬币的边缘在身柱穴处上下滑动按摩。

而年轻人如果能时常给老人按摩的话，那更是给老人饱经风霜的心灵带来无限慰藉。"夕阳无限好，黄昏景更佳。"这份"景"在很多时候是需要年轻人去为亲人精心布置的。

陶道

【穴位一找准】位于背部，当后正中线上，第一胸椎棘突下凹陷中。

【解剖】在腰背筋膜、棘上韧带及棘间韧带中；有第一肋间动脉后支，棘间皮下静脉丛；布有第一胸神经后支内侧支。

【功效】解表清热，截疟宁神。

【主治】头痛项强，恶寒发热，咳嗽，气喘，骨蒸潮热，胸痛，脊背酸痛，疟疾，癫狂，角弓反张。

【刺灸法】斜刺0.5～1寸；可灸。

穴位详解

在讲陶道之前，我们先了解一下任脉上的璇玑，璇玑与陶道是两两相对、前后呼应的。璇玑在天文学中代表的是北斗星的枢纽，北斗星终年旋转不停，就好像我们人体任、督二脉气血的运行一样，长年不息。北斗星循着一个方向运行，不同时间到达不同的地点，这就好比人体的气血，从长强开始，经过身柱，到达百会，然后经过前额，与任脉相接，然后再转入长强，进入督脉，在人体上周流不息。

陶道和璇玑就是这个循环当中的两个重要地方。为什么叫陶道呢？因为在古人看来，物体旋转最快的莫过于陶钧，所以用"陶"来称呼这个穴，形容气血循行的速度很快。去陶吧玩过的人会知道，未成陶器的泥胚开始是放在一个平盘上的，这个平盘和下面的机轮一起组成一个转盘机。只要踏动机轮（当然现在是电动的了），平盘就会旋转，然后用手将这些泥胚拉成各种形状。

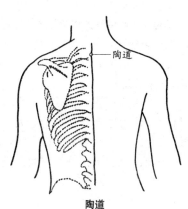

陶道

古人认为，大到天道循环，小到人体气血循环，周而复始就和这陶钧一样，万事万物就在这不停的循环过程中被创造出来。气血也只有这样不停地循环运转，才能使阴阳协调，不偏不倚。

可想而知，陶道就是调节人体整个大气循环的。所以，它站的位置非常高，陶钧在中间旋转，牵动四旁，必然会产生风，陶道右下边的穴就是风门穴。既然是调节整体的，那么治疗的病症肯定不是局部的小病症，而是从整体来调节。说简单一点，它的作用就是当人体的气血运行出现问题，比如身体太冷了、气血凝滞、运行不畅的时候起一个调节的作用。

我们知道，中医讲人体的疾病，离不开气血二字，多数不是气血不足，就是气血不畅，所以说陶道穴的作用非常大，而且使用范围非常广，几乎人体所有的问题都可以派上用场。用现代医学的观点来说，就是刺激它可以调整人体的免疫力，使人体处于一种健康的状态。

陶是指陶冶，引申为治疗，道就是道路。在古代，陶钧还有治国的意思。上面说过，陶道是掌控大局的，但它又不是君主之位。我们可以想一下，不是君主，却行使着君主的职权来掌控大局，而且位置还非常高，这是什么？是宰相！就和人体的肺一样，陶道在穴位中的位置就相当于宰相，也就是相辅之官，是君主的左膀右臂，辅佐皇帝治理天下，古人说"是以圣王制世御俗，独化于陶钧之上"，意思就在这里。

事实上，这个穴除了调节人体大气循环之外，还有一个专门的作用也和肺有关，就是治疗慢性支气管炎。临床实验也发现，按揉陶道能够显著地改善肺功能。所以，患有慢支的人，或者经常咳嗽、自觉肺功能不太好的人，不妨时时刺激陶道。

我们在按摩陶道穴的时候，可以低下头，一手将头按住，另一只手的大拇指顶住穴位，其余四指抓住脖颈，用大拇指按揉。按摩的时候多用点儿劲，每次按摩大概 100 下，慢慢地，肺功能会有很好的提升。

"登高而招，臂非加长也，而见者远；顺风而呼，声非加疾也，而闻者彰。"做任何事情都要顺势而为，这样才能事半功倍。养生治病的道理也是这样，找到了病症所在，在对症的地方施以治疗的方法，才能以最轻松的方法、最快的速度将问题解决掉，不空耗力气！

大椎

【穴位一找准】第七颈椎棘突下凹陷中。颈椎一共七节，当你低下头左右转动脖颈时，上面六节颈椎都跟着转动，只有第七颈椎是不动的，这个不动的颈椎棘突下就是大椎穴。

【解剖】有腰背筋膜，棘上韧带及棘间韧带；有第一肋间后动、静脉背侧支及棘突间静脉丛；布有第八颈神经后支。

【功效】清热解表，截疟止痛。

【主治】热病；感冒、咳嗽、气喘等外感病证；头痛项强；疟疾；癫狂，小儿惊风；阳虚诸证。

【刺灸法】斜刺 0.5 ~ 1 寸；可灸。

穴位详解

天灸是现在流行的一种治疗方法。天灸是什么意思呢？就是三伏天的时候，在人体几个大的穴位上施灸。这个方法对于那些体寒、免疫力差的人来说，非常有效。原因就是三伏天是自然界阳气最足的时候，这时候补阳效果最好。张景岳说："天之大宝，只此一丸红日，人之大宝，只此一息真阳。"古人将人体的阳气比作天上的太阳，三伏天施灸，就相当于模拟天上的太阳，给那些身体里面缺少阳气的人再造一个"小太阳"。

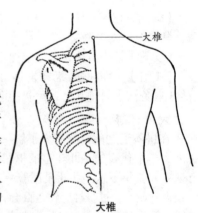

大椎

在天灸当中，大椎穴是一个非常重要的穴位，古人称它为"诸阳之会"。这个穴在背部的最高点，背部本来就是阳面，所以大椎堪称阳中之阳。而且，它是督脉与手部三阳经的交会穴，所以阳气非常足。

如果这样讲，你就以为大椎穴仅仅是补阳的，那可就大错特错了。大椎在第七颈椎下，古人排序，认为这是脊骨中的老大。我们摸后背会发现，这里比其他地方的脊骨要大要突起一些，正因为此，所以称之为大椎。既然是老大，当然要起带头作用，一碗水端平。所以，它的作用不限于补阳，当阴阳相争的时候，刺激大椎，可以使阴阳平和。就像一个公正无私的老大，大椎穴在其间起着中正调和的作用。

因为这个地方阳气很足，所以对于提高人体的免疫力、刺激抗体的产生，包括抑制肿瘤的生长、改善肺呼吸功能等都有很好的作用。这当中，最显著的就是泻热，发烧、高热或者内热引起的痤疮都可以通过大椎穴来调理，具体的方法就是放血。

一说放血，很多人就觉得很吓人，不敢尝试，其实大可不必。大家想一想，我们平时不小心磕了、碰了，不是会流很多血吗？大椎放血，就是用食指和拇指将大椎穴处的皮肤提起，然后将针用碘酒或者用火消毒，之后迅速地在提起的皮肤上刺几针，同时用手挤出四五滴血出来。这个方法对于泻热的治疗效果非常好，几乎立竿见影。

当然，这个方法是适用于发烧、痤疮等体内有热的人。如果是怕冷，经常感到后背凉飕飕的，则要通过其他的方法了，如上面说的天灸，平时有精力的话，在大椎上做艾灸也是很好的保健方法。督脉是阳脉之海，尤其是在背部穿行的这一段经络，更是阳气直达头顶的重要部位。

如果仅仅作为保健养生的措施，我们这里可以推荐一个非常简单易行的办法，在家里，或者公园里都可以操作。找一个门框，或者一棵大树，用后背正中线顶着门框，左右移动，这样可以同时刺激到这几个大穴位，对于提升阳气效果非常好。就像敲胆经一样，一个小动作，将所有的穴位都刺激到了。

哑门

【穴位一找准】正坐位，在项部，当后发际正中直上 0.5 寸，第一颈椎下。

【解剖】穴下为皮肤、皮下组织、左右斜方肌之间，颈韧带（左、右头半棘肌之间）。浅层有第三枕神经和皮下静脉。深层有第二、三颈神经后支的分支，椎外（后）静脉丛和枕动、静脉的分支或属支。

【功效】散风熄风、开窍醒神。

【主治】舌强不语，暴喑，颈项强急，脊强反折，癫痫，脑性瘫痪，舌骨肌麻痹，脑膜炎，脊髓炎。

【刺灸法】伏案正坐位，使头微前倾，项肌放松，向下颌方向缓慢刺入 0.5 ~ 1 寸；可灸。

穴位详解

哑门：哑，发不出声也，此指阳气在此开始衰败。门，出入的门户也。哑门，意指督阳气在此散热冷缩。本穴物质为大椎穴传来的阳热之气，至本穴后因其热散而收引，阳气的散热收引太过则使人不能发声，故名哑门。瘖门与哑门同，瘖为失语之意。

舌厌：舌，至柔之物也，其所能柔软自如是因为阳气充盛使然也。厌，厌恶也。舌厌，意指督脉的阳气在此散热冷缩为舌所厌恶。本穴物质为大椎穴传来的阳气，至本穴后散热冷缩，人体的阳气不足则至柔之地的舌部阳气先衰，舌部阳气衰败则舌不能运动自如，故名舌厌。舌肿意与舌厌近同，肿指阳气太过阴不足则舌为之肿。

横舌：横，横向也。舌，口中之舌也。横舌，意指穴内阳气充盛则舌能活动自如。舌黄名意与横舌同，黄通横。

风府

【穴位一找准】人体风府穴位于项部，当后发际正中直上 1 寸，枕外隆凸直下，两侧斜方肌之间凹陷处。

【解剖】在项韧带和项肌中，深部为环枕后膜和小脑延髓池；有枕动、静脉分支及棘间静脉丛；布有第三颈神经和枕大神经支。

【功效】熄风散风，通关利窍。

【主治】癫狂，痫证，癔病，中风不语，悲恐惊悸，半身不遂，眩晕，颈项强痛，咽喉肿痛，目痛，鼻出血。

【刺灸法】此穴不灸。

穴位详解

我们知道，中医有"六淫"之说，也就是六邪。这当中，以风为首，说"风为百病之长"。所以，中医对风是非常注意的。在长期的摸索当中，人们发现，在人体当中有很多地方很容易遭受风的袭击，所以将其命名为"风"，如风府、风池、风门、翳风等，这些地方基本都是风邪的藏身之所。所以对于风，我们一定要严加注意，尤其是在春天和冬

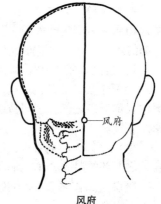

风府

天风邪最猖狂的时候，更要注意保暖。上了年纪的老人和小孩更要将其视为洪水猛兽，躲得远远的。

在这些风穴当中，尤以风府为最。风是指风邪；而府，我们知道在过去是指衙门的意思，风府穴就是统领风穴的衙门。现在新闻里经常会报道一些暴力事件，被侵袭的大多是当地的政府机构。在人体当中也这样，风邪侵袭人体，首先找的就是风穴的衙门，所以古人说"风府，受风要处也"。

风府穴在颈部，当后发际正中直上1寸。如果我们注意观察的话，会发现，几乎所有的风穴都在上半身，以头部居多。这是为什么呢？很简单，因为头居上部，而风性轻扬，最容易侵袭人体上部。北方人一到冬天，都会戴上厚厚的帽子，围着厚厚的围巾，这是最传统，也是最简单的防止风邪侵袭、维护健康的方法。其实不光冬天，夏天也要注意，晚上睡觉，头颈部位一定不要朝向风口。

说到这里，还有一个小故事跟大家分享一下，在很早以前有一位长寿的老人叫彭祖，传说他活了八百多岁。有一段时间，他发现附近有一个人，老是说："哎呀，我头痛，头痛。"找好多人看过都没有用。后来，彭祖经过观察，发现他家的床头朝着窗户，然后就问他睡觉的时候是不是不关窗户，那人就说了："对啊，这有什么问题吗？"彭祖就告诉他说，晚上睡觉的时候把窗户关上，或者把睡觉的方向改变一下。那个人照着做了之后就好多了。

这个小故事告诉我们，古人很早就意识到，不能让后脑勺对着风口。其实不光是睡觉时候对着窗户，现在的人在上班的时候，如果空调正好在脑后的话，也一定要想办法把方向调一下，或者在背后肩颈部位搭一条围巾。还有，平时洗完头，一定要吹干再睡觉，否则湿气进入头部，也会引起头痛。

那么有人可能要说了，那我以前没注意，已经有这些毛病了怎么办呢？不用着急，风府穴是人体中最容易招致风邪的穴位，但治疗和风有关的疾病，此穴也是首选。

那么我们说风最喜欢侵袭头部，引起的第一病症就是头痛。可能大家不知道，头痛也是分很多种的，有两侧头痛，是胆经堵塞引起的；有前额疼痛，那是胃经病症引起的。而风府穴治疗的就是后脑勺头痛，"克星"就是风府穴。我们在按摩风府穴的时候，可以低下头，女性用左手将头发向前揽起，用右手拇指按摩，其余四指在头上部固定住。这样大拇指可以得力，稍微用点劲，每次按摩30～50次，可以很好地缓解头痛症状。用西医的说法，就是按摩风府穴，可以改善血液循环，也就是大脑的血液供应，按摩完之后会觉得头脑特别清醒，不再晕晕沉沉的。

还有一点要注意的就是，此穴是禁灸的穴位，也就是说一定不能艾灸。火借风势，会更加猖狂，在体内乱窜。这个也好理解，森林着火了很恐怖，如果再起风的话，那不是更要命吗？

脑户

【穴位一找准】脑户穴位于人体的头部，后发际正中直上2.5寸，风府穴上1.5寸，枕外隆凸的上缘凹陷处。

【解剖】在左右枕骨肌之间；有左右枕动、静脉分支，深层常有导血管；布有枕大神经分支。

【功效】醒神开窍，平肝熄风。

【主治】头重，头痛，面赤，目黄，眩晕，面痛、音哑，项强，癫狂痫证，舌本出血，瘿瘤。

【刺灸法】平刺0.5～0.8寸；可灸。

穴位详解

脑户：脑，大脑也。户，出入的门户也。脑户，意指督脉气血在此变为天之下部的水湿云气。本穴物质为风府穴传来的水湿风气膀胱经外散而至的寒湿水气，至本穴后，二气相合而变为天之下部的水湿之气，此气能随人体所受风寒而冷降归地并入于脑，故名脑户。

匝风：匝，环绕之意。风，风气也。匝风，意指穴内气血为天之下部的水湿之气。理同脑户名解。

会额：会，交会也。额，头之前额，此指穴内物质其性如前额之阴。会额意指穴内气血为会聚的天部湿冷之气。理同脑户名解。合颅意与会额近同，颅指颅骨，意指穴内气血为肾气特征的寒湿水气。

仰风：仰，向上看也，此指穴内气血来自天之上部。风，风气也。仰风，意指穴内气血为来自天之上部的湿冷水气。理同脑户名解。迎风意与仰风同。

督脉足太阳之会。本穴物质不光为督脉的水湿风气，还有膀胱经外散的寒湿水气，故为督脉足太阳之会。

强间

【穴位一找准】正坐位或俯伏坐位。在头部，当后发际正中直上4寸（脑户上1.5寸）。

【解剖】穴下为皮肤、皮下组织、帽状腱膜、腱膜下疏松组织。布有枕大神经及左右枕动、静脉的吻合网。

【功效】醒神宁心、平肝熄风。

【主治】头痛，目眩，颈项强直，心烦，失眠，癫狂，脑膜炎，神经性头痛，血管性头痛，癔病。

【刺灸法】平刺0.5～0.8寸；可灸。

穴位详解

强间：强，强盛也。间，二者之中也。强间，意指督脉气血在此吸热后化为强劲的上行阳气。本穴物质为脑户穴传来的水湿风气，至本穴后，因受颅脑的外散之热，水湿之气吸热而化为天部强劲的阳气并循督脉上行，故名强间。

大羽：大羽，较大的鸟类也，其特点是能负较大的重物而飞行，此指本穴上传的阳气中亦夹带有一定的水湿。

后顶

【穴位一找准】正坐位，在头部，当后发际正中直上5.5寸（脑户上3寸）。

【解剖】穴下为皮肤、皮下组织、帽状腱膜、腱膜下疏松组织。布有枕大神经及枕动、静脉和颞浅动、静脉的吻合网。

【功效】醒神安神、熄风止痉。

【主治】头痛，项强，眩晕，偏头痛，癫狂，痫症，神经性头痛，颈项肌肉痉挛，精神分裂症，癔病。

【刺灸法】平刺0.5～1寸；可灸。

穴位详解

后顶：后，指本穴所处之位为头之后部。顶，挤顶也。后顶，意指督脉的上行阳气中滞重水湿在此冷缩下行。本穴物质为强间穴传来的阳热风气，在运行至本穴的过程中是散热吸湿，至本穴后，滞重的水湿冷缩并循督脉下行，本穴如同有挤顶督脉气血上行的作用，故名后顶。

交冲：交，交会也。冲，冲撞也。交冲，意指督脉气血在此交会并相互冲撞。本穴物质为强间穴传来的水湿风气，至本穴后，水湿风气不能全部循督脉上行，上行至本穴的气血如同在穴内相互冲撞一般，故名交冲。

百会

【穴位一找准】在头顶正中线与两耳尖连线的交点处。

【解剖】穴下为皮肤、皮下组织、帽状腱膜、腱膜下疏松组织。布有枕大神经、额神经的分支和左右颞浅动、静脉及枕动、静脉吻合网。

【功效】平肝熄风，升阳益气，清脑安神。

【主治】百会穴的主治疾病为：头痛、头重脚轻、痔疮、高血压、低血压、宿醉、目眩失眠、焦躁等。此穴为人体督脉经络上的重要穴道之一，是治疗多种疾病的首选穴，医学研究价值很高。

【刺灸法】平刺0.3～0.5寸，平补平泻法；向后平刺1寸，高频率补法；向前平刺进针1寸，补法。可灸。

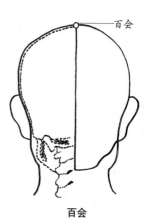

百会

穴位详解

百会穴也是督脉之上的一个重点穴位，它的位置非常好找，就在我们的头顶，两个耳朵尖的连线的中点处就是。最早的时候，百会穴也叫"昆仑"，因为从中国的地势来讲，昆仑是群山之首，就好像世界屋脊，所有的山脉河流都以昆仑山脉为发源地。取昆仑之名，意喻此穴位和昆仑山脉一样，俯临大地，普照众生。因为与脚后跟的昆仑穴同名，所以取消了这一名字。

道家称百会为"一身之宗，百神之会"。会是聚会，百是一百，意思就是很多条穴位聚集在这里面。它在人的头顶，高高在上，人体的手足三阳经、督脉以及肝经在这里会合，就好像电视剧里面的华山论剑一样，各路英雄豪杰汇聚于此，所以中医说百会是"三阳五会"。更兼四周经穴密布，

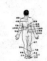

大有百脉朝宗、君临天下之势。

中医说脑为元神之府，我们可以将其比作京城。天子脚下，能人异士很多，但从来也是是非纷起之地。百会穴寄居此地，自然要负起保障一方安宁的作用。所以，但凡脑部的疾病，如头痛脑热等，都可以找百会穴。

但百会穴俯瞰众生，肯定也不止调理脑部疾病这一方面的功能，对于人体最重要的气血循环，百会穴也是可以调理的。我们可以联想一下百会穴的位置，它在头顶的正中间。中国有一个成语叫"提纲挈领"，大家可以想一下，在提网兜的时候，是不是只要提那根绳子，网兜连带里面的东西就都拎起来了？百会穴是诸阳之会，就相当于人体的纲领，升阳提气的功效是非常好的。我们只要按摩它，就可以提升一身的阳气。所以，对于一些中气不足的病症，有很好的疗效。

怎么理解呢？打个比方说，当人感觉到很疲惫的时候，是不是会很自然地感慨："唉，累死了。"往凳子上一坐，半天不想起来，这个就是气没上来，陷下去了。这时候，如果有人过来说了件高兴的事，比如说领导要发奖金了，肯定会立马精神起来，这就是我们说的气被提起来了；就像网兜一样，没人提的时候，就塌下去了。一拎，立马就精神抖擞了。按摩百会穴就相当于拎起了这个网兜，可以迅速让人提起精神来。

所以，大家联想力丰富一点的，会很容易想到这个穴治疗的疾病和气的下陷、下沉有关，最典型的就是内脏下垂的疾病，如胃下垂和子宫下垂等。尤其是胃下垂，是现在很多"坐家"们的常见病。判断胃下垂有一个非常简单的办法，那就是看自己的肚脐眼，如果是圆圆的，说明没有问题；如果你的肚脐眼像嘴角一样耷拉着的话，很有可能存在着胃下垂的现象。这样的人往往很瘦，吃一点点东西就觉得肚子很胀，不能多吃。这就是因为中气下陷，升阳无力，气血不能托起胃，导致胃往下坠形成的。

这时候，别忘了我们头顶的百会穴，每天用手指头在百会穴上旋转按摩30~50下，可以很好地帮助提升中气，固护阳气，将胃慢慢地托起来，继续为我们的身体提供充足的营养。在按摩的时候，可以试着闭上眼睛，慢慢感觉，随着按摩的时间加长，会感到头顶处微微发胀。待按摩结束之后，睁开眼睛，会感到眼睛都明亮了很多。这是因为肝开窍于目，按摩百会有助于帮助肝经的气血上行滋养眼睛。

前顶

【穴位一找准】位于人体的头部，当前发际正中直上3.6寸（百会穴前0.5寸）。

【解剖】在帽状腱膜中；有左右颞浅动、静脉吻合网；布有额神经分支和枕大神经分支会合处。

【功效】熄风醒脑，宁神镇痉。

【主治】癫痫，头晕，目眩，头顶痛，鼻渊，目赤肿痛，小儿惊风。

【刺灸法】平刺0.3~0.5寸；可灸。

穴位详解

前，前部也。顶，挤顶也。前顶，意指前面督脉的上行之气在此被顶撞而不能上行。本穴物质来自于百会穴传来的天部阳气和囟会穴传来的天部水湿之气，百会穴传来的阳气至本穴时是散热冷缩的变化，而囟会穴的水湿之气在上行至本穴时则是吸热蒸升的变化，二气在本穴相会后，降行的气血顶住了上行的气血，故名前顶。

囟会

【穴位一找准】正坐位。在头部，当前发际正中直上2寸（百会前3寸）。

【解剖】穴下为皮肤、皮下组织、帽状腱膜、腱膜下疏松组织。布有额神经及左右颞浅动、静脉和额动、静脉的吻合网。

【功效】安神醒脑、清热消肿。

【主治病症】头晕目眩，头皮肿痛，面赤肿痛，鼻渊，鼻衄，鼻痔，鼻痛，惊悸，嗜睡，高血压，神经官能症，鼻炎，鼻息肉，鼻窦炎，记忆力减退。主治头痛、眩晕、鼻塞，鼻出血，小儿惊风等。

【刺灸法】平刺0.3~0.5寸，小儿禁刺；可灸；皮刺0.5~0.8寸。艾条灸5~10分钟，可灸。

穴位详解

婴儿的头顶部有一个柔软的、有时能看到跳动的地方，医学上称之为囟门。囟门在出生时主要有两个：一个称静囟，在头顶前部，由两侧顶骨前上角与额骨相接而组成，出生时斜径为 2.5 厘米，一般在 1 ~ 1.5 岁闭合；另一个称后囟，由顶骨和枕骨交接而组成，在头顶后部，一般出生时就很小或已闭合，最晚在 2 ~ 4 个月时闭合。

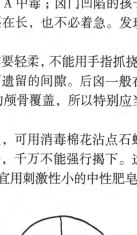

囟会

囟门过早和过晚闭合见于什么情况？囟门闭合的早迟是衡量颅骨发育的主要内容。闭合过早或过迟均为生长发育异常的表现。中医把囟门突起称为囟填，囟门凹陷称为囟陷，囟门迟闭称为解颅。囟门晚闭多见于佝偻病、脑积水、呆小症及生长过速的婴儿。

婴幼儿头顶的囟门一般在 12 ~ 18 个月闭合，囟门的闭合是反映大脑发育情况的窗口，如果在 6 个月之前闭合，说明孩子可能小头畸形或脑发育不全，在 18 个月后仍未闭合就属于太晚了，这样的孩子可能有脑积水、佝偻病和呆小病；囟门的隆起表示颅内压增高，这种孩子可能得了脑膜炎、脑炎和维生素 A 中毒；囟门凹陷的孩子则有可能是因为脱水和营养不良。如果囟门关闭得较早，但只要头围还在长，也不必着急。发现囟门关闭异常，应立即带孩子去医院做进一步检查。

那么，婴儿的囟门能不能洗？给婴儿洗头时。囟门处可以洗，但动作要轻柔，不能用手指抓挠。洗头水不能过热，要用温水。囟门是胎儿出生时头颅骨发育尚未完成而遗留的间隙。后囟一般在出生后 3 个月内闭合，前囟在 1 ~ 1.5 岁时闭合。由于囟门处没有坚硬的颅骨覆盖，所以特别应当注意保护，以防大脑遭受损伤。

有的婴儿前囟头皮有一些黄褐色油腻性鳞屑，这是婴儿脂溢性皮炎，可用消毒棉花沾点石蜡油或炼过晾凉的植物油涂在鳞屑上，待其软化后再用消毒棉花轻轻拭去，千万不能强行揭下。这种病可以自愈，只要不感染可不必涂什么药。洗头时，因婴儿的皮肤娇嫩，宜用刺激性小的中性肥皂。

上星

【穴位一找准】该穴位于人体的头部，当前发际正中直上 1 寸。

【解剖】在左右额肌交界处；有额动、静脉分支，颞浅动、静脉分支；有额神经分支。

【功效】熄风清热，宁神通便。

【主治】头痛，眩晕，目赤肿痛，迎风流泪，面赤肿，鼻渊，鼻衄，鼻痔，鼻痛，癫狂，痫证，小儿惊风，疟疾，热病。

【刺灸法】平刺 0.5 ~ 0.8 寸；可灸。

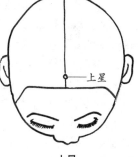

上星

穴位详解

我们的古人很喜欢月亮，有大量歌颂月亮的诗词。很遗憾的是，他们被月亮的光华给迷住了。没有注意到，其实星星也一样很美丽。现在城市里是很难看到星星了，如果大家见过夏天郊区的夜空，就会发现，群星闪耀的夜空绝对不逊色于月朗星稀的夜晚。而且，众多的星星一样把大地照耀得如同白昼，非常漂亮。我们的上星穴就是这样一个高高在上、照耀着人体、福佑我们一生健康、但默默无闻的穴位。

上星穴在头部，当前发际正中直上 1 寸。上，既代表头部，也有上升的意思；星则是指精，也就是万事万物当中最优秀的那一个，正所谓"万物之精，上为列星"。这里也代表阳精聚集的地方。

这个穴高居头部，光芒四射。所以，又被称为明堂、神堂。大家可以想一下，当我们为某一个问题苦苦思索的时候，是不是会习惯性地托腮上视，这就是人体下意识地与头脑结合，更清晰地思考问题。人在考虑问题的时候，思想是很迷茫的，犹如身处黑夜。而上星穴则如黑夜里的一盏明灯，指点我们前进的方向。所以，当我们感到头晕目眩、上焦阴沉、头脑昏沉的时候，就可以通过刺激上星穴来调理。

这个穴还有一个很有效的作用，那就是治疗慢性鼻炎。中医说，鼻通天气。因为肺开窍于鼻，肺居胸腔，古人视之为天，所以说鼻子是人体与天气相通的地方。简单的理解就是，鼻子是重要的呼吸器官，呼和吸都是与外界交流的过程，所以说通天气。

除此之外呢，上星穴还有一个作用是能缓解前额头痛。有的人一紧张，或者受到了惊吓等，就会感觉到头痛欲裂。我们看电视剧的时候，会发现一个现象，很多人因为什么事闹心，觉得头痛，甚至会拿头去撞墙。人们大多觉得这是痛得抓狂了。其实，这也是身体在进行自我调节。撞墙的那个部位刚好就是我们的上星穴所在的位置，把前额的头发向后梳，向上 1 寸的地方就是上星穴。头痛的时候，不用采取撞墙这种激烈的方式，只要用手指在上星穴处用心地按摩 50 ~ 100 次，症状就可以得到很好的缓解。

当我们在旅途中迷失方向时，闪烁不定的日月星辰就成了指点迷津的"救星"。那么当我们的内心迷失方向时，该怎么办呢？上星穴就是帮助我们判断前行"航程"，找到正确方向的指示标。

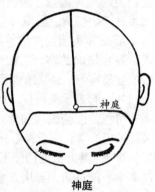

神庭

神庭

【穴位一找准】该穴位于人体的头部，当前发际正中直上 0.5 寸。

【解剖】在左右额肌之交界处；有额动、静脉分支；布有额神经分支。

【功效】宁神醒脑，降逆平喘。

【主治】头痛，眩晕，目赤肿痛，泪出，目翳，雀目，鼻渊，鼻衄，癫狂痫证，角弓反张。

【刺灸法】平刺 0.3 ~ 0.5 寸；可灸。

穴位详解

我们小时候看《西游记》都知道，玉皇大帝住的地方叫天庭。我们这个神庭和天庭的意思差不多，就是神仙居住的地方。神是指元神，庭就是宫廷、庭堂。中医说"脑为元神之府"，意思就是说人的精神、智慧等是从大脑生发出来的。而神庭呢？可想而知是这个府里面最中心的地方。我们智慧的源泉就从这里出来，所以古人说"神者，智之渊也"。

相信大家都听说过丹田这个词，中国武术里面，动不动就强调要意守丹田。丹田是滋养全身的重要部位，号称"无火能使百体皆温，无水能使脏腑皆润，关系全身性命，此中一线不绝，则生命不亡"。其中，神庭穴就是上丹田，担负着调控神经系统的任务。

神庭穴在头部，当前发际正中直上 0.5 寸。"神处其中则灵，灵则应，应则保身。"和现实生活中一样，越是位高权重的人，对民众的影响力越大。人体的穴位也这样，作为脑神居住的地方，神庭保身护身的功力当然也更强。尤其是对于神智方面的疾病，更是它的独门绝技，如惊悸不安、头痛、癫狂痫证等，非神庭莫能治。

因为它的作用主要在于调控神经系统，所以，按揉此穴可以降低痛风患者患肢疼痛的感觉，这一点，已经得到现代研究的证实。

如果家里有人在神志和情绪上存在着一些不是很对劲的地方，一定要及时注意，多多关爱，勤于按摩，帮他通过经络来调理。如果自己时常感觉头脑不是很清楚，昏昏沉沉的，或者情绪波动很大，也可以每天按摩此穴 50 ~ 100 次。这个穴和上星的功效很接近，而且二者所处的位置也很相近，我们用一个大拇指，基本就可以将两个穴同时刺激到，这两个穴的治疗作用差不多是相近的。

其实我们可以这样理解，我们的身体在遇到问题的时候，是很茫然的。这时候，上星穴就是指点迷途的一盏指示灯，而神庭则是我们回归健康的方向。所以，我们通过上星，找到神庭，就等于找到了健康的归途。

素髎

【穴位一找准】素髎穴位于人体的面部，当鼻尖的正中央。

【解剖】在鼻尖软骨中；有面动、静脉鼻背支；布有筛前神经鼻外支（眼神经分支）。

【功效】清热消肿，通鼻利窍。

【主治】鼻塞，鼻衄，鼻流清涕，鼻中息肉，鼻渊，酒糟鼻，惊厥，昏迷，新生儿窒息。

【刺灸法】向上斜刺 0.3 ~ 0.5 寸，或点刺出血；不灸。

穴位详解

素髎：素，古指白色的生绢，此指穴内气血为肺金之性的凉湿水气。髎，孔隙也。素髎，意指督脉气血在此液化而降。本穴物质为神庭穴传来的水湿之气，至本穴后则散热缩合为水湿云气并由本穴归降于地，降地之液如同从细小的孔隙中漏落一般，故名素髎。

水沟

【穴位一找准】人中沟上 1/3 处。

【解剖】皮肤，皮下组织，口轮匝肌。布有眶下神经的分支和上唇动、静脉。

【功效】清神志、开关窍、苏厥逆、止疼痛。

【主治】昏迷、昏厥、癫痫、中风、口眼歪斜。牙痛、腰痛、落枕、面部肿痛等。

【刺灸法】向鼻中隔方向斜刺 0.3 ～ 0.5 寸，将针向一个方向捻转 360 度，采用雀啄法。

穴位详解

水沟是人中穴的别称。

水沟，经穴名。出自《针灸甲乙经》。别名鬼宫、鬼市、鬼客厅，属督脉。督脉、手足、阳明之会。在面部，当人中沟的上 1/3 与中 1/3 交点处。布有面神经颊支，眶下神经分支，上唇动、静脉。主治中风昏迷，口噤不开，口眼歪斜，面肿唇动，水气浮肿，小儿惊风，心腹绞痛，以及休克，晕厥，窒息，癫痫，精神分裂症，癔病，低血压，急性腰扭伤等。

兑端

【穴位一找准】该穴位于人体的面部，当上唇的尖端，人中沟下端的皮肤与唇的移行部。

【解剖】在口轮匝肌中；有上唇动、静脉；布有面神经颊支及眶下神经分支。

【功效】宁神醒脑，生津止渴。

【主治】昏迷，晕厥，癫狂，癔病，消渴嗜饮，口疮臭秽，齿痛，口噤，鼻塞。

【刺灸法】斜刺 0.2 ～ 0.3 寸；不灸。

穴位详解

按摩此穴可刺激口轮匝肌的运动，让唇部肌肉变得紧实，减少唇纹，让唇部皮肤变得平滑。癫疾呕沫寒热痉互引：配龈交穴、承浆穴、大迎穴、丝竹空穴、囟会穴、天柱穴、商丘穴（《备急千金要方》）。

龈交

【穴位一找准】龈交穴位于人体的上唇内，唇系带与上齿龈的相接处。

【解剖】有上唇系带；有上唇动、静脉；布有上颌内槽神经分支。

【功效】宁神镇痉，清热消肿。

【主治】齿龈肿痛，口臭，齿衄，处鼻渊，面赤颊肿，唇吻强急，面部疮癣，两腮生疮，癫狂，项强。

【刺灸法】向上斜刺 0.2 ～ 0.3 寸；不灸。

穴位详解

可配风府穴治颈项急不得顾；配承浆穴治口臭难近；配上关穴、大迎穴、翳风穴治口噤不开。

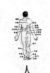
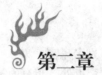

第二章

任脉——阴脉之海

任脉总述

任脉是奇经八脉之一，与督、冲二脉皆起于胞中，同出"会阴"，称为"一源三歧"。任脉行于胸腹正中，上抵颏部。任脉与六阴经有联系，称为"阴脉之海"，具有调节全身诸阴经经气的作用。本经腧穴主治腹、胸、颈、头面的局部病症及相应的内脏器官疾病，少数腧穴有强壮作用并可治疗神志病。

任脉所属的穴位计有二十四个：会阴（督脉、冲脉会）、曲骨（足厥阴会）、中极（足三阴会）、关元（足三阴会）、石门、气海、阴交（冲脉会）、神阙、水分、下脘（足太阴会）、建里、中脘（手太阳、少阳、足阳明会）、上脘（手阳明、手太阳会）、巨阙、鸠尾、中庭、膻中、玉堂、紫宫、华盖、璇玑、天突（阴维会）、廉泉（阴维会）、承浆（足阳明会）。

有关任脉的论述首见于《素问·骨空论》及《灵枢·五音五味》。《素问·骨空论》中载："任脉者，起于中极之下，以上毛际，循腹里，上关元，至咽喉，上颐，循面入目。"该脉自小腹内起始，下出于会阴部，向前上行于阴毛部位，沿着腹里，经过关元，沿腹正中线直上，经咽喉，至下颌，环绕口唇，经过面部，进入眼目。

后来《难经》进行了整理与修订，并纳入奇经八脉。晋代《针灸甲乙经》载入此经脉所辖腧穴。元代滑寿所著《十四经发挥》对此经脉循行分布载述较详。明代李时珍集前人之论述，编成《奇经八脉考》，记载了此经脉的循行分布及病候。"任"与"妊"相通，诸阴脉皆交会于任脉，故任脉为"阴脉之海"。下面简单介绍任脉的身体循行。

任脉在腹中线，总统诸阴，谓之曰任，任者妊也，其循腹里上行，犹妊在之于腹前也。

任脉起始于中极下的会阴部，向上到阴毛处，沿腹里，上出关元穴，向上到咽喉部，再上行到下颌，口旁，沿面部进入目下。

冲脉和任脉，都起于胞中，它的一支循背脊里面上行，为经络气血之海。其浮行在外的，沿腹上行，会于咽喉，别而络口唇。

任脉别络，名尾翳（鸠尾），从鸠尾向下，散布于腹部。实证，见腹皮痛；虚证，见瘙痒。取用其络穴。

任脉的"任"字，有担任、妊养的含义。任脉循行于腹部正中，腹为阴，说明任脉对全身阴经脉气有总揽、总任的作用。故有"总任诸阴"和"阴脉之海"的说法。其脉气与手足各阴经相交会。足三阴与任脉中极、关元，阴维与任脉交会于天突、廉泉，又冲脉与任脉交会于阴交。足三阴经脉上交于手三阴经脉，因此任脉联系了所有阴经。任脉起于胞中，有"主胞胎"的功能，它所经过的石门穴，别名称为"丹田"，为男子贮藏精气，女子维系胞宫之所，又为"生气之原"。

任脉穴位详解

会阴

【穴位一找准】在会阴部，男性当阴囊根部与肛门连线的中点，女性当大阴唇后联合中与肛门连线的中点。

【解剖】皮肤→皮下组织→会阴中心腱。

浅层布有股后皮神经会阴支，阴部神经的会阴神经分支。

深层有阴部神经的分支和阴部内动、静脉的分支或属支。

【功用】醒神镇惊，通调二阴。

【主治】二便不利或失禁，痔疾，脱肛；遗精，阳痿，阴部痒；溺水窒息，昏迷，癫狂。

【针灸法】平日灸三壮；急救针13寸，孕妇慎用。

穴位详解

1. 配三阴交，有强阴醒神的作用，主治产后暴厥。

2. 配鱼际，有养阴泻热的作用，主治阴汗如水流。

3. 配中极、肩井，有行气通络，强阴壮阳的作用，主治难产，胞衣不下，宫缩无力，产门不开等。

4. 配肾腧，治遗精。

5. 配蠡沟，治阴痒。

6. 配人中、阴陵泉，治溺水窒息。

曲骨

【穴位一找准】曲骨穴位于人体的下腹部，当前正中线上，耻骨联合上缘的中点处。

【解剖】在腹白线上；有腹壁下动脉及闭孔动脉的分支；布有髂腹下神经分支。

【功效】通利小便，调经止痛。

【主治】少腹胀满，小便淋沥，遗尿，疝气，遗精阳痿，阴囊湿痒，月经不调，赤白带下，痛经。

【刺灸法】直刺0.5～1寸，内为膀胱，应在排尿后进行针刺；可灸。

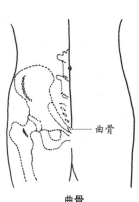

曲骨

穴位详解

喜欢旅游的人可能都知道，在甘肃敦煌有一个非常有名的景点，叫月牙泉，形如弯月。月牙泉边上便是有名的鸣沙山，常年流沙走石。沙石在风的推动下大片移动，会有响声，因此称之"鸣沙"。月牙泉和流沙相距不过十来米，却常年流水不断，天旱不涸，有"沙漠第一泉"之称。这眼泉水长不过百米，如一弯新月落在黄沙中，任凭旁边狂风肆虐，沙石侵袭，依然娴静地躺在那里，用自己清澈甘甜的泉水滋润着周围那一片绿洲。

月牙泉的水，据说有消病除灾的功效，因此月牙泉又被称为药泉，水被称为圣水。在人体当中，也有这样一眼药泉，这就是曲骨。

"曲骨"的骨就是横骨，也就是现在所说的耻骨，曲是弯曲，指这块骨头如同一轮弯月，曲骨穴就在月中央，也就是耻骨联合上缘的中点处。

有人可能要说了，曲骨穴和水有什么关系呢，为什么说它是药泉？这个就要从它所治的疾病来说了。虽然曲骨穴名和水无关，但它所治的疾病却都是和水液有关的，因为它和膀胱泌尿系统的关联最大。但凡与之相关的疾病，如通利小便、调经等，都可以找曲骨穴，此穴可以说是治理下焦疾病的一个重要穴位。

说到通利小便，可能很多男性朋友会不自觉地多瞟上一眼。现在前列腺健康的男性不多，往往都有这样那样的问题。有的人晚上经常要起来好几趟，被尿频尿急等问题折磨得有口难言。其实，这时候，只要找到我们身上的这个曲骨穴就很好办了。每天按摩曲骨穴50～100次，可以很好地缓解前列腺的压力，解决尿频、尿急等小便问题。需要注意的一点就是，这个穴离膀胱很近，所以，

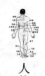

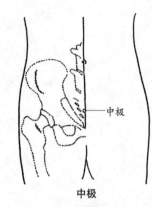

中极

最好排空小便再按摩，力度可以相对大一点，刺激到位。

中极

【穴位一找准】仰卧位。在下腹部，前正中线上，当脐下4寸。取穴时，可采用仰卧的姿势，中极穴位于人体下腹部，前正中线上，具体找法如下：将耻骨和肚脐连线五等分，由下向上1/5处即为"中极穴"。

【解剖】穴下为皮肤、皮下组织、腹白线、腹横筋膜、腹膜外脂肪、壁腹膜。浅层主要布有髂腹下神经的前皮支和腹壁浅动、静脉的分支或属支。深层有髂腹下神经的分支。

【功效】益肾兴阳、通经止带。

【主治】癃闭，带下，阳痿，痛经，产后恶露不下，阴挺，疝气偏坠；积聚疼痛，冷气时上冲心；水肿，尸厥恍惚；肾炎，膀胱炎，产后子宫神经痛。中极穴的主治疾病为：生殖器疾病、泌尿疾病、尿频、尿急、生理病、生理不顺、精力不济、冷感症等。

【刺灸法】直刺0.5～1寸，需在排尿后进行针刺，孕妇禁针；可灸。

穴位详解

"极"在古代是一个非常重要的概念，皇帝登位也被称为登极。我们最常用的一个词叫"登峰造极"，都是用来形容顶点、至高点的意思。太极的极是指三万一千九百二十年，也是一个时间尽头的概念，到了那个时候便生数皆终，万物复始，一元复新，就好像四季轮回一样。

古人说"天有六极"，指的就是天地之上下四方。其中，中极就是天上的北极星。北极星位于紫薇宫中，天道循环不停，但北极星位置永不移动，人们说它"居其所而众星拱之"，将其视之为群星之首，顶礼膜拜。

我们人体上的中极穴也取此意，认为它是人体上下左右的中心，就像天上的北极星一样，是身体的腹地，就好像房屋的内室一样，轻易不得入内。中极穴在下腹部，如果我们对着一幅人体解剖图，从外形来看的话，这个地方才是真正的"人中"，人体从头到脚的中点就在这个地方。

有点常识的人都知道，脐下三寸之地，非常重要，不能随便乱碰。其实原因就在于，这里是人体元气藏聚的地方，女子胞宫、男子精室都在这里，地位之险要，无与伦比。它的重要性堪比天上的北极星，人类一代一代的传承都和这里息息相关，可以说是繁衍后代的腹地。

所以，中极穴对于调理内在不通的疾病效果非常好，如女性月经不畅、痛经等，都可以找它。按摩的时候，用拇指顶在中极穴处，顺时针、逆时针各按摩50次。女性往往体质寒凉，也可以将手掌心搓热之后，用掌心在此处按揉，可以起到保温刺激的效果。

中极在人体当中处于腹地的位置。腹地是核心地带，它向四周辐射的能力也是最强的。中极穴不仅能够治疗周边相关的疾病，对于子嗣的健康也有很大的关联，算得上是牵一发而动全身，不能等闲视之。

关元

【穴位一找准】仰卧位。在下腹部，前正中线上，当脐下3寸。取穴时，可采用仰卧的姿势，关元穴位于下腹部，前正中线上，从肚脐到耻骨上方画一线，将此线五等分，从肚脐往下3/5处，即是此穴。

【解剖】穴下为皮肤、皮下组织、腹白线、腹横筋膜、腹膜外脂肪、壁腹膜。浅层主要有十二胸神经前支的前皮支和腹壁浅动、静脉的分支或属支。深层有十二胸神经前支的分支。

【功效】培补元气、导赤通淋。

【主治】少腹疼痛，霍乱吐泻，疝气，白浊，黄白带下，中风脱症，虚痨冷惫，羸瘦无力，眩晕，下消，尿道炎，盆腔炎，肠炎，肠粘连，神经衰弱，小儿单纯性消化不良。泌尿、生殖器疾病，如遗尿、尿血、尿频、尿闭、尿潴留、尿道痛、痛经、闭经、遗精、阳痿；此外，对神经衰弱、失眠症、手脚冰冷、荨麻疹、生理不顺、精力减退、太胖（减肥）、太瘦（增肥）等也很有疗效。

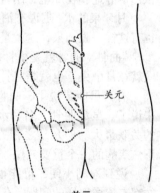

关元

【刺灸法】直刺 0.5 ～ 1 寸，需在排尿后进行针刺；可灸。孕妇禁针，针则胎落而不出。

穴位详解

我们在讲督脉的腰阳关时已经讲过，关元就是元阴元阳出入的地方。元就是元气、天气，是万物生长的根本。关则是枢纽，机关，开合之处，这里主要是关闭、关藏、闭藏的意思。

关元穴在脐下 3 寸，也就是人们常说的丹田，是人体真气、元气生发的地方。大家大概都听说过一个养生的方法叫腹式呼吸，也叫深呼吸。我们在郊外玩的时候，碰到一朵开得很鲜艳的小花，会情不自禁地上前深吸一口，这就是深呼吸。这种呼吸有什么好处？上文说过，呼吸就是人体与天体进行气体的交换，深呼吸就是将自然界的真气吸入丹田，让丹田内贮存更多的元气。元气充足，人体当然更加强健。

这个穴最好的刺激方法就是艾灸。古书上说：每年春夏季节交替的时候，艾灸关元千壮，长久坚持，人就不再害怕寒冷暑热。尤其是人到了一定年龄以后，更要加倍注意。因为随着年龄的增长，人体的元气也会逐渐减少，用现在的话说就是人的体质在下降。这个度怎么掌握呢？根据年龄来说，人到 30 岁的时候，可以三年一灸，一次灸 300 壮；到了 50 岁，就两年灸一次；到了 60 岁，就一年灸一次。这样坚持下来，有利于健康长寿。

可能有人还是不太明白，艾灸关元穴能够保健长寿的原因。其实非常好理解。关元，关藏的是我们人体的元气，也就是先天之本的肾气，这是我们与生俱来的。随着时间的推移，它会逐渐减少。但是我们艾灸关元的话，可以刺激肾气的活跃，补充肾气。相当于在往我们的"健康银行"里贮存肾气，防止它的快速消耗。

所以，艾灸不方便的话，也不妨时常按摩关元穴，前提是一定要让手指热起来，不要用冷冰冰的手去刺激腹部的皮肤。尤其是女性，一定要注意下腹部的保暖。但是，由于关元和子宫等靠得很近，未婚未育的女性不能乱灸关元穴，以免造成不孕症。

讲到这里，大家应该能意识到，凡是在腰部的穴位，不管是腹部还是后背的穴位，都非常重要。这是因为腰部是肾所在的位置，所以这些穴位和肾气或多或少有关联。所以，我们即使平时没有办法来刺激这些穴位，也一定要有一个意识，那就是保持腰部的温度。腰部是人体当中最容易长肉的地方之一，这其实就是身体在自主调控，因为它有更重要的职责——保护肾。所以，对于腹部和腰这一块，我们一个不变的养生法则就是保暖。

石门

【穴位一找准】该穴位于人体的下腹部，前正中线上，当脐中下 2 寸。

【解剖】在腹白线上，深部为小肠；有腹壁浅动、静脉分支，腹壁下动、静脉分支；布有第十一肋间神经前皮支的内侧支。

【功效】理气止痛，通利水道。

【主治】腹胀，泄利，绕脐疼痛，奔豚疝气，水肿，小便不利，遗精，阳痿，闭经，带下，崩漏，产后恶露不止。

【刺灸法】直刺 1 ～ 1.5 寸；灸七壮。女子禁针，禁灸，犯之绝子。

穴位详解

别名：利机，精露，丹田，命门，端田。穴义是任脉气血中的水湿在此再一次冷缩。

石门：石，肾主之水也。门，出入的门户也。本穴物质为关元穴传来的水湿云气，至本穴后再一次散热冷缩为天之下部的水湿云气，只有少部分水湿吸热后循任脉上行，本穴如同任脉水湿之关卡，故名石门。

利机：利，便利之意。机，古指弩箭的发动机关，为至巧之物。利机，意指本穴承传的阴柔水湿之气有通利、濡润人体全身关节的作用。

精露：精，水化之气也。露，显见之意。精露，意指本穴有明显的水湿之气循任脉上行。

丹田：此为道家术语，道家视脐下部位为丹田。

命门：命，性命也。门，出入的门户也。命门，意指本穴的上行气有维系人体性命的作用。

端田：端，尽头也。田，地也。端田，意指任脉的滞重水湿之气在此上升至尽头，唯有清气方可上行。

气海

【穴位一找准】人体气海穴位于下腹部,前正中线上,当脐中下 1.5 寸。取穴时,可采用仰卧的姿势,气海穴位于人体的下腹部,直线联结肚脐与耻骨上方,将其分为十等分,从肚脐 3/10 的位置,即为此穴。

【解剖】在腹白线上,深部为小肠;有腹壁浅动脉、静脉分支,腹壁下动、静脉分支;布有第十一肋间神经前皮支的内侧支。

【功效】益气助阳,调经固精。

【主治】绕脐腹痛,水肿鼓胀,脘腹胀满,水谷不化,大便不通,泄痢不禁,癃淋,遗尿,遗精,阳痿,疝气,月经不调,痛经,经闭,崩漏,带下,阴挺,产后恶露不止,胞衣不下,脏气虚惫,形体羸瘦,四肢乏力。妇科病、腰痛、食欲不振、夜尿症、儿童发育不良等。此穴位为人体任脉上的主要穴道之一。

【刺灸法】直刺 0.5 ～ 1 寸;可灸。孕妇慎用。

穴位详解

气海中的"气"就是人体呼吸出入的气息,也就是元气与其他各种气,如宗气、卫气、营气等。海就是海洋,意喻广大深远、无边无际。气海,简单的理解就是气息的海洋。

大家都知道,气在中医里面是一个很重要的概念,所以身体当中有好几处纳气的地方,譬如膻中,别名就是上气海。我们这里讲的气海是指下气海,在下腹部前正中线,当脐中下 1.5 寸。两

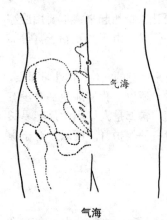

气海

处气海一个在胸腔,一个在腹腔,循环相应,周流不息,就好像海水升腾为云,又降为雨露这样一个天地之气的循环过程。如果这个循环出现问题,身体就会感到不舒服。

著名的裴廷辅老中医就曾经用这个气机循环的道理治好了一位呃咯(呃逆、打嗝)病人。他先针灸病人的膻中穴,打开气行的道路,然后再针刺气海穴,使上逆的气正常下行,呃咯当时就好了。其实这个原理并不难懂,就像大禹治水,最重要的是疏通道路,让无处排放的水能够顺利进入大海,不至于泛滥成灾。

气海与两肾相连,肾属水,水在身为阴,"孤阴不长,独阳不生",必须得阴阳相济才能保证身体的健康。人们吃饭、呼吸、睡眠,一切动静,无不是在调停人体的水火阴阳。所以,古代的养生家认为,必须让心火下降肾脏,就好像天上的太阳照耀江海。这样,阴水得到阳火的照射,就能够化生云气,上达心肺,滋润身体,形成水升火降,通体安泰的局面。当身体处于一种和谐循环状态的时候,邪气自然不得近身,人也就不会得病。

古语说:"冬不炉,夏不扇。"强调冬天不要过分依赖炉火,那样会伤害人体闭藏的阳气;而夏天不要过度使用扇子,适当让身体出些汗,这也是不让体内阳气收敛太过的方法。一句话,养生最重要的一点就是让人体阴阳相协,水火相济。气海穴位于两肾之间,必须得保证它有足够的动力与水相制衡,所以艾灸气海穴是一个很好的保健方法。

气海和关元穴在我们的下腹部,就像一对好姐妹一样,共同保护着我们的生殖系统。下腹部是女性的子宫、男性的精囊藏身之处,都是极其重要的部位。古人说"气海一穴暖全身",就是强调这个穴的保健养生作用。实际上,现代实验也证实了,艾灸气海能明显增加免疫球蛋白的数量。可见,从微观和宏观来说,气海穴都是一个极其有作用的穴位。

刺激这个穴的时候,要求我们和呼吸结合起来,先排空大小便,换上宽松的衣服,放松腹部。然后用手抵住气海,徐徐用力下压,同时深吸一口气,缓缓吐出,6 秒钟之后,再恢复自然呼吸,如此不断地重复,可以很好地填精补肾,让人每天都有饱满的精力。

阴交

【穴位一找准】仰卧位。在下腹部,前正中线上,当脐中下 1 寸。

【取法】在脐下 1 寸,腹中线上,仰卧取穴。

【解剖】穴下为皮肤、皮下组织、腹白线、腹横筋膜、腹膜外脂肪、壁腹膜。浅层主要有十一胸神经前支的前皮支,脐周静脉网。深层有第十一胸神经前支的分支。

【功效】调经固带，利水消肿。

【主治】腹痛，下引阴中，不得小便，泄泻，奔豚，绕脐冷痛，疝气，阴汗湿痒，血崩，恶露不止，鼻出血，肠炎，睾丸神经痛，子宫内膜炎。

【刺灸法】直刺 0.5 ~ 1 寸；可灸。

穴位详解

阴交：阴，阴水之类也。交，交会也。该穴意指任脉、冲脉的上行水气在此交会。本穴物质中有气海穴传来的热胀之气，有冲脉夹肾经而行的水湿之气外散传至本穴，二气交会后形成了本穴的天部湿冷水气，故名。

少关：少，与老相对，阴也。关，关卡也。少关，意指任脉上行的气血中滞重的水湿之气被关卡于下不得上行。小关名意与少关同。

横户：横，横向而行也。户，户门也。横户，意指任脉的天部水气在此为横向上行。本穴物质为气海穴传来的天部水气，至本穴后水气散热冷缩而处天之下部，此冷缩之气只能横向下传神阙穴，故名横户。

少目：少，小也。目，肝所主之风也。小目，意指任脉气血在此以微弱的风气向上传输。

丹田：此为道家术语，道家视腹下皆为丹田，故名。

任脉、冲脉之会：本穴气血不光有任脉上行的水湿之气，亦有冲脉外散的水湿之气，故为任脉、冲脉之会。

神阙

【穴位一找准】该穴位于人体的腹中部，脐中央。

【解剖】在脐窝正中，深部为小肠；有腹壁下动、静脉；布有第十肋间神经前皮支的内侧支。

【功效】温阳救逆，利水固脱。

【主治】中风虚脱，四肢厥冷，尸厥，风痫，形惫体乏，绕脐腹痛，水肿鼓胀，脱肛，泄痢，便秘，小便不禁，五淋，妇女不孕。

【刺灸法】禁刺；可灸。

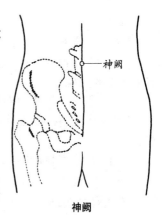

神阙

穴位详解

神阙穴就在我们的肚脐眼上，大家知道，这里是连接脐带的地方。胎儿在母体的时候，就靠脐带供给营养，就好像瓜蒂一样，是吸取营养的唯一途径。所以也称为命蒂，就是生命结蒂之处，非常重要。

神是指元神，虽然剪断了脐带，失去了和先天联系的纽带，但这里的元气并没有完全丧失。神阙穴的内部紧接大小肠。大肠是传导之官，也就是排出废物的地方；小肠是受盛之官，也就是吸收营养的地方，这样一正一反的两个过程，古人称之为化，"两肠俱关于化，即大而化之谓神也。"神是物质转变的最高境界，是全身的主宰，在人体当中是最尊贵的。生活中经常有这样的现象，一个人想什么事情想得入迷了，这时候有人拿手在他的眼前晃动，他可能要半天才能反应过来，"发什么呆呢，都失神了？"没有神的人就是这样，呆呆傻傻的，如同行尸走肉一般。

而阙呢，则是指宫阙。古代皇帝会在宫殿的门外建起两座观望的台基，宫廷外面有什么事情，从这里就可以看到。所以岳飞诗句说"待从头，收拾旧山河，朝天阙"。两个台基之间的道路就是阙。

那么神阙，就是元神出入和居住的地方，地位极其显贵。实际上，在人体当中，神阙穴也是心肾交通的门户，心藏神，肾藏志，都是不可小觑的五脏神。我们知道，心属火，肾属水，水火不能通达调济，就会引起阴阳失调，导致各种疾病接踵而至。

神阙穴在肚脐眼上，是腹部的核心。所以对于发生在腹部的疾病，有很好的调理效果，如五更泻、慢性腹泻、产后尿潴留等都是它的拿手好戏。现代研究也表明，刺激神阙穴，可以很好地增强人体的免疫力。

任脉上的穴位，艾灸是最好的途径，尤其是神阙穴，更是我们中医里面做脐疗的重要部位。这个穴有一个艾灸方法叫隔盐灸，就是将一小把粗盐填在肚脐眼上，上面放上切成薄片的姜片，然后用艾柱灸，灸到最后，肚脐上填满了黄黄的盐姜水，这样对于身体的保健效果相当好。上了年纪的人如果经常感到身体冷痛，或者腹部不适的话，可以隔段时间做一次神阙穴隔盐灸，对于保持充沛的精力是非常好的。

水分

【穴位一找准】位于上腹部，前正中线上，当脐中上1寸。

【解剖】在腹白线上，深部为小肠；有腹壁下动脉、静脉分支，腹壁下动、静脉分支；布有第八、九肋间神经前皮支的内侧支。

【功效】通调水道，理气止痛。

【主治】腹痛，腹胀，肠鸣，泄泻，翻胃，水肿，小儿陷囟，腰脊强急。

【刺灸法】直刺0.5～1寸；可灸。

穴位详解

水分：水，地部水液也。分，分开也。该穴意指任脉的冷降水液在此分流。本穴物质神阙穴传来的冷降经水及下脘穴传来的地部经水，至本穴后，经水循地部分流而散，故而得名。分水名意与该穴同。

中守：中，与外相对，指中间。守，把守也。中守，意指本穴的地部经水循腹正中线的任脉下行。本穴物质为神阙穴冷降而至的地部经水及下脘穴传来的地部经水，由于地球重力场的作用，经水循任脉直流而下，本穴如同在经脉道路中间有关卡把守一般，故名中守。

中管：中，中间也。管，管道也。中管，意指任脉的地部经水大部分循任脉向下流行。本穴为任脉气血由气向液的转化之地，转化后的液态物则循任脉道路向下而流，任脉如同经水下行的管道一般，故名中管。

下脘

【穴位一找准】该穴位于人体的上腹部，前正中线上，当脐中上2寸。

【解剖】在腹白线上，深部为横结肠；有腹壁上、下动、静脉交界处的分支；布有第八肋间神经前皮支的内侧支。

【功效】健脾和胃，降逆止呕。

【主治】脘痛，腹胀，呕吐，呃逆，食谷不化，肠鸣，泄泻，痞块，虚肿。

【刺灸法】直刺0.5～1寸；可灸。

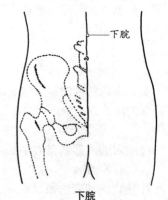

下脘

穴位详解

在人体的腹部，肚脐上方5寸、4寸、2寸的地方有三个穴，分别叫作上、中、下脘。上、中、下是依据位置的高低来分的，就好像桃园结义排名是按三兄弟的年龄似的。最重要的是这个"脘"字，脘指的是胃，古人说"胃为太仓，三皇五帝之厨府也"。太仓是什么呢？太仓是官名，古时候有太仓令丞，就是替皇帝管粮食的官。

中医根据脾胃的作用，也将其命名为仓廪之官，也就是人体的后厨房。上、中、下脘，表示这几个穴分别处于胃的上、中、下部。

上脘在胃的上部，和贲门相对应，贲门也就是我们常说的食管，是食物进入胃的通道。上脘穴在这个位置，对于人们因吃得太快、吃得太饱或者其他原因而导致的胃胀、呕吐、打嗝等都有很好的疗效。

中脘穴在胃的中部，占据了胃的主体部分，因此对于脾胃疾病的治疗效果是最好的。所以理所当然地成为脾胃病的常用穴。现代研究也发现，刺激中脘穴之后，胃的蠕动会增强，表现为幽门开放，胃下缘轻度升高。而且还可以提高机体免疫能力，使巨噬细胞的吞噬活性增强。

下脘穴在胃的底下，胃和小肠连接的转弯处。胃虽然是消化器官，但它只对食物进行粗略的加工，就好比我们榨果汁，先要用刀将水果切成大块，再放到搅拌机当中。胃就相当于这把刀，只做一部分简单的工作，真正的消化过程是在小肠中完成的。下脘穴位于食物从胃进入小肠的关口处。对于食物在胃中下不去导致的腹胀、胃痛、呕吐等都有很好的作用。而且，因为它在胃的下部，对于因为中气不足导致的胃病、胃下垂等症状也有很好的疗效。

从这里可以看出，上、中、下脘"三兄弟"在胃上形成一条线，相当于脾胃的卫士，对于和脾胃有关的疾病都有很好的防御和治疗作用，是胃的忠实护卫队。所以，对于胃系疾病，如胃痛、胃胀、胃酸等，都可以来找这三兄弟"助阵"，能起到很好的疗效。

有一个很简单的方法可以同时刺激到它们，这就是艾灸。采用隔姜灸的方式，将姜切成薄薄的片，如硬币那种厚度，然后通过艾灸的方式来熏烤。通过热度的传递，将生姜汁中的热性成分渗入皮肤，可以很简便地达到治疗的目的。

有一个笑话，说现在做胃的健康方面的调查，不要调查谁有胃病，而是要调查谁没有胃病，这足见胃病的高发病率了。所以市面上各种胃药也是层出不穷。但是面对这些奇奇怪怪的药品，你能了解它治疗的到底是哪种胃病吗？其实，真正安全的"健胃三剑客"就在我们的身体里面。因为我们的穴位都是双向调节的，但最终的目的就是达到均衡，保持胃的健康。

建里

【穴位一找准】该穴位于人体的上腹部，前正中线上，当脐中上3寸。

【解剖】在腹白线上，深部为横结肠；有腹壁上、下动、静脉交界处的分支；布有第八肋间神经前皮支的内侧支。

【功效】健脾和胃，降逆利水。

【主治】胃脘疼痛，腹胀，呕吐，食欲不振，肠中切痛，水肿。

【刺灸法】直刺0.5～1寸；可灸。

穴位详解

建，建设也。里，与表相对，此指肚腹内部也。该穴意指任脉的地部经水由此注入肚腹内部。本穴物质为中脘穴传来的地部经水，至本穴后，经水循本穴的地部孔隙注入体内，注入体内的经水有降低体内温压的作用，故名建里。

中脘

【穴位一找准】位于人体上腹部，前正中线上，当脐中上4寸。

【解剖】在腹白线上，深部为胃幽门部；有腹壁上动、静脉；布有第七、八肋间神经前皮支的内侧支。

【功效】健脾和胃，通降腑气。

【主治】胃脘痛，腹胀，呕吐，呃逆，翻胃，吞酸，纳呆，食不化，疳积，膨胀，黄疸，肠鸣，泄利，便秘，便血，胁下坚痛，虚劳吐血，哮喘，头痛，失眠，惊悸，怔忡，脏躁，癫痫，尸厥，惊风，产后血晕。

【刺灸法】直刺0.5～1寸；可灸。

穴位详解

中脘：中，指本穴相对于上脘穴、下脘穴二穴而为中也。脘，空腔也。该穴意指任脉的地部经水由此向下而行。本穴物质为任脉上部经脉的下行经水，至本穴后，经水继续向下而行，如流入任脉下部的巨大空腔，故名。中管、中碗名意与中脘同，碗通脘。

上纪：上，上部也。纪，纲纪之意。本穴物质为胸腹上部下行而至的地部经水，在本穴为先聚集后下行，本穴有对胸腹体表气血抓总提纲的作用，故名上纪。

胃脘：胃，胃腑也。脘，空腔也。胃脘，意指本穴气血直接作用于胃腑。本穴气血为地部经水，性温，与胃经气血同性，可直接调控胃腑气血的阴阳虚实，故名胃脘。胃管，意与胃脘同，管通脘。

大仓：大，与小相对，大也。仓，仓库也。大仓，意指本穴为地部经水汇聚的大仓库。理同中脘名解。太仓名意与大仓同。

三管：三，指手太阳、手少阳、足阳明三经也。管，孔也。三管，意指手太阳、手少阳、足阳明三经的冷降之水皆由本穴聚集下流。

手太阳、手少阳、足阳明、任脉之会：本穴物质为地部经水，它不光来自于任脉上部经脉的冷降之水，还有手太阳、手少阳、足阳明三经的冷降水液，故为手太阳、手少阳、足阳明、任脉之会。

上脘

【穴位一找准】该穴位于人体的上腹部，前正中线上，当脐中上5寸。

【解剖】在腹白线上，深部为肝下缘及胃幽门穴部；有腹壁上动、静脉分支；布有第七肋间神经前皮支的内侧支。

【功效】和胃降逆，化痰宁神。

【主治】胃脘疼痛，腹胀，呕吐，呃逆，纳呆，食不化，黄疸，泄利，虚劳吐血，咳嗽痰多，癫痫。

【刺灸法】直刺0.5～1寸；可灸。

穴位详解

上脘：上，上部也。脘，空腔也。该穴意指胸腹上部的地部经水在此聚集。本穴物质为胸腹上部下行而至的地部经水，聚集本穴后再循任脉下行，经水由此进入任脉的巨空腔，故名。上管名意与上脘同。

胃管：胃，胃腑也。管，管道也。胃管，意指穴内的地部经水可直接作用于胃腑气血的阴阳虚实。本穴物质为胸腹上部下行而至的地部经水，性温热，与胃腑气血同性，能直接作用于胃腑，故名胃管。胃脘名意与胃管同，脘通管。

足阳明、手太阳、任脉之会：本穴物质为地部经水，它不光来自于任脉上部经脉的冷降之水，还有手太阳、足阳明二经的冷降水液，故为足阳明、手太阳、任脉之会。

巨阙

【穴位一找准】仰卧位。在上腹部，前正中线上，当脐中上6寸。

【解剖】穴下为皮肤、皮下组织、腹白线、腹横筋膜、腹膜外脂肪、壁腹膜。浅层主要布有第七胸神经前支的前皮支和腹壁浅静脉。深层有第七胸神经前支的分支。

【功效】安神宁心，宽胸止痛。

【主治】胃痛，反胃，胸痛，吐逆不食，腹胀，惊悸，咳嗽，黄疸，蛔虫痛，尸厥，健忘，胃痉挛，膈肌痉挛，心绞痛，支气管炎，癔病，胸膜炎，癫痫。

【刺灸法】直刺0.5～0.6寸，向下斜刺；可灸。

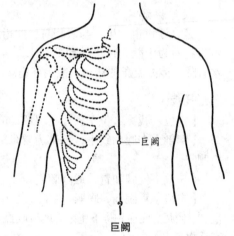

巨阙

巨阙

穴位详解

熟悉武侠小说的人都知道，中国古代有四大宝剑：干将、莫邪、巨阙、辟闾。这当中，巨阙是一把残缺不全的剑，古代汉语中"阙"通"缺"。但其精诚坚利之处，其他宝剑不能与之争锋，所以号称"天下至尊"。

巨阙传说是越王勾践的宝剑，刚铸成的时候，越王坐在露台上，看到宫中有一辆马车失控，宫中饲养的白鹿受到了惊吓。越王拔剑一指，想让侍卫上前制止。却不料，剑气已经将马车砍为两节。越王又命人取来大铁锅，他用剑一刺，便将铁锅刺出一个大缺口。这一剑毫不费力，好像切米糕一样，越王勾践大喜，赐名为巨阙。

人体上的巨阙穴所在的胸骨，外形也像一柄宝剑。巨阙穴就在骨头的顶端，胸骨剑突大凹陷的下面，里面是腹膜，上面是膈肌。这里是胸腹交关的地方，前面说过，胸腔是天，腹腔是地。所以，这里也是清气上升、浊气下降、天地之气交换的关隘。而且，这个地方地势十分险要，食管和动静脉都在这里通行，是人体的君主——心的宫城，是至尊之门，凛然不可冒犯。

就好像巨阙宝剑一样，巨阙穴的作用也是深不可测的。它是心的外围，就好比仗剑立于君主旁边的卫士，清除君主旁边所有的危险，平定叛乱，保君主安宁，用通俗点的比喻就是御前侍卫。

巨阙穴最大的作用就是治疗口腔溃疡。在临床上，口腔溃疡大多是由于心火旺盛造成的。中医说舌为心之苗，当心火旺盛时，当然会在口腔内和舌头上有所反映。这时候巨阙自然会责无旁贷地担负起这个巨大的使命，每天在巨阙上按摩3～5分钟，坚持两三天就可以将这股邪火驱逐出去，还身体安然康泰的局面。

鸠尾

【穴位一找准】人体鸠尾穴位于上腹部，前正中线上，当胸剑结合部下1寸。

【解剖】在腹白线上，腹直肌起始部，深部为肝脏；有腹壁上动、静脉分支；布有第六肋间神经前皮支的内侧支。

【功效】安心宁神，宽胸定喘。

【主治】心痛，心悸，心烦，癫痫，惊狂，胸中满痛，咳嗽气喘，呕吐，呃逆，反胃，胃痛。

【刺灸法】斜向下刺0.5～1寸；可灸。

穴位详解

鸠者，鸟之一种，其习性特征与鹊相近，鸠与鹊最大的不同之处即是不自营巢，而是在其他同类鸟巢内下蛋并由他鸟代为孵化。尾者余也，指鸠鸟余下之物。鸠尾，意指任脉热散的天部之气在此会合。本穴物质为任脉热散于天部的浮游之气，至本穴后为聚集之状，此气如同鸠鸟之余物一般，故名鸠尾。

尾翳穴：尾，余也。翳，羽毛做的华盖也。尾翳，意指本穴气血为天部的浮游之气。理同鸠尾名解。

骭：胸前骨也。骭，小腿骨或肋骨。骭，意指任脉天部层次的络脉之气在此为收引冷降的变化。本穴物质为任脉的络脉之气，所处为天之天部，其变化为收引冷降，表现出肾水的收引特征，故名骭。

神府：神，与鬼相对，指天部之气也。府，府宅也。神府，意指任脉的天部之气在此聚集。理同鸠尾名解。

尾：尾，余也，黄色分泌物也，脾土尘埃也。尾，意指本穴的天部之气中亦有一定的脾土尘埃。

骭鹘：骭，小腿骨也。鹘，鸟科动物，隼类，似山鹊而小，短尾，青黑色，多声。鹘指穴内气血为天部之气，青黑色指穴内气血有肾气的收引冷降之性。骭鹘，意指任脉气血在此为散热冷降的变化。理同鸠尾名解。

臆前穴：臆，胸也。前，前面也。臆前，意指本穴位于胸前，无他意。

任脉络穴：本穴物质为任脉天部的浮游之气聚集而成，本穴有联络任脉各部气血的作用，故为任脉络穴。

中庭

【穴位一找准】仰卧位。在胸部，前正中线上，平第五肋间，即胸剑结合部。

【解剖】穴下为皮肤、皮下组织、胸肋辐状韧带和肋剑突韧带、胸剑结合部。布有第六肋间神经的前皮支和胸廓内动、静脉的穿支。

【功效】宽胸消胀，降逆止呕。

【主治】胸肋支满，噎嗝，呕吐，小儿吐乳。食管炎，食管狭窄，贲门痉挛。

【刺灸法】直刺0.2～0.3寸，向下斜刺；可灸。

穴位详解

中，为天、地、人三部的中部也。庭，庭院也。中庭，意指任脉气血在此位于天之中部。本穴物质为鸠尾穴传来的湿热水气，散热冷降至本穴后为聚集之状，如气血聚集于庭院之中，故名。

膻中

【穴位一找准】膻中穴位于胸部，当前正中线上，平第四肋间，两乳头连线的中点。取定穴位时，患者可采用正坐或仰卧的姿势，该穴位于人体的胸部人体正中线上，两乳头之间连线的中点。

【解剖】在胸骨体上；有胸廓（乳房）内动、静脉的前穿支；布有第四肋间神经前皮支的内侧支。

【功效】理气止痛，生津增液。

【主治】咳嗽，气喘，咯唾脓血，胸痹心痛，心悸，心烦，产妇少乳，噎嗝，膨胀。胸部疼痛、腹部疼痛、心悸、呼吸困难、咳嗽、过胖、过瘦、呃逆、乳腺炎、缺乳症、喘咳病等。此穴位为人体任脉上的主要穴道之一。

【刺灸法】平刺0.3～0.5寸；可灸。

穴位详解

膻中很好找，就在两个乳头连线的中点。膻指的是胸部，膻中也就是胸部的中央，在胸膜当中，是心的外围，是代替心来行使职权的地方。膻中穴是心包经的募穴，募穴也就是脏腑之气汇聚的地方。所以膻中又被称为气会。

这是什么意思呢？我们看故宫就知道，皇帝是住在最中央的，外面有一层又一层的大殿，每个地方都有皇家侍卫看守。在人体当中，充当皇家侍卫这个职责的就是人们经常说的宗气，它充盈于心脏的外围，协助心气推动心脉搏动。如果宗气不足的话，人体其他地方的气，就会来填补。就好

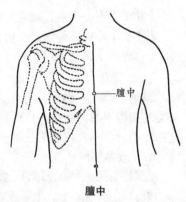

膻中

像皇宫告急，外面的军队会迅速前来救援一样，所以称之为气会。

对历史比较感兴趣的人可能会想到烽火戏诸侯的故事，周幽王为了讨自己心爱的妃子欢心，时不时地在烽火台上点火，召集各路诸侯前来。人体之气就像分散在四肢百脉的士兵，看似凌乱，却内有调度，人体一旦告急，它们会迅速地从四面八方汇聚过来，保护君主的安全。

上面在讲气海穴的时候说到过，上气海和下气海是互相照应的。如果中气不足或者出现问题，那么肯定会影响到下气海，进而影响到全身。这个呢，就好比宫廷内部发生了政变，虽然一时之间或许对老百姓没影响，但要不了多久，肯定会牵连全国。

所以说，膻中穴是和人体最重要的物质活动基础——气密切相联系的，但凡和气有关的疾病，如气虚、气机郁滞等都可以找它来调治。我们在生活中经常发现，有人受到刺激后，就会捶胸顿足，心脏难受，尤其是那些有心脏病、冠心病的人，这时候往往气运行不顺畅，气滞血瘀，心脏供血不足，肯定会很难受。这时候，就可以帮他们刺激膻中穴，加速心肌供血。有这些疾病的朋友，发现胸口难受的时候赶紧坐下来休息，用大拇指轻轻地按揉膻中穴，给身体一点外力的帮助。实际上，临床实验也发现，刺激膻中，可以扩张血管，调整心脏功能。年纪大点的人，由于经年累月的堆积，血管往往有些堵塞，很难像年轻人那样顺畅自如。所以，平时作为一种保健措施，也可以经常按摩膻中，加强气的运行效率，这样对于防治心血管等方面的疾病也有很好的帮助。

玉堂

【穴位一找准】该穴位于人体的胸部，当前正中线上，平第三肋间。

【解剖】在胸骨体中点；有胸廓（乳房）内动、静脉的前穿支；布有第三肋间神经前皮支的内侧支。

【功效】宽胸止痛，止咳平喘。

【主治】膺胸疼痛，咳嗽，气短，喘息，喉痹咽肿，呕吐寒痰，两乳肿痛。

【刺灸法】平刺0.3～0.5寸；可灸。

穴位详解

玉堂：玉，金之属也，指穴内气血为肺金之性的天部之气。堂，厅堂也。该穴意指本穴聚集的为任脉天部的凉性水气。本穴物质为膻中穴热胀上行的热燥之气，至本穴后此气散热冷缩而为凉性水气，且为聚集穴内，故名。

玉英：玉，金之属也，指穴内气血为肺金之性的天部之气。英，精华也。玉英，意指穴内之气为水湿较少的辛燥之气。本穴物质为膻中穴传来的热燥之气，至本穴后所处为天之上部，热燥之气扩散后水湿较少，其性辛燥，故名玉英。

紫宫

【穴位一找准】仰卧位。当前正中线上，平第二肋间。在膻中穴上3.2寸，胸骨中线上，平第三肋间隙，仰卧取穴。

【解剖】穴下为皮肤、皮下组织、胸大肌起始腱、胸骨体。主要布有第二、四肋间神经的前皮支和胸廓内动、静脉的穿支。

【功用】宽胸理气，止咳平喘。

【主治】胸胁支满，胸膺疼痛，烦心咳嗽，吐血，呕吐痰涎，饮食不下。支气管炎，胸膜炎，肺结核。

【刺灸法】直刺0.3～0.5寸；可灸。

穴位详解

紫，色也，由红和蓝两种颜色合成，此指穴内的天部之气既有一定的温度又有一定的水湿。宫，宫殿也，指穴内气血物质覆盖的范围较大。该穴意指任脉气血在此化为温湿水气。本穴物质为玉堂穴传来的阳性之气，至本穴后散热冷缩降而为天之中部的温湿水气，其水湿云气所覆盖的范围较大，故名。

华盖

【穴位一找准】该穴位于人体的胸部，当前正中线上，平第一肋间。

【解剖】在胸骨角上；有胸廓（乳房）内动、静脉的前穿支；布有第一肋间神经前皮支的内侧支。

【功效】收引水湿。

【主治】咳嗽，气喘，胸痛，胁肋痛，喉痹，咽肿。

【刺灸法】平刺 0.3 ～ 0.5 寸，可灸。

穴位详解

华，华丽也。盖，护盖也。该穴意指任脉气血在此变为水湿浓度更大的水湿之气。本穴物质为紫宫穴传来的天部水气，至本穴后，此气进一步散热吸湿而变为水湿浓度更大的水湿之气，此气如同人体的卫外护盖一般，故名。

璇玑

【穴位一找准】仰卧位，或仰靠坐位。在胸部，当前正中线上，胸骨上窝中央下 1 寸。

【解剖】穴下为皮肤、皮下组织、胸大肌起始腱、胸骨柄。主要布有锁骨上内侧神经和胸廓内动、静脉的穿支。

【功效】宽胸利肺，止咳平喘。

【主治】喉痹咽肿，咳嗽，气喘，胸胁之满；胃中有积。扁桃体炎，喉炎，气管炎，胸膜炎，胃痉挛。

【刺灸法】直刺 0.3 ～ 0.5 寸；可灸。

穴位详解

璇玑，魁星名，为北斗七星的北斗二，此指任脉的水湿在此吸热后仅有小部分循任脉蒸升，蒸升之气如天空星点般。气血物质为天部的水湿之气，量极少。

天突

【穴位一找准】位于颈部，当前正中线上胸骨上窝中央。

【解剖】在左右胸锁乳突肌之间，深层左右为胸骨舌骨肌和胸骨甲状肌；皮下有颈静脉弓、甲状腺下动脉分支；深部为气管，再向下，在胸骨柄后方为无名静脉及主动脉弓；布有锁骨上神经前支。

【功效】宣通肺气，化痰止咳。

【主治】咳嗽，哮喘，胸中气逆，咯唾脓血，咽喉肿痛，舌下急，暴喑，瘿气，噎嗝，梅核气。

【刺灸法】先直刺 0.2 ～ 0.3 寸，然后沿胸骨柄后缘，气管前缘缓慢向下刺入 0.5 ～ 1 寸；可灸。

穴位详解

本穴针刺不能过深，也不宜向左右刺，以防刺伤锁骨下动脉及肺尖。如刺中气管壁，针下有硬而轻度弹性的感觉，病人出现喉痒欲咳等现象；若刺破气管壁，可引起剧烈的咳嗽及血痰等现象。如刺中无名静脉或主动脉弓时，针下可有柔软而有弹力的阻力或病人有疼痛感觉，这时应立即退针。

天突，可能很多人对这名字有点丈二和尚摸不着头脑，就像看翻译的少数民族书籍一样，那些名字用词总让人莫名其妙，似乎专为让人记不住一样。其实，只要你了解"突"的意思，这个穴位就好记了。

突在过去是灶突，也就是烟囱。我们说过去的烟囱都是圆乎乎的，从屋顶蹿上去，孤单地立在那里，做饭的时候，炊烟袅袅，就从烟囱出来，飘散出去。

天突

我们老祖先很善于观察，他们发现，这个烟囱和我们的食管、气管很相像，都是一个通道。烟囱是炊烟出入的地方，而我们的气管呢，也是呼吸之气出入的地方。

呼吸靠的是肺，肺在胸腔。而天突穴呢，就在胸腔最上面的喉头上，相当于肺与天气相通的通道，清气从这里进入肺，浊气又从这里呼出。

前面讲过，呼出吸进的气都是大自然的、天地之间的气。天突穴，直白一点说，就是我们的胸腔开在外面的一个"烟囱"，是气机出入的通道。

我们说呼吸靠的是肺，天突穴和呼吸密切相关，治疗肺的疾病当然也离不开它。这里有一个很经典的案例，曾经有一位女性因大怒而晕倒，家里人把她送到名医高式国那里求救。高大夫准备用针刺她的回阳九针穴，然后再灸哑门穴来治疗。碰巧有一位老人走进来，忙让他收针。然后，他让一位有力气的女性抱着患者坐下，让另一位妇女用中指按摩她的天突穴，几番用力之后，患者突然"啊"的一声，大哭醒来。

这是一个很典型的因怒而导致气机紊乱的案例，按摩天突穴，让气顺过来，人自然就醒过来了。后来人们效仿此法，用天突穴来通痰、导气，效果都不错。

天突是肺开在外面的窗口，我们知道，和肺有关的一个最常见的疾病是哮喘。可能有人不太了解，哮喘其实和肾也有很大的关系，中医说哮喘是人体元气不足的表现。所以，我们在按摩这个穴的时候，可以一边按摩，一边做吞咽的动作，配合我们的呼吸，将唾液吞咽下来。中医说肾主唾，唾液下降的过程也相当于一种补肾的方法，能够补充人体的元气。这样一边吞咽一边按摩，在补肾的同时，还能减轻按摩天突所带来的不畅快的感觉。哮喘患者在感到喘不过气来的时候，一定要试一试。

除了按摩之外，天突热敷也是一种非常好的办法。用一个小棉布袋，里面装满黄豆，然后将布袋缝紧，使用前放在微波炉转上两分钟，趁热放在天突穴处，一边温灸，一边还可以加以手指的按摩，黄豆的滚动可以帮助刺激穴位。

廉泉

【穴位一找准】廉泉穴位于人体的颈部，当前正中线上，结喉上方，舌骨上缘凹陷处。

【解剖】在甲状软骨和舌骨之间，深部为会厌，下方为喉门，有甲状舌骨肌、舌肌；有颈前浅静脉，甲状腺上动、静脉；布有颈皮神经，深层有舌下神经分支。

【功效】利喉舒舌，消肿止痛。

【主治】舌下肿痛，舌根急缩，舌纵涎出，舌强，中风失语，舌干口燥，口舌生疮，暴喑，喉痹，聋哑，咳嗽，哮喘，消渴，食不下。

【刺灸法】直刺0.5 ~ 0.8寸，不留针；可灸。

穴位详解

廉泉：廉，廉洁、收敛之意。泉，水也。该穴意指任脉气血在此冷缩而降。本穴物质为天突穴传来的湿热水气，至本穴后散热冷缩由天之上部降至天之下部，本穴如同天部水湿的收敛之处，故名。

本池：本，根本也。池，储液之器也。本池，意指本穴为任脉水湿的收聚之地。理同廉泉名解。

舌本：舌，至柔之物也。本根本也。舌本，意指本穴聚集的天部水湿为任脉气血的来源根本。本穴位处头面的天部，而任脉气血为至柔之性，其所能上行头面的天部，是在外界之热的作用下方能至此，如无外界之热助则任脉气血无法构成内外无端的循环，因此，任脉气血能上至头面，任脉就有接续之源，故本穴名为舌本。结本名意与舌本同。

阴维、任脉之会：任脉气血在此位处天之下部，天之上部的气血为空虚之状，阴维脉的气血随之而入，故本穴为阴维、任脉之会。

承浆

【穴位一找准】承浆穴位于人体的面部，当颏唇沟的正中凹陷处。

【解剖】在口轮匝肌和颏肌之间；有下唇动、静脉分支；布有面神经及颏神经分支。

【功效】生津敛液，舒筋活络。

【主治】口眼歪斜，唇紧，面肿，齿痛，齿衄，龈肿，流涎，口舌生疮，暴喑不言，消渴嗜饮，小便不禁，癫痫。

【刺灸法】斜刺0.3 ~ 0.5寸；可灸。

穴位详解

承浆：承，承受也。浆，水与土的混合物也。该穴意指任脉的冷降水湿及胃经的地部经水在此聚集。本穴物质为胃经地仓穴传来的地部经水以及任脉廉泉穴冷降的地部水液，至本穴后为聚集之状，本穴如同地部经水的承托之地，故名。

天池：天，本穴位于天部也。池，储水之器也。天池穴，意指本穴物质为地部水液。理同承浆名解。悬浆名意与天池穴同，悬指本穴经水位于天部，处于不稳定状态。

鬼市：鬼，与天相对，指地部经水也。市，集市也。鬼市，意指本穴为地部经水的集散之地。理同承浆名解。

羕浆：羕，通漾，指穴内物质为地部的荡漾之水。浆，水与土的混合物也。羕浆，意指穴内物质为地部经水。理同天池穴名解。

足阳明、任脉之会：本穴物质既有任脉的冷降水液又有胃的下行经水，故为足阳明、任脉之会。

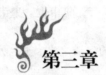

第三章

冲脉——十二经脉之海

冲脉总述

冲脉，人体奇经八脉之一。冲脉能调节十二经气血，故称为十二经脉之海。与生殖机能关系密切，冲、任脉盛，月经才能正常排泄，故又称血海。

冲脉能调节十二经气血，故称为十二经脉之海。冲脉与生殖关系密切。其病候有月经不调，崩漏，不育等。冲、任脉盛，月经才能正常排泄，故又称血海。此外还主要表现为胸腹气逆而拘急，燥热，瘕疝，喘动应手，痿证等。

冲脉穴位共计十四个：会阴（任脉）、气冲（足阳明经）、横骨、大赫、气穴、四满、中注（足少阴经）、阴交（任脉）、肓腧、商曲、石关、阴都、通谷、幽门。

《素问·骨空论》："冲脉为病，逆气里急。"《难经·二十九难》作"冲之为病，逆气而里急。"又《灵枢·海论》称冲脉为血海。《灵枢·五音五味》："血气盛而充肤热肉；血独盛则澹渗皮肤，生毫毛。今归人之生，有余于气，不足于血，以其数脱血也。冲任之脉，不荣口唇，故须不生焉。"说明冲脉与生殖关系密切。其病候有月经不调，崩漏，不育等。此外还主要表现为胸腹气逆而拘急，燥热，瘕疝，喘动应手，痿证等。

冲脉的生理功能主要体现为以下三点。

1. 调节十二经气血：冲脉上至于头，下至于足，贯串全身，为总领诸经气血的要冲。当经络脏腑气血有余时，冲脉能加以涵蓄和贮存；经络脏腑气血不足时，冲脉能给予灌注和补充，以维持人体各组织器官正常生理活动的需要。故有"十二经脉之海""五脏六腑之海"和"血海"之称。

2. 主生殖功能：冲脉起于胞宫，又称"血室""血海"。冲脉有调节月经的作用。冲脉与生殖功能关系密切，女性"太冲脉盛，月事以时下，故有子"。"太冲脉衰少，天癸竭地道不通"。这里所说的"太冲脉"，即指冲脉而言。另外，男子或先天冲脉未充，或后天冲脉受伤，均可导致生殖功能衰退。

3. 调节气机升降：冲脉在循行中并于足少阴，隶属于阳明，又通于厥阴，及于太阳。冲脉有调节某些脏腑（主要是肝、肾和胃）气机升降的功能。

冲脉具有调节十二经气血之作用，冲脉气机升降失司，则气从少腹上冲，或呕吐，恶心，咳唾，吐血；冲脉起于胞中，冲脉气逆，则腹内拘急疼痛，胸脘攻痛，妊娠恶阻。"冲为血海"，有促进生殖能力及调节月经作用，冲脉虚衰，血海不足则月经量少色淡，甚或经闭，不孕，或初潮经迟，或绝经过早，少腹疼痛；血虚濡养功能减弱则头晕目眩，心悸失眠；男子冲脉伤损则阴器不用；血海不足则发育不良，或须毛稀少，不能生育；舌淡，脉细弱为虚衰之象。冲脉气结，气机失于调达则经行不畅，量少或愆期，或乳房胀痛，乳汁量少，或少腹积块，游走不定。

冲脉穴位详解

会阴

【穴位一找准】在会阴部，男性的阴囊根部与肛门连线的中点。女性的大阴唇后联合与肛门连线的中点。

【解剖】皮肤→皮下组织→会阴中心腱。浅层布有股后皮神经会阴支，阴部神经的会阴神经分支。深层有阴部神经的分支和阴部内动、静脉的分支或属支。

【功效】醒神镇惊，通调二阴。

【主治】小便不利，遗尿，遗精，阳痿，月经不调，阴痛，阴痒，痔疾，脱肛。

【刺灸法】1.平日灸三壮；2.急救针1寸。溺水，窒息，产后昏迷，癫狂。可灸，孕妇慎用。

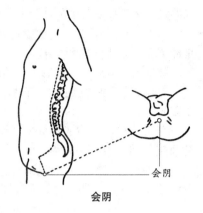

会阴

穴位详解

会阴又叫"屏翳"，《甲乙》；金门《千金》；下极《金鉴》；下阴别《素问》。

在前后阴之间，其前为前阴，后为后阴，本穴会与二阴之间，且为任、督、冲三脉之会，故名。

会阴：会，交会也。阴，阴液也。该穴意指由人体上部降行的地部阴液在此交会。本穴物质来自人体上部的降行水液，至本穴后为交会状，故名。

下阴别：下，指本穴位于人体下部。阴，阴液。别，别走。下阴别，意指上部降行至此的地部阴液由本穴的地部孔隙别走体内。本穴物质为汇聚的地中经水，因本穴有地部孔隙与体内相通，汇聚的经水则循本穴的地部孔隙别走体内，故名下阴别。

屏翳：屏，屏障也。翳，羽毛做的华盖穴也。屏翳，意指本穴的气血物质中不光为地部经水，亦有大量的天部之气。本穴物质为人体上部降行的地部经水，性温热，在由本穴回流体内时亦蒸发出大量水湿之气，此水湿之气如同人体的卫外屏障一般，故名屏翳。平翳，意与屏翳同。

金门：金，肺金特性之气也。门，出入的门户也。金门穴，意指本穴有大量凉性水气循任脉上行。理同屏翳穴位详解。

下极：下，下部也。极，极点也。下极，意指本穴位于人体的最下部。海底名意与下极同。

任脉别络侠督脉、冲脉之会：本穴物质一是任脉上部经脉的下行经水，二为督脉上部经脉的下行经水，三为冲脉之气的冷降之液，故为任脉别络侠督脉、冲脉之会。

会阴穴的日常保健方法有三。

1.点穴法：睡前半卧半坐，食指搭于中指背上，用中指指端点按会阴108下，以感觉酸痛为度。

2.意守法：姿势不限，全身放松，将意念集中于会阴穴，守住会阴约15分钟，久之，会阴处即有真气冲动之感，并感觉身体轻浮松空，舒适无比。

3.提肾缩穴法：取站式，全身放松，吸气时小腹内收，肛门上提（如忍大便状），会阴随之上提内吸，呼气时腹部隆起，将会阴肛门放松，一呼一吸共做36次。

气冲

【穴位一找准】气冲穴位于人体的腹股沟稍上方，当脐中下5寸，距前正中线2寸。

【解剖】在耻骨结节外上方，有腹外斜肌腱膜，在腹内斜肌、腹膜肌下部；有腹壁浅动、静脉分支，外壁为腹壁下动、静脉；布有髂腹股沟神经。

【功效】将冲脉之气渗灌胃经。

【主治】肠鸣腹痛，疝气，月经不调，不孕，阳痿，阴肿。

【刺灸法】

刺法：

1.直刺0.5～1.0寸，局部重胀，针刺不宜过深，用于调经，理气止痛；

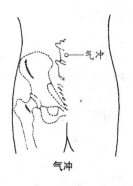

气冲

2. 向外阴斜刺 1.0 ~ 2.0 寸，局部酸胀并向生殖器扩散。

灸法：艾炷灸或温针灸 5 ~ 7 壮，艾条灸 10 ~ 20 分钟，可灸。

穴位详解

气冲穴，位于大腿根里侧，此穴下有一根跳动的动脉，即腹股沟动脉处。在按摩时，先按揉气冲穴，然后按揉跳动的动脉处，一松一按，交替进行，对促进腿部血液循环、温暖手足有益。

气冲：气，指穴内气血物质为气也。冲，突也。该穴意指本穴的气血物质为气，其运行状况是冲突而行。本穴物质来源有二：一为归来穴下行的细小经水，二为体内冲脉外传体表之气。由于冲脉外传体表之气强劲有力，运行如冲突之状，故名。

冲脉、足阳明之会：本穴有地部通道与体内冲脉相通，冲脉气血循本穴外出交于胃经，故为冲脉、足阳明之会。

气冲位处人体腹股沟处形成肌肉的凹陷之状，而气冲的穴周肌肉又较为丰满，即是气冲外冲的风气作用之故。一方面，气冲强盛的外冲之气将体内的五谷精微物质输向了体表，另一方面，气冲外冲的风气又将穴内地部的脾土微粒吹刮而起，脾土微粒在空中吸湿后又回降于气冲周围地部，故而气冲位处凹陷之处而穴周部分则肌肉丰满。

本穴为冲脉足阳明之会，但实为冲脉所出也。《素问·痿论篇》曰："冲脉者，经脉之海也，主渗灌溪谷，与阳明合于宗筋，阴阳总宗筋之会，会于气街，而阳明为之长……"此段文字即说明冲脉为诸经脉之源，且会于足阳明气街穴，足阳明受其气血而为之长。气街穴即气冲。从气冲的物质运动变化规律分析，不难得出，冲脉气血的特征是体内的高温高压之气作用变化而成。因此，冲脉气血从体内外出体表经脉则化为强劲的热性水湿之气，可渗灌于诸经脉之中。

《甲乙》言气冲灸之不幸，使人不得息，亦因冲脉气血为体内高温高压的水液气化而成，其正常的运行即是由内向外传输，渗灌诸经。气冲为冲脉气血的一个出口，冲脉气血能出于此是在温差压差条件下实现的，灸则使穴处的温压升高，冲脉内部气血不得出，故热胀于内，使人不得息。

横骨

【穴位一找准】横骨穴位于人体的下腹部，当脐中下 5 寸，前正中线旁开 0.5 寸。

【解剖】有腹内、外斜肌腱膜，腹横肌腱膜及腹直肌；有腹壁下动、静脉及阴部外动脉；布有髂腹下神经分支。

【功效】清热除燥。

【主治】阴部痛，少腹痛，遗精，阳痿，遗尿，小便不通，疝气。

【刺灸法】直刺 0.8 ~ 1.2 寸；可灸。

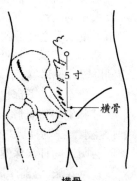

横骨

穴位详解

横骨又叫下极，屈骨，屈骨端，曲骨端。

横骨：横，指穴内物质为横向移动的风气也。骨，指穴内物质中富含骨所主的水液。该穴意指肾经的水湿云气在此横向外传。本穴物质为阴谷穴横行传至的冷湿水气，至本穴后，因吸热胀散并横向传于穴外，外传的风气中富含水湿，故名。

下极：下，指本穴位于胸腹的最下部。极，屋顶之意，指穴内物质为天部之气。下极，意指肾经气血在本穴达到了它所能上行的最高点。本穴物质为阴谷穴传来的寒湿水气，因其寒湿滞重要靠不断地吸热才能上行，而本穴则是肾经下部经脉气血上行所能到达的最高点，故名下极。

屈骨：屈，亏缺之意。骨，阴性水液也。屈骨，意指肾经气血由于本穴的向外散失而处于亏缺之状。本穴物质为阴谷穴传来的寒湿水气，量不大，至本穴后因受热而胀散并散失肾经之外，肾经气血因此更加亏缺，故名屈骨。屈骨端名意与屈骨近同，端指肾经吸热上行的气血在此到达顶端。

曲骨端：曲，隐秘也。骨，肾主的水液也。端，极点、尽头也。曲骨端，意指肾经吸热上行的水湿至此已到尽头。理同屈骨穴位详解。

大赫

【穴位一找准】人体大赫穴位于下腹部，当脐中下 4 寸，前正中线旁开 0.5 寸。取穴时，患者可采用仰卧的姿势，大赫穴位于人体的下腹部，从肚脐到耻骨上方画一线，将此线 5 等分，从肚脐往下 4/5 点的左右一指宽处，即为此穴。

【解剖】在腹内、外斜肌腱膜，腹横肌腱膜及腹直肌中；有腹壁下动、静脉肌支；布有第十二肋间神经及髂腹下神经。

【功效】散热生气。

【主治】阴部痛，子宫脱垂，遗精，带下，月经不调，痛经，不妊，泄泻，痢疾。阳痿、早泄、膀胱疾病等。该穴为人体足少阴肾经上的重要穴道。

【刺灸法】直刺 0.8 ～ 1.2 寸；可灸。

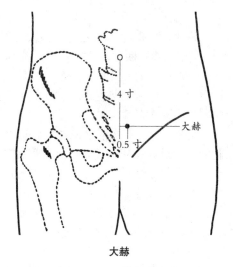

大赫

穴位详解

大赫穴出《针灸甲乙经》。又叫阴维穴，阴关穴。

大赫：大，大也、盛也。赫，红如火烧十分显耀也。大赫，意指体内冲脉的高温高湿之气由本穴而出肾经。本穴物质为体内冲脉外出的高温高压水湿之气，因其高温而如火烧一般显耀，因其高压而气强劲盛大，故名大赫。

阴维：此名是从本穴的特定功能上而言的。本穴物质为冲脉外传的高温高压水气及横骨穴传来的寒湿水气，在冲脉强劲之气的带动下，横骨穴传来的寒湿水气由此输布胸腹各部，有维护胸腹阴面阴液的作用，故名阴维。

阴关:阴，阴液也。关，关卡也。阴关，意指冲脉外输的强劲热只能带动本穴天部的水湿之气上行，而对穴内流行的地部经水则无此作用，阴性水液只能循肾经下行。

冲脉、足少阴之会：理同大赫穴位详解。

气穴

【穴位一找准】该穴位于下腹部，当脐中下 3 寸，前正中线旁开 0.5 寸。取穴时，可采用正坐或仰卧的姿势，该位于人体的下腹部，关元穴左右一指宽处。

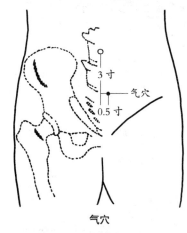

气穴

【解剖】在腹内、外斜肌腱膜，腹横肌腱膜及腹直肌中；有腹壁下动、静脉肌支；布有第十二肋间神经及髂腹下神经。

【主治】月经不调，白带，小便不通，泄泻，痢疾，腰脊痛，阳痿，生理不顺、腰部疼痛、冷感症等。该穴为人体足少阴肾经上的重要穴道。

【功效】补益冲任。

【刺灸法】直刺或斜刺 0.8 ～ 1.2 寸；可灸。

气穴：穴内物质为气态物也。本穴物质为大赫穴传来的高温高压水气，至本穴后，快速强劲的高温高压水气势弱缓行并扩散为温热之性的气态物，故而得名。

胞门：胞，胞宫也。门，出入的门户也。胞门，意指胞宫的外输气血由此外出冲脉。本穴物质为天部的温热之气，此气来源于胞宫，在本穴开始向冲脉以外传输，是冲脉气血外出的主要门户，故名胞宫。子户名意与胞宫同。

冲脉、足少阴之会：本穴物质既有肾经气血又有冲脉气血，故为冲脉、足少阴之会。

四满

【穴位一找准】该穴位于人体的下腹部，当脐中下 2 寸，前正中线旁开 0.5 寸。

【解剖】在腹内、外斜肌腱膜，腹横肌腱膜及腹直肌中；有腹壁下动、静脉肌支；布有第十一肋间神经。

【功效】除湿降浊。

【主治】月经不调，崩漏，带下，不孕，产后恶露不净，小腹痛，遗精，遗尿，疝气，便秘，水肿。

【刺灸法】直刺 0.8 ～ 1.2 寸；可灸。

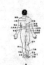
穴位详解

四满,冲脉、足少阴之会,又名髓府穴,髓中穴,髓海穴。

四满:四,四面八方也。满,充斥、充满也。该穴意指肾经冲脉气血在此散热冷凝、充斥穴内各个空间。本穴物质为气穴传来的热性水气,水气上行至此后热散冷凝化为雾状水滴并充满穴周,故名。

髓府:髓,肾之精也,寒性水湿之气也。府,府宅也。髓府,意指肾经冲脉气血在此化为寒湿水气。本穴物质为气穴传来的热性水气,至本穴后热性水气散热冷凝而变为寒性水气,故名髓府。髓中、髓海名意与髓府同。

冲脉、足少阴之会:本穴物质既有肾经气血又有冲脉气血,故为冲脉、足少阴之会。

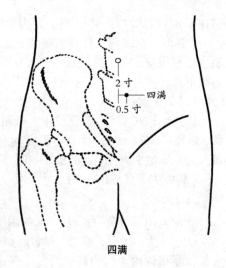

2寸
四满
0.5寸

四满

中注

【穴位一找准】该穴位于人体下腹部,当脐中下1寸,前正中线旁开0.5寸。

【解剖】在腹内、外斜肌腱膜,腹横肌腱膜及腹直肌中;有腹壁下动、静脉肌支;布有第十肋间神经。

【功效】利湿健脾。

【主治】月经不调,腰腹疼痛,大便燥结,泄泻,痢疾。

【刺灸法】直刺0.8～1.2寸;可灸。

穴位详解

中注为冲脉、足少阴之会。

中注:中,与外相对,指里部。注,注入也。该穴意指肾经冲脉的冷降经水由此注入体内。本穴物质为四满穴传来水津湿气,至本穴后则散热冷降为地部经水并由本穴的地部孔隙注入体内,故名。

冲脉、足少阴之会:本穴物质既有肾经气血又有冲脉气血,故为冲脉、足少阴之会。

阴交

【穴位一找准】在下腹部,前正中线上,当脐中下1寸。

【解剖】在胫骨后缘和比目鱼肌之间,深层有屈趾长肌;有大隐静脉,胫后动、静脉;有小腿内侧皮神经,深层后有胫神经。

【功效】利水消肿,止泻。

【主治】绕脐冷痛,腹满水肿,泄泻,疝气,阴痒,小便不利,奔豚,血崩,带下,产后恶露不止,小儿陷囟,腰膝拘挛。

【刺灸法】直刺0.5～1寸;可灸。孕妇慎用。

肓腧

【穴位一找准】该穴位于人体的腹中部,当脐中旁开0.5寸。

【解剖】在腹内、外斜肌腱膜,腹横肌腱膜及腹直肌中;有腹壁下动、静脉肌支;布有第十肋间神经。

【功效】积脂散热。

【主治】腹痛绕脐,呕吐,腹胀,痢疾,泄泻,便秘,疝气,月经不调,腰脊痛。

【刺灸法】直刺0.8～1.2寸;可灸。

肓腧,冲脉、足少阴之会,又名肓腧穴,子户。

肓腧:肓,心下膈膜也,此指穴内物质为膏脂之类。腧,输也。该穴意指胞宫中的膏脂之物由此外输体表。本穴物质为来自胞宫中的膏脂之物,膏脂之物由本穴的地部孔隙外输体表,故而得名(何以知本穴物质来自胞宫?其理如下。本穴位居脐旁,而脐则为人体胸腹部体表的重力场中心,本穴外输的气血物质必定是来自与之全息对应的体内重力场中心附近脏器。体内的重力场中心为二肾,相邻的脏器有胞宫和膀胱,但本穴位于冲脉,这就决定了本穴的气血物质是来自胞宫而非膀胱)。

肓腧：肓，昏暗之意，指穴内外输的气血物质为膏脂，混浊不清，有别于肾经经水应有的清也。腧，输也。肓腧穴，意指本穴气血为胞宫外传的膏脂之物。理同肓腧穴位详解。子户名意与肓腧穴同。

冲脉、足少阴之会：本穴物质既有肾经气血又有冲脉气血，故为冲脉、足少阴之会。

商曲

【穴位一找准】人体的上腹部，当脐中上 2 寸，前正中线旁开 0.5 寸。

【解剖】在腹直肌内缘，有腹壁上下动、静脉分支；布有第九肋间神经。

【功效】运化水湿，清热降温。

【主治】对腹痛、泄泻、便秘、肠炎、腹中积聚等不适等症状。

【刺灸法】直刺 0.5 ~ 0.8 寸；可灸。

穴位详解

商曲，冲脉、足少阴之会，又名高曲穴，商谷穴。

商曲：商，漏刻也。曲，隐秘也。该穴意指肾经冲脉气血在此吸热后缓慢上行。本穴物质为肓腧以下各穴上行的水湿之气，至本穴后散热冷缩，少部分水气吸热后特经上行，如从漏刻中传出不易被人觉察，故名。

高曲：高，高处也，天部之气也。曲，隐秘也。高曲，意指肾经冲脉的水气在此吸热后缓慢上行。理同商曲穴位详解。

商谷：商，漏刻也。谷，两山所夹空隙也。商谷，意指本穴周范围内的寒湿水气吸热后皆由本穴上行。

冲脉、足少阴之会：本穴物质既有肾经气血又有冲脉气血，故为冲脉、足少阴之会。

石关

【穴位一找准】该穴位于人体的上腹部，当脐中上 3 寸，前正中线旁开 0.5 寸。

【解剖】在腹直肌内缘，有腹壁上动、静脉分支；布有第九肋间神经。

【功效】升清降浊。

【主治】呕吐，腹痛，便秘，产后腹痛，不孕。

【刺灸法】直刺 0.5 ~ 0.8 寸；可灸。

穴位详解

石关穴，冲脉、足少阴之会，又名石阙穴，石门穴，食关穴。

石关：石，肾所主的水也。关，关卡也。该穴意指肾经冲脉气血在此冷降为地部水液。本穴物质为商曲穴传来的水湿之气，至本穴后散热冷降为地部水液，地部水液不能循肾经上行，故名。石门名意与石关同。

石阙：石，肾所主之水也。阙，牌坊标记之意。石阙，意指肾经冲脉的冷降水液在此停止不能前行。理同石关穴位详解。

食关：食，胃所受之五谷也，此指脾土物质。关，关卡也。食关，意指随冲脉气血上扬的脾土尘埃在此冷降不能上行。理同石关穴位详解。

冲脉、足少阴之会。本穴物质既有肾经气血又有冲脉气血，故为冲脉、足少阴之会。

阴都

【穴位一找准】该穴位于人体的上腹部，当脐中上 4 寸，前正中线旁开 0.5 寸。

【解剖】在腹直肌内缘，有腹壁上动、静脉分支；布有第八肋间神经。

【功效】降浊升清。

【主治】腹胀，肠鸣，腹痛，便秘，妇人不孕，胸胁满，疟疾。

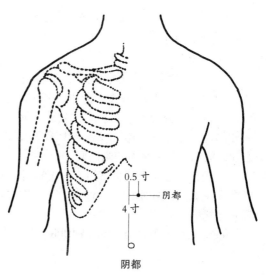

阴都

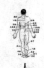
【刺灸法】直刺 0.5 ~ 0.8 寸；可灸。

穴位详解

阴都穴，冲脉、足少阴之会。又叫食宫穴，通关穴，不宫穴。

阴都：阴，阴凉水湿也。都，都市也。该穴意指肾经冲脉的上行水气在此集散。本穴物质为石关穴吸热上行的水湿之气，至本穴后为云集之状，穴外气血不断地聚集本穴同时又不断地向外疏散，本穴如有都市的聚散作用，故名。

食宫：食，胃所受之五谷也，此指脾土物质。宫，宫殿也，大的居住地也。食宫，意指随肾经冲脉气血上行的脾土尘埃在此冷降归地。本穴物质为石关穴吸热上行的水湿之气，至本穴后散热冷降归于地部，随冲脉气血上扬的脾土尘埃亦回落地部，如同回到脾土应有的居住之地，故名食宫。

通关：通，通过也。关，关卡也。通关，意指肾经冲脉的水湿之气在此仍有部分吸热上行。本穴物质为石关穴传来的水湿之气，性寒湿，其变化主要是散热冷降，因此寒湿水气大部分不能循肾经继续上行，只有小部分水气吸热后循肾经上行并保持肾经气血的流畅传递，此部分上行气血如闯关而行一般，故名通关。

不宫：不，否定词，否定之意。宫，宫殿也。不宫，意指本穴冷降于地的脾土尘埃不能存留穴内。如食宫之穴位详解，本穴天部的脾土尘埃冷降归地后，由于肾经上部经脉有经水经本穴下传，本穴的降地脾土无法存留穴内，故名不宫。

冲脉、足少阴之会：本穴物质既有肾经气血又有冲脉气血，故为冲脉、足少阴之会。

通谷

【穴位一找准】在足外侧，第五跖趾关节前缘，赤白肉际处。

【解剖】有趾跖侧动、静脉；布有趾跖侧固有神经及足背外侧皮神经。

【功效】降浊升清。

【主治】头痛，项强，目眩，鼻衄，癫狂。

【刺灸法】直刺 0.2 ~ 0.3 寸，可灸。

穴位详解

通谷穴为足太阳膀胱经的荥水穴，荥水穴主治身热，通谷穴在五行属水，膀胱经五行属水。足太阳膀胱经循行：从头至足，上循头项，入络脑，行经脊柱两侧，抵腰，穿过臀，入腘中，贯内，出外踝之后，至小趾外侧。经言："经脉所过，主治所及。"

幽门

【穴位一找准】该穴位于人体的上腹部，当脐中上 6 寸，前正中线旁开 0.5 ~ 0.7 寸（按病人的身体计算）。

【解剖】在腹直肌内缘，有腹壁上动、静脉分支；布有第七肋间神经。

【功效】升清降浊。

【主治】腹痛，呕吐，善哕，消化不良，泄泻，痢疾。

【刺灸法】直刺 0.5 ~ 0.8 寸，不可深刺，以免伤及内脏；可灸。

穴位详解

幽门穴，冲脉、足少阴之会，又名上门穴，上关穴，幽关穴。

幽门：幽，深长、隐秘或阴暗的通道。门，出入的门户。该穴意指肾经冲脉的寒湿水气在此吸热后极少部分循经上行。本穴物质为腹通谷穴传来的寒湿水气，因其性寒湿滞重，至本穴后，在外部传入之热的作用下只有极少部分水湿循经上行，肾经冲脉气血从此由寒湿之性转而变温热之性，故名。幽关名意与幽门同。

上门穴：上，上行也。门，出入的门户也。上门，意指肾经冲脉的寒湿水气在此吸热上行。

上关穴：理同幽门穴位详解。上关穴名意与上门同，关指穴内滞重的水湿被关卡于下，只有轻质之气循经上行。

冲脉、足少阴之会：本穴物质既有肾经气血又有冲脉气血，故为冲脉、足少阴之会。

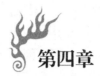

第四章

带脉——纵行之脉的约束者

带脉总述

带脉是奇经八脉之一，从功能上讲，带脉能约束全身纵行的各条经脉，以调节脉气，使之通畅，有"总束诸脉"的作用。所以哪条经脉在腰腹处出现问题，如：郁结气滞、瘀血堵塞，都可通过刺激带脉来进行调节和疏通。带脉能约束纵行之脉，足之三阴、三阳以及阴阳二跷脉皆受带脉之约束，以加强经脉之间的联系。带脉还有固护胎儿和主司妇女带下的作用。带脉循行起于季胁，斜向下行到带脉穴，绕身一周。并于带脉穴处再向前下方沿髋骨上缘斜行到少腹。《奇经八脉考·带脉篇》："带脉者，起于季胁足厥阴之章门穴，同足少阳循带脉穴，围身一周，如束带然。"带脉起于足少阴之正脉，出于舟骨粗隆下方之然谷穴。带脉与肾脏神经系统有关，故带脉强健可以固精、强肾、壮阳。由于带脉总束腰以下诸脉，下焦是奇经汇集之所在，《儒门事亲》曰："冲、任、督三脉同起而异行，一源而三歧，皆络带脉。"

本经脉交会穴为带脉（带脉同名穴位）、五枢、维道（足少阳经）共三穴，左右合六穴。

带脉受损主要表现为腰酸腿痛，腹部胀满、腰腹部松弛，女性有痛经、白带增多、习惯性流产等症状。而女子长期便秘，又妇科有问题的，与带脉相关。

带脉最怕冷，所以在所有造成带脉受损的情形中，最大的伤害就来源于保暖不到位。

过短的衣裳或过低的裤腰：低腰裤、露脐装备受女性喜爱，空调房让季节变得模糊，这就使最怕受凉的带脉苦不堪言。冰激凌是压力一族的最爱，吃太多寒冷食物，需要身体内的阳气温化，消耗阳气的同时，没有完全消除的寒气也会累积在下腹，影响气血运行，使带脉脉气郁滞，容易出现胀气甚至水肿。不正确的性生活方式也会损伤带脉，比如频繁求欢易伤精血。享受性爱的快意是应该的，但要适当注意频率。过于频繁的性生活会伤及精血，导致脉气虚弱，让人感觉精神恍惚，注意力不能集中，腰酸腿软等。又比如生活无规律容易导致气血损伤。饭不按时吃，饥一顿饱一顿；想事太多，忧虑伤脾，脾主运化，脾气虚不能把水液及时运走，就只能停在身体里。水往低处流，一股脑儿向下，给环腰一周的带脉很大的冲击，以致带脉受损。

对于带脉受损，我们可以一推一敲一梳，给带脉"升温"。

推带脉法：以肚脐为中点向左右两侧推抚数次，再在后腰部用手掌来回推抚，推时用力适度，不要过轻或过重，舒适就好。

敲带脉法：躺在床上，用手轻捶自己的左右腰部，100下以上就可以。孕妇禁做此动作。

推敲带脉的方法可以让经络气血运行加快，对于腰部冰凉而常常感觉酸疼和痛经的人都有帮助。除了有疏通血脉的效果以外，推带脉可以强壮肾脏，敲带脉还可以增强肠道蠕动，对于便秘的人有很好的通便效果，如果腰腹有赘肉的"游泳圈"，还有利于脂肪的代谢，减少赘肉的产生，在保养带脉的同时，有瘦身的效果。

推敲带脉瘦身法还要配合一个特殊的部位，那就是胆经。胆经在大腿外侧中线，只要每天在

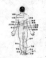

大腿外侧中线左右用力敲打各 200 下，就可以强迫胆汁分泌，提升人体的吸收能力，使得气血运行通畅，达到自然瘦。

带脉穴位详解

带脉

【穴位一找准】在侧腹部，章门下 1.8 寸，当第十一肋游离端下方垂线与脐水平线的交点上。

【解剖】有肋下动、静脉。分布着肋下神经。

【功效】调和气血，通经止痛。

【主治】月经不调，闭经，赤白带下，腹痛，疝气，腰胁痛。现多用于子宫内膜炎、附件炎、盆腔炎，带状疱疹等。

【刺灸法】直刺 0.5 ~ 0.8 寸。可灸。

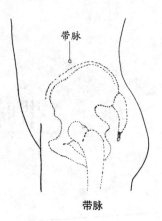

带脉

穴位详解

临床上常配白环腧、阴陵泉、三阴交，有健脾渗湿止带的作用，主治带下病；配中极、地机、三阴交，有行气活血、祛瘀止痛的作用，主治痛经、闭经；配血海、膈腧，有通经活血的作用，主治月经不调。

五枢

【穴位一找准】在侧腹部，当髂前上棘的前方，横平脐下 3 寸处。

【解剖】有旋髂浅深动、静脉。分布着髂腹下神经。

【功效】痛经止痛，行气通便。

【主治】赤白带下，腰胯痛，少腹痛，疝气，便秘。现多用于子宫内膜炎、睾丸炎等。

【刺灸法】直刺 0.5 ~ 1.0 寸。可灸。

穴位详解

临床上常用的配伍有：

配气海、三阴交，有调气温阳、散寒止痛的作用，主治少腹痛；

配太冲、曲泉，有疏肝理气的作用，主治疝气。

维道

【穴位一找准】在侧腹部，当髂前上棘的前下方，五枢前下 0.5 寸。

【解剖】皮肤、皮下组织、腹部深筋膜、腹外斜肌、腹内斜肌、腹横筋膜、腹膜下筋膜。皮肤由肋下神经和髂腹下神经的外侧皮支分布。皮下组织内旋髂浅动脉有同名静脉伴行，该静脉汇入大隐静脉。

【功效】调理冲任，利水止痛。

【主治】

1. 妇产科系统疾病：子宫内膜炎、肾炎、附件炎、盆腔炎、子宫脱垂。
2. 消化系统疾病：肠炎、阑尾炎、习惯性便秘。
3. 其他：肾炎、疝气、髋关节疼痛。

【刺灸法】

刺法：

1. 向前下方斜刺 0.8 ~ 1.5 寸，局部酸胀；
2. 深刺可及子宫圆韧带治疗子宫下垂，局部酸胀可扩散至小腹和外阴部。

灸法：艾炷灸或温针灸 3 ~ 5 壮，艾条灸 10 ~ 20 分钟。

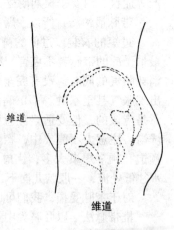

维道

穴位详解

临床上常用的配伍有：

1. 配巨髎，有活血止痛的作用，主治腰胯痛；
2. 配脾腧、阴陵泉、关元，有调经止带的作用，主治月经不调，带下。

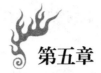

第五章

阴、阳维脉——溢蓄气血

维脉总述

维脉起于外踝下方金门穴，从胻骨而上，经下肢外侧、侧腹部、侧胸部、肩部、后颈部，止于头顶。阳维脉联络各阳经，与阴维脉有溢蓄气血的作用。王叔和说："诊得阳维脉浮者，暂起目眩，阳盛实者，苦肩息，洒洒如寒"；"诊得阴维脉沉大而实者，苦胸中痛，肋下支满，心痛"。《难经·二十九难》："阳维为病苦寒热"，生病时有恶寒发热的症状。

维脉的"维"字，含有维系、维络的意思。《难经·二十八难》："阳维、阴维者，维络于身，溢蓄不能环流灌诸经者也。"说明阳维有维系、联络全身阳经的作用；阴维者，维络于身，溢蓄不能环流灌溉诸经者也。说明阳维有维系、联络全身阳经的作用；阴维有维系、联络全身阴经的作用。阳维脉维络诸阳经，交会于督脉的风府、哑门；阴维脉维络诸阴经，交会于任脉的天突、廉泉。在正常的情况下，阴阳维脉互相维系，对气血盛衰起调节溢蓄的作用，而不参与环流，如果功能失常则出现有关的病症。

阴维起于诸阴之交，其脉发于足少阴筑宾穴，为阴维之郄，在内踝上五寸踹肉分中，上循股内廉，上行入少腹，会足太阴、厥阴、少阴、阳明于府舍，上会足太阴于大横、腹哀，循胁肋会足厥阴于期门，上胸膈挟咽，与任脉会于天突、廉泉，上至顶前而终。凡十四穴。

阴维脉交会腧穴：筑宾（足少阴经）、府舍、大横、腹哀（足太阴经）、期门（足厥阴经）、天突、廉泉（任脉）。

阳维起于诸阳之会，其脉发于足太阳金门穴，在足外踝下一寸五分，上外踝七寸，会足少阳于阳交，为阳维之郄，循膝外廉上髀厌抵少腹侧，会足少阳于居髎，循胁肋斜上肘、上会手阳明、手足太阳于臂臑，过肩前，与手少阳会于臑会、天髎，却会手足少阳、足阳明于肩井、入肩后，会手太阳、阳跷于臑腧，上循耳后，会手足少阳于风池，上脑空、承灵、正营、目窗、临泣，下额与手足少阳、阳明五脉会于阳白，循头入耳，上至本神而止。凡二十二穴。

阳维脉交会腧穴：金门（足太阳经）、阳交（足少阳经）、臑腧（手太阳经）、天髎（手少阳经）、肩井（足少阳经）、头维（足阳明经）、本神、阳白、头临泣、目窗、正营、承灵、脑空、风池（足少阳经）、风府、哑门（督脉）。

阳维脉发病，出现发冷、发热、外感热病等表证，所以《难经·二十九难》说："阳维为病苦寒热"，阴维脉发病，则出现心痛、胃痛、胸腹痛等里证，所以又说："阴维为病苦心痛。"张洁古解释说："卫为阳，主表，阳维受邪为病在表，故苦寒热；营为阴，主里，阴维受邪为病在里，故苦心痛。"王叔和在《脉经》中说："诊得阳维脉浮者，暂起目眩，阳盛实者，苦肩息，洒洒如寒"；"诊得阴维脉沉大而实者，苦胸中痛，肋下支满，心痛"。以上都说明，阳维脉主表证，阴维脉主里证。《素问·刺腰痛篇》有"阳维之脉令人腰痛，痛上怫然肿，刺阳维之脉"的记载。

阴维脉穴位详解

筑宾

【穴位一找准】该穴位于人体的小腿内侧，当太溪穴与阴谷穴的连线上，太溪穴上5寸，腓肠肌肌腹的内下方。

【解剖】在腓肠肌和趾长屈肌之间；深部有胫后动、静脉；布有腓肠内侧皮神经和小腿内侧皮神经，深层为胫神经本干。

【功效】散热降温。

【主治】癫狂痫证，呕吐涎沫，疝痛，小儿脐疝，小腿内侧痛。

【刺灸法】直刺0.5~0.8寸；可灸。

穴位详解

筑宾，是阴维脉的郄穴，其气血物质为天部的凉湿水气，与足三阴经气血混合重组后的凉湿水气由此交于肾经，散热后横向下行阴谷穴。

筑宾：筑，通祝，为庆祝之意。宾，宾客也。该穴意指足三阴经气血混合重组后的凉湿水气由此交于肾经。本穴物质为三阴交穴传来的凉湿水气（足三阴经气血在三阴交穴混合后既无热燥之性亦无寒冷之性），性同肺金之气，由此传入肾经后为肾经所喜庆，本穴受此气血如待宾客，故名。

阴维脉郄穴：郄，孔隙也。本穴既为肾经之穴，同时又为阴维脉之穴，而三阴交穴传入本穴的气血较为细少，如从孔隙中传来一般，故为阴维脉郄穴。

临床上遵循寒则补之灸之，热则泻之。筑宾与人体相关穴位配伍可治疗相关疾病，配肾腧穴、关元穴治水肿；配大敦穴、归来穴治疝气；配承山穴、合阳穴、阳陵泉穴治小腿痿、痹、瘫；配水沟穴、百会穴治癫、狂、痫证。

府舍

【穴位一找准】府舍穴位于人体的下腹部，当脐中下4寸，冲门穴上方0.7寸，距前正中线4寸。

【解剖】在腹股沟韧带上方外侧，腹外斜肌腱膜及腹内斜肌下部，深层为腹横肌下部；布有腹壁浅动脉，肋间动、静脉；布有髂腹股沟神经（右当盲肠下部，左当乙状结肠下部）。

【功效】润脾之燥，生发脾气。

【主治】腹痛，疝气，积聚。

【刺灸法】直刺1~1.5寸。寒则点刺出血或补而灸之或先泻后补，热则泻针出气或水针，可灸。

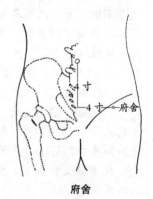

府舍

穴位详解

府舍，足太阴、厥阴经与阴维脉交会穴，气血物质为地部经水，且脏腑中的阴性水液由本穴外出脾经，水液由腹内外出腹表。

府舍：府，脏腑也。舍，来源之意。该穴意指本穴气血来源于体内脏腑。因本穴有地部孔隙与体内阴维脉相通，体内的阴维脉的水液外传本穴，本穴的气血物质部分是来源于脏腑，故名。

足太阴、阴维、厥阴之会：本穴的气血物质中有体内阴维脉外传的水液和冲门穴传来的风气，冲门穴传来的风气又同合于厥阴肝经气血之性，故本穴为足太阴、阴维、厥阴之会。《难经·二十八难》曰："阳维、阴维者，维络于身，溢蓄不能环流灌溉诸经者也。"根据经文所言在此做进一步的分析。

阴维、阳维之脉有对人体全身气血的维络作用，其特点是溢蓄不能环流灌溉诸经。溢是满溢的溢，即阴维脉阳维脉的气血是满溢外流的气血。蓄是储蓄的蓄，即阴维、阳维脉的气血物质为储蓄之状。环流，指物质循人体的各个不同层次循环流动。灌溉，指物质对他部输送。根据上面的分析，可以对阴维脉、阳维脉的气血物质及其特性做如下的归纳：阴维脉、阳维脉的气血物质为人体各经满溢外流的气血，阴维脉的气血为满溢的水液，阳维脉的气血为满溢的气体，水液和气体在阴阳维脉中是存储之状。而在三焦内部，各个脏器外溢的水液会因三焦包膜的约束而存在于三焦之内，这样，在地球重力场的作用下，三焦内的水液会聚集在腹之下部，水液达到了腹部内外通孔的高度位置后则循腹部的内外通孔溢向体表，而本穴正是三焦与体表相通的通孔，故体内三焦中的水液会流向本穴的体表，本穴因而也就成了足太阴与阴维交会之处。

临床上常用于配伍气海治疗腹痛。

大横

【穴位一找准】大横穴位于人体的腹中部，距脐中 4 寸。

【解剖】在腹外斜肌肌部及腹横肌肌部；布有第十一肋间动、静脉；布有第十二肋间神经。

【功效】转运脾经水湿。

【主治】泄泻，便秘，腹痛。

【刺灸法】直刺 1 ~ 2 寸。寒则先泻后补或补而灸之，热则泻针出气或水针，可灸。

穴位详解

大横穴又名肾气穴、人横穴、足太阴与阴维脉交会穴，脾经气血在此形成水湿风气。它的气血物质是天部的水湿风气和地部的经水，水湿风气向腹哀穴上行，经水循脾经下行。

大横：大，穴内气血作用的区域范围大也。横，穴内气血运动的方式为横向传输也，风也。该穴意指本穴物质为天部横向传输的水湿风气。本穴物质为腹结穴传来的水湿云气，至本穴后因受脾部外散之热，水湿云气胀散而形成风气，其运行方式为天部的横向传输，故名。

肾气：肾，水也。气，天部的气态物也。肾气，意指本穴的天部之气富含水湿。本穴物质为腹结穴地部泥水混合物气化的水湿云气，在向本穴运行的过程中，它是由天部的稍高层次横向传至本穴的天部稍低层次，水湿进一步集结在云系之中，如肾水之运行，故名肾气。

人横：人，气血物质所处的层次为地部之上、天部之下的人部也。横，穴内气血运行的方式为横向传输也。人横，意指穴内气血在人部横向传输。理同大横穴位详解。

足太阴、阴维之会：本穴物质不光有天部的滞重水湿云气，同时还有腹哀穴下行传来的地部经水，其地部经水由本穴外溢脾部，有阴维脉的气血特性，故为足太阴、阴维之会。

临床上常配天枢穴、足三里穴治腹痛。现在多用于治疗急慢性肠炎，细菌性痢疾，习惯性便秘，肠麻痹，肠寄生虫病。

腹哀

【穴位一找准】腹哀穴位于人体的上腹部，当脐中上 3 寸，距前正中线 4 寸。

【解剖】在腹内外斜肌及腹横肌肌部；布有第八肋间动、静脉；布有第八肋间神经。

【功效】冷降脾浊。

【主治】消化不良，腹痛，便秘，痢疾。

【刺灸法】直刺 1 ~ 1.5 寸。寒则先泻后补或补而灸之，热则泻针出气或水针。

穴位详解

腹哀穴，别名肠哀穴，肠屈穴，是足太阴与阴维脉交会穴，气血物质为地部经水，脾经水湿在此沉降，运行规律是由穴内满溢穴外。

腹哀：腹，腹部也，脾土也。哀，悲哀也。该穴意指本穴的地部脾土受水之害。本穴物质为大横穴传来的天部水湿云气，至本穴后，水湿云气化雨降之于地部，脾土受湿而无生气之力，因而悲哀，哀其子金气不生也，故名。

肠哀、肠屈：肠，大肠也，此指大肠所主的金气。哀，悲哀也。屈，亏缺也。肠哀、肠屈，意指本穴的天部之气虚少，脾土生发之气不足。理同腹哀穴位详解。

足太阴、阴维之会：本穴的地部经水为满溢之状并散流脾经之外，表现出阴维脉的气血特性，故为足太阴、阴维之会。

临床上配伍气海治疗肠鸣。

期门

【穴位一找准】属足厥阴肝经。肝之募穴。足太阴、厥阴、阴维之会。在胸部，当乳头直下，第六肋间隙，前正中线旁开 4 寸。仰卧位，先定第四肋间隙的乳中穴，并于其下二肋（第六肋间）处取穴。对于女性患者则应以锁骨中线的第六肋间隙处定取。

【解剖】穴下为皮肤、皮下组织、腹外斜肌、肋间外肌、肋间内肌、胸横肌、胸内筋膜。皮肤由第五、六、七肋间神经重叠分布。肋胸膜和膈胸膜于肺下缘处相互移行，形成肋膈窦（为胸膜腔的一部分），其深面是膈肌，右侧可至肝，左侧抵胃体。因此该穴不可盲目深进针。

【功效】健脾疏肝，理气活血。

【主治】消化系统疾病：胃肠神经官能症，肠炎，胃炎，胆囊炎，肝炎，肝肿大。其他疾病：心绞痛，胸胁胀满，癃闭，遗尿，肋间神经痛，腹膜炎，胸膜炎，心肌炎，肾炎，高血压。

【刺灸法】

刺法：寒则补之灸之，热则泻之。

1. 斜刺 0.5～0.8 寸，局部酸胀，可向腹后壁放散。

2. 沿肋间方向平刺 0.5～1.0 寸。

3. 针刺时应控制好方向、角度和深度，以防刺伤肝、肺。

灸法：艾炷灸 5～9 壮，艾条灸 10～20 分钟。

穴位详解

肝之募穴，八脉交会穴之一，气血物质为散行于天之中部的湿热水气，由穴外进入穴内后循肝经下行。

期门：期，期望、约会之意。门，出入的门户。期门，意指天之中部的水湿之气由此输入肝经。本穴为肝经的最上一穴，由于下部的章门穴无物外传而使本穴处于气血物质的空虚状态。但是，本穴又因其位处于人体前正中线及侧正中线的中间位置，既不阴又不阳、既不高亦不低，因而既无热气在此冷降也无经水在此停住，所以，本穴作为肝经募穴，尽管其穴内气血空虚，但却募集不到气血物质，唯有期望等待，故名期门。

肝经募穴：理同期门穴位详解。

临床上期门常配大敦穴治疝气；配肝腧穴、公孙穴、中脘穴、太冲穴、内关穴治疗肝胆疾患、胆囊炎、胆结石及肝气郁结之胁痛、食少、乳少、胃痛、呕吐、呃逆、食不化、泄泻等。

天突

【穴位一找准】位于颈部，当前正中线上，胸骨上窝中央处。取穴时，可采用仰靠坐位的姿势。

【解剖】在左右胸锁乳突肌之间，深层左右为胸骨舌骨肌和胸骨甲状肌；皮下有颈静脉弓、甲状腺下动脉分支；深部为气管，再向下，在胸骨柄后方为无名静脉及主动脉弓；布有锁骨上神经前支。

【功效】宣通肺气，化痰止咳。

【主治】咳嗽，哮喘，胸中气逆，咯唾脓血，咽喉肿痛，舌下急，暴喑，瘿气，噎嗝，梅核气。

【刺灸法】先直刺 0.2～0.3 寸，然后沿胸骨柄后缘，气管前缘缓慢向下刺入 0.5～1 寸；可灸。寒则补之灸之，热则泻针出气。可灸。

穴位详解

此穴位，别名玉户穴，天瞿穴，阴维、任脉之会。任脉气血在此吸热后突行上天，循任脉上传廉泉穴。

本穴针刺不能过深，也不宜向左右刺，以防刺伤锁骨下动脉及肺尖。如刺中气管壁，针下有硬而轻度弹性的感觉，病人出现喉痒欲咳等现象；若刺破气管壁，可引起剧烈的咳嗽及血痰等现象。如刺中无名静脉或主动脉弓时，针下可有柔软而有弹力的阻力或病人有疼痛感觉，应即退针。

天突穴：天，头面天部也。突，强行冲撞也。天突穴，意指任脉气血在此吸热后突行上天。本穴物质为璇玑穴传来的弱小水气，至本穴后，因吸收体内外传之热而向上部的头面天部突行，故名天突穴。

玉户穴：玉，金之属也，肺性之气也。户，出入的通道也。玉户，意指本穴气血为肺金之性的温性水气。本穴物质为璇玑穴传来的弱小水气，至本穴后因吸热而化为温性之气，表现出肺金之气的固有特性，故名玉户。

天瞿穴：天，头面天部也。瞿，古代的戟属兵器，既能横打又能直刺，此指穴内气血为向外的冲突之状。天瞿，意指任脉气血由此上冲头面的天部。理同天突穴穴位详解。

阴维、任脉之会：本穴物质为璇玑穴传来的弱小水气，因其势单力弱，穴外天部的阴维脉水湿因而汇入穴内，故本穴为阴维、任脉之会。

临床中，本穴位配伍定喘穴、鱼际穴治哮喘、咳嗽；配膻中穴、列缺穴治外感咳嗽；配内关穴、中脘穴治呃逆；配廉泉穴、涌泉穴治暴喑；配丰隆穴治梅核气；配少商穴、天容穴治咽喉肿痛；配气舍穴、合谷穴治地方性甲状腺肿大。

廉泉（见43页）

阳维脉穴位详解

金门

【穴位一找准】金门穴位于人体的足外侧部，当外踝前缘直下，骰骨下缘处。

【解剖】在腓骨长肌腱和小趾外展肌之间；有足底外侧动、静脉；布有足背外侧皮神经，深层为足底外侧神经。

【功效】补阳益气，疏导水湿。

【主治】头痛，癫痫，小儿惊风，腰痛，下肢痿痹，外踝痛。

【刺灸法】直刺0.3～0.5寸。寒则补之灸之，热则泻针出气。

穴位详解

金门，中医穴位名，出自《针灸甲乙经》。别名关梁。属足太阳膀胱经。足太阳之郄穴。在足外侧，当外踝前缘直下，骰骨下缘处。布有足背外侧皮神经，足底外侧神经及足底外侧动、静脉。主治头痛，眩晕，癫痫，腰膝痛，外踝痛，下肢痹痛等。直刺0.3～0.5寸。艾炷灸3～5壮；或艾条灸5～10分钟。《千金要方》说："金门在谷道前，囊之后，当中央是也，从阴囊下度到大孔前，中分之。"金门为足太阳经郄穴，气血物质为水湿之气，膀胱经气血在此变为温热之性，吸热后循膀胱经上行。

金门：金，肺性之气也。门，出入的门户也。金门，意指膀胱经气血在此变为温热之性。本穴物质为膀胱经下部经脉上行的阳气，性温热，与肺金之气同性，故名金门。

关梁：关，关卡也。梁，屋顶之横梁也。关梁，意指膀胱经的天部之气由此上行。本穴向上传输的为膀胱经下部经脉吸热蒸升的阳热之气，膀胱经滞重和寒湿水气则被关卡于下，故名关梁。梁关名意与关梁同。

膀胱经郄穴：郄，孔隙也。本穴物质为天部的水湿之气，性寒湿，只有少部分水湿气态物吸热上传并成为膀胱经经脉中的气血，此上传之气如从孔隙中传出一般，故为膀胱经郄穴。

临床上常配太阳穴合谷穴治头痛。

阳交

【穴位一找准】在小腿外侧，当外踝尖上7寸，腓骨后缘。

【解剖】有腓动、静脉分支。分布着腓肠外侧皮神经。

【主治】胸胁胀满，下肢痿痹。现多用于腓浅神经疼痛或麻痹，坐骨神经痛，胸膜炎，肝炎，精神病等。

【刺灸法】直刺0.5～0.8寸。可灸。艾炷灸3～5壮；或艾条灸5～10分钟。

穴位详解

经穴名。出《针灸甲乙经》。另名别阳、足髎。属足少阳胆经。阳维脉之郄穴。当小腿外侧，当外踝尖上7寸，腓骨后缘。布有腓肠肌外侧皮神经和腓动、静脉分支。主治胸胁胀满，膝踝肿痛，脚气，惊厥，下肢痿痹，用胆囊炎，肋间神经痛，坐骨神经痛，腓肠肌痉挛等。

临床上配足三里、阴陵泉、悬钟，有祛风湿，利关节的作用，主治膝胫痛；配太冲，有疏肝理气的作用，主治胸胁痛；配四神聪、大陵、内关，有宁神定志的作用，主治癫狂。

臑腧

【穴位一找准】在肩部，当腋后纹头直上，肩胛冈下缘凹陷中。

【解剖】皮肤→皮下组织→三角肌→冈下肌。浅层有锁骨上神经外侧支分布；深层有腋神经，肩胛上神经和肩胛上动脉的分支分布。

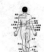
【主治】肩臂肘酸痛无力，肩肿，肩周炎；咳喘，乳痈，瘰疬，多汗症。

【刺灸法】直刺 0.8 ～ 1.2 寸；可灸。

穴位详解

中医臑腧穴，别名又叫臑穴、臑交。是手太阳小肠经腧穴，手太阳、阳维、阳跷交会穴。

临床上主要有以下配伍：

1. 治多汗症，单刺臑腧，即有特效；

2. 治肩周炎，臑腧配臂臑，有祛风通络止痛作用；

3. 治咳喘，臑腧配肺腧，有降气止咳平喘作用；

4. 治乳痈，臑腧配肩井、膻中，有散结消肿作用。

天髎

【穴位一找准】在肩胛部，肩井穴与曲垣穴的中间，当肩胛骨上角处。正坐或俯卧位，于肩胛骨的内上角端取穴。

【解剖】本穴下为皮肤、皮下组织、斜方肌、冈上肌。皮肤由颈丛锁骨上神经的外侧支分布，皮肤较厚，与致密的皮下筋膜紧密相连。分布于冈上、下肌的血管神经束包括肩胛上血管和肩胛上神经。血管经肩胛横韧带的上方，神经穿过韧带和肩胛切迹围成的孔，然后进入冈上窝，再绕肩胛颈，进入冈下窝。针由皮肤、皮下筋膜穿斜方肌筋膜，入斜方肌，在冈上肌表面血管神经束内侧，入肩胛上神经支配的冈上肌。

【功效】祛风除湿，通经止痛。

【主治】颈项强痛，缺盆中痛，肩臂痛，胸中烦满，热病无汗，发热恶寒等。伤科疾病：颈椎病，落枕，冈上肌腱炎，肩背部疼痛。

【刺灸法】

刺法：直刺 0.5 ～ 0.8 寸，局部酸胀，可扩散至肩胛部。勿深刺。

灸法：艾炷灸 3 ～ 5 分钟，艾条灸 5 ～ 10 分钟。可灸。

穴位详解

交会穴之一，手足少阳、阳维之会（《针灸甲乙经》）；《素问·气府论》王注作手足少阳、阳维之会。《外台秘要》作足少阳、阳维之会。

肩井

【穴位一找准】在肩上，前直乳中，当大椎穴与肩峰端连线的中点上。正坐位，在肩上，当大椎穴（督脉）与肩峰连线的中点取穴。

【解剖】皮肤、皮下组织、斜方肌筋膜、斜方肌、肩胛提肌、上后锯肌。皮肤由第四、五、六颈神经后支重叠分布。肩胛提肌，位于颈椎横突和肩胛骨内侧角与脊柱缘上部之间，由肩胛脊神经支配。上后锯肌在前肌的深面稍下方，由第六、七颈椎和第一、二胸椎棘突第二到五肋角的外面，该肌由第一至第四胸神经后支支配。针由皮肤、皮下筋膜穿斜方肌筋膜及其下方斜方肌，在颈横动脉的内侧，深进肩胛提肌、上后锯肌。

【功效】祛风清热，活络消肿。

【主治】

1. 循环系统疾病：高血压，脑卒中。

2. 精神神经系统疾病：神经衰弱，副神经麻痹。

3. 妇科疾病：乳腺炎，功能性子宫出血。

4. 运动系统疾病：落枕，颈项肌痉挛，肩背痛，中风后遗症，小儿麻痹后遗症。

【刺灸法】

刺法：直刺 0.5 ～ 0.8 寸，局部酸胀。深部正当肺尖，不可深刺，以防刺伤肺尖造成气胸。

灸法：艾炷灸 3 ～ 5 壮，艾条灸 10 ～ 20 分钟。

穴位详解

经穴名。出《针灸甲乙经》。别名膊井、肩解。属足少阳胆经。手足少阳、阳维之会。在肩上，前直乳中，当大椎与肩峰端连线的中点上。或以手并拢，食指靠颈，中指尖到达处是穴。布有锁骨上神经后支，副神经，及颈横动、静脉。主治项强，肩背痛，手臂不举，中风偏瘫，滞产，产后血晕，乳痈，瘰疬及高血压，功能性子宫出血等。

头维

【穴位一找准】头侧额角部，额角发际上 0.5 寸，头正中线旁开 4.5 寸。

【解剖】穴下为皮肤、皮下组织、颞肌上缘的帽状腱膜、腱膜下结缔组织、露骨外膜。皮肤由颧颞神经和耳颞神经分布。颧颞神经是三叉神经第二支(上颌神经)的分支,分布于颞区前部的皮肤；耳颞神经为三叉神经第三支（下颌神经）的分支，皮内为颞浅动、静脉的额支分布。

【功效】清头明目，活血通络，止痛镇痉。

【主治】寒热头痛，目痛多泪，喘逆烦满，呕吐流汗，眼睑动不止，面部额纹消失，迎风泪出，目视物不明。常为治疗湿邪内侵的头部腧穴。偏头痛，前额神经痛，血管性头痛、精神分裂症、面神经麻痹；中风后遗症，高血压病；结膜炎，视力减退等。

【刺灸法】沿皮刺 0.5 ～ 1 寸。

穴位详解

头维穴为足阳明胃经在头角部的腧穴，是足阳明胃经与足少阳胆经、阳维脉之交会穴。维，指维护之意。足阳明脉气行与人身胸腔头面，维络于前，故有二阳为维之称。此穴为阳明脉气所发，在头部额角入发际处，维系于头，故名头维。

头维穴在头侧额角部，人额角发际上 0.5 寸，头正中线旁开 4.5 寸。简易取穴法：穴在头侧部发际里，位于发际点向上一指宽，嘴动时肌肉也会动之处。此穴出自《针灸甲乙经》："在额角发际，本神旁各 1.5 寸。"（本伸穴在前正中线入前发际上 0.5 寸，旁开 3 寸）《铜人腧穴针灸图经》："在额角入发际。"

头维穴属足阳明胃经：足阳明、足少阳之会。在头侧部，当额角发际上 0.5 寸，头正中线旁开 4.5 寸。另说"在额角发际，本神旁一寸"（《太平圣惠方》）。布有耳颞神经分支，面神经颞支及颞浅动、静脉额支。临床上常配伍应用：头痛如破，目痛如脱，头维加大陵；眼睑瞤动，头维加攒竹、丝竹穴点刺；迎风有泪，头维、临泣、风池；偏头痛，头维、曲鬓、风府、列缺；治血管性头痛，配角孙、百会穴；面瘫，加阳白、下关、翳风、颊车等；精神分裂症，头维、后溪、太冲、涌泉等。

本神

【穴位一找准】在头部，当前发际上 0.5 寸，神庭旁开 3 寸，神庭与头维连线的内 2/3 与外 1/3 的交点处。正坐或卧位，在前发际内 0.5 寸，神庭穴旁开 3 寸处取穴。

【解剖】皮肤、皮下组织、枕额肌、帽状腱膜下结缔组织、骨膜（额骨）。皮肤有额神经的眶上神经分布。在皮下组织内除分布神经外，还有额动、静脉及其分支。额腹是枕额肌的前部，起自帽状腱膜（该膜分两层，包绕额腹的止部）肌纤维向前下方，止于眉部皮肤，并和眼轮匝肌纤维相互交错。其深面的筋膜，则止于眶上缘的上部。该肌由面神经的颞支配。

【功效】祛风定惊，安神止痛。

【主治】

1. 精神神经系统疾病：神经性头痛，眩晕，癫痫。

2. 其他：胸胁痛，脑卒中，中风后遗症。

【刺灸法】

刺法：平刺 0.5 ～ 0.8 寸，局部酸胀。

灸法：间接灸 3 ～ 5 壮，艾条灸 5 ～ 10 分钟。可灸。

穴位详解

本，人之根本也，气也，此指穴内物质为天部之气。

神，在天为风也，指穴内物质的运行为风气的横向运动。

该穴意指头之天部的冷凝水湿在此汇合后循胆经传输。本穴因其位处头角上部，为人之外侧，在人体坐标系中它和头顶的百会穴一样皆处最高最外位置（本神穴与百会穴两穴如同两座不同的山之山顶）。由于胆经无循经传来的气血交于本穴，穴内气血处于空虚之状，穴外天部的冷凝水湿因而汇入穴内，穴内气血纯为天部之气，且其运行为横向下传阳白穴，故而得名。

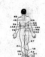

阳白

【穴位一找准】该穴位于人体的头部，当瞳孔直上入前发际 0.5 寸，神庭穴与头维穴连线的中点处。

【解剖】在额肌中；有额动、静脉；布有额神经内、外支会合支。

【功效】疏风清热，清头明目。

【主治】

1. 面神经麻痹，夜盲，眶上神经痛；

2. 头痛，眩晕；

3. 视物模糊，目痛，眼睑下垂，面瘫，小儿惊痫，热病，赤痛，流泪，目翳，鼻塞，鼻渊，耳聋。

【刺灸法】平刺 0.5 ~ 0.8 寸；可灸。沿皮向眉中透刺 0.3 ~ 0.5 寸，额区胀痛为宜。寒则点刺出血或灸之，热则泻针出气或水针。可灸。

穴位详解

阳白的别名又叫临池，是足少阳胆经，足少阳、阳维脉交会穴，气血物质为天部的水湿之气，胆经经气在此冷降为寒湿水气并由天部降落地部，大部分化雨冷降归地，小部分吸热后循胆经上行目窗穴。

目窗

【穴位一找准】目窗穴位于人体的头部，当前发际上 1.5 寸，头正中线旁开 2.25 寸。

【解剖】在帽状腱膜中；有颞浅动、静脉额支；布有额神经内、外侧支会合支。

【功效】补气壮阳。

【主治】头痛，目眩，目赤肿痛，远视，近视，面浮肿，上齿龋肿，小儿惊痫。

【刺灸法】平刺 0.5 ~ 0.8 寸。可灸。寒则补之灸之，热则泻针出气。

穴位详解

目窗穴：出《针灸甲乙经》，别名至营，属足少阳胆经。足少阳、阳维之会。一说在"临泣后一寸半"（《针灸大成》）。胆经气血在此吸热后化为阳热风气，一是循胆经上行正营穴，二是外走阳维脉。

目窗：目，肝之所主也，此指穴内物质为肝木之性的风气。窗，气体交换的通道也。该穴意指胆经气血在此吸热后化为阳热风气。本穴物质为头临泣穴传至的弱小水湿之气，至本穴后，因受穴外所传之热，弱小的水湿之气吸热胀散并化为阳热风气传于穴外，故名。

至荣：至，最也，极也。荣，植物的茂盛之状，此指穴内的阳热风气充实饱满。至荣，意指胆经气血在此为充实饱满之状。理同目窗穴位详解。

至宫：至，最也，极也。宫，古代房屋的通称，又有屏障之意，此指穴内气血为饱满的卫外之气。至宫，意指穴内气血为饱满的卫外阳气。理同目窗穴位详解。

足少阳、阳维之会：本穴气血为饱满的阳热风气，它一方面循胆经上行正营穴，另一方面则上行并交于阳维脉所在的天部层次，故为足少阳、阳维之会。

临床上配关冲穴、风池穴治头痛；配陷谷穴治面目浮肿。

正营

【穴位一找准】该穴位于人体的头部，当前发际上 2.5 寸，头正中线旁开 2.25 寸。

【解剖】在帽状腱膜中；有颞浅动、静脉顶支和枕动、静脉吻合网；布有额神经和枕大神经的会合支。

【功效】吸湿降浊。

【主治】头痛，头晕，目眩，唇吻强急，齿痛。

【刺灸法】平刺 0.5 ~ 0.8 寸；可灸。寒则补之灸之，热则泻针出气。

穴位详解

正营，经穴名。在头部，当前发际上。一说"目窗后一寸五分"，即入发际。布有额神经和枕大神经吻合支，颞浅动、静脉顶支和枕动、静脉的吻合网。足少阳、阳维之会，气血物质为天部阳气。胆经的阳热风气在此散热缩合，吸湿冷降循胆经下传承灵穴。

正营：正，正当也。营，军队驻扎的营地，有建设、营救之意。该穴意指胆经的阳热风气在此散热缩合并化为天部的阳气。本穴物质为目窗穴传来的阳热风气，至本穴后，阳热风气散热缩合并化为阳气，阳热风气没有因冷缩而变为寒湿之气，本穴起到了正当维持天部气血运行变化的作用，故名。

足少阳、阳维之会：本穴的气血变化为阳热风气散热缩合，随着穴内气血的收引变化，阳维脉的气血亦汇入穴内，故本穴为足少阳、阳维之会。

临床常配阳白穴、太冲穴、风池穴治疗头痛、眩晕、目赤肿痛。

承灵

【穴位一找准】承灵穴位于人体的头部，当前发际上 4 寸，头正中线旁开 2.25 寸。

【解剖】在帽状腱膜中；有枕动、静脉分支；布有枕大神经之支。

【功效】吸湿降浊。

【主治】头晕，眩晕，目痛，鼻渊，鼻衄，鼻窒，多涕。

【刺灸法】平刺 0.5 ～ 0.8 寸；可灸。寒则先泻后补或补之灸之，热则泻针出气。

穴位详解

承灵是足少阳、阳维之会，它散热吸湿冷降并交于脑空穴，气血物质为天部的凉湿水气，头之天部的寒湿水气由承灵汇入胆经。

承灵：承，承受也。灵，神灵也，天部之气也。该穴意指头之天部的寒湿水气由此汇入胆经。本穴物质为正营穴传来的天部阳气，至本穴后，此气散热并吸湿冷降，头之天部的寒湿之气亦随之汇入穴内，本穴如有承受天部寒湿水气的作用，故名。

足少阳、阳维之会：本穴的气血变化为吸湿冷降，阳维脉满溢之气随之汇入穴内，故本穴为足少阳、阳维之会。

临床上常配风池穴、风门穴、后溪穴治鼻衄。

脑空

【穴位一找准】脑空穴位于人体的头部，当枕外隆凸的上缘外侧，头正中线旁开 2.25 寸，平脑户穴。

【解剖】在枕肌中；有枕动、静脉分支；布有枕大神经之支。

【主治】头痛，颈项强痛，目眩，目赤肿痛，鼻痛，耳聋，癫痫，惊悸，热病。

【刺灸法】平刺 0.5 ～ 0.8 寸；可灸。寒则先泻后补或补之灸之或点刺出血，热则泻针出气。

穴位详解

脑空出自《针灸甲乙经》。别名颞颥。属足少阳胆经。位于风池穴直上，与枕骨粗隆上缘相平处，是足少阳、阳维之会，胆经经气在此冷降归地，天部气血为空虚之状，气血物质为天之下部的降水云气，大部分水气化雨冷降，小部分水气下传风池穴。

脑空：脑，首也，首为阳，尾为阴，此指穴内的天之上部。空，空虚也。该穴意指胆经经气在此冷降归地，天部气血为空虚之状。本穴物质为承灵穴传来的水湿之气，至本穴后，水湿之气化雨冷降归于地部，穴内的天部层次气血为空虚之状，故名。

颞颥：颞颥皆指颅骨之一，此指穴内气血为寒湿水气，其运行变化亦为润下特征的冷降变化。理同脑空穴位详解。

足少阳、阳维之会：本穴气血的运行变化为云化雨降，阳维脉的满溢阳气随之汇入穴内，故本穴为足少阳、阳维之会。

临床上常配大椎穴、照海穴、申脉穴治癫狂痫证；配风池穴、印堂穴、太冲穴治头痛、目眩；配悬钟穴、后溪穴治颈项强痛。

风池

【穴位一找准】在颈部，当枕骨之下，与风府相平，胸锁乳突肌与斜方肌上端之间的凹陷处。定位此穴的时候应该让患者采用正坐或俯卧、俯伏的取穴姿势，以方便实施者准确取穴并能顺利实施相应的按摩手法。风池穴位于后颈部，后头骨下，两条大筋外缘陷窝中，相当于耳垂齐平（或当枕骨之下，与风府穴相平，胸锁乳突肌与斜方肌上端之间的凹陷处即是）。

【解剖】在胸锁乳突肌与斜方肌上端附着部之间的凹陷中，深层为头夹肌；有枕动、静脉分支；布有枕小神经之支。

【主治】头痛，眩晕，颈项强痛，目赤痛，泪出，鼻渊，鼻衄，耳聋，气闭，中风，口眼歪斜，疟疾，热病，感冒，瘿气。

【刺灸法】针尖微下，向鼻尖方向斜刺 0.5 ~ 0.8 寸，或平刺透风府穴；可灸。

穴位详解

风池，属足少阳胆经。风池最早见于《灵枢·热病》篇。

风池穴位置在项后，与风府穴（督脉）相平，当胸锁乳突肌与斜方肌上端之间的凹陷中。其功用为"清头明目，祛风解毒，通利空窍"，为治疗头、眼、耳、目、口、鼻、脑疾患，精神神志疾患，以及上肢病的常用要穴。针刺风池穴能获良好疗效，但它的解剖位置实际操作起来有一定的危险性，若用手指按压该穴位，不但简单安全，亦会收到事半功倍的效果。

临床上常配合谷、丝竹空治疗偏头痛；配脑户、玉枕、风府、上星治目痛不能视；配百会、太冲、水沟、足三里、十宣治疗中风。

风府

【穴位一找准】后发际正中直上 1 寸，枕外隆凸直下凹陷中，取穴的时候通常让患者采用正坐或俯卧、俯伏的姿势，以便实施者能够准确地确定穴位和顺利地实施按摩手法。哑门穴位于后颈部，在后正中线上，第一颈椎棘突下。

【解剖】在枕骨和第一颈椎之间；有枕动、静脉的分支及棘突间静脉丛；布有第三枕神经和枕大神经之分支。

【功效】散热吸湿。

【主治】

1. 头痛、眩晕、项强等头项病证；

2. 中风，癫狂，痴呆；

3. 咽喉肿痛，失音。同时按摩此穴道对于治疗多种颈部疾病、头部疾病都很有疗效，是人体督脉上重要的穴道之一。

【刺灸法】伏案正坐位，使头微前倾，项肌放松，向下颌方向缓慢刺入 0.5 ~ 1 寸。针尖不可向上，以免刺入枕骨大孔，误伤延髓。寒则先泻后补或补之灸之，热则泻针出气。可灸。

穴位详解

风府又名舌本穴，鬼穴，督脉之气在此吸湿化风，气血物质为天部的水湿风气，散热冷缩后循督脉下行脑户穴。

风府：风，指穴内气血为风气也。府，府宅也。风府，意指督脉之气在此吸湿化风。本穴物质为哑门穴传来的天部阳气，至本穴后，此气散热吸湿并化为天部横行的风气，本穴为天部风气的重要生发之源，故名风府。

舌本：舌，口中之舌也。本，根本也。舌本，意指本穴的水湿风气为舌活动自如的根本。本穴物质为天部的水湿风气，与至柔之性的舌部气血同性，故名舌本。

鬼穴：鬼，与神相对，此指穴内气血为湿冷水气也。穴，空窍也。鬼穴，意指穴内为湿冷水气的聚散之地。

临床运用上，常配腰腧穴治足不仁；配昆仑穴治癫狂、多言；配二间穴、迎香穴治鼽衄；配金津穴、玉液穴、廉泉穴治舌强难言。现代常用于治疗脑血管病、延髓麻痹、癫痫、精神分裂症等。

哑门

【穴位一找准】取穴的时候通常让患者采用正坐或俯卧、俯伏的姿势，以便实施者能够准确地确定穴位和顺利地实施按摩手法。哑门穴位于后颈部，在后正中线上，第一颈椎棘突下。

【解剖】在项韧带和项肌中，深部为弓间韧带和脊髓；有颈动、静脉分支及棘间静脉丛；布有第三颈神经和枕大神经支。

【功效】收引阳气。

【主治】顽固性头痛、失眠、精神烦躁、鼻衄、呕吐不止、癫痫、瘫痪等。舌缓不语，音哑，头重，头痛，颈项强急，脊强反折，中风尸厥，癫狂，痫证，癔病，衄血，重舌，呕吐。

【刺灸法】伏案正坐位，使头微前倾，项肌放松，向下颌方向缓慢刺入 0.5 ~ 1 寸。寒则补之灸之，热则泻针出气。

穴位详解

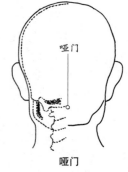

哑门别名叫舌厌穴，横舌穴，舌黄穴，舌肿穴，督脉阳气在此散热冷缩，气血物质为天部阳气，散热缩合后横向传来于风府穴。

哑门：哑，发不出声也，此指阳气在此开始衰败。门，出入的门户也。该穴意指督阳气在此散热冷缩。本穴物质为大椎穴传来的阳热之气，至本穴后因其热散而收引，阳气的散热收引太过则使人不能发声，故名。（病音）门名意与哑门同，（病音）为失语之意。

舌厌：舌，至柔之物也，其所能柔软自如是因为阳气充盛使然也。厌，厌恶也。舌厌，意指督脉的阳气在此散热冷缩为舌所厌恶。本穴物质为大椎穴传来的阳气，至本穴后散热冷缩，人体的阳气不足则至柔之地的舌部阳气先衰，舌部阳气衰败则舌不能运动自如，故名舌厌。舌肿名意与舌厌近同，肿指阳气太过阴不足则舌为之肿。

横舌：横，横向也。舌，口中之舌也。横舌，意指穴内阳气充盛则舌能活动自如。舌黄名意与横舌同，黄通横。

此穴为人体督脉上重要的腧穴之一，在治疗多种头部、颈部疾病以及神经疾病时，都是必选穴，非常具有医学研究价值。

临床上常有以下配伍：

1. 配哑门、听会、外关（或中穴渚）、丘墟治疗高热或疟疾所致耳聋；
2. 配人中、廉泉治疗舌强不语、暴喑、咽喉炎；
3. 配百会、人中、丰隆、后溪治疗癫狂、癫痫；
4. 配风池、风府治疗中风失语、不省人事；
5. 配劳宫、三阴交、涌泉等九穴为回阳九针，可以开窍醒神治疗昏厥；
6. 配脑户、百会、风池、太溪、昆仑、肾腧治疗大脑发育不全；
7. 针哑门、肾腧、太溪治疗贫血。

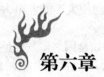

第六章

阴、阳跷脉——身体阴阳的左右使者

阴、阳跷脉总述

阳跷者，足太阳之别脉，其脉起于跟中，出于外踝下足太阳申脉穴，当踝后绕跟，以仆参为本，上外踝上三寸，以跗阳为郄，直上循股外廉，循胁后髀，上会手太阳、阳维于臑腧，上行肩外廉，会手阳明于巨骨，会手阳明、少阳于肩髃，上人迎，挟口吻，会手足阳明、任脉于地仓，同足阳明上而行巨髎，复会任脉于承泣，至目内眦与手足太阳、足阳明、阴跷五脉会于睛明穴，从睛明上行入发际，下耳后，入风池而终。（按：阳跷交会穴《甲乙》无风池、风府，据《难经》补。）

阳跷脉，奇经八脉之一，是足太阳和足少阴经的分支，起于跟中，行于下肢的阳侧，向上交会于眼部，联系的脏腑器官主要有咽喉、眼目和脑。

阴跷脉是足少阴肾经的支脉，起于然谷之后的照海穴，上行于内踝上方，向上沿大腿的内侧，进入前阴部，然后沿着腹部上入胸内，入于缺盆，向上出人迎的前面，到达鼻旁，连属于目眦，与足太阳经、阳跷脉会合而上行。

阴跷脉交会腧穴：照海、交信（足少阴经）、睛明（足太阳经）左右共六穴。

阳跷脉交会腧穴：申脉、仆参、跗阳（足太阳经）、居髎（足少阳经）、臑腧（手太阳经）、肩髃、巨骨（手阳明经）、天髎（手少阳经）、地仓、巨髎、承泣（足阳明经）、睛明（足太阳经）。左右共计二十四穴。

足太阴经脉通过项部入于脑内的，正属于眼睛根部名叫目系……在后顶正中两间入脑，分为阴跷、阳跷二脉，阴、阳相互交会，交会于目内眦。阳跷脉起于足根部，沿着足外踝向大腿外侧上行，进入项部的风池穴。

阴脉起于足后腿中，沿着足内踝向大腿内侧上行，到达咽喉部，交会贯通于冲脉。

跷脉的"跷"字有"足跟"和"矫健"的含意。因跷脉从下肢内、外侧上行头面，具有融汇阴阳之气、调节肢体运动的功用，故能使下肢灵活矫健。又由于阴阳跷脉交会于目内眦，入属于脑，故《灵枢·寒热病》有"阳气盛则瞋目，阴气盛则瞑目"的论述。《灵枢·脉度》还说："男子数其阳，女子数其阴，当数者为经，不当数者为络也。"意指男子多动，以阳跷为主；女子多静，以阴跷为主。卫气的运行主要是通过阴阳跷脉而散布全身。卫气行于阳则阳跷盛，主目张不欲睡；卫气于阴则阴跷盛，主目闭而欲睡。说明跷脉的功能关系到人的活动与睡眠。

《难经·二十九难》："阴跷为病，阳缓而阴急；阳跷为病，阴缓而阳急。"就是说阴跷脉气失调，会出现肢体外侧的肌肉弛缓而内侧拘急；阳跷脉气失调，会出现肢体内侧肌肉弛缓而外侧拘急的病症。这说明跷脉与下肢运动功能有密切关系。

据《针灸大全》所载八脉八穴，申脉通于阳跷，其主治症有腰背强直，癫痫，骨节疼痛，遍身肿，满头出汗等；照海通于阴跷，其主治症有咽喉气塞、小便淋沥、膀胱气痛、肠鸣、肠风下血、黄疸、吐泻、反胃、大便艰难、难产昏迷、腹中积块、胸膈嗳气、梅核气等。

循行部位：跷脉左右成对。阴跷脉、阳跷脉均起于足踝下。

阴跷脉从内踝下照海穴分出，沿内踝后直上下肢内侧，经前阴，沿腹、胸进入缺盆，出行于人迎穴之前，经鼻旁，到目内眦，与手足太阳经、阳跷脉会合。

阳跷脉从外踝下申脉穴分出，沿外踝后上行，经腹部，沿胸部后外侧，经肩部、颈外侧，上挟口角，到达目内眦，与手足太阳经、阴跷脉会合，再上行进入发际，向下到达耳后，与足少阳胆经会于项后。

跷脉的主要功能是：

（1）主肢体的运动，跷脉从下肢内、外侧分别上行至头面，能"分主一身左右之阴阳"，具有融汇阴阳之气和调节肢体肌肉运动的功能，可使下肢运动灵活矫健；

（2）司眼睑之开合，由于阴阳跷脉交会于目内眦，入属于脑，故认为跷脉有濡养眼目和司眼睑开合的作用。

阴跷脉穴位详解

照海

【穴位一找准】足内侧，内踝尖下方凹陷处。

【解剖】在拇指外展肌止点；后方有胫后动、静脉；布有小腿内侧皮神经，深部为胫神经干。

【功效】调阴宁神，通调二便。

【主治】咽喉干燥，痫证，失眠，嗜睡，惊恐不宁，目赤肿痛，月经不调，痛经，赤白带下，阴挺，阴痒，疝气，小便频数，不寐，脚气。

【刺灸法】直刺 0.5 ~ 0.8 寸；热则点刺出血，寒则补之灸之。可灸。

穴位详解

照海，针灸穴位名，别名阴跷穴，漏阴穴。见《针灸甲乙经》卷三。属足少阴肾经，为足少阴、阴跷脉交会穴。主治候风闭塞，阴挺，失眠等。肾经经水在此大量蒸发。

照海：照，照射也。海，大水也。该穴意指肾经经水在此大量蒸发。本穴物质为水泉穴传来的地部经水，至本穴后比水形成一个较大水域，水域平静如镜，较多地接受天部照射的热能而大量蒸发水液，故名。

阴跷：阴跷，乃穴内气血有地部的经水和天部的阳气，气血特性体现了阴急而阳缓的阴跷脉特性，故名阴跷。

漏阴：漏，漏失也。阴，阴水也。漏阴，意指肾经经水在此漏失。本穴物质为地部经水，因受天部照射之热，经水气化蒸发如漏失一般，故名漏阴。

足少阴、阴跷脉之会：同照海名解。

临床上常用本穴配列缺穴、天突穴、太冲穴、廉泉穴治咽喉病症；配神门穴、风池穴、三阴交穴治阴虚火旺之失眠症。

交信

【穴位一找准】小腿内侧，当太溪穴直上 2 寸，复溜穴前 0.5 寸，胫骨内侧缘的后方。

【解剖】在趾长屈肌中；深层为胫后动、静脉；布有小腿内侧皮神经，后方为胫神经干。

【功效】益肾调经，通调二便。

【主治】月经不调，崩漏，阴挺，泄泻，大便难，睾丸肿痛，五淋，疝气，阴痒，泻痢赤白，膝、股内廉痛。

【刺灸法】直刺 0.5 ~ 1 寸；寒则先泻后补或补之灸之，热则泻之。可灸。

穴位详解

本穴为阴跷脉郄穴，又称内筋穴、竹柳穴。肾经经气由此交于三阴交穴。气血物质为水湿之气，吸热后横向外走三阴交穴。

交信：交，交流、交换也。信，信息也。该穴意指肾经经气由

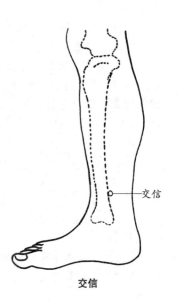

交信

此交于三阴交穴。本穴物质为复溜穴传来的水湿之气，因其吸热扬散而质轻，因此从本穴外走脾经气血所在的天部层次，故名。

内筋：内，与外相对，指本穴交于三阴交穴的气血物质来自于肾经所处的内部。筋，肝风也。内筋，意指本穴气血以风气的形式由内向外传输。理同交信名解。

阴跷脉郄穴：郄，孔隙也。本穴既为肾经之穴同时又为阴跷脉之穴，但由于本穴气血为凉湿水气，外传脾经的气血是吸热后的气血，量不多，如从孔隙中外出一般，故为阴跷脉郄穴。

临床上，本穴常配关元穴、三阴交穴治妇科疾患之月经不调；配太冲穴、血海穴、地机穴治崩漏；配中都穴治疝气；配阴陵泉穴治五淋；配中极穴治癃闭；配关元穴治阴挺。

睛明

【穴位一找准】在面部，目内眦角稍上方凹陷处。

【解剖】深部为眼内直肌；布有滑车上、下神经，眼神经和内眦动、静脉，深层上方有眼动、静脉之本干。

【功效】祛风、清热、明目、降浊。

【主治】目赤肿痛，迎风流泪，胬肉攀睛，内外翳障，雀目，青盲，夜盲，色盲，近视及急、慢性结膜炎，泪囊炎，角膜炎，电光性眼炎，视神经炎等。

【刺灸法】直刺，将眼球轻轻推向外侧固定，沿目眶边缘缓缓刺入 0.3 ～ 0.5 寸。寒则泻之或先泻后补，热则补之。可灸。

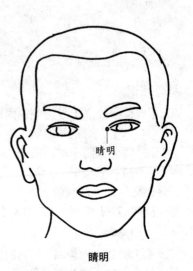

睛明

穴位详解

睛明，经穴名出自《针灸甲乙经》。《备急千金要方》作精明。别名泪孔。属足太阳膀胱经。手足太阳、足阳明、阴跷、阳跷之会。穴内气血为温热的天部水气与地部经水（血）。气血的运行，一是气态物向上行于督脉及膀胱本经，二是地部经水下走足阳明经。

睛明：睛，指穴所在部位及穴内气血的主要作用对象为眼睛也。明，光明之意。睛明，意指眼睛接受膀胱经的气血而变得光明。

本穴为太阳膀胱经之第一穴，其气血来源为体内膀胱经的上行气血，乃体内膀胱经吸热上行的气态物所化之液，亦即是血。膀胱经之血由本穴提供于眼睛，眼睛受血而能视，变得明亮清澈，故名睛明。

目内眦：目内眦，乃言本穴所在的部位为目内框也，无他意。

泪孔、泪空、泪腔：泪，泪水也。孔，孔隙也。空、腔，空腔也。穴名之意指本穴外输的膀胱经气血为湿润眼睛液体的重要来源。本穴属于膀胱经，气血特性与上行头面的它经气血相比皆要寒冷，为促成气态物向液态物转化的重要根源，眼睛受之以液而能湿润并转动自如，故名泪孔、泪空、泪腔。

目眦外：目眦，指穴所在的部位为目框内角。外，指本穴气血作用于眼睛之外。目眦外，意指本穴的寒冷之气使眼睛外部的阳气冷降为液。理同泪孔名解。

此穴为阴、阳跷脉、督脉之会。其一，本穴气血为膀胱经经气的冷降之液，性温热，且与太阳小肠经气血处于同一层次，故为手足太阳之会。其二，本穴的冷降之液有部分下走足阳明承泣穴，故为足太阳阳明之会。其三，本穴的冷降之液（即血）还不断地气化上走督脉，故为足太阳督脉之会。其四，本穴的气血物质中既有地部之液又有天部之气，气血特性同于阴阳跷脉之性，故为阴、阳跷脉、足太阳之会。

阳跷脉穴位详解

申脉

【穴位一找准】在足外侧，外踝直下方凹陷中。

【解剖】在腓骨长短肌腱上缘：布有外踝动脉网、小隐静脉及腓肠神经的足背外侧皮神经分支。

【功效】镇惊安神，疏导水湿。

【主治疾病】头痛，脑脊髓膜炎，癫痫，内耳性眩晕、腰腿痛等。

【刺灸法】针刺0.3～1.5寸，灸3～5壮；悬灸10分钟。虚寒则先泻后补或补之灸之，实热则泻针出气。可灸。

穴位详解

本穴穴名出自《针灸甲乙经》，别名鬼路，气血物质为经部经水，其量少，二为天部的温热之气。经水循膀胱经下行，阳气循膀胱经上行。

申脉：申，八卦中属金也，此指穴内物质为肺金特性的凉湿之气。脉，脉气也。申脉，意指膀胱经的气血在此变为凉湿之性。本穴物质为来自膀胱经金门以下各穴上行的天部之气，其性偏热（相对于膀胱经而言），与肺经气血同性，故名申脉。

鬼路：鬼，与天相对，指穴内的气血物质为地部经水。路，道路。鬼路，意指穴内气血为地部经水。本穴物质一是金门以下各穴上行的水湿之气，二是昆仑穴下行而至的地部经水，鬼路名意旨在强调穴内气血的经水部分，故名鬼路。

阳跷：阳，阳气也。跷，跷脉也。本穴物质中既有天部的阳气，又有地部的经水，气血物质性同跷脉之性，故名跷脉。

足太阳、阳跷脉之会：同阳跷名解。

临床上，本穴常配翳风、太冲治疗内耳性眩晕；配金门治疗头风头痛；配后溪治疗癫痫。

仆参

【穴位一找准】在足外侧部，外踝后下方，昆仑直下，根骨外侧，赤白肉际处。

【解剖】有腓动、静脉根骨外侧支，腓肠神经根骨外侧支。

【功效】疏经通络，强脑镇惊。

【主治】下肢痿痹，足跟痛，癫痫。现多用于小腿关节炎，下肢瘫痪等。

【刺灸法】直刺0.3～0.5寸。寒湿点刺出血或先泻后补或补之灸之，风热则泻针出气。可灸。

穴位详解

仆参，别名安邪，安耶，安邦。气血物质为水湿之气，膀胱经的水湿之气在此有少部分吸热上行，由天之下部上行天之天部。

仆参：仆参者奴仆参拜也。仆参，意指膀胱经的水湿之气在此有少部分吸热上行。本穴所在为膀胱经，穴内物质为寒湿水气，水为主，火为仆，穴外传来的火热之气仅能使较少部分的水湿之气气化上行于天，火热之气相对于本穴的寒湿水气来说就如奴仆一般，故名仆参。

安邪：安，安定也。邪，邪气也。安邪，意指穴内的火热为弱小之势。本穴物质为寒湿水气，穴外传入穴内的火热之气是为邪气，但穴外传入的火热之气不足以改变穴内气血的寒湿之性，故名安邪。安耶、安邦名意与安邪同。

附阳

【穴位一找准】在小腿后面，外踝后，昆仑穴直上3寸。

【解剖】在腓骨的后部，跟腱外前缘，深层为拇长屈肌；有小隐静脉，深层为腓动脉末支；有腓肠神经。

【功效】祛风化湿，舒筋活络。

【主治】头重，头痛，腰骶痛，外踝肿痛，下肢瘫痪。现多用于坐骨神经痛，腓肠肌痉挛等。

【刺灸法】直刺0.8～1.2寸。寒则补之灸之，热则泻针出气。可灸。

穴位详解

附阳出自《针灸甲乙经》又名付阳，《千金要方》作付阳，《素问气穴论》王冰注作附阳，别名外阳、阳跷。附阳属足太阳膀胱经，阳跷之郄穴，足少阳、足阳明经的阳气在此带动足太阳经的气血上行。气血物质为阳热之气，循膀胱经上传于飞扬穴。

跗阳：跗，脚背也。阳，阳气也。跗阳，意指足少阳、足阳明二经的阳气在此带动足太阳经的气血上行。膀胱经足部上行的阳气至本穴后散热而化为湿冷的水气，由于有足少阳、足阳明二经上行的阳气为其补充热量，足太阳膀胱经的水湿之气才得以继续上行。本穴水湿之气的上行是依靠足背上行的阳气才得以上行的，故名跗阳。付阳、附阳，意与跗阳同（何以足少阳、足阳明经的气血交会于本穴，而经书却不言本穴为足三阳之会呢？这是因为本穴在人体重力场中是处于肌肉隆起的高地势，所以足少阳、足阳明二经的上行阳气会交于本穴，阳者向上、向外而行也。但是，足少阳、足阳明二经上行至本穴的阳气有名无实，只是虚热之气，热多而气少，故此经书不言此穴为足三阳经之会）。

阳跷脉郄穴：郄，孔隙也。本穴物质为足三阳经上行的阳气构成，气血之性同于阳跷脉。但由于膀胱经上行至此的阳气较为寒湿，即使有足少阳、足阳明的阳气带动足太阳的阳气上行，由本穴上输的阳气量亦较少，如从孔隙中输出一般，故为阳跷脉郄穴。

居髎

【穴位一找准】在髋部，当髂前上棘与股骨大转子最凸点连线的中点处。

【解剖】有旋髂浅动、静脉分支及旋股外侧动、静脉升支。当股外侧皮神经分布处。

【功效】舒筋活络，益肾强健。

【主治疾病】腰腿痹痛，瘫痪，下肢痿痹。现多用于髋关节炎，膀胱炎，睾丸炎，中风偏瘫等。

【刺灸法】直刺0.5～1.0寸；可灸。

穴位详解

临床上本穴配环跳、肾腧、委中，有舒筋活络、宣痹止痛的作用，主治腰腿痹痛；配大敦，中极，有疏肝理气止痛的作用，主治疝气。

臑腧（见58页）

肩髃

【穴位一找准】在肩部，三角肌上，臂外展或向前平伸时，当肩峰前下方凹陷处。本穴有简易取法，即将上臂外展平举，肩关节部即可呈现出两个凹窝，前面一个凹窝中即为本穴，垂肩时当锁骨肩峰端前缘直下约2寸。

【解剖】穴下为皮肤、皮下组织、三角肌、三角肌下囊、冈上肌腱。皮肤由锁骨上神经的外侧支分布。皮下筋膜较致密。针由皮肤、皮下组织经三角肌表面的深筋膜入该肌，穿经三角肌下囊，至冈上肌腱。前肌由腋神经支配，后肌由肩胛上神经支配。深刺透极泉可达臂丛附近。

【功用】通经活络，疏散风热。

【主治】

1.运动系统疾病：急性脑血管病后遗症，肩周炎，项强，瘰疬，上肢不遂。

2.其他：高血压，乳腺炎，荨麻疹。

【刺灸法】

刺法：

1.透极泉穴，抬臂，向极泉方向进针，深2～3寸；

2.治冈上肌腱炎时，垂臂，针与穴位下外侧皮肤呈50度夹角，沿肩峰与肱骨大结节之间水平方向针刺1～1.5寸，针刺2寸时，可刺入冈上肌；

3.斜刺，三角肌等方向分别透针，进针2～3寸，酸胀感扩散至肩关节周围，或有麻电感向臂部放散；

4.横刺，上肢外展牵制时，可向三角肌方向透刺2～3寸，臂部酸胀。

灸法：艾炷灸或温针灸5～7壮，艾条灸5～15分钟。

穴位详解

肩髃：肩，穴所在部位也。髃，骨之禺也。禺乃角落之意，髃所指为骨之边缘。该穴意指在骨部的远端所形成的小范围水域。本穴物质为臂臑穴传来的经气所化，臂臑穴上传本穴的物质为强盛的阳气，至本穴后因散热而冷凝沉降，所降之浊在地部形成小的水域，而本穴的地部水域相对肾所主的腰膝骨部来说它是处于较远的边缘之处，故名。髃骨、扁骨、扁髃之名与肩髃同，扁同偏。

中井骨：中，与外相对，指内部。井，地之孔隙。骨，肾主之水也。中井骨，意指本穴有地部孔隙与肾水相通。本穴物质为大肠经浊降地部之水，因本穴位处肩端两骨间，有地部孔隙与骨相通，故名中井骨。

尚骨：尚，超过、高尚之意。骨，肾主之水也。尚骨，意指本穴经水为高处的肾水。

中肩、偏肩、肩尖：中，指本穴位于大肠经经脉之中部。中肩、偏肩、肩尖皆为对穴所处的位置的指示，无他意。

手阳明、跷脉之会：跷，跷健也。本穴物质既有大肠经由此上行头颈部的阳热之气，又有地部之经水，表现出跷脉物质阴阳相济的特性，故为手阳明、跷脉之会（阳跷脉，即是保证人的阳气充盛使人活动跷健的血脉。古经书对阴阳跷脉的记述甚少，只有其循行线路和所主之病，阴跷脉为病阳缓而阴急，阳跷脉为病阴缓而阳急。以经书所记跷脉之病反推之，则跷脉在不病之时为阴与阳不急亦不缓，阴阳二物同时共存，而本穴气血即有此特性。在天部，有大肠经上输头颈部的阳气源源而行，在地部，有孔隙与骨部相通，经水有出处有来处，穴内物质阴阳相济，故为手阳明、跷脉之会）。

巨骨

【穴位—找准】在肩上部，当锁骨肩峰端与肩胛冈之间凹陷处。

【解剖】布有锁骨上神经后支，副神经分支，深层有肩胛上神经和肩胛上动、静脉。

【功效】散瘀止痛，理气消痰。

【主治】主治肩背疼痛，半身不遂，瘾疹，瘰疬，以及肩关节周围炎等。

【刺灸法】直刺0.5～1寸。艾炷灸3～5壮；或艾条灸5～10分钟。可灸。

穴位详解

经穴名出自《素问·气府论》，别名柱骨。属手阳明大肠经。手阳明、阳跷之会。

巨，大也。骨，水也。该穴意指大肠经阴浊降地后所形成的巨大水域。本穴物质为肩髃穴传来的地部经水，流至本穴后，由于本穴位处锁骨与肩胛骨之间的凹陷处，经水聚集于本穴，故名（若以地球坐标系的角度来看直立的人体，巨骨穴在高位，肩髃穴在低位，何以经水能上行？此是人体重力场的作用大于地球重力场的作用之故。在人体重力场中，外者为高，内者为低，故肩髃地部经水可流向巨骨）。

天髎

【穴位—找准】在肩胛部，肩井穴与曲垣穴的中间，当肩胛骨上角处。正坐或俯卧位，于肩胛骨的内上角端取穴。

【解剖】本穴下为皮肤、皮下组织、斜方肌、冈上肌。皮肤由颈丛锁骨上神经的外侧支分布，皮肤较厚，与致密的皮下筋膜紧密相连。分布于冈上、下肌的血管神经束包括肩胛上血管和肩胛上神经。血管经肩胛横韧带的上方，神经穿过该韧带和肩胛切迹围成的孔，然后进入冈上窝，再绕肩胛颈，进入冈下窝。针由皮肤、皮下筋膜穿斜方肌筋膜，入斜方肌，在冈上肌表面血管神经束内侧，入肩胛上神经支配的冈上肌。勿深刺。

【功效】祛风除湿，通经止痛。

【主治】颈项强痛，缺盆中痛，肩臂痛，胸中烦满，热病无汗，发热恶寒等。伤科疾病：颈椎病，落枕，冈上肌腱炎，肩背部疼痛。

【刺灸法】刺法：直刺0.5～0.8寸，局部酸胀，可扩散至肩胛部。灸法：艾炷灸3～5壮，艾条灸5～10分钟。可灸。

穴位详解

本穴属交会穴之一，为手足少阳、阳维之会；《素问·气府论》王注作手足少阳、阳维之会。《外台秘要》作足少阳、阳维之会。

地仓

【穴位—找准】在面部，口角外侧，上直对瞳孔。正坐或仰卧，眼向前平视，于瞳孔垂线与口角水平线之交点处取穴。

【解剖】在口轮匝肌中，深层为颊肌；有面动、静脉；布有面神经和眶下神经分支，深层为颊肌神经的末支。穴下为皮肤、皮下组织、口轮匝肌、笑肌和颊肌、咬肌。皮肤由上、下颌神经的分支双重支配。因针横向外刺，所以针由皮肤经皮下组织，穿口角外侧的口轮匝肌，该部肌质则

由降口角肌、颊肌、提上唇肌、提上唇鼻肌的纤维交错。在面神经外侧，针行经笑肌和颊肌之间，再入咬肌。以上表情肌由面神经的分支支配，而咬肌则由下颌神经的咬肌神经支配。

【功效】祛风止痛，舒筋活络。

【主治】

1. 神经系统疾病：面神经麻痹，面肌痉挛，三叉神经痛。

2. 其他：口角炎，小儿流涎。

【刺灸法】

刺法：

1. 直刺 0.2 寸，局部胀痛；

2. 治面瘫时向颊车方向平刺 1.0 ~ 2.5 寸；

3. 向迎香穴透刺治疗三叉神经痛，局部酸胀可扩散至半侧面部，有时出现口角牵掣感。

灸法：温针灸 3 ~ 5 壮。

穴位详解

地仓：地，脾胃之土也。仓，五谷存储聚散之所也。该穴意指胃经地部的经水在此聚散。本穴物质为胃经上部诸穴的地部经水汇聚而成，经水汇聚本穴后再由本穴分流输配，有仓储的聚散作用，故名。（地仓之所以在头之地部，而不在脾胃所主的腹部，乃地仓为一身之粮仓，国家之粮库，为君皇所管辖，头乃皇室之位，故穴在头而不在腹。）

会维、胃维：会，相会也。胃，胃经气血也。维，维持、维系也。会维、胃维，意指穴内的气血物质对人体的正常运行有维系的作用。胃为人的后天之本，人的头部及身体中下部的气血要靠本穴输配，本穴气血的输配正常与否直接维系着人体的各种生理功能是否正常，故而名为会维、胃维。

跷脉、足阳明之会：本穴物质既有天部之气又有地部之水，气血物质同合跷脉阴阳相济之性，故为跷脉、足阳明之会。

临床上本穴可用来配颊车、合谷治口歪、流涎。

巨髎

【穴位一找准】面部，瞳孔直下与鼻翼下缘相平的凹陷处。当鼻唇沟外侧，目中线上。《针灸甲乙经》："在侠鼻孔傍八分，直瞳子。"《针灸资生经》："在鼻孔下，夹水沟旁八分。"

【解剖】

肌肉：提上唇肌，提口角肌。

神经：三叉神经眶下神经支，面神经颊支。

血管：面动、静脉及眶下动、静脉会合支。

【功效】祛风、通窍。

【主治】古代记述：缘内障，目赤痛，多泪，口眼歪斜，眼睑瞤动，近视眼，鼻衄，齿痛，颔肿，唇颊肿，面目恶风寒颈肿臃痛，瘈疭，青盲，鼻塞，远视疏，目翳。

【刺灸法】直刺 0.3 ~ 0.5 寸，或斜向四白透刺。艾条灸 3 ~ 5 分钟。可灸。

穴位详解

经穴名出自《针灸甲乙经》。属足阳明胃经。手足阳明、阳跷之会。《类经图翼》补充作：阳跷、手足、阳明之会。《黄帝内经太素》杨上善注作：跻脉、足阳明、任脉之会。今依杨注。

穴位于颧骨与下颌骨间的较大凹陷处。临床上治疗颊肿痛常配伍巨髎，天窗。

承泣

【穴位一找准】在面部，瞳孔直下，当眼球与眶下缘之间。取穴时正坐位，两目正视，瞳孔之下 0.7 寸，当眼球与眶下缘之间取穴。

【解剖】穴下为皮肤、皮下组织、眼轮匝肌、下睑板肌、下斜肌、下直肌。皮肤由上颌神经的眶下神经分布。针穿皮肤、皮下组织以后，可经下睑板肌入眶内的下斜肌和下直肌。前肌为平滑肌受交感神经支配，后二肌是横纹肌，为动眼神经下支支配。

【功效】散风清热，明目止泪。

【主治】

1.五官科系统疾病:急慢性结膜炎,近视,远视,散光,青光眼,色盲,夜盲症,睑缘炎,角膜炎,视神经炎,视神经萎缩,白内障,视网膜色素变性,眶下神经痛。

2.精神神经系统疾病:面肌痉挛,面神经麻痹。

【刺灸法】

刺法:

1.直刺0.5~0.8寸,左手推动眼球向上固定,右手持针沿眶下缘缓慢刺入,不宜提插、捻转,以防刺破血管引起血肿。

2.平刺0.5~0.8寸,透向目内眦,局部酸胀,可致流泪。如果针刺过深或斜刺可刺伤视神经,当深达2寸时可通过神经管刺伤脑,从而造成严重后果。

灸法:禁灸。

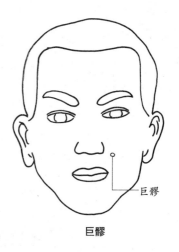

巨髎

穴位详解

阳跷、任脉、足阳明之交会穴。

承泣:承,受也。泣,泪也、水液也。承泣,意指胃经体内经脉气血物质由本穴而出。胃经属阳明经,阳明经多气多血,多气,即是多气态物,多血,血为受热后变为的红色液体,也就是既多液又多热。胃经的体表经脉气血运行是由头走足,为下行,与其构成无端循环的胃经体内经脉部分,气血物质的运行则为散热上行。本穴物质即为胃经体内经脉气血上行所化,在体内经脉中,气血物质是以气的形式而上行,由体内经脉出体表经脉后经气冷却液化为经水,经水位于胃经之最上部,处于不稳定状态,如泪液之要滴下,故名承泣。

鼷穴、面髎、溪穴:鼷穴,地部之小洞也。面髎,面部之孔隙也。溪穴,孔隙中流水的小溪也。鼷穴、面髎、溪穴,意皆指有地部孔隙沟通阳明胃经体内与体表经脉,气血物质内外相通。

阳跷、任脉、足阳明之会:本穴物质由胃经体内经脉气血外出变化而来,胃经体内经脉气血出体表后既有液化之水又有温热之气,气血物质的阴阳相济之性同于跷脉,故为跷脉、足阳明之会。此外,本穴的地部经水其性又同于任脉,可循地部别走任脉的承浆穴,故其又为任脉、足阳明之会。

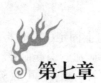

第七章

手太阴肺经——呼吸系统的总管

手太阴肺经总述

手太阴肺经为十二经脉之一。该经起自中焦（腹部），向下联络大肠，回过来沿着胃的上口贯穿膈肌，入属肺脏，从肺系（气管、喉咙）横行出胸壁外上方，走向腋下，沿上臂前外侧，至肘中后再沿前臂桡侧下行至寸口（桡动脉搏动处），又沿手掌大鱼际外缘出拇指桡侧端。其支脉从腕后桡骨茎突上方分出，经手背虎口部至食指桡侧端。脉气由此与手阳明大肠经相接。该经发生病变，主要表现为胸部满闷，咳嗽，气喘，锁骨上窝痛，心胸烦满，小便频数，肩背、上肢前边外侧发冷，麻木酸痛等症。手太阴肺经所属穴计有：中府、云门、天府、侠白、尺泽、孔最、列缺、经渠、太渊、鱼际、少商，共十一穴。

本经腧穴主治喉、胸、肺病，以及本经循行部位的其他病症。手太阴肺经主要分布在上肢内侧前缘，其络脉、经别与之内外相连，经筋分布其外部。

本经发生异常可见肺部胀满，气喘，咳嗽，锁骨上窝疼痛，严重者心胸闷乱，视力模糊。此外，还可发生前臂部的气血阻逆症状如厥冷、麻木、疼痛等。

肺经左右各有 11 个穴位，其中常用的有 9 个穴位，用以治疗与肺有关的疾病，如咳嗽，气上逆而不平，喘息气粗，心烦不安，胸部满闷，经脉所过之处酸痛或厥冷，或掌心发热。由于手太阴肺经与手阳明大肠经相表里，故肺经的一些穴位还可用以治疗痔疮、便秘、便血等大肠经疾病。

手太阴肺经穴位详解

中府

【穴位一找准】仰卧位，在胸前壁的外上方，云门下 1 寸，平第一肋间隙，距前正中线 6 寸处取穴。两手叉腰立正，锁骨外端下缘的三角窝处为云门，此窝正中垂直往下推一条肋骨（平第一肋间隙）即本穴。男性乳头外侧旁开两横指，往上推三条肋骨即本穴。

【解剖】穴下为皮肤、皮下组织、胸肌筋膜、胸大肌、胸小肌。皮肤由颈丛的锁骨上神经中间支分布。皮下组织内有胸肩峰动脉的终末支穿胸肌及其筋膜至皮下组织及皮肤。胸肌筋膜覆盖于胸大、小肌，两肌之间有来自臂丛的胸前神经和胸肩峰动脉胸肌支配并营养此两肌。

【功效】宣肺理气，和胃利水；止咳平喘，清泻肺热，健脾补气。

【主治】

1.呼吸系统疾病：支气管炎，肺炎，哮喘，肺结核，支气管扩张。

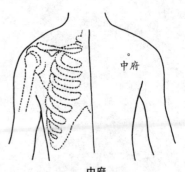

中府

2. 肺结核、肺与支气管疾患，常可在此穴出现压痛，在临床上具有一定的诊断价值。

3. 运动系统疾病：肩关节周围软组织损伤如肩周炎。

【刺灸法】

刺法：

1. 直刺 0.3 ～ 0.5 寸，局部酸胀；

2. 向外斜刺 0.5 ～ 0.8 寸，局部酸胀，针感可向前胸及上肢放散。

注意事项：针尖不可向内斜刺，以免误入胸腔，刺伤肺脏。

灸法：艾炷灸 3 ～ 5 壮，艾条灸 10 ～ 15 分钟。可灸。

穴位详解

肺之募穴；手、足太阴经之交会穴。别名膺中外腧、膺腧、膺中腧、肺募、府中腧。中，中气也，天地之气，亦指中焦，胸中与中间；府，聚也；中府，天地之气在胸中聚积之处。本穴是肺募，故是诊断和治疗肺病的重要穴位之一，肺结核和支气管哮喘病人，此外常有异常反应，又因其为手、足太阴之会穴，故又能健脾理气而治疗腹胀。

云门

【穴位一找准】在胸前壁的外上方，肩胛骨喙突上方，锁骨下窝凹陷处，距前正中线 6 寸。取穴时正坐位，以手叉腰，当锁骨外端下缘出现的三角形凹陷的中点处取穴。

【解剖】穴下为皮肤、皮下组织、三角肌、胸喙锁筋膜、喙突。皮肤由锁骨上神经的中间支和外侧支分布。皮下组织内除上述皮神经外，还有头静脉经过。针由皮肤经头静脉外侧刺入锁骨下窝处的胸喙锁筋膜，直抵肩胛骨的喙突。

【功效】清肺理气，泻四肢热。

【主治】

1. 呼吸系统疾病：气管炎、胸痛、哮喘。

2. 其他：肩关节周围炎。

3. 肺及支气管疾患时常在此处过敏压痛。

【刺灸法】

刺法：向外斜刺 0.5 ～ 0.8 寸，局部酸胀，可向前胸及腋下放散。针刺时不可向内深刺，以防刺破肺脏，造成气胸。

灸法：艾炷灸 3 ～ 5 壮，艾条灸 10 ～ 15 分钟。可灸。

穴位详解

云，指本穴的气血物质以云的形式而存在，它是将穴内的微观物质放大到宏观状态并以类象的方式来形容本穴气血的特征。门，出入的门户也，指本穴是肺及其经脉与外部物质交换的一个重要门户。该穴意指肺经气血以云状气态物的形式传输经穴之外。本穴物质为中府穴传来的水湿气态物，因其从体内的高温区外出体表的低温区，外出至体表后它仍高于体表的环境温度，因此它会继续向云门上行。行至云门后，此水湿气态物缩合并化为云状气态物且以云状气态物的形式向经穴外传输，故名。

天府

【穴位一找准】在臂内侧面，肱二头肌桡侧缘，腋前纹头下 3 寸处。取穴时臂向前平举，俯头鼻尖接触上臂侧处就是天府穴。

【解剖】穴下为皮肤、皮下组织、肱肌。皮肤由臂外侧皮神经分布。皮下组织内有头静脉和臂外侧皮神经经过。针由皮肤、皮下组织，在肱二头肌外侧沟内头静脉外后方，深进肱肌。该肌与肱二头肌之间有肌皮神经经过，并发分支支配该二肌。

【功效】调理肺气，安神定志。

【主治】

1. 呼吸系统疾病：支气管炎，哮喘；

2. 神经系统疾病：精神病，煤气中毒；

3. 其他：鼻出血，吐血，肩臂部疼痛。

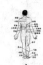

【刺灸法】

刺法：直刺 0.3 ~ 0.5 寸，局部酸胀，可向臂部或肘部放散。

灸法：温针灸 3 ~ 5 壮，艾条灸 5 ~ 10 分钟。可灸。

穴位详解

天，天部也。府，府宅、门府也。该穴意指本穴为肺经阳气上输天部之门府。本穴物质由云门穴传输而来，和天府处的温度场相比，云门穴传来的气血物质温度仍处于高位，在天府处气血物质的变化仍是散热缩合冷降的变化，所散之热以阳热之气的形式上输于天，穴名之意即在于强调穴内气血物质的这一变化，故名。

侠白

【穴位一找准】天府穴下 1 寸，肘横纹上 5 寸。

【解剖】肱二头肌外侧沟中；当头静脉及桡动、静脉分支；分布有臂外侧皮神经，当肌皮神经过处。

【功效】调气血，止疼痛。

【主治】咳嗽，气喘，干呕，烦满，肩臂痛。

【刺灸法】直刺 1 ~ 1.5 寸。

穴位详解

穴名之意即是取水被挟挤则下，天部乌云化雨而落由此变得清白之意。由于不断地散热冷降缩合，因此，在本穴位置上气血物质以雨降的形式从天部降到了地部，也就是从皮层降到了肌肉层。

侠，挟也，指穴位的功能作用。白，肺之色，指气血物质在经过本穴的变化转变后所表现出的特征。侠白，意指肺经气血在此分清降浊。本穴的气血物质为天府穴传来的雨状云系，由于气血物质不断地远离人体的胸腹高温区，因此水湿云气在本穴处的变化乃是一个散热冷降缩合的过程。

临床上常配曲池、肩髎治肩臂痛。

尺泽

【穴位一找准】在肘横纹中，肱二头肌腱桡侧凹陷处；仰掌，微屈肘取穴。

【解剖】浅层有前臂外侧皮神经分布；深层有桡神经干经过，并有桡神经深支，肌皮神经肌支和桡侧副动脉前支（肱深动脉分支）分布。

【功效】疏经络，清肺热，降肺气，通水道，和肠胃。

【主治】

咳嗽，气喘，咳血，鼻衄，潮热，咽喉肿痛，暗哑，胸胁胀满，心烦，乳痛，肘臂挛痛，肩内侧痛，上肢不遂，手不能伸，胃痛，腹痛，急性吐泻，中暑，口舌干渴，发热，丹毒，小儿惊风，抽搐，绞肠痧，小便频急，淋沥涩痛，心痛，无脉症。肺炎、支气管炎、支气管哮喘、肺结核、急性胃肠炎、肘关节及周围软组织疾患。

【刺灸法】直刺 0.8 ~ 1.2 寸，或点刺出血；可灸。

穴位详解

尺泽穴出自《灵枢本输》。别名鬼受、鬼堂。属手太阴肺经的合（水）穴。尺，"尸"（人）与"乙"（曲肘之形象）的合字，指前臂部。泽，浅水低凹处。本穴是手太阴经之合穴，属水，位在肘窝，手太阴脉气至此，像水之归聚处，故名。《黄帝内经明堂》杨上善注："泽，谓陂泽水钟处也。尺，谓从此向口有尺也。尺之中脉注此处，留动而下，与水义同，故名尺泽。"该穴为人体手太阴肺经上的重要穴道之一。

临床上常用的配伍：

1. 治咳嗽，气喘：尺泽，列缺、肺腧。

2. 治急性咽喉肿痛：独取尺泽，用三棱针点刺出血。

3. 治肘臂挛痛、肘关节屈伸不利：尺泽，合谷。

4. 治急性吐泻、中暑：尺泽，委中。

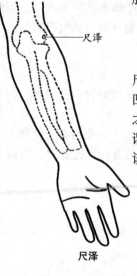

尺泽

孔最

【穴位一找准】前臂掌面桡侧，尺泽穴与太渊穴连线上，腕横纹上 7 寸处。取此穴位时应让患者伸前臂仰掌，孔最穴位于人体的前臂部位，前臂内侧，在尺泽穴与太渊穴连线的上 5/12 处。

【解剖】穴区神经、血管：浅层有头静脉经过和前臂外侧皮神经、桡神经浅支分布；深层有桡神经浅支和桡动脉经过，并有正中神经肌支、桡动脉深支和桡侧返动脉分布。

【功效】润肺利咽，解表清热。

【主治】

1. 治疗支气管炎、支气管哮喘、肺结核、肺炎、扁桃体炎、肋间神经痛等肺系病证。

2. 肘臂挛痛，痔疾。

【刺灸法】直刺 0.5 ~ 1 寸。禁灸。

穴位详解

手太阴经郄穴。肺经的地部经水由此渗入脾土。

鱼腥草穴位注射主治支扩等引起的咯血；配肺腧、风门主治咳嗽、气喘，用电针刺激治疗哮喘发作期；配少商主治咽喉肿痛。

临床上可以用本穴配肺腧穴尺泽穴治咳嗽，气喘；配鱼际穴治咳血。

列缺

【穴位一找准】在前臂部，桡骨茎突上方，腕横纹上 1.5 寸处，当肱桡肌与拇长展肌腱之间。取此穴位时患者应正坐或仰卧，微曲肘，侧腕掌心相对，列缺穴位于手腕内侧（大拇指侧下），能感觉到脉搏跳动之处。或者两手虎口自然平直交叉，一手食指按在另一手桡骨茎突上，指尖下凹陷中既是穴。

【解剖】浅层有前臂外侧皮神经和桡神经浅支及头静脉分布；深层有桡神经浅支和正中神经肌支及桡动、静脉。

【功效】宣肺理气，疏风解表，通经活络，利咽宽膈。

【主治】伤风，头痛，项强，咳嗽，气喘，咽喉肿痛，口眼歪斜，牙痛。

【刺灸法】向上斜刺 0.3 ~ 0.5 寸。任脉不通则向内直刺多提插捻转，表里不通则横向外刺，本经受阻则循经而通。寒则补之，热则泻之，皆无灸，灸亦无功。

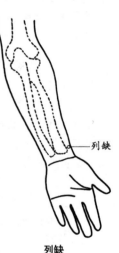

列缺

穴位详解

手太阴经络穴；八脉交会穴之一，通于任脉。别名童玄，腕劳。肺经经水在此溃缺破散，溢流四方。在该穴处按摩，除能治疗腕臂部病变外，还有助于治疗头部、项背部病证，故有"头项寻列缺"的歌诀流传。气血物质为地部经水（即血），性温热。气血的走向有三支。第一支经水流向任脉，第二支经水流向大肠经，第三支经水循肺经主干道而下行于经渠穴（当肺经经经水量大并超过上述渠道的分流作用时，肺经经水则循脾部溢流）。

列缺：列，裂也，破也。缺，少也。列缺，意指肺经经水在此破缺溃散并溢流四方。本穴物质为孔最穴下行而来的地部经水，因其位处桡骨茎突上方，下行的经水被突出的桡骨（巨石）所挡，经水在此向外溢流破散，故名列缺。

童玄：童，少儿也，与老人相对，少为阴，老为阳，此处代指本穴的气血物质为水液。玄，带赤的黑色也，即暗红色。赤为火之色，为热，意指穴内气血特点有温热之性，黑为肾之色，表示穴内气血为水液。童玄，意所指乃穴内气血为温性水液，即是受热后变成的红色液体——血。

本穴的其他按摩方法：

1. 按法：用拇指指端按在列缺穴处，逐渐用力，做深压捻动。

2. 掐法：用拇指指端甲缘按掐列缺穴处，做下掐上提的连续刺激。

3. 揉法：用拇指指端揉动列缺穴。

4. 推法：拇指指端按在列缺穴处，做有规律而缓慢均匀地推动。

按摩时，患手宜轻握拳，拳心向上，轻放桌上，然后如法或按或掐或揉。按掐时，列缺穴处会有酸胀或疼痛感，以酸胀感者为好。

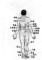
临床上本穴配合谷穴治伤风头痛项强；配肺腧穴治咳嗽气喘。

经渠

【穴位一找准】经渠穴位于人体的前臂掌面桡侧，桡骨茎突与桡动脉之间凹陷处，腕横纹上1寸。

【解剖】浅层有前臂外侧皮神经和桡神经浅支分布；深层有桡神经深支及桡动、静脉分布。

【功效】清肺降气，疏风解表。

【主治】咳嗽，气喘，胸痛，咽喉肿痛，手腕痛。

【刺灸法】避开桡动脉，直刺0.3～0.5寸。寒则补而灸之，热则泻针出气。

穴位详解

经渠。经，经过、路径也。渠，水流之道路也。穴名之意指本穴为肺经经水流经的渠道。

本穴为肺经经水流经的渠道。气血物质为地部经水和天部之气，地部经水性温热，天部之气性凉湿。本穴的地部经水一方面循肺经流向太渊穴，一方面又不断气化上行天部。

本穴位置因处列缺穴之下部，列缺穴溢流溃缺之水在此处又回流肺经，故名。

肺经经。经，动而不居也。因肺经的经水由本穴经过，动而不居，故为经穴。

本穴属金。属金，指本穴物质表现出的五行属性。本穴物质为列缺穴传来的地部经水，为血，性温热，在本穴流行时的变化是蒸发散热，为生气之穴，故其属金。

临床上常用经渠配肺腧穴、尺泽穴治咳嗽。

太渊

【穴位一找准】腕横纹之桡侧凹陷，桡动脉搏动处。取穴时仰掌，在腕横纹上，于桡动脉桡侧凹陷处取穴。

【解剖】穴下为皮肤、皮下组织、桡骨骨膜。皮肤有前臂外侧皮神经分布。针在皮下筋膜内，经桡神经浅支、头静脉与桡动脉掌浅支之间，穿前臂筋膜，在桡动、静脉外侧，拇长展肌（腱）和桡侧腕屈肌（腱）之间达深部桡骨骨膜。前肌（腱）由桡神经支配，后肌（腱）由正中神经支配（参看列缺穴）。

【功效】止咳化痰，通调血脉。

【主治】

1. 呼吸系统疾病：扁桃体炎，肺炎；

2. 循环系统疾病：心动过速，无脉症，脉管炎；

3. 其他：肋间神经痛，桡腕关节及周围软组织疾患，膈肌痉挛。

【刺灸法】直刺0.2～0.3寸，局部麻胀；针刺时应避开动脉。艾炷灸1～3壮，艾条灸5～10分钟。可灸。

穴位详解

太渊穴别名太泉，避唐祖讳，为五输穴之输穴，五行属土；肺之原穴；八会穴之脉会。肺朝百脉，脉会太渊；肺主气、司呼吸，气为血帅，本穴开于寅，得气最先，故在人体穴位中占有重要地位。

鱼际

【穴位一找准】第一掌骨中点桡侧，赤白肉际处。

【解剖】有拇短展肌和拇指对掌肌；血管当拇指静脉回流支；布有前臂外侧皮神经和桡神经浅支混合支。

【功效】疏风解表，润肺止咳，利咽止痛。

【主治】

1. 咽干，咽喉肿痛，失音。

2. 咳嗽，咳血。

3. 小儿疳积。

【刺灸法】直刺0.2～0.5寸，禁灸。

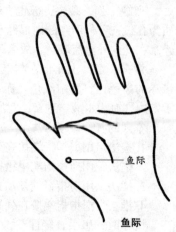

鱼际

鱼际

穴位详解

手太阴肺经荥穴，五行属火，主治虚热舌黄，身热头痛，恶风寒，伤寒汗不出，胸背痛不止，肘挛肢满，喉干，呕血，心痹，悲恐，乳痈。

现代常用于治疗支气管炎、肺炎、扁桃体炎、咽炎、小儿单纯性消化不良等。配合谷主治肺热所致的咳嗽、咽喉肿痛、失音；配孔最、天突等主治哮喘发作期；单针鱼际穴对口干舌燥者有良好的作用；治小儿疳积可用割治法。

我们在手掌心里面，会看到靠近大拇指和小指的地方皮肤颜色和别的地方有些不同。这个地方肌肉隆起，颜色泛白，这两个地方一块大一块小，大的就叫大鱼际，与大拇指相连，而鱼际穴就藏在这里面。

"鱼际"这两个字用白话来说就是"鱼肚子"。我们吃鱼的时候，都知道挑肚子上的肉吃，鲜嫩还没有刺。那一块肉是泛白的，和其他地方的颜色不一样，很容易区分。这和我们手上的鱼际穴，形态很是相像。鱼际穴出自《灵枢·本输》，属手太阴肺经，荥（火）穴。中医学认为鱼际的中心点有一个与呼吸器官关系密切的穴位叫鱼际穴，它具有解表、利咽、化痰的功能。每天坚持搓按鱼际穴，能增强肺主皮毛的功能，从而改善易感者的体质状况，提高其抵御外邪的能力，对咽痛、打喷嚏等感冒早期症状，有明显的辅助治疗。

鱼际穴的主治病症主要有以下两类：

1. 呼吸系统疾病：感冒，扁桃体炎，支气管炎，支气管哮喘；

2. 其他：多汗症，鼻出血，乳腺炎，小儿疳积，手指肿痛等。

鱼际穴对于支气管病症的治疗作用最为显著，对于整日靠"一张嘴"工作的人，是养生大穴。

许伟是一名高中老师，他平均每周要上 20 余课时，一天下来，嗓子都要冒烟了。有老教师提醒他，可以讲课时在讲台上放一杯水，讲一阵课后，喝一点水，润润嗓子，可是，即使是这样许伟仍然还是觉得嗓子干燥，喉咙嘶哑。许伟的老丈人告诉他按摩鱼际穴可对声带发炎具有很好的治疗效果。许伟将信将疑地试验了几天，果然发现嗓子干燥的症状减轻了很多。

对于现代上班族来说，鱼际穴是个很好的放松穴位。

很多上班族因为过度使用电脑和手机等电子产品而患上"鼠标指"、"拇指一族"，除了对鱼际进行常规的按摩方法之外，还可以在休息时用另一只手的大拇指在鱼际穴附近上下推动，推到掌侧发热，既避免了坐车时的单调无聊，也可以很简单轻松地刺激到鱼际穴。对于无暇出户的写字楼白领，这个穴位还有一个很轻松简便的方法，比如说我们工作时，敲键盘累了，这时候可以停一会儿，将手上鱼际处抵着桌子，在桌子的边缘进行蹭擦，进行 2 ~ 3 分钟就能对手部疲劳达到有效缓解了。

感冒是冬季最常见的疾病，坚持搓鱼际穴，也是对其进行有效防治的一种方法。搓鱼际方法很简单：两手鱼际对搓，搓法恰似用双掌搓花生米皮一样，一只手固定，另一只手搓动，大约搓十余次时，鱼际开始发热，这时意想热气沿手臂进入肺脏，持续两分钟左右，整个手掌便会发热，这时就可交替两手，搓另一只手了。此方法不受地点、时间限制，随时可做，尤其适合于易感冒者。

少商

【穴位一找准】拇指桡侧指甲角旁 0.1 寸处取穴。

【解剖】有指掌固有动、静脉所形成的动、静脉网；布有前臂外侧皮神经和桡神经浅支混合支，正中神经的掌侧固有神经的末梢神经网。

【功效】苏厥救逆，清热利咽。

【主治】

1. 咽喉肿痛，鼻衄。

2. 高热，昏迷。

3. 癫狂。

【刺灸法】浅刺 0.1 寸，或三棱针刺之，微出血，不宜灸。

穴位详解

少商：少，与大相对，小也，阴也，指穴内气血物质虚少且属阴。商，古指漏刻，计时之器，滴水漏下之计时漏刻也。该穴意指本穴的气血流注方式为漏滴而下。本穴物质为鱼际穴传来的地

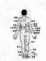

部经水，因经过上部诸穴的分流散失，因而在少商的经水更为稀少，流注方式就如漏刻滴下。少商在拇指之端，其滴下的位置是从地之上部漏落到地之下部，即由体表经脉流向体内经脉。

鬼信穴：鬼，与神相对，指地部或阴类之物。信，信用。鬼信，意指本穴流注的地部经水遵守其规律而运行。因本穴为地之天部与地之地部的连通之所，肺经体表经水的运行为漏滴般滴向肺经体内经脉，有如计时之器的漏刻般遵守其运行规律，故名鬼信。

肺经井穴：井，地之孔也。因本穴的流注是从地之天部流向地之地部并从孔穴通道而流，故为肺经井穴。

本穴属木：属木，指本穴物质表现出的五行属性。本穴气血物质的流注方式是经水从地之天部流向地之地部，而温热水湿之气则从地之地部向天部蒸发，此向外蒸发的温热水湿之气因其水湿含量较大只能上行于天之下部，只表现出木的生发特性，并不表现出火的炎上特性，故其属木。

现代常用本穴治疗肺炎、扁桃体炎、中风、昏迷、精神分裂症等。三棱针点刺主治重症肺炎所致的高热、惊厥、呼吸急促和中风昏迷；配商阳主治咽喉肿痛。

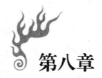

第八章

手阳明大肠经——大肠的保护神

手阳明大肠经总述

手阳明大肠经是十二经脉之一。《灵枢·经脉》："大肠手阳明之脉，起于大指次指之端，循指上廉，出合谷两骨之间，上入两筋之中，循臂上廉，入肘外廉，上臑外前廉，上肩，出髃骨之前廉，上出于柱骨之会上、下入缺盆，络肺，下膈，属大肠；其支者，从缺盆上颈贯颊，入下齿中，还出挟口，交人中，左之右，右之左，上挟鼻孔。"概述大肠经共廿穴，原穴为合谷穴，络穴为手太阴肺经之列缺穴。为阳气盛极的经络，主治阳症实症，也治发热病，与肺相表里。

据《针灸甲乙经》及《医宗金鉴》等书记述，手阳明大肠经所属穴计有：商阳（井）、二间（荥）、三间（输）、合谷（原）、阳溪（经）、偏历（络）、温溜、下廉、上廉、手三里、曲池（合）、肘髎、手五里、臂臑、肩髃、巨骨、天鼎、扶突、禾髎、迎香。共二十穴。大肠经可以有效地防治皮肤病，中医讲肺主皮毛，肺与大肠相表里，肺的浊气不能及时排出会直接通过大肠排泄，肺功能弱了，体内毒素便会在大肠经瘀积，所以脸上起痘，身上起湿疹，这时，我们可以用刮痧法刮拭大肠经把积攒在体内的瘀毒刮出去。

大肠经属阳明经是气血旺盛的经络，可以帮助人体增强阳气或把多余的火气去掉。手阳明大肠经经气异常而致的病证。《灵枢·经脉》："大肠手阳明之脉，是动则病齿痛，颈肿。是主津液所生病者，目黄，口干，鼽衄，喉痹，肩前臑痛，大指次指痛不用，气有余则当脉所过者热肿，虚则寒栗不复。为此诸病，盛则写之，虚则补之，热则疾之，寒则留之，陷下则灸之，不盛不虚，以经取之。"《脉经·大肠手阳明经病证》："大肠病者，肠中切痛而鸣濯濯，冬日重感于寒，则泄，当脐而痛，不能久立。""大肠有寒，鹜溏。有热，便肠垢。大肠有宿食，寒栗、有时发热，如疟状。大肠胀者，肠鸣而痛，寒则泄食不化。"患手阳明大肠经疾病者，主要反应在头、面、耳、鼻、喉及热病，有下列病候：口干，鼻塞，衄血，齿痛，颈肿，喉痹，面痒、面瘫、眼珠发黄，肩前、臂及食指痛，经脉所过处热肿或寒冷或发寒颤抖，肠绞痛，肠鸣、泄泻。

手阳明大肠经穴位详解

商阳

【穴位一找准】食指桡侧指甲角旁 0.1 寸。

【解剖】有指及掌背动、静脉网；布有来自正中神经的指掌侧固有神经，桡神经的指背侧神经。

【功效】清热利咽，开窍救逆。

【主治】耳聋，齿痛，咽喉肿痛，颔肿，青盲，手指麻木，热病，昏迷等疾病。

【刺灸法】浅刺 0.1 寸，或点刺出血。艾炷灸 1～3 壮；或艾条灸 3～5 分钟，左取右，右取左。可灸。

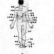

穴位详解

手阳明大肠经起于商阳穴，为手阳明大肠经的井穴，属金。别名绝阳，而明。气血物质为纯阳之气，性凉。阳气由大肠经的体内经脉外出体表经脉并循经传于二间穴。

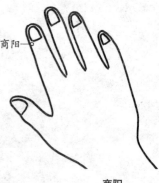

商阳

现代常用于治疗咽炎、急性扁桃体炎、腮腺炎、口腔炎、急性胃肠炎、中风昏迷等。配少商、中冲等主治中风、中暑；配合谷、少商主治咽喉肿痛。

商阳：商，漏刻也，古之计时之器，此指本穴的微观形态如漏刻滴孔。阳，阳气也。该穴意指大肠经经气由本穴外出体表。人体经脉由气血物质的运行构成内外无端的循环，它分为体表部分和体内部分，体表部分运行在三部九候的表层，即地之上部，体内部分运行在三部九候的内部，也就是地之内部。商阳即大肠经体内经脉气血向体表经脉运行的出口。

由于人体系统的重力场特征，人体内部的温压场高于外部的温压场，因此大肠经体内经脉所产生的高温高压气态物就会由本穴的漏刻滴孔向外喷射。商阳之名正是对本穴气血物质这一运动特征的概括描述，故名。

绝阳：绝，断绝也。阳，阳气也。绝阳名意亦可释为阴绝而阳，或曰纯阳。如商阳之解，本穴的气血物质由大肠经体内经脉的阴水所化，出体表经脉后化为纯阳之气，穴内无阴性之水，是绝阴化阳的过程，故名绝阳。

而明：而，语气助词，作转折用。明，与暗相对，指可见。而明，意指本穴的气血物质为可见之物。在中医学中，物质可划分为二大类，一类为阴，一类为阳，阴又为有形之水，阳又为无形之气。有形之水可见，无形之气不可见。穴名冠以而明，它正是对穴内的气态物质处于特殊的可见状态的描述。由于本穴物质由大肠经体内经脉的阴水气化并喷射而出，成为可见之状，因而明白可见，故名而明。

临床上常用的配伍：

1.配少商、中冲、关冲，有醒脑开窍的作用，主治中风，中暑。

2.配合谷、少商，有清热泻火的作用，主治咽喉肿痛，目赤肿痛。

3.配合谷、阳谷、侠溪、厉兑、劳宫、腕骨等。有发汗泻邪热的作用，主治热病汗不出。

4.配少商穴点刺出血治热病，昏迷。

少商和商阳是两个与古代音乐相关的穴位名称，此二穴的命名与古代的五弦琴有关。古代的五弦琴有五条弦，最粗的叫大弦，最细的叫少弦。在各弦的中点以远（左侧）每条线各有五个乐音。它们的名称记载于《灵枢·阴阳二十五人》和《灵枢·五音五味》上。经过整理后排列如下：

上徵大羽大宫大商大角

上羽左宫太商太角右徵

上宫左商判角判徵右羽

上商左角桎徵桎羽右宫

上角少徵少羽少宫少商

其中的少商就与少商穴同名。古琴的指法左右不同，其中左手常用拇指（不用小指）桡侧的少商穴部位按压琴弦，而右手除小指外都用于拨弦。

当用左手拇指桡侧指甲角桡侧的指肉按压在第五弦（少弦）上的少商音位（只用肉按弦不用指甲按弦）时，右手拨弦后就会有左侧肺经的经络感传发生。其他弦的商音也都有类似感传，但是商音以外的音则无此经络感传现象发生。可能古人只用了比较方便的第五弦做实验，故将此穴命名为少商穴。还有一个奇特的现象就是，当左手拇指按压的角度发生内旋变化（拇指按弦成半甲半肉状态）时，经络感传的路线就会发生变化，变成手阳明大肠经的经络感传了。

使用食指按弦时也是如此，为了突出食指桡侧指甲角桡侧的大肠经感传效果，必须使用半甲半肉按弦法，此按压琴弦的位点在（指侧动脉的）手背一侧，按中医的阴阳分类属阳，故称其为商阳穴。

研究指端的经络感传发现，手足指趾的经络都是表里两经并行的。所以才会有此现象发生。

商阳穴是男性性功能保健的重要穴位，就位于食指尖端桡侧指甲角旁，刺激该穴具有明显的强精壮阳之效，可延缓性衰老。其按摩方法也简便易行，可在上下班乘公共汽车或地铁时，用食指钩住车内的扶手或吊环，或在闲暇时两手食指相钩反复牵拉，也可利用伞柄等按摩食指等。

二间

【穴位一找准】在食指本节（第二掌指关节）桡侧前缘，当赤白肉际凹陷处；微握拳取之。

【解剖】有穴下为皮肤、皮下组织、指背腱膜、食指近节指骨骨膜。皮肤由桡神经的指背神经与正中神经的指掌侧固有神经双重支配。皮下筋膜内除上述神经经过外，还有同名动、静脉经过。指背腱膜为指伸肌腱至食指的腱及食指伸肌腱延伸而成，并有第一骨间背侧肌腱，第一蚓状肌腱参与。

【功效】解表，清热，利咽。食指屈伸不利疼痛；热病，腮肿，咽喉肿痛，颔肿，鼻衄，齿痛，口干，口眼歪斜，三叉神经痛，肩背痛振寒；嗜睡，目痛，目翳，目黄，食积，便秘。

【刺灸法】直刺0.2～0.3寸，可灸。米粒灸3～5壮，艾条灸5～10分钟。

穴位详解

别名间谷，周谷。五输穴之荥穴，五行属水。

临床上治咽喉肿痛，牙痛，二间配鱼际，合谷，有清热泻火作用；治嗜睡，二间配三间，有提神解困作用；治目翳，二间配合谷，有散目翳作用。

三间

【穴位一找准】微握拳，在食指本节（第2掌指关节）后，桡侧凹陷处。取穴时微握拳，在食指桡侧，第二掌指关节后，第二掌骨小头上方处取穴。

【解剖】穴下为皮肤，皮下组织，第一骨间侧肌，指浅、深层肌腱的背侧。皮肤由桡神经的指背神经与正中神经的指掌侧固有神经双重支配。针经皮下筋膜，手深筋膜达第一骨间背侧肌，在第一蚓状肌与第二掌骨间通过，直至指浅、深屈肌腱到食指的肌腱背面与第二掌骨之间。

【功用】泻热止痛，利咽。

【主治】

1. 五官科系统疾病：牙痛，急性结膜炎，青光眼；
2. 其他：三叉神经痛，扁桃体炎，手指肿痛，肩关节周围炎。

【刺灸法】

刺法：直刺0.3～0.5寸，局部麻胀，或向手背放散。

灸法：艾炷灸3～5壮，艾条灸5～10分钟。可灸。

穴位详解

别名少谷，手阳明大肠经之输穴，五行属木。

合谷

【穴位一找准】在手背，第一、二掌骨间，当第二掌骨桡侧的中点处。取穴时拇、食两指张开，以另一只手的拇指关节横纹放在虎口上，当虎口与第一、二掌骨结合部连线的中点；拇、食指合拢，在肌肉的最高处取穴。

【解剖】穴下为皮肤、皮下组织、第一骨间背侧肌、拇收肌。皮肤由桡神经支的指背侧神经分布，皮下组织内有桡神经浅支及其分支和背静脉网桡侧部。针经上述结构以后，再入第一骨间背侧肌，在手背静脉网和掌深动脉内侧达拇收肌。以上二肌由尺神经支配。

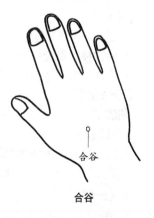

合谷

【功效】镇静止痛，通经活络，清热解表。

【主治】

1. 呼吸系统疾病：感冒，头痛，咽炎，扁桃体炎；
2. 五官科系统疾病：鼻炎，牙痛，耳聋，耳鸣；
3. 精神神经系统疾病：三叉神经痛，面肌痉挛，面神经麻痹，癔病，癫痫，精神病，中风偏瘫，小儿惊厥；
4. 运动系统疾病：腰扭伤，落枕，腕关节痛；

5.妇产科系统疾病：痛经，闭经，催产；

6.其他：呃逆。

【刺灸法】

刺法：

1.直刺 0.5 ~ 0.8 寸，局部酸胀，可扩散至肘、肩、面部；

2.透劳宫或后溪时，会出现手掌酸麻并向指端放散。

3.针刺时针尖不宜偏向腕侧，以免刺破手背静脉网和掌深动脉而引起出血。本穴提插幅度不宜过大，以免伤及血管引起血肿。孕妇禁针。

灸法：艾炷灸或温针灸 5 ~ 9 壮，艾条灸 10 ~ 20 分钟。可灸。

穴位详解

合谷：合，汇也，聚也。谷，两山之间的空隙也。合谷，意指大肠经气血会聚于此并形成强盛的水湿风气场。本穴物质为三间穴天部层次横向传来的水湿云气，行至本穴后，由于本穴位处手背第一、二掌骨之间，肌肉间间隙较大，因而三间穴传来的气血在本穴处汇聚，汇聚之气形成强大的水湿云气场，故名合谷。

虎口：虎，八卦中的寅木也，风也。口，出入之所也。虎口，意指穴内的气血物质运动形式为风木的横向运动。

容谷：容，容纳、包容也。谷，两山之间的空隙也。容谷，意指三间穴传来的气血物质在本穴被包容、聚集。

合骨：合，汇也，聚也。骨，水也。本穴物质为三间穴的水湿之气汇合而成，所处为天部，其状为云，富含水湿，故名合骨。

含口：含，包含、容纳也。口，脾胃之属也。含口，意指本穴的气血物质有脾土的长养特性。本穴物质为三间穴传来的天部水湿之气，由本穴外传时也是以风木的形式横向外传，但由于其水湿云气有温热之性，因而还有部分水湿之气气化上行于天，表现出脾土的长养特性，故名含口。

大肠经原穴：本穴物质由三间穴的水湿云气而汇聚，性温、量大、所处范围广，可担当起充补大肠经整条经脉气血的作用，故为大肠经原穴。

阳溪

【穴位一找准】在腕背横纹桡侧，手拇指上翘起时，当拇短伸肌腱与拇长伸肌腱之间的凹陷中。取穴时在手腕桡侧，拇指上翘，当两筋（拇长伸肌腱与拇短伸肌腱）之间，腕关节桡侧处取穴。

【解剖】穴下为皮肤、皮下组织、桡侧腕长伸肌腱。皮肤由桡神经浅支分布。皮下组织较疏松，有桡动脉的背支经过。手背深筋膜在腕背侧增厚形成腕背侧韧带，针穿该韧带在拇短、长伸肌腱之间达桡侧腕长伸肌腱背侧。以上该穴三肌（腱）均包有指腱鞘，并由桡神经深支支配。

【功效】清热散风，通利关节。

【主治】

1.五官科系统疾病：鼻炎，耳聋，耳鸣，结膜炎，角膜炎；

2.精神神经系统疾病：面神经麻痹，癫痫，精神病；

3.其他：腕关节及周围软组织疾病，扁桃体炎。

【刺灸法】

刺法：

1.直刺 0.1 ~ 0.2 寸，局部酸胀。

2.治疗桡骨茎突狭窄性腱鞘炎可采用"恢刺"法或短刺法。

灸法：艾炷灸 3 ~ 5 壮，艾条灸 10 ~ 20 分钟。可灸。

穴位详解

阳溪：阳，热也、气也，指本穴的气血物质为阳热之气。溪，路径也。该穴意指大肠经经气在此吸热后蒸升上行天部。本穴物质为合谷穴传来的水湿风气，至此后吸热蒸升并上行于天部，故名。

中魁：中，与旁相对，正也，指本穴气血运行的路线是大肠之正经。魁，首也，与尾相对，指本穴的气血物质为阳热之气，首为阳，尾为阴也。中魁，意指本穴向大肠本经输送阳热之气。

大肠经经穴：经，动而不居也。大肠经经气由本穴经过，故为大肠经经穴。

本穴属火。属火，指本穴气血物质运行变化表现出的五行属性。本穴物质为合谷穴传输至此的水湿云气，水湿云气吸热后上炎于天部，表现出火的炎上特征，故本穴属火。

偏历

【穴位一找准】屈肘，在前臂背面桡侧，当阳溪与曲池连上，腕横纹上3寸；或以两手虎口交叉，当中指尽处是穴。

【解剖】穴下为皮肤、皮下组织、前臂筋膜、拇短伸肌、桡侧腕长伸肌腱、拇长展肌腱。皮肤由前臂外侧皮神经分布。皮下筋膜较薄，有头静脉的起始部经过。针由皮肤、皮下筋膜穿前臂筋膜以后，经拇短伸肌腱到桡侧腕长伸肌腱，深达拇长展肌腱。以上三肌（腱）均由桡神经深支支配。

【功效】清热利尿，通经活络。

【主治】

1.五官科系统疾病：鼻衄，结膜炎，耳聋，耳鸣，牙痛；

2.其他：面神经麻痹，扁桃体炎，前臂神经痛。

【刺灸法】

刺法：针尖向肘部方向斜刺入0.5～0.8寸，局部酸胀。

灸法：艾炷灸3～5壮，艾条灸5～10分钟。可灸。

穴位详解

偏历：偏，与正相对，偏离之意。历，经历。该穴意指本穴的气血物质偏离大肠正经而行。本穴物质为阳溪穴传来的炎上之气，行至本穴后因进一步受热膨胀并向外扩散，而由于肺经所处的西方之地天部之气不足，所以本穴的膨胀扩散之气偏行肺经，故名。

大肠经络穴：因本穴有天部之气偏走肺经，有联络大肠经与肺经气血的作用，故为大肠经络穴。

温溜

【穴位一找准】屈肘，在前臂背面桡侧，当阳溪与曲池的连线上，腕横纹上5寸。取穴时侧腕屈肘，在阳溪与曲池的连线上，阳溪上5寸处取穴。

【解剖】穴下为皮肤、皮下组织、前臂筋膜、桡侧腕长、短伸肌。皮肤由前臂外侧皮神经分布。皮下筋膜内除上述神经还有头静脉经过。针入皮肤，在头静脉的后方经皮下筋膜，穿前臂筋膜，进桡侧腕长伸肌腱，达桡侧腕短伸肌腱，直抵桡骨骨膜。以上二肌（腱）由桡神经深支支配。

【功效】清热理气。

【主治】

1.五官科系统疾病：口腔炎，舌炎，腮腺炎；

2.其他：扁桃体炎，面神经麻痹，下腹壁肌肉痉挛，前臂疼痛；

3.本穴在消化道溃疡穿孔时常出现压痛，与其他穴配合可做出进一步诊断。

【刺灸法】

刺法：直刺0.5～0.8寸，局部酸胀，针感向手部放散。

灸法：艾炷灸或温针灸3～5壮，艾条温灸5～10分钟。可灸。

穴位详解

温溜：温，温热也，是对穴内气血物质性状的描述。溜，悄悄地走失也。该穴意指偏历穴传来的天部之气在本穴悄悄地散失。本穴物质由偏历穴传来，为吸热后上升于天之天部的阳热之气。气血行至本穴后，因其所处为天之天部，外部环境对其的升温作用少，气态物质仍保留原来的余热而缓缓地散热蒸发，散失的情形如悄悄地溜走一般，故名。

逆注：逆，反也。注，灌注也。逆注，意指本穴的气血物质为上行。注是对有形之物的形容，其运动方向向下。逆注即是与有形之物向下的灌注方向相反，而本穴气态物的运行方向正是如此，故名逆注。

蛇头、池头、地头：蛇，头小身大之动物也。池，水池也。地，田地也。头，首也。蛇头、池头、地头皆是对本穴气血物质总量与输出量的比喻，意指输出量小也。蛇头与其身相比为小、池之头与其池相比为小、地之头与其地相比为小，故名。

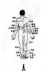

通注:通,通过、通行也。注,灌注也。通注,意指本穴的气血物质不光有悄悄地溜走散失的变化,气态物同时也不断地散热缩合如细雨之降归走本经,故名通注。

大肠经郄穴:郄,空隙也。本穴物质为天部之气,其变化为不断地散失,微观下的穴位四周如有众多细小的空隙一般,故为大肠经郄穴。

下廉

【穴位一找准】在前臂背面桡侧,当阳溪与曲池连线上,肘横纹下 4 寸。取穴时侧腕屈肘。

【解剖】穴下为皮肤、皮下组织、前臂筋膜、肱桡肌、桡侧腕短伸肌、旋后肌。皮肤由前臂外侧皮神经分布。针在皮神经前方经皮下筋膜穿前臂筋膜,在桡侧腕长伸肌腱的背侧,经过桡侧腕短伸肌腱,进入旋后肌。以上诸肌均由桡神经深支支配。

【功效】调理肠胃,通经活络。

【主治】

1. 运动系统疾病:网球肘,肘关节炎;

2. 消化系统疾病;腹痛,肠鸣音亢进;

3. 其他:急性脑血管病。

【刺灸法】

刺法:直刺 0.5 ~ 0.8 寸,局部酸胀,针感可向手臂及手指发散。

灸法:艾炷灸或温针灸 3 ~ 5 壮,艾条灸 5 ~ 10 分钟。

热则泻针出气或凉药水针,寒则补针多留或灸。可灸。

穴位详解

别名手下廉穴,吸附并聚集天之天部的浊重之物并使其沉降。气血物质为天之天部的水湿云气,水湿云气大部分散热冷却横向下行上廉穴,小部分则横向下行手五里穴。下廉的天部之气如同气象学中所指的在西北方向刚刚形成的高空冷湿气流,它的运行是不断地从西北方的高空向东南方的低空移动,即是横向下行。此高空冷湿气流中的滞重部分会快速地从天部的高位降至低位,即如传至上廉穴的水湿云气,而轻质的部分会在飘行更远处才形成降水云系并化雨而降,此即如传至手五里穴才冷降归地的水湿云气。

下廉、手下廉:下,与上相对,指下部或下方。廉,廉洁清明也。手,指本穴位于手部。下廉、手下廉,意指本穴下部层次的气血物质洁静清明。本穴物质为温溜穴传来的水湿云系,此水湿云气在本穴所处的位置是在天之天部,而天之下部的气血物质相对处于廉洁清静,故名。

常配足三里穴治腹胀,腹痛。

上廉

【穴位一找准】在前臂背面桡侧,当阳溪与曲池连线上,肘横纹下 3 寸。《灵枢经脉》:"大肠手阳明之脉,起于大指次指之端,循指上廉,出合谷两骨之间。取穴时侧腕屈肘,在阳溪与曲池的连线上,曲池下 3 寸处取穴。"

【解剖】穴下为皮肤、皮下组织、前臂筋膜、桡侧腕短伸肌、旋后肌。皮肤由前臂外侧皮神经分布。针由皮肤,经皮下筋膜穿前臂筋膜以后,入桡侧腕短伸肌,再进旋后肌,直抵桡骨后方的拇长展肌。以上诸肌(腱)均由桡神经深支支配。

【功效】调理肠胃,通经活络。

【主治】

1. 运动系统疾病:肩周炎,网球肘,脑血管病后遗症;

2. 其他:肠鸣腹痛。

【刺灸法】直刺 0.8 ~ 1.2 寸。不灸。

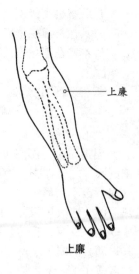

上廉

穴位详解

经穴名出自《针灸甲乙经》,别名上巨虚。《圣济总录》称手上廉。

上廉、手上廉:上,与下相对,指上部或上方。廉,廉洁清明也。手,指本穴位于手部。上廉、手上廉,意指大肠经气血物质所处为天之下部,天之上部气血虚少,洁静清明。

本穴物质为下廉穴传来的水湿云系，在本穴所处的位置是在天之下部，而天之上部的气血物质相对处于廉洁清静，故名。

手三里

【穴位一找准】在前臂背面桡侧，当阳溪与曲池连线上，肘横纹下2寸。取穴时侧腕屈肘，在阳溪与曲池的连线上，曲池下2寸处取穴。

【解剖】穴下为皮肤、皮下组织、前臂筋膜、桡侧腕长、短伸肌、旋后肌。皮肤由前臂外侧皮神经分布。针由皮肤经皮下筋膜，穿前臂筋膜，入桡侧腕长、短伸肌，在桡神经深支的外侧，针可深低旋后肌。以上诸肌均由桡神经深支支配。

【功效】通经活络，清热明目，调理肠胃。

【主治】

1. 运动系统疾病：腰痛，肩臂痛，上肢麻痹，半身不遂；

2. 消化系统疾病；溃疡病，肠炎，消化不良；

3. 五官科系统疾病：牙痛，口腔炎；

4. 其他：颈淋巴结核，面神经麻痹，感冒，乳腺炎；

5. 弹拨手三里对消除针刺不当引起的不适感有效。

【刺灸法】

刺法：直刺0.5～0.8寸，局部酸胀沉重，针感可向手背部扩散。

灸法：艾炷灸或温针灸5～7壮，艾条灸10～20分钟。可灸。

穴位详解

手三里：手，指穴所在部位为手部。三里，指穴内气血物质所覆盖的范围。该穴意指大肠经冷降的浊气在此覆盖较大的范围。本穴物质由上廉穴传来，上廉穴的水湿云气化雨而降，在该穴处覆盖的范围如三里之广，故名。三里、上三里之名意与此穴同。

鬼邪穴：鬼，与神相对，指本穴的气血物质所处为地部。邪，指邪气。鬼邪，意指穴内物质为地部的水湿。本穴物质为大肠经经气中浊降于地的经水，脾土受之，脾土喜燥而不喜湿，今受之水湿，实为受邪之害，故名鬼邪。

曲池

【穴位一找准】屈肘成直角，在肘横纹外侧端与肱骨外上髁连线中点。完全屈肘时，当肘横纹外侧端处。

【解剖】穴下为皮肤、皮下组织、前臂筋膜、桡侧腕长、短伸肌、肱桡肌、肱肌。皮肤由臂后神经分布。皮下筋膜内还有前臂外侧皮神经经过。针由皮肤、皮下筋膜经前臂筋膜，深进桡侧腕长、短伸肌，由肱桡肌的后面进入该肌肉，穿过桡神经干可抵肱肌。以上诸肌除肱肌由肌皮神经支配外，其他肌肉则由桡神经深支支配。

【功效】清热和营，降逆活络。

【主治】

1. 运动系统疾病：急性脑血管病后遗症，肩周炎，肘关节炎；

2. 呼吸系统疾病：流行性感冒，肺炎，扁桃体炎；

3. 五官科系统疾病：咽喉炎，牙痛，麦粒肿，甲状腺肿大；

4. 其他：乳腺炎，高血压，皮肤病，过敏性疾病。

【刺灸法】

刺法：

1. 直刺0.8～1.2寸，深刺可透少海穴，局部酸胀或向上放散至肩部或向下放散至手指。

2. 治肘部疼痛时可用"合谷"刺或"齐刺"法或三棱针点刺放血。

灸法：艾炷灸或温针灸5～7壮，艾条灸5～20分钟。可灸。

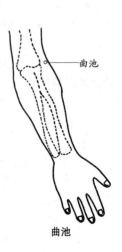

曲池

穴位详解

手阳明大肠经的合穴，五行属土。为强壮穴之一。

现代常用于治疗肩肘关节疼痛、上肢瘫痪、高血压、荨麻疹、流行性感冒、扁桃体炎、甲状腺肿大、急性胃肠炎等；配合谷、外关等治疗感冒发热、咽喉炎、扁桃体炎；配合谷、血海等治疗荨麻疹；配肩髃、外关等治疗上肢痿痹；配十宣、大椎治高热；配血海、三阴交治下肢瘙痒、瘾疹。

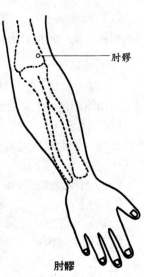

肘髎

肘髎

【穴位—找准】在臂外侧，屈肘，曲池上方1寸，当肱骨边缘处。《针灸甲乙经》："在肘大骨外廉陷者中。"《循经考穴编》补充："就骨略上一、二分陷中。一法：曲池外一寸罅中。"《类经图翼》："与天井相并，相去一寸四分。"取穴时屈肘，在曲池外上方1寸，肱骨边缘处取穴。

【解剖】穴下为皮肤、皮下组织、肘筋膜、肱三头肌。皮肤由臂后皮神经分布。皮下组织稍厚，有少量的脂肪组织。针由皮肤、皮下组织，穿过肱桡肌起始部，进入肱三头肌。该肌由桡神经肌支支配。

【功效】舒筋活络。

【主治】肩周炎，肱骨外上髁炎等肘关节病。

【刺灸法】

刺法：

1. 直刺0.5～0.8寸；

2. 沿肱骨前缘，进针1.0～1.5寸，局部酸胀，可向前臂放散；

3. 治肘部痛时可用"齐刺"或"恢刺"法。寒则通之，湿则泻之，热则凉药水针。

灸法：艾炷灸或温针灸3～7壮，艾条灸10～20分钟。可灸。

穴位详解

经穴名出自《针灸甲乙经》，别名肘尖。气血物质为地部经水，大肠经经水由本穴的髎孔流入地之地部（骨部）。此穴为肺经、大肠经气血与肾经气血转换的重要穴位，即我们所说的金生水之穴，肺肾关系的失衡皆可通过此穴作出快速的调整。

肘髎：肘，肘部，指穴所在部位。髎，孔隙，指穴内气血的运行通道为孔隙。该穴意指大肠经经水由地之天部流入地之地部。本穴物质为手三里穴降地之雨流来的地部经水，至本穴后经水循地部孔隙从地之天部流入地之地部，故名。

肘尖：指穴所在部位为肘尖部，无他意。

手五里

【穴位—找准】在臂外侧，当曲池与肩髃连线上，曲池上3寸处。《针灸甲乙经》："在肘上三寸，行向里，大脉中央。"《循经考穴编》："肘髎当在曲池斜外些，若五里又向里矣。"

【解剖】肌肉：肱桡肌起点，肱三头肌前缘。

神经：前臂背侧皮神经；深层有桡神经干。

血管：在肱桡肌起始部浅面后缘与肱三头肌之间，即在臂外侧肌间隔浅侧的筋膜鞘内，有桡侧副动、静脉背侧支纵向通行（前臂背侧皮神经伴行）。肱桡肌深面有桡侧副动、静脉掌侧支。肱动脉和臂静脉，距皮肤表面约2.5寸。

【功效】理气散结，通经活络。

【主治】

1. 呼吸系统疾病：咯血，肺炎，扁桃体炎，胸膜炎；

2. 精神神经系统疾病：恐惧症，嗜睡，肋间神经痛；

3. 运动系统疾病：偏瘫，上肢疼痛；

4. 其他：腹膜炎，颈淋巴结核。

【刺灸法】

刺法：直刺0.5～0.8寸，局部酸胀，可传至肩部、肘部。

灸法：艾炷灸或温针灸 3 ~ 5 壮，艾条灸 5 ~ 20 分钟。可灸。

穴位详解

别名尺之五里、五里、臂五里。

手，指上肢；里，意指"寸"。原意指穴在天府下五寸（见《素问气穴论》王冰注），又说尺泽之后五寸（《类经》张介宾注），但与定位寸数有出入。原名五里，为与足五里相区分，《针灸资生经》冠以"手"字；《圣济总录》冠之以"臂"字。

臂臑

【穴位一找准】在臂外侧，三角肌止点处，当曲池与肩连线上，曲池上 7 寸。取穴时垂臂屈肘时，在肱骨外侧三角肌下端。

【解剖】穴下为皮肤、皮下组织、三角肌。皮肤由臂外侧皮神经分布。皮下筋膜稍厚，富有脂肪组织。针由皮肤、皮下组织，穿过三角肌中点。该肌由臂丛后束腋神经支配。

【功效】清热明目，通经活络。

【主治】

1. 运动系统疾病：上肢瘫痪或疼痛，肩周炎，颅顶肌肉痉挛；

2. 其他：眼病，颈淋巴结核，头痛。

【刺灸法】

刺法：

1. 直刺 0.5 ~ 1 寸，局部酸胀；

2. 或向上斜刺 1 ~ 2 寸，透入三角肌中，局部酸胀，可向整个肩部放散。

灸法：艾炷灸或温针灸 3 ~ 7 壮，艾条温和灸 10 ~ 20 分钟。《针灸甲乙经》："在肘上七寸，肉端"；《针灸资生经》："在肩下一夫，两筋两骨罅陷宛中"；《循经考穴编》："举肩平肩有凹，不能努力，努则穴闭。"可灸。

穴位详解

手阳明络之交会穴。《针灸甲乙经》："手阳明络之会。"《外台秘要》无"之"字，《铜人腧穴针灸图经》和《圣济总录》无"之会"二字，不作交会穴。《针灸聚英》和《针灸大成》作："手阳明络，手足太阳、阳维之会"；《类经图翼》作："手阳明络也，络手少阳之臑会。一曰手足太阳、阳维之会。"但足太阳膀胱经并不至上臂，似误。阳维脉交会穴，《十四经发挥》中未提到臂臑，《奇经八脉考》将它增入，似无据。

肩髃

【穴位一找准】在肩部，三角肌上，臂外展，或向前平伸时，当肩峰前下方凹陷处。取穴时，将上臂外展平举，肩关节部即可呈现出两个凹窝，前面一个凹窝中即为本穴；也可垂肩，当锁骨肩峰端前缘直下约 2 寸，当骨缝之间。

【解剖】穴下为皮肤、皮下组织、三角肌、三角肌下囊、冈上肌腱。皮肤由锁骨上神经的外侧支分布。皮下筋膜较致密。针由皮肤、皮下组织经三角肌表面的深筋膜入该肌，穿经三角肌下囊，至冈上肌腱。前肌由腋神经支配，后肌由肩胛上神经支配。深刺透极泉可达臂丛附近。

【功效】通经活络，疏散风热。

【主治】

1. 运动系统疾病：急性脑血管病后遗症，肩周炎；

2. 其他：高血压，乳腺炎，荨麻疹。

【刺灸法】

刺法：

1. 透极泉穴，抬臂，向极泉方向进针，深 2 ~ 3 寸。

2. 治冈上肌腱炎时，垂臂，针与穴位下外侧皮肤呈 50 度夹角，沿肩峰与肱骨大结节之间水平方向针刺 1.0 ~ 1.5 寸，针刺 2 寸时，可刺入冈上肌。

3. 斜刺，治疗肩周炎向三角肌等方向透针，进针 2 ~ 3 寸，酸胀感扩散至肩关节周围，或有麻电感向臂部放散。

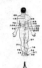

4. 横刺，上肢外展牵制时，可向三角肌方向透刺 2 ～ 3 寸，臂部酸胀。

灸法：艾炷灸或温针灸 5 ～ 7 壮，艾条灸 5 ～ 15 分钟。可灸。

穴位详解

肩髃：肩，穴所在部位也。髃，骨之禺也。禺乃角落之意，髃所指为骨之边缘。该穴意指在骨部的远端所形成的小范围水域。本穴物质为臂臑穴传来的经气所化，臂臑穴上传本穴的物质为强盛的阳气，至本穴后因散热而冷凝沉降，所降之浊在地部形成小的水域，而本穴的地部水域相对肾所主的腰膝骨部来说它是处于较远的边缘之处，故名。髃骨、扁骨、扁髃之名与肩髃同，扁同偏。

中井骨：中，与外相对，指内部。井，地之孔隙。骨，肾主之水也。中井骨，意指本穴有地部孔隙与肾水相通。本穴物质为大肠经浊降地部之水，因本穴位处肩端两骨间，有地部孔隙与骨相通，故名中井骨。

尚骨：尚，超过、高尚之意。骨，肾主之水也。尚骨，意指本穴经水为高处的肾水。

中肩、偏肩、肩尖：中，指本穴位于大肠经经脉之中部。中肩、偏肩、肩尖皆为对穴所处的位置的指示，无他意。

巨骨

【穴位一找准】在肩上部，当锁骨肩峰端与肩胛冈之间凹陷处。取穴时正坐垂肩，在肩端上，当锁骨肩峰端与肩胛冈之间凹陷处取穴。

【解剖】穴下为皮肤、皮下组织、肩锁韧带、冈上肌。皮肤由颈丛的锁骨上神经分布。针由皮肤、皮下组织，经斜方肌筋膜入斜方肌，直达冈上窝内的冈上肌。前肌由副神经支配，后肌由臂丛的锁骨上部分肩胛上神经支配。

【功效】通经活络。

【主治】

1. 运动系统疾病：肩关节周围炎，肩关节及肩部软组织损伤；

2. 消化系统疾病：吐血，胃出血；

3. 其他：颈淋巴结核，高热痉挛，下牙痛。

【刺灸法】

刺法：

1. 直刺 0.4 ～ 0.6 寸，局部酸胀；

2. 向外下方斜刺，深约 1.0 ～ 1.5 寸，肩关节周围酸胀。

3. 不可深刺，以免刺入胸腔造成气胸。

灸法：艾炷灸或温针灸 3 ～ 5 壮，艾条灸 5 ～ 10 分钟。可灸。

穴位详解

巨，大也；骨，水也。该穴意指大肠经阴浊降地后所形成的巨大水域。本穴物质为肩髃穴传来的地部经水，流至本穴后，由于本穴位处锁骨与肩胛骨之间的凹陷处，经水聚集于本穴，故名（若以地球坐标系的角度来看直立的人体，巨骨穴在高位，肩髃穴在低位，何以经水能上行？此是人体重力场的作用大于地球重力场的作用之故。在人体重力场中，外者为高，内者为低，故肩髃地部经水可流向巨骨）。

天鼎

【穴位一找准】在颈外侧部，胸锁乳突肌后缘，当喉结旁，扶突穴与缺盆连线中点。"在缺盆上，直扶突，气舍后一寸五分。"（《针灸甲乙经》）；"在项缺盆直扶突，气舍后一寸陷者中。"（《太平圣惠方》）；"在颈缺盆直扶突后一寸"（《铜人腧穴针灸图经》）；"扶突后寸半，合人迎后 3 寸；一法迳取结喉旁开四寸五分。"（《循经考穴编》）。取穴时正坐，头微侧，喉结旁开 3 寸，约当胸锁乳突肌的胸骨头之间的扶突穴，再从扶突穴直下 1 寸，当胸锁乳突肌后缘处取穴。

【解剖】穴下为皮肤、皮下组织、颈阔肌、胸锁乳突肌后缘、臂丛神经。皮肤由颈丛的锁骨上神经分布。在皮下筋膜有颈阔肌和颈前浅静脉，颈阔肌受面神经的颈支支配，颈前浅静脉是锁骨下静脉的属支。针经皮肤、皮下组织的浅层，由胸锁乳突肌后缘，达深部的臂丛的神经根融合和分支的干、股部。胸锁乳突肌由脑神经副神经支配。

【功效】清利咽喉，理气散结。

【主治】

1. 五官科系统疾病：甲状腺肿，喉炎，舌骨肌麻痹症；

2. 其他：颈淋巴结核，扁桃体炎。

【刺灸法】

刺法：直刺 0.3 ~ 0.5 寸，局部酸胀，针感向咽喉放散。

灸法：艾炷灸 3 ~ 5 壮，艾条灸 5 ~ 10 分钟。可灸。

穴位详解

经穴名出自《针灸甲乙经》。别名天顶，属手阳明大肠经。

扶突

【穴位一找准】在颈外侧部，喉结旁，当胸锁乳突肌的前、后缘之间。取穴时正坐，头微侧仰，先取甲状软骨与舌骨之间的廉泉穴，从廉泉向外 3 寸，当胸锁乳突肌的胸骨头与锁骨之间处。

【解剖】穴下为皮肤、皮下组织、颈阔肌、胸锁乳突肌后缘、颈动脉鞘。皮肤由颈丛的颈横（皮）神经分布。皮下筋膜内除皮神经外，还有颈阔肌及颈外（浅）静脉，前者由面神经的颈乳突肌后部，并深达颈动脉鞘后壁。胸锁乳突肌由副神经支配；颈动脉鞘内包括了颈总动脉、颈内静脉及两者后方的迷走神经，动脉居静脉的内侧。动脉投影在下颌角和乳突连线的中点至右胸锁关节的连线；左侧连线的下端稍偏外侧。此连线在甲状软骨上缘以下为颈总动脉的体表投影，该动脉供应头颈部血液的主干，针刺时应注意避开。

【功效】清咽消肿，理气降逆。

【主治】

1. 五官科系统疾病：甲状腺肿，甲状腺机能亢进，急性舌骨肌麻痹，嘶哑，咽喉炎；

2. 妇产科系统疾病；膈肌痉挛，唾液分泌异常；

3. 其他：喘息，低血压等症；

4. 为甲状腺手术常用麻醉穴之一。

【刺灸法】

刺法：

1. 直刺 0.5 ~ 0.8 寸，局部酸胀，可向咽喉部放散，出现发紧发胀之感。

2. 注意针刺不可过深，以免引起迷走神经反应。

灸法：艾炷灸 3 ~ 5 壮，温和灸 5 ~ 10 分钟。可灸。

穴位详解

扶突：扶，帮助、扶持也。突，冲也。该穴意指大肠经经气在外热的扶助下上行天部。本穴物质为天鼎穴蒸发上行的水湿之气，性滞重，至本穴后无力上行于天，是在心的外散之热扶助下才得以上行，故名。

水穴、水泉穴：穴名之意皆指本穴上行的水湿之气为头面天部的水湿之源，故名水穴、水泉穴。

禾髎

【穴位一找准】在上唇部，鼻孔外缘直下，平水沟穴。鼻孔旁开 0.5 寸，正坐仰靠或仰卧取穴。

【解剖】穴下为皮肤、皮下组织、口轮匝肌。皮肤薄而柔软。有上颌神经的眶下神经分布。有面动静脉的上唇支。针由皮肤，皮下筋膜直入口轮匝肌，该肌由面神经颊支支配。

【功效】祛风清热，开窍。

【主治】

1. 五官科系统疾病：鼻炎，鼻出血，嗅觉减退，鼻息肉，咀嚼肌痉挛；

2. 精神神经系统疾病：面神经麻痹，面肌痉挛；

3. 其他：腮腺炎。

【刺灸法】

刺法：

1. 直刺 0.3 ~ 0.5 寸，局部胀痛；

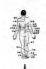

2. 向内平刺 0.5 ~ 0.8 寸, 透水沟穴, 局部胀痛。

灸法 : 本穴因位于面部危险三角区, 禁灸。

穴位详解

口禾髎:禾, 细长之物也。髎, 孔隙也。该穴意指大肠经体表经水由本穴回归大肠经体内经脉。本穴物质为扶突穴与迎香穴二穴提供的天部之气, 至本穴后冷降归于地部并由本穴的地部孔隙回归大肠经体内经脉, 地部孔隙细长狭窄, 如孔隙之状, 故名。禾髎、长频、长髎、长颊之名皆与口禾髎穴同。长指地部孔隙细长, 频指气血的运行频频不断, 颊通挟, 皆为对穴内气血物质的运行或穴位的微观形态的描述。

迎香

【穴位一找准】在鼻翼外缘中点旁, 当鼻唇沟中。

【解剖】穴下为皮肤、皮下组织、提上唇肌。皮肤由上颌神经的眶下神经分布。皮下组织内有面神经的分支和面动脉的鼻外侧动脉经过。针由皮肤、皮下筋膜而达提上唇肌, 该肌由面神经的颊支支配。

【功效】祛风通窍, 理气止痛。

【主治】

1. 五官科系统疾病:鼻炎, 鼻窦炎, 嗅觉减退, 鼻出血, 鼻息肉;

2. 妇产科系统疾病;胆道蛔虫症, 便秘;

3. 其他 : 面神经麻痹。

【刺灸法】

刺法 :

1. 直刺 0.1 ~ 0.2 寸, 局部胀痛;

2. 向内上平刺 0.5 ~ 1.0 寸, 透鼻通;

3. 向外上平刺 1.0 ~ 1.5 寸, 透四白穴, 以治胆道蛔虫症。局部酸胀, 可扩散至鼻部, 有时有眼泪流出。

灸法 : 不灸。

穴位详解

迎香:迎, 迎受也。香, 脾胃五谷之气也。该穴意指本穴接受胃经供给的气血。大肠经与胃经同为阳明经, 气血物质所处的天部层次相近, 迎香与胃经相邻, 所处又为低位, 因而胃经浊气下传本穴, 故名。

冲阳穴 : 冲, 直上也。阳, 阳气也。冲阳穴, 意指大肠经阳气由本穴上冲并交于阳明胃经。本穴为大肠经诸穴的最高穴位, 大肠经循经上行的阳气皆聚集于此, 而本穴又与阳明胃经的气血物质所处层次相同, 因而本穴中的阳气向上直冲交于阳明胃经, 故名。

手足、阳明之会:理同迎香、冲阳之名解。

临床上常用本穴配印堂、合谷主治急慢性鼻炎;配四白、地仓治疗面神经麻痹、面肌痉挛;配阳陵泉、丘墟主治胆道蛔虫症。

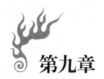

第九章

足阳明胃经——维和气血，人的后天之本

足阳明胃经总述

足阳明胃经简称胃经。本经一侧四十五穴（左右两侧共九十穴），其中十五穴分布于下肢的前外侧面，三十穴在腹、胸部与头面部。首穴承泣，末穴厉兑。主治肠胃等消化系统、神经系统、呼吸系统、循环系统某些病症和咽喉、头面、口、牙、鼻等器官病症，以及本经脉所经过部位之病症。典型症状如：肠鸣腹胀，腹痛，胃痛，腹水，呕吐或消谷善饥，口渴，咽喉肿痛，鼻衄，胸部及膝髌等本经循行部位疼痛，热病，发狂等证。足阳明胃经，流注时辰为上午七至九点，即辰时。胃腑主热量消化，负责一天体力供给，因而早餐一定要吃得饱，应以主食，五谷为主。国内小学生常不吃早餐即上学，因此脸色很少白里透红，值得家长们重视。

本经脉腧穴有承泣、四白、巨髎、地仓、大迎、颊车、下关、头维、人迎、水突、气舍、缺盆、气户、库房、屋翳、膺窗、乳中、乳根、不容、承满、梁门、关门、太乙、滑肉门、天枢、外陵、大巨、水道、归来、气冲、髀关、伏兔、阴市、梁丘、犊鼻、足三里、上巨虚、条口、下巨虚、丰隆、解溪、冲阳、陷谷、内庭、厉兑，共四十五穴，左右合九十穴。

足阳明胃经穴位详解

承泣

【穴位一找准】在面部，瞳孔直下，当眼球与眶下缘之间。正坐位，两目正视，瞳孔之下0.7寸，当眼球与眶下缘之间取穴。

【解剖】穴下为皮肤、皮下组织、眼轮匝肌、下睑板肌、下斜肌、下直肌。皮肤有上颌神经的眶下神经分布。针穿皮肤、皮下组织以后，可经下睑板肌入眶内的下斜肌和下直肌。前肌为平滑肌受交感神经支配，后二肌是横纹肌，为动眼神经下支支配。

【功效】散风清热，明目止泪。

【主治】

1. 五官科系统疾病：急慢性结膜炎，近视，远视，散光，青光眼，色盲，夜盲症，睑缘炎，角膜炎，视神经炎，视神经萎缩，白内障，视网膜色素变性，眶下神经痛；

2. 精神神经系统疾病：面肌痉挛，面神经麻痹。

【刺灸法】

刺法：

1. 直刺0.5～0.8寸，左手推动眼球向上固定，右手持针沿眶下缘缓慢刺入，不宜提插、捻转，以防刺破血管引起血肿。

2. 或平刺0.5～0.8寸，透向目内眦，局部酸胀，可致流泪。如果针刺过深或斜刺可刺伤视神经，

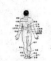

当深达 2 寸时会通过神经管刺伤脑，造成严重后果。

灸法：禁灸。

穴位详解

承泣：承，受也。泣，泪也、水液也。承泣，意指胃经体内经脉气血物质由本穴而出。胃经属阳明经，阳明经多气多血，多气，即多气态物，多血，血为受热后变为的红色液体，也就是既多液又多热。胃经的体表经脉气血运行是由头走足，为下行，与其构成无端循环的胃经体内经脉部分，气血物质的运行则为散热上行。本穴物质即为胃经体内经脉气血上行所化，在体内经脉中，气血物质是以气的形式而上行，由体内经脉出体表经脉后经气冷却液化为经水，经水位于胃经之最上部，处于不稳定状态，如泪液之要滴下，故名承泣。

鼷穴、面髎、溪穴：鼷穴，地部之小洞也。面髎，面部之孔隙也。溪穴，孔隙中流水的小溪也。鼷穴、面髎、溪穴，意皆指有地部孔隙沟通阳明胃经体内与体表经脉，气血物质内外相通。

阳蹻、任脉、足阳明之会：本穴物质由胃经体内经脉气血外出变化而来，胃经体内经脉气血出体表后既有液化之水又有温热之气，气血物质的阴阳相济之性同于蹻脉，故为蹻脉、足阳明之会。此外，本穴的地部经水其性又同于任脉，可循地部别走任脉的承浆穴，故其又为任脉、足阳明之会。

四白

【穴位一找准】在面部，瞳孔直下，当眶下孔凹陷处。正坐位，在承泣直下 3 分，当眶下孔凹陷处取穴。

【解剖】穴下为皮肤、皮下组织、眼轮匝肌、提上唇肌、眶下孔或上颌骨。皮肤由上颌神经的眶下神经分布。针由皮肤、皮下组织经眼轮匝肌和提上唇肌，深进眶下孔、眶下管，可能刺及孔、管内的眶下神经、动脉和静脉。针沿管下壁，可至近眶下壁后部结构。所经表情肌由面神经的颧支和颊支支配。

【功效】祛风明目，通经活络。

【主治】眼科手术针麻常用穴之一。

1. 精神神经系统疾病：三叉神经痛，面神经麻痹，面肌痉挛；

2. 五官科系统疾病：角膜炎，近视，青光眼，夜盲，结膜瘙痒，角膜白斑，鼻窦炎；

3. 其他：胆道蛔虫症，头痛，眩晕。

【刺灸法】

1. 直刺 0.2 ~ 0.3 寸，局部酸胀；

2. 向外上方斜刺 0.5 寸，入眶下孔可有麻电感放射至上唇部，治疗三叉神经第二支痛。

灸法：不宜灸。

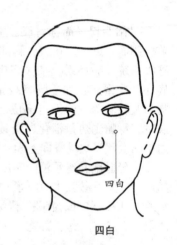

四白

穴位详解

因眼珠小而四周皆露眼白，旧时相者认为人有此相则死于刀兵之灾；又以为妇人有此相则与人奸乱。汉王符《潜夫论·相列》："《易》之《说卦》：巽，为人多白眼。相扬四白者，兵死。"汪继培剜笺引王先生云："四白，谓睛之上下左右皆露白，《易》所谓'多白眼'也。相妇人法：目有四白，五夫守宅。见《唐书.方技.袁天纲传》。"又北周郎中裴珪妾赵氏目有四白，相者张璟藏剜谓其"终以奸废"，后应验。见唐张鸶《朝野金载》卷一。

巨髎

【穴位一找准】在面部，瞳孔直下，平鼻翼下缘处，当鼻唇沟外侧。一说"在鼻孔下，侠水沟旁八分。"（《太平圣惠方》）。正坐或仰卧，目正视，瞳孔直下，与鼻翼下缘平齐处取穴。

【解剖】穴下为皮肤、皮下组织、提上唇肌、提口角肌。皮肤由上颌神经的眶下神经分布。皮下筋膜内弹性纤维连于皮肤的真皮层，并与表情肌的肌质相交织。针由皮肤、皮下组织，在面动脉及面前静脉的外侧，深进提上唇肌和提口角肌。该二肌由面神经颊支支配。

【功效】清热熄风，明目退翳。

【主治】

1. 精神神经系统疾病：面神经麻痹，面肌痉挛，三叉神经痛；

2. 五官科系统疾病：青光眼，近视，白内障，结膜炎，鼻炎，上颌窦炎，牙痛。

【刺灸法】

刺法：

1. 直刺 0.3 ~ 0.6 寸，局部酸胀；

2. 向颊车方向透刺治疗面瘫等；

3. 针尖向同侧四白穴或瞳子方向透刺，可治疗面瘫、近视等。

灸法：温针灸 3 ~ 5 壮，艾条灸 5 ~ 10 分钟。可灸。

穴位详解

经穴名出自《针灸甲乙经》。属足阳明胃经。足阳明、阳跷之会。《类经图翼》补充作：阳跷、手足、阳明之会。《黄帝内经太素》杨上善注作：跷脉、足阳明、任脉之会。

地仓

【穴位一找准】在面部，口角外侧，上直瞳孔。正坐或仰卧，眼向前平视，于瞳孔垂线与口角水平线之交点处取穴。

【解剖】穴下为皮肤、皮下组织、口轮匝肌、笑肌和颊肌、咬肌。皮肤由上、下颌神经的分支双重支配。因针横向外刺，所以针由皮肤经皮下组织，穿口角外侧的口轮匝肌，该部肌质则由降口角肌、颊肌、提上唇肌、提上唇鼻肌的纤维交错。在面神经外侧，针行经笑肌和颊肌之间，再入咬肌。以上表情肌由面神经的分支支配，而咬肌则由下颌神经的咬肌神经支配。

【功效】祛风止痛，舒筋活络。

【主治】

1. 精神神经系统疾病：面神经麻痹，面肌痉挛，三叉神经痛；

2. 其他：口角炎，小儿流涎。

【刺灸法】

1. 直刺 0.2 寸，局部胀痛；

2. 治面瘫时向颊车方向平刺 1.0 ~ 2.5 寸；

3. 向迎香穴透刺治疗三叉神经痛，局部酸胀可扩散至半侧面部，有时出现口角牵掣感。

灸法：温针灸 3 ~ 5 壮。可灸。

穴位详解

地仓：地，脾胃之土也。仓，五谷存储聚散之所也。该穴意指胃经地部的经水在此聚散。本穴物质为胃经上部诸穴的地部经水汇聚而成，经水汇聚本穴后再由本穴分流输配，有仓储的聚散作用，故名（地仓之所以在头之地部，而不在脾胃所主的腹部，乃地仓为一身之粮仓，国家之粮库，为君皇所管辖，头乃皇室之位，故穴在头而不在腹）。

会维、胃维：会，相会也。胃，胃经气血也。维，维持、维系。会维、胃维，意指穴内的气血物质对人体的正常运行有维系的作用。胃为人的后天之本，人的头部及身体中下部的气血要靠本穴输配，本穴气血的输配正常与否直接维系着人体的各种生理功能是否正常，故而名为会维、胃维。

跷脉、足阳明之会：本穴物质既有天部之气又有地部之水，气血物质同合跷脉阴阳相济之性，故为跷脉、足阳明之会。

大迎

【穴位一找准】在下颌角前方，咬肌附着部的前缘，当面动脉搏动处。正坐或仰卧，在下颌角前下 1.3 寸，当咬肌附着部的前缘，下颌骨上取穴。简便取法：闭口鼓腮，在下颌骨边缘现一沟形，按之有动脉搏动处取穴。

【解剖】穴下为皮肤、皮下组织、颈阔肌与降口角肌、咬肌前缘。皮肤由下颌神经的下牙槽神经末支 ~ 颏神经分布。皮下组织内有颈阔肌，受面神经颈支支配。针由皮肤、皮下组织穿降口角肌，到达咬肌前缘。应避开面动脉及其伴行的面前静脉。降口角肌由面神经的下颌缘支支配，咬肌由下颌神经的咬肌神经支配。

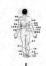

【功效】祛风通络，消肿止痛。

【主治】

1. 五官科系统疾病：龋齿痛，智齿冠周炎，面部蜂窝织炎，眼睑痉挛，颈淋巴结核。

2. 精神神经系统疾病：面神经麻痹，面肌痉挛，三叉神经痛。

【刺灸法】

刺法：直刺 0.2 ~ 0.5 寸，局部酸胀。

灸法：温针灸 3 ~ 5 壮，艾条灸 10 ~ 20 分钟。

寒则补而灸之，热则泻之。可灸。

穴位详解

经穴名出自《素问气穴论》。别名髓孔。胃经气血中的精微物质由此上输于头。气血物质为地部经水及由经水蒸发的气体，循胃经向颊车穴传输。

大迎：大，多也、尊也。迎，受也。大迎，意指胃经气血物质的大部分由本穴上输头部。大迎穴的物质由地仓穴分配而来，一支是由头面循项下走胸腹，一支由本穴上走头部。由于头部为君主之地，因而上输头部的皇粮其量也大、其质也精，运送亦有浩荡之势，故名大迎。

髓孔：髓，脑为髓海，髓即头之脑也。孔，孔隙也。髓孔，意指本穴物质上输脑部。本穴为胃经气血上输头脑的重要通道，胃经为多气多血之经，清浊混杂，而脑部只能藏精微而不能受浊气，故要对胃经上输的气血物质去粗取精，髓孔名意即言对胃经上输气血的限制，孔隙通道即是其关卡。

颊车

【穴位一找准】在面颊部，下颌角前上方约一横指（中指），当咀嚼时咬肌隆起，按之凹陷处。正坐或侧伏，开口取穴，在下颌角前上方一横指凹陷中。如上下齿用力咬紧，在隆起的咬肌高点处取穴。

【解剖】穴下为皮肤、皮下组织、咬肌。皮肤由下颌神经的下牙槽神经的末支 ~ 颏神经分布，该神经与面神经的下颌缘支相交通。针由皮肤经皮下组织，穿咬肌表面的深筋膜进入该肌。营养咬肌的动脉由上颌动脉分出的咬肌动脉，支配该肌的神经则是由下颌神经发出的咬肌神经。

【功效】祛风清热，开关通络。

【主治】

为十三鬼穴之一，统治一切癫狂症。

1. 五官科系统疾病：牙髓炎，冠周炎，腮腺炎，下颌关节炎，咬肌痉挛；

2. 精神神经系统疾病：面神经麻痹，三叉神经痛；

3. 其他：脑血管病后遗症，甲状腺肿。

【刺灸法】

刺法：

1. 直刺 0.3 ~ 0.4 寸，局部酸胀；

2. 向地仓方向平刺 0.8 ~ 1.5 寸。以治面瘫，可采用滞针法，即向同一方向捻转不动，然后手持针柄向患侧牵拉；

3. 向上、下斜刺 0.5 ~ 0.8 寸，以治上下牙痛，局部酸胀并向周围扩散。

灸法：温针灸 3 ~ 5 壮，艾条灸 10 ~ 20 分钟。可灸。

穴位详解

人体生理部位名称，系指耳前颧下之颜面部分。出自《灵枢邪气脏腑病形》。别名有：曲牙，机关，鬼床，牙车。《证治准绳杂病》认为：颊部属手足少阳、手太阳、足阳明诸经之会。《素问刺热病篇》："肝热病者，左颊先赤……肺热病者，右颊先赤。"

颊车：颊，指穴所在的部位为面颊。车，运载工具也。颊车，意指本穴的功用是运送胃经的五谷精微气血循经上头。本穴物质为大迎穴传来的五谷精微气血，至本穴后由于受内部心火的外散之热，气血物质循胃经输送于头，若有车载一般，故名颊车。

曲牙：曲，隐秘之意。牙，肾所主之骨也，指穴内物质为水。曲牙，意指本穴上传头部的气态物中富含水湿。本穴物质为大迎穴传来的水湿气态物，水湿浓度较大，如隐秘之水一般，故名曲牙。

机关：机，巧也。关，关卡也。机关，意指本穴有关卡大迎穴传来的地部经水的作用。本穴因位处上部，大迎穴外传的地部经水部分因地球重力场的原因自然被关卡在本穴之外，关卡的方式十分巧妙，故名机关。

鬼床：鬼，与神相对，指穴内物质为地部经水。床，承物之器也。鬼床，意指穴内经水被它物承托而行。本穴物质为大迎穴传来的水湿气态物，其运行是循胃经上行下关穴，气态物中水湿浓度较大，如同载水上行一般，故名鬼床。

牙车：牙，肾所主之骨也，指穴内物质为水。车，运载工具也。牙车，意指本穴有运送胃经经水上头的功能。理同曲牙之解。

下关

【穴位一找准】在面部耳前方，当颧弓与下颌切迹所形成的凹陷中。正坐或侧伏，在颧弓下缘凹陷处，下颌骨髁状突稍的前方，闭口取穴。

【解剖】穴下为皮肤、皮下组织、腮腺、咬肌、颞下窝。皮肤由下颌神经的耳颞神经分布。在皮下组织内，有横行于腺体实质内的血管主要有上颌动静脉、面横动静脉、面神经及其神经丛。针经腮腺后，穿过颞肌腱入颞下窝。该窝内，深居有三叉神经运动纤维形成神经支配的翼内、外肌。围绕该二肌由面深部的静脉形成静脉丛，通过该丛的静脉或属支，沟通颅内和面部静脉的吻合。因此，面部有感染的患者，不宜采用此穴。

【功效】消肿止痛，聪耳通络。

【主治】

1. 五官科系统疾病：牙痛，颞颌关节功能紊乱，下颌关节脱位，下颌关节炎，咬肌痉挛，耳聋，耳鸣；

2. 精神神经系统疾病：面神经麻痹，三叉神经痛；

3. 其他：眩晕，足跟痛。

【刺灸法】

1. 向下直刺 0.3 ~ 0.5 寸，周围酸胀或麻电感放散至下颌；

2. 略向后斜刺 1.0 ~ 1.5 寸，酸胀扩散至耳区；

3. 沿下颌骨向上、下齿平刺 1.5 ~ 2.0 寸，酸胀扩散至上下齿以治牙痛；

4. 治疗颞颌关节不适用"齐刺"法。

灸法：温针灸 3 ~ 5 壮，艾条灸 10 ~ 20 分钟或药物天灸。

寒则补而灸之，热则泻针出气。可灸。

穴位详解

足阳明、少阳之交会穴。胃经提供头部的气血物质在此分清降浊。气血物质为天部的水湿之气，滞重的水湿部分由天部沉降至地部，轻质的阳气循经上传头维穴。

"下关"的"下"是指本穴调节的气血物质为属阴、属下的浊重水湿。关，关卡。该穴意指本穴对胃经上输头部的气血物质中的阴浊部分有关卡作用。本穴物质为颊车穴传来的天部水湿之气，上行至本穴后，水湿之气中的浊重部分冷降归地，本穴如有对上输头部的气血精微严格把关的作用，故名。

头维

【穴位一找准】在头侧部，在额角发际上 0.5 寸，头正中线旁 4.5 寸。当鬓发前缘直上入发际 0.5 寸，距神庭穴 4.5 寸处取穴。

【解剖】穴下为皮肤、皮下组织、颞肌上缘的帽状腱膜、腱膜下结缔组织、颅骨外膜。皮肤有眼神经的眶上神经分布。皮下筋膜致密。颞筋膜为一层坚韧的纤维膜，紧紧地贴附于颞肌表面。针经上述结构，深进由下颌神经的颞深神经支配的颞肌质内。

【功效】清头明目，止痛镇痉。

【主治】

1. 精神神经系统疾病：偏头痛，前额神经痛，精神分裂症，面神经麻痹；

2. 循环系统疾病：脑溢血，高血压病；

3. 五官科系统疾病：结膜炎，视力减退。

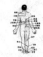

【刺灸法】

刺法：向后平刺 0.5 ~ 0.8 寸，局部胀痛，可向周围扩散。

灸法：隔物灸 3 ~ 5 壮，艾条灸 5 ~ 10 分钟。可灸。

穴位详解

头维出自《针灸甲乙经》，为足阳明胃经在头角部的腧穴，是足阳明胃经与足少阳胆经、阳维脉之交会穴。维，指维护之意。足阳明脉气行与人身胸腔头面，维络于前，故有二阳为维之称。此穴为阳明脉气所发，在头部额角入发际处，维系于头，故名头维。

头痛如破，目痛如脱，头维加大陵；眼睑瞤动，头维加攒竹、丝竹穴点刺；迎风有泪配临泣、风池；偏头痛配曲鬓、风府、列缺；治血管性头痛配角孙、百会穴；面瘫加阳白、下关、翳风、颊车等；精神分裂症配后溪、太冲、涌泉等。

人迎

【穴位一找准】在颈部，喉结旁，当胸锁乳突肌的前缘，颈总动脉搏动处。正坐仰靠，与喉结相平，在胸锁乳突肌前缘，距喉结 1.5 寸处取穴。

【解剖】穴下为皮肤、皮下组织和颈阔肌、颈动脉三角。皮肤由颈丛的颈横皮神经分布。皮下组织内除颈丛的皮神经以外，还有颈前浅静脉及面神经颈支支配的颈阔肌。针于胸锁乳突肌前缘，在喉结水平，穿皮肤、皮下组织深进颈动脉三角。该三角内，有颈深筋膜形成的颈动脉鞘，鞘内包有颈总动脉，颈内静脉及二者之间后方的迷走神经，舌下神经襻位于颈动脉鞘的表面或鞘内。

【功效】利咽散结，理气降逆。

【主治】

1. 精神神经系统疾病：头痛，心脏神经官能症；

2. 呼吸系统疾病：咽喉炎，扁桃体炎，声带疾患，哮喘，肺结核，咯血；

3. 其他：甲状腺机能亢进，甲状腺肿大，雷诺氏病。

【刺灸法】

刺法：避开动脉直刺 0.2 ~ 0.4 寸，局部酸胀，针感可向肩部发散。

灸法：禁灸。

穴位详解

出《灵枢·本输》。别名天五会、五会。属足阳明胃经。足阳明、少阳之会。在颈部，喉结旁开 1.5 寸，胸锁乳突肌的前缘，颈总动脉搏动处。布有颈皮神经及面神经颈支，深层为动脉球，最深层为交感干，外侧有舌下神经降支及迷走神经；有甲状腺上动脉，当颈内、外动脉的分歧处。

水突

【穴位一找准】在颈部，胸锁乳突肌的前缘，当人迎与气舍连线的中点。正坐仰靠，在人迎与气舍之中间，胸锁乳突肌前缘取穴。

【解剖】穴下为皮肤、皮下组织和颈阔肌、胸骨舌骨肌、胸骨甲状肌、甲状腺侧叶（下端）。皮肤由颈丛的皮神经之一，颈横神经分布。皮下组织内除颈丛的皮支外，还有颈阔肌、颈前静脉、颈静脉弓。针经深筋膜浅层入颈丛肌支支配的胸骨舌骨肌和胸骨甲状肌，再进甲状腺实质。腺体下端的后方，有甲状旁腺，并与颈动脉鞘相邻。

【功效】清热利咽，降逆平喘。

【主治】

1. 呼吸系统疾病：支气管炎，哮喘，百日咳，喉头炎，声带疾病，咽炎，扁桃体炎；

2. 其他：甲状腺肿大。

【刺灸法】

刺法：

1. 直刺 0.3 ~ 0.4 寸，局部酸胀，不宜深刺，以免伤及颈总动脉和颈外动脉分支。

2. 向内下斜刺 1.0 ~ 1.5 寸，针体呈 45 度角刺入甲状腺腺体，局部酸胀沉重，以治甲状腺肿大。

灸法：艾炷灸 3 ~ 5 壮，艾条灸 5 ~ 10 分钟。可灸。

穴位详解

水突：水，指穴内的物质为地部水液。突，突破也。该穴意指胃经的地部经水受心火上炎之热大量气化。本穴物质为人迎穴传来的地部经水，位处颈部，受心火上炎之热经水大量气化，如同釜中之水受热时的翻滚上突之状，故名。

水门：水，指穴内物质为水。门，出入之处，开阖的机关也。水门，意指本穴为经水出入的门户。本穴物质为人迎穴传来的地部经水，因本穴位处颈部，是心火上炎于头面的路经之处，而本穴循经传输的地部经水多少则与上炎的心火有关，火强则水弱，火弱则水强，本穴成了胃经经水出与不出的门户，故名水门。

水天：水，指穴内物质为地部经水。天，指穴内物质为天部经气。水天，意指本穴物质既有天部之气又有地部之水。本穴物质为人迎穴传来的地部经水，受心火上炎之热，经水部分气化上行于天，故名水天。

天门：名意与水门近同，水门，意强调胃经向下传输的地部经水，天门名意强调胃经向上传输的天部经气。

气舍

【穴位一找准】在颈部，当锁骨内侧端的上缘，胸锁乳突肌的胸骨头与锁骨头之间。正坐仰靠，在锁骨内侧端之上缘，当胸锁乳突肌的胸骨头与锁骨头之间取穴。

【解剖】穴下为皮肤、皮下组织和颈阔肌、胸骨舌骨肌、颈动脉鞘。皮肤由颈丛的锁骨上内侧神经分布。皮下组织内除颈丛的皮支外，还有颈外浅静脉、颈静脉弓和颈阔肌，该肌由面神经颈支支配。针在胸锁乳突肌胸骨和锁骨之间的凹陷处，入胸骨舌骨肌，并深进至气管前筋膜。在颈根部，胸廓上口的前缘深部，左右侧有无名静脉，在右侧静

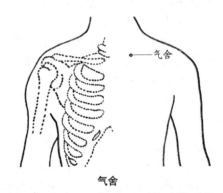

气舍

脉下方，有无名动脉在胸锁关节的后方分为右颈总动脉和右锁骨下动脉；左侧有左颈总动脉（发自主动脉弓）。在这些血管的深面，两侧均有胸膜顶和肺尖，因此切勿深刺。

【功效】清咽利肺，理气散结。

【主治】

1.呼吸系统疾病：咽炎，扁桃体炎，喉炎，支气管炎，哮喘，百日咳；

2.消化系统疾病：食道炎，膈肌痉挛，消化不良；

3.其他：颈淋巴结结核，甲状腺肿大，落枕，颈椎病。

【刺灸法】

刺法：直刺0.3～0.4寸，局部酸胀，不宜深刺。

灸法：艾炷灸3～5壮，艾条灸5～10分钟。可灸。

穴位详解

气舍：气，指穴内物质为天部之气。舍，来源之意。气舍，意指本穴为胃经经气的重要来源。本穴物质为水突穴传来的地部经水，位处颈之下部，由于其更近心室火炎之区，故其水液气化更多，所生气亦更大，为胃经之气的重要来源，故名气舍。

缺盆

【穴位一找准】正坐仰靠，在乳中线上，锁骨上窝中点处取穴。

【解剖】穴下为皮肤、皮下组织和颈阔肌、气管前筋膜、臂丛。皮肤由颈丛锁骨上中间神经分布。皮下组织内有颈外静脉及面神经颈支支配的颈阔肌。该处由胸锁乳突肌锁骨后缘、肩胛舌骨肌和锁骨之间形成锁骨上窝。窝底的浅层有颈外浅静脉穿颈深筋膜注入锁骨下静脉或静脉角；深层有臂丛，锁骨下动、静脉及胸膜顶和肺尖。

【功效】宽胸利膈，止咳平喘。

【主治】

1.呼吸系统疾病：扁桃体炎，气管炎，支气管哮喘，胸膜炎；

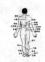
2. 其他：膈肌痉挛，颈淋巴结核，甲状腺肿大，肩部软组织病变。

【刺灸法】

刺法：直刺 0.3 ~ 0.5 寸，局部酸胀，可向上臂放散。不可深刺，以免发生气胸。

灸法：艾炷灸 3 ~ 5 壮，艾条灸 5 ~ 10 分钟。

寒则点刺出血或补之灸之，热则泻针出气。可灸。

穴位详解

人体部位名。即锁骨上窝。《灵枢经脉》："大肠手阳明之脉……从缺盆上颈贯颊。"经穴名出自《素问气府论》。别名天盖、尺盖。胃经的地部经水在此溃缺流散并输布人体各部。本穴的气血物质为地部经水，经水由本穴分流胸之各部，向胸部提供胃经的水湿精微。经言缺盆中满痛者死，外溃不死，此即指缺盆的缺散功能。如果缺盆肿胀满痛，胃经气血不能经此穴顺利传输，则承泣穴外输的经脉气血就会因本穴的闭塞而上积于头颈部使人致死，但缺盆外溃后则不会造成经脉气血阻塞于头，故言缺盆中满痛者死，外溃不死。

缺盆：缺，破散也。盆，受盛之器也。该穴意指本穴的地部经水溃缺破散并输布人体各部。本穴物质为气舍穴外溢而来的地部经水及外散的天部之气，至本穴后，地部经水满溢外散输布四方，如水注缺破之盆的溢流之状，故名。

天盖、尺盖：天，指穴内物质为气。尺，小也。盖，封盖、护盖也。天盖、尺盖，意旨在强调本穴的天部层次存在气态物，对本穴的地部经水起着护盖作用，不使地部经水气化散失。

尺，在此意为穴内的天部之气范围较小，仅局限于本穴的天部范围。

气户

【穴位一找准】在胸部，当锁骨中点下缘，距前正中线 4 寸。仰卧位，在乳中线上，当锁骨中线与第一肋骨之间的凹陷处取穴。

【解剖】穴下为皮肤、皮下组织、胸大肌、锁骨下肌。皮肤由锁骨上神经中间神经和内侧神经双重分布。针由皮肤、皮下组织穿过胸大肌的锁骨及其深面的锁骨下肌，后肌由锁骨下神经支配，它的深面是胸膜顶及肺尖。

【功效】理气宽胸，止咳平喘。

【主治】

1. 呼吸系统疾病：慢性支气管炎，哮喘，胸膜炎；

2. 其他：肋软骨炎，肋间神经痛。

【刺灸法】

刺法：斜刺或平刺 0.5 ~ 0.8 寸，局部酸胀。不可深刺，以防气胸。

灸法：艾炷灸 3 ~ 5 壮，艾条灸 5 ~ 10 分钟。可灸。

穴位详解

经穴名出自《针灸甲乙经》，是胃经与外界气血交换的门户。气血物质为少量的地部经水和经水气化的大量天部之气，地部经水在本穴大部分气化为天部之气，天部之气一方面充补胃经，一方面传向胃经以外的天部层次。

气户之"气"指本穴调节的气血物质为天部之气。户，古指单扇门，引申为出入的通道。该穴意指本穴为胃经气血与外界交换的门户。本穴物质为缺盆穴地部传来的经水，因本穴位置较胃经上部诸穴更近心室火炎之区，流至的地部经水会更多更快地气化并由胃经传至身体其余各部，是胃经与外界气血交换的门户，故名。

临床上常用本穴配肺腧穴治喘咳。

库房

【穴位一找准】在胸部，当第一肋间隙，距前正中线 4 寸。仰卧位，在乳中线上第一肋间隙中取穴。

【解剖】穴下为皮肤、皮下组织、胸大肌、肋间外肌、肋间内肌。皮肤由第一、二肋间神经的前皮支双重分布。针由胸大肌的锁骨头，深进第一肋间隙内的肋间内、外肌。两肌由肋间神经支配，血液供应来自肋颈干的最上肋间动脉。肋间结构的深面，依序还有胸内筋膜，肋胸膜（胸膜壁层的一部分）和肺。

【功效】理气宽胸，清热化痰。

【主治】

1. 呼吸系统疾病：支气管炎，支气管扩张，肺炎，肺气肿，胸膜炎；

2. 其他：肋间神经痛。

【刺灸法】

刺法：斜刺 0.5 ~ 0.8 寸，局部酸胀。不可深刺，以防引起气胸。

灸法：艾炷灸 3 ~ 5 壮，艾条灸 5 ~ 10 分钟。

寒则补而灸之，热则泻之。可灸。

穴位详解

经穴名出自《针灸甲乙经》，胃经的五谷精微在此屯库。气血物质为地部的脾土微粒及天部之气，脾土物质堆积穴周内外，天部之气则散于胃经之外。

库房，储物之仓也，地面建筑之物也。该穴意指胃经气血中的五谷精微物质在此屯库。本穴物质为气户穴传来的地部经水，因胃经经水有缺盆穴的溃散、气户穴的水液气化，流至本穴的地部经水较为干枯，经水中所含的脾土微粒则因无水的承载运化而沉积于胃经所过之处，如在库房穴存积一般，故名。

屋翳

【穴位一找准】在胸部，当第二肋间隙，距前正中线 4 寸。仰卧位，在乳中线上第二肋间隙中取穴。

【解剖】穴下为皮肤、皮下组织、胸大肌、第二肌间结构。皮肤由第一、二、三肋间神经前皮支重叠分布。第二肋间结构由肋间内、外肌及肋间血管和神经构成。肋间外肌位于肋间结构的最外层，于肋软骨和肋骨连结部向前则移行于肋间外膜，直达胸骨缘；肋间内肌较薄，位于前肌的深面，于肋角的内侧向后移行肋间内膜并连于脊柱两侧。肋间动脉分出的上、下支则行于肋间内、外肌之间的上、下缘。

【功效】止咳化痰，消痈止痒。

【主治】

1. 呼吸系统疾病：支气管炎，支气管扩张，胸膜炎；

2. 其他：肋间神经痛，乳腺炎。

【刺灸法】

刺法：

1. 直刺 0.2 ~ 0.3 寸；

2. 或向内斜刺 0.5 ~ 0.8 寸，局部酸胀；

3. 不可深刺，以防引起气胸。

灸法：艾炷灸 3 ~ 5 壮，艾条灸 5 ~ 10 分钟。

寒则补而，灸之，热则泻针出气或凉药水针。可灸。

穴位详解

经穴名出自《针灸甲乙经》。胃经经气在此形成天部的气体屏障。气血物质为天部之气，性湿浊，由本穴输向胸膺各部。

屋，地面建筑也。翳，古指用羽毛做的华盖穴或遮蔽之物，此指穴内物质为卫外之气。该穴意指本穴有地部气化之气为胸部提供卫外屏障。本穴物质为库房穴传来的地部经水，乃库房穴地部脾土外渗之液，在本穴处受心室外传之热而气化为气，性湿浊，所处为天之下部，如胸部的卫外屏障，故名。

本穴常配天宗穴治乳痈。

膺窗

【穴位一找准】在胸部，当第三肋间隙，距前正中线 4 寸。仰卧位，在乳中线上第三肋间隙中取穴。

【解剖】穴下为皮肤、皮下组织、胸大肌、胸小肌。皮肤由第二、三、四肋间神经的前皮支分布。

胸部皮肤的神经分布阶段性明显，但又有重叠性。针由皮下经胸大肌表面的胸肌筋膜，进入该肌及其深面的胸小肌，该二肌均为胸前神经支配。肋间动脉分出的上支和下支分别行于肋间肌之间上、下缘。有胸横肌、胸内筋膜、胸膜壁层的肋胸膜，深面是肺。以上层次均较薄，不得深进。

【功效】止咳宁嗽，消肿清热。

【主治】

1. 呼吸系统疾病：支气管炎，哮喘，胸膜炎；

2. 其他：肠炎，乳腺炎，肋间神经痛。

【刺灸法】

刺法：

1. 直刺 0.2 ~ 0.4 寸；

2. 或向内斜刺 0.5 ~ 0.8 寸；

3. 不可深刺，以防引起气胸。

灸法：艾炷灸 3 ~ 5 壮，艾条灸 5 ~ 10 分钟。

寒则补之灸之，热则泻之。可灸。

穴位详解

别名膺中穴。胸腔内的高温之气由此外出胃经。气血物质为高温气态物，气态物由胸腔内部外出体表胃经。

膺，胸也。窗，空孔也。该穴意指胸腔内的高温之气由此外出胃经。本穴位处乳之上、胸之旁，地部有孔隙通道与胸腔内部相通，如胸腔与体表间气血物质交流的一个窗口，故名。膺中名意与膺窗义同，中与外相对，指胸腔。

前人经验：配太冲，治唇肿。《资生经》近人处方：配乳根、神阙、冲门，治乳腺炎。

乳中

【穴位一找准】在胸部，当第四肋间隙，乳头中央，距前正中线 4 寸。乳头正中央。此穴不针不灸，只作为胸腹部取穴的定位标志。

【解剖】穴下为皮肤、输乳孔、输乳窦、输乳管、腺组织、胸大肌。乳房皮肤的神经分布来自锁骨上神经的分支及第三、四、五肋间神经前皮支的乳房内侧支和外侧皮支的乳房外侧支。该处皮肤还有汗腺、皮脂腺、平滑肌（以环形纤维为主）。交感神经纤维随外侧动脉和肋间动脉入乳房，分布于血管、平滑肌及腺组织。

【功效】调气醒神。

【主治】现代常因此穴作为胸部取穴标志，不作针灸治疗。

【刺灸法】寒则灸之，热则凉药敷之，不针。

穴位详解

乳，乳房也。中，正也。首，头也。当，正对也。乳中、乳首、当乳，意皆指本穴为乳头标志，无他意。

经穴名出自《针灸甲乙经》，别名乳首穴，当乳穴，意为五谷生化的乳汁精微输出之所。《脉经》中"乳"字作产字解释。《辑义》："乳中盖在草蓐之谓。"指妇女正在分娩期间。气血物质为气态物，气态物质由天之下部上升至天之上部后液化冷降。

乳中为乳汁外出之处，乳汁为液态物，而乳头在人体坐标系中位处高位，何以人体的液态物能从高位而出？这是因为人之乳汁为精血所化，精血性热，在体内的运动变化是气化过程，气化之气由地部升至天部，此气上升天部后又冷却液化，液化之乳则在人体系统的内部高压作用下外出乳头（乳孔在张开的情况下致使内外存在压差），此即乳汁能从属气的层次外出体表的原因。

乳根

【穴位一找准】在胸部，当乳头直下，乳房根部，第五肋间隙，距前正中线 4 寸。仰卧位，乳头直下，在第五肋间隙中取穴。

【解剖】

穴下为皮肤、皮下组织、胸大肌、腹外斜肌、第五肋间结构。皮肤由第四、五、六肋间神经前皮支分布。针经皮下组织，至胸大肌及腹外斜肌，前肌由胸前神经支配，后肌由肋间神经支配。第五肋间结构包括肋间内、外肌及其间的肋间动、静脉和肋间神经。其深面，除胸内筋膜、胸膜和肺外，左侧穴位内侧有心包及其内的心脏，右侧则有膈、肝的上缘。

【功效】通乳化瘀，宣肺利气。

【主治病症】

1. 妇产科系统疾病：乳汁不足，乳腺炎；

2. 呼吸系统疾病：哮喘，慢性支气管炎，胸膜炎；

3. 精神神经系统疾病：肋间神经痛，臂丛神经痛。

【刺灸法】

刺法：向外斜刺或向上斜刺 0.5 ~ 0.8 寸，局部酸胀，可扩散至乳房。

灸法：艾炷灸 5 ~ 7 壮，艾条灸 10 ~ 20 分钟。

寒则补而灸之，热则泻之。可灸。

穴位详解

本穴左侧内为心脏，击中后，冲击心脏，休克易亡。气血物质为脾土微粒及气化之气，脾土微粒存留穴周内外，气化之气循胃经疏散。

乳根：乳，穴所在部位也。根，本也。该穴意指本穴为乳房发育充实的根本。本穴物质为胃经上部经脉气血下行而来，由于气血物质中的经水部分不断气化，加之膺窗穴外传体表的心部之火，因此，本穴中的气血物质实际上已无地部经水，而是火生之土。由于本穴中的脾土微粒干硬结实，对乳上部的肌肉物质（脾土）有承托作用，是乳部肌肉承固的根本，故名。

不容

【穴位一找准】在上腹，当脐中上 6 寸，距前正中线 2 寸。仰卧位，在脐上 6 寸，巨阙穴（任脉）旁开 2 寸处取穴。

【解剖】穴下为皮肤、皮下组织、腹直肌鞘及腹直肌、第 7 肋间结构、胸横肌。皮肤由第六、七、八肋间神经前皮支分布。针由皮下经胸大肌表面的胸肌筋膜，进入腹直肌，该肌由第五至十二肋间神经支配。肋间内肌及其间的血管神经达胸横肌。若再深进，经胸内筋膜和胸膜腔、穿膈肌，右侧达肝脏，左侧达胃。前者为实质性器官，分泌有胆汁，器官内有丰富的血管丛。后者为中空器官，其内容物可随针路外溢。

【功效】调中和胃，理气止痛。

【主治】

1. 消化系统疾病：胃炎，胃扩张，神经性呕吐，消化不良，腹痛；

2. 呼吸系统疾病：咳嗽，哮喘；

3. 其他：肋间神经痛，肩臂部诸肌痉挛或萎缩。

【刺灸法】

刺法：直刺 0.5 ~ 0.8 寸，局部酸胀。不宜深刺，防止刺伤肝、胃。

灸法：艾炷灸 3 ~ 5 壮，艾条灸 5 ~ 10 分钟。

寒则点刺出血，热则泻针出气。可灸。

穴位详解

胃经的地部经水由此通过。气血特征：气血物质为地部经水，循胃经下传承满穴。

承，受也。满，满盛也。该穴意指胃经的地部经水在此满溢而行。本穴物质为不容穴传来的地部经水，因本穴所处为腹部肉之陷，故而地部经水为屯积之状，又因本穴肉陷也浅，经水一注即满，故名。

不容，胃经的气血物质本穴不为容纳也。本穴位处乳之下部，所受气血乃胃经上部区域脾土中的外渗水液，至本穴后因无外界之热使其气化转变，其运行只是单纯的循经下传，故名。

芒针

【穴位一找准】在上腹部，当脐中上 5 寸，距前正中线 2 寸。

【解剖】穴下为皮肤、皮下组织、腹直肌鞘前层、腹直肌、腹直肌鞘后层、腹横筋膜、腹膜下筋膜。皮肤由第六、七、八肋间神经的前皮支分布。皮下筋膜内有皮神经和胸腹壁浅静脉的属支。针由皮肤、皮下筋膜经腹深筋膜入腹直肌鞘前层。该层由腹外斜肌腱和腹内斜肌腱膜的前叶形成。针深进入腹直肌，至其鞘后的腹内斜肌腱膜的后叶和腹横肌腱膜。鞘内肌及鞘则由肋间神经分布，由肋间血管与腹壁上、下动脉营养。

【功效】理气和胃，降逆止呕。

【主治】消化系统疾病：胃、十二指肠溃疡，胃痉挛，急慢性胃炎，消化不良，胃神经官能症，腹膜炎，肝炎，痢疾，肠炎。

【刺灸法】直刺 0.8 ~ 1 寸。不灸。

穴位详解

位于任脉，为胃之募穴，与手少阳、手太阳、足阳明交会。针刺中脘穴通过调节脾胃升降的功能，来疏通气机，其在三焦整体气机的升降出入运动中，起着枢纽作用。泻之可理气和胃，导滞化积，祛痞消胀；补之可益气和中；灸之可暖脾逐邪，温通腑气。

梁门

【穴位一找准】梁门穴位于人体的上腹部，当脐中上 4 寸，距前正中线 2 寸。

【解剖】当腹直肌及其鞘处，深层为腹横肌；有第七肋间动、静脉分支及腹壁上动、静脉；当第八肋间神经分支处（右侧深部当肝下缘，胃幽门穴部）。

【主治】胃痛、呕吐、纳呆、泄泻、便溏，及消化性溃疡病，急、慢性胃炎，胃下垂等。

【刺灸法】直刺 0.8 ~ 1.2 寸。过饱者禁针，肝肿大者慎针或禁针，不宜做大幅度提插。寒则泻之或点刺出血，热则补之或水针。不灸。

穴位详解

穴位名出自《针灸甲乙经》："横木为梁，又迎前山岭为山梁，均含有横直之意。"《难经·五十七难》曰："心之积曰伏梁，起于脐下，大如臂，上至心下。"又考其他方书，凡心阳失律，谷气寒凝，横胀塞满，类似潜伏之横梁者，可以取此，益阳气以灼阴邪，消寒滞而开痞郁。故称之"梁门"。即破横亘之梁，而开通敞之门，亦以疗效而得名也。本穴物质为承满穴传来的地部经水，本穴为腹部肉之隆起（脾土堆积）处，有约束经水向下流行的作用，经水的下行是满溢之状，如跨梁而过。（承满穴的经水是从上流下，何以梁门的堆积脾土能阻其下行？提问是站在地球重力场的角度看，若站在人体重力场的角度看则梁门的隆起部位为高地势，下行之水故而被阻。）

梁，屋顶之横木也。门，出入之通道也。该穴意指胃经的气血物质被本穴约束。

可用本穴配梁丘穴、中脘穴、足三里穴治胃痛。按揉梁门穴、中脘穴可以降血糖：中脘穴位于胸骨下末端与肚脐连线的中点。中脘穴左右旁开各两指处即左右梁门穴。用双手食指、中指按揉两侧梁门穴，然后再用一手食指、中指按揉中脘穴，各 2 分钟。在按压梁门穴时，如左侧梁门部胀痛多见于胃体胃炎和慢性萎缩性胃炎。若右侧梁门胀痛为胃窦炎、球部溃疡、胃黏膜脱垂。胃黏膜脱垂症，当其胃黏膜脱垂后嵌入球部时，望诊可发现右梁门穴处略饱满，切腹时可触及一软性团块。

关门

【穴位一找准】在上腹部，当脐中上 3 寸，距前正中线。仰卧位，在脐上 3 寸，建里穴（任脉）旁开 2 寸处取穴。

【解剖】穴下为皮肤、皮下组织、腹直肌鞘前层、腹直肌、腹直肌鞘后层、腹横筋膜、腹膜下筋膜。皮肤由第七、八、九肋间神经的前皮支重叠分布。腹直肌位于腹壁前正中线的两侧，起于耻骨联合和耻骨嵴，止于第五至第七肋软骨和胸骨剑突的前面。肌的全长被 3 ~ 4 条横行腱划断，该肌由第五至第十二肋间神经支配。

【功效】调理肠胃，利水消肿。

【主治】

1. 消化系统疾病：胃炎，胃痉挛，肠炎，腹水，便秘；

2. 其他：遗尿，水肿。

【刺灸法】

刺法：直刺 0.8 ~ 1.2 寸，局部沉重发胀。

灸法：温针灸 3 ~ 5 壮，艾条灸 5 ~ 10 分钟。

寒则补而灸之，湿热则泻针出气。可灸。

穴位详解

《千金翼方》中作"关明"。《三因方》卷十六："齿为关门，肾之荣，骨之余也。"系指上、下齿构成的形态类似门户、关隘，故称之为关门。胃经中的脾土物质在此屯驻。气血物质为脾土微粒及地部经水，脾土微粒屯留穴周内外，经水则循胃经下行。

关门：关，关卡也。门，出入的门户也。该穴意指胃经中的脾土物质在此屯驻。本穴物质为梁门穴传来的地部经水，其水为满溢之水，量小，但因其由上而下，故有脾土微粒随水而下。经水传至本穴后，由于受腹内部的外散之热及胃经区域自身之热，经水气化为枯竭之状，脾土物质随之屯驻，如被关卡一般，故名。

关明：关，关卡也。明，明白可见也。关明，意指胃经中运化的脾土微粒明白可见。本穴物质为梁门穴传来的地部经水，受腹部外传之热后而不断气化，水液气化干涸后随经水冲行的脾土微粒变得清楚可见，故名。

太乙

【穴位一找准】该穴位于人体的上腹部，当脐中上 2 寸，距前正中线 2 寸。

【解剖】当腹直肌及其鞘处；有第八肋间动、静脉分支及其腹壁下动、静脉分支；布有第八肋间神经分支（内部为横结肠）。

【功效】除湿散热。

【主治】胃病，心烦，癫狂。

【刺灸法】直刺 0.8 ~ 1.2 寸。寒则补而灸之，热则泻针出气。可灸。

穴位详解

太乙穴，又作太一，出《针灸甲乙经》。原意为元始、最初。古称太乙神居于北极星。《史记天官书》："中官天极星，其一明者，太一常居也。"穴在中上腹，近天枢（对北斗第一星为名）穴，故名。气血物质为天部强劲的风气，风气循胃经向穴外传输。

"太"字通大，"乙"字同一，又具盘曲之象。太乙穴恰在盘曲的大小肠之上，故名为太乙。一说：《河图》以中宫为太乙。中央属土，脾胃亦属土，万物赖土以生。穴名太乙，正意味着它具有治疗阳明病的功效。

太，大也。乙，卯木也，风也。该穴意指胃经气血在此形成强盛风气。本穴物质为关门穴传来的水湿云气，因其较为滞重，运行是从关门穴的天之上部传至本穴的天之下部。水湿云气至本穴后，因受腹部外传之热的作用，水湿之气膨胀扩散形成横向运行的强盛风气，故而本穴名为太乙。太一名意与太乙同，一通乙。

滑肉门

【穴位一找准】该穴位于人体的上腹部，当脐中上 1 寸，距前正中线 2 寸。

【解剖】当腹直肌及其鞘处；有第九肋间动、静脉分支及腹壁下动、静分支；布有第九肋间神经分支（内部为小肠）。

【功效】镇惊安神，清心开窍。

【主治】

1. 精神神经系统疾病：癫痫，精神病；

2. 妇产科系统疾病：子宫内膜炎，月经不调；

3. 其他：舌炎，舌下腺炎，慢性胃肠炎；

4. 经常按摩此穴，还可以健脾祛痰，健美减肥，保持身体苗条。

【刺灸法】刺法：直刺 0.8 ~ 1.2 寸，局部酸胀。

灸法：温针灸 3 ~ 5 壮，艾条灸 10 ~ 20 分钟。

寒则补而灸之，热则泻针出气。可灸。

穴位详解

滑肉门穴，出自《针灸甲乙经》，别名滑肉穴，滑幽门穴。气血物质为天部的风气及风气中夹

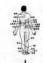

带的脾土微粒，脾土微粒在风气的运化下输布人体各部。

滑肉门：滑，滑行也。肉，脾之属也，土也。门，出入的门户也。该穴意指胃经中的脾土微粒在风气的运化下输布人体各部。本穴物质为太乙穴传来的强劲风气，而本穴所处的位置为脾所主的腹部，土性燥热，在风气的作用下脾土微粒吹刮四方，脾土微粒的运行如滑行之状，故名。滑肉、滑幽门名意与滑肉门同，幽为隐秘之意，指脾土微粒的运化不易被觉察。

从中医的角度来看，肥胖是由于饮食过度，或先天脾胃亏虚，水谷营养不能够正常吸收、代谢，导致体内津液异常积留聚停在体内所致。而滑肉门穴顾名思义，滑是光滑，润滑；肉是肌肉的意思。滑肉门穴最大的作用就是润滑作用，它可以将人体内多余的痰湿痰团分泌排出体外。该穴属于足阳明胃经上的穴位，在肚脐上方一寸，距腹中线两寸的地方。

按摩此穴，可以保健脾胃，调节体内内分泌系统，帮助消化，有助于排除体内多余的湿痰以达到减肥，保持苗条。可以按摩滑肉门配天枢等穴。

医师建议，滑肉门穴属胃经，位在肚脐上方 1 寸、旁开 2 寸处，按揉这个穴位有助于消除脂肪、健美减肥，需保持站立或坐着的姿势，然后在穴位上用手掌上下、左右按摩三分钟，每日三次，饭前饭后均可，但饭后按摩不能太用力。

天枢

【穴位一找准】脐中旁开 2 寸。取穴时，可采用仰卧的姿势，天枢穴位于人体中腹部，肚脐向左右三指宽处。

【解剖】当腹直肌及其鞘处，有第九肋间动、静脉分支及腹壁下动、静脉分支，布有第九肋间神经分支（内部为小肠）。

【功效】调肠胃、理气血、消积化滞。

【主治】天枢是大肠之募穴，是阳明脉气所发，主疏调肠腑、理气行滞、消食，是腹部要穴。大量实验和临床验证，针刺或艾灸天枢穴对于改善肠腑功能，消除或减轻肠道功能失常而导致的各种证候。具有显著的功效。《千金方》：小便不利……灸天枢百壮。天枢，主疟振寒，热盛狂言。天枢，主冬月重感于寒则泄，当脐痛，肠胃间游气切痛。

现代用来治疗：腹痛、腹胀、便秘、腹泻、痢疾等胃肠病。

月经不调、痛经等妇科疾患。

【刺灸法】

直刺 1 ～ 1.5 寸。《千金》：孕妇不可灸。治疗下痢用本穴道指压。还可以按揉天枢穴，方法：两脚分开站立，与肩同宽，以食指、中指的指腹按压天枢穴，在刺激穴位的同时，向前挺出腹部并缓慢吸气，然后上身缓慢向前倾呼气，反复做 5 次。两腿并拢坐于椅上，按压天枢穴，左腿尽量向上抬，然后收回，换右腿上抬、收回为 1 次。反复做 5 次。

穴位详解

天枢穴是临床常用穴位，其应用以治疗肠胃疾病为主。是手阳明大肠经募穴，位于脐旁两寸，恰为人身之中点，如天地交合之际，升降清浊之枢纽。人的气机上下沟通，升降沉浮，均过于天枢穴。

天枢：天星名，即天枢星，为北斗星的北斗一，其左连线为北斗二天璇星，右连线为北斗四天权星。该穴之，意指本穴气血的运行有两条路径，一是穴内气血外出大肠经所在的天部层次，二是穴内气血循胃经运行。本穴气血物质来自两个方面，一是太乙穴、滑肉门穴二穴传来的风之余气，其二是由气冲穴与外陵穴间各穴传来的水湿之气，胃经上、下两部经脉的气血相交本穴后，因其气血饱满，除胃经外无其他出路，因此上走与胃经处于相近层次的大肠经，也就是向更高的天部输送，故名。

长溪、长谷：长，源源不断也。溪，水流的路径也。谷，狭谷也。长溪、长谷，意指本穴的气血强盛，向外输出源源不断。本穴物质由胃经上下二部汇聚而成，其气强盛，源源不断地输往大肠经所在的天部层次，故名。

谷门、谷明：谷，胃气也。门，出入的门户也。明，可见之物也，指本穴气血强盛，外输气态物为可见之物。谷门、谷明，意指胃气由本穴源源不断地输送大肠经。理同天枢名解。

循际、循元：循，循气血运行的固有道路运行也。际，际会也。元，本元也。循际、循元，意指本穴的气血强盛，循气血物质的固有通路外输大肠经。理同天枢名解。

补元：补，充补也。元，本元也。补元，意指本穴的气血强盛，为人体后天之气的充补之元。人体之气分为多种，有元气、宗气、神气等等。元气为先天之气，也就是肾气，它与生俱来，不可改变。元气为人的先天之本，它随着人的生长发育而不断消耗，但元气的消耗随人体后天之气的盛衰而改变，后天之气盛则元气消耗慢，后天之气衰则元气消耗快。同理，补充了人的后天之气也就是间接地补充了人的元气，本穴输出的强盛之气即有补充强化人体后天之气的功用，故名为补元。

大肠经募穴：因本穴气血强盛，气血物质与大肠经特性相符，向外传输是输入大肠经所在的天部层次，为大肠经气血的主要来源之处，故为大肠经募穴。

现代常用于治疗急慢性胃炎、急慢性肠炎、阑尾炎、肠麻痹、细菌性痢疾、消化不良。

临床上常用的配伍主要有：

1. 配上巨虚，有解毒清热化湿的作用，主治急性细菌性痢疾。

2. 配足三里，有和中止泻的作用，主治小儿腹泻。

3. 配上巨虚、阑尾穴，有理气活血化瘀的作用，主治急性阑尾炎。

4. 配大肠腧、足三里，有温通气机，调理肠腑的作用，主治肠炎。

5. 配中极、三阴交、太冲，有疏肝理气，调经止痛的作用，主治月经不调，痛经。

针灸治疗脾虚泄泻的机理可能与改善细胞免疫和体液免疫功能有关。

治疗腹泻时让患者先排去大便，仰卧于床上，或坐在椅子上、沙发上，解开腰带，露出肚脐部，全身尽量放松，医者取肚脐旁6厘米处的天枢穴，分别用拇指指腹压在两侧穴位上，力度由轻渐重，缓缓下压（指力以患者能耐受为度），持续4～6分钟，将手指慢慢抬起（但不要离开皮肤），再在原处按揉片刻。整个治疗过程仅需数分钟，腹中即感舒适，腹痛、腹泻停止。绝大多数能一次治疗见效。

每天敲天枢（肚脐两旁，旁开三横指处）两次可通肠道、排宿便，肠道通，脂肪不会堆积，顺畅代谢。天天至少两个时间段去敲打，每次敲打5～10分钟。

胃胀的时候也可以按天枢穴。天气一热，肠胃就会跟着"添乱"，不是没有食欲，就是吃了东西感到胃胀、恶心，有时候吃多了瓜果冷饮，还会因为脾胃受凉、消化不好产生腹痛等现象。其实，这些肠胃小毛病，通过简单的自我按摩就可以达到一定程度的缓解。这里就教大家几个常见穴位的自我按压法，一般选用拇指或中指，以指腹按压穴位，以自觉稍痛为度。

外陵

【穴位一找准】该穴位于人体的下腹部，当脐中下1寸，距前正中线2寸。《针灸甲乙经》："在天枢下，大巨上。"《素问气府论》王冰注："在天枢下同身寸之一寸。"《类经图翼》："对阴交。"

【解剖】当腹直肌及其鞘处；布有第十肋间动、静脉分支及腹壁下动、静脉分支；布有第十肋间神经分支（内部为小肠）。

【功效】调肠、利气。

【主治】腹痛，疝气，痛经。

【刺灸法】直刺1～1.5寸，艾炷灸5～7壮，艾条灸10～20分钟。寒则补而灸之，热则泻针出气或水针。女性绝育术的针麻中，可取外陵，刺达筋膜后上提，再以15度角沿皮透刺向对侧外侧外陵5～7寸；气冲也同样刺法，然后应用电针25～30分钟后出针，进行手术。可灸。

穴位详解

外陵穴，出自《针灸甲乙经》。属足阳明胃经。在下腹部，当脐中下1寸，距前正中线2寸。另说"在天枢下半寸"（《千金要方》）；"去腹中行当各三寸"（《针灸资生经》）。气血物质为天部之气及地部脾土，脾土微粒随气态物冷降并由天部沉降于穴外的地部。

外，指本穴气血作用的部位在经脉之外。陵，陵墓也、土丘也。该穴意指胃经的脾土微粒输送胃经之外。本穴物质为胃经上部太乙穴、滑肉门穴、天枢穴诸穴，胃经下部气冲穴等穴传来的天部风气及风气中夹带的脾土尘埃，上下风气交会后在本穴形成了一个风气场的驻点，随风气扬散的脾土微粒则随着在本穴的风停气止由天部沉降于地，在穴周外部形成了脾土堆积的土丘，故本穴名为外丘穴。

临床上常配子宫、三阴交穴治痛经。

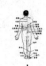

大巨

【穴位一找准】在下腹部，当脐中下2寸，距前正中线2寸。取穴时，可采用仰卧的姿势，大巨穴位于人体下腹部，从肚脐到耻骨上方画一线，将此线4等分，从肚脐往下3/4点的左右三指宽处，即为大巨穴。

【解剖】有第十一肋间动、静脉分支，外侧为腹壁下动、静脉。分布着第十一肋间神经。

【功效】调肠胃，固肾气。

【主治】小腹胀满，小便不利，疝气，遗精，早泄。现多用于腹直肌痉挛，肠梗阻，膀胱炎，尿潴留等。

【刺灸法】直刺0.7~1.2寸。可灸。寒则点刺出血或补而灸之，热则泻针出气。可灸。

穴位详解

经穴名出自《针灸甲乙经》，别名腋门穴、液门穴。一说"去腹中行当各三寸"（《针灸资生经》）。此穴位为人体足少阴肾经上的主要穴道之一。气血物质为地部经水，循胃经下传水道穴。

大巨：二词合解，指穴内气血物质所占据的区域为大为巨。本穴物质为外陵穴传来的地部水液，其下传之水为脾土中的外渗之水，来源及流经区域巨大，如同巨大的浅溪，故名大巨。

腋门、液门穴：腋，通液。液，地部水液也。门，出入的门户也。腋门、液门穴，意皆指本穴为胃经经水出入的门户。理同大巨名解。

临床上可以用大巨穴配中极穴、次髎穴治小便不利。

此外，对女性朋友来说，大巨穴还有明显的丰胸作用。傲人的美胸，不仅要确保坚挺丰满，更要兼顾肌肤弹性有光泽。能刺激产生卵巢荷尔蒙和乳腺发育荷尔蒙的大巨穴便成为不可错过的美胸穴道。经常按压能促使胸部紧实光滑，并有助于塑形丰胸。位置：位于下腹部，从肚脐往下到耻骨连线的3/4处左右三指宽的地方。按压方法：呼吸中，在缓缓吐气的同时以大拇指用力按6秒钟，重复6次。

水道

【穴位一找准】该穴位于人体的下腹部，当脐中下3寸，距前正中线2寸。另说在"天枢下五寸"（《针灸甲乙经》）；天枢下四寸（《针灸聚英》）；"去腹中行当各三寸"（《针灸资生经》）。

【解剖】

水道位于耻骨联合上2寸，旁开2寸。操作方法：患者取俯卧位，在髂后上棘内侧缘与大转子最突出处内侧缘（转子间嵴）连线的内上2/5与外下3/5交界处作为进针点刺入，透向同侧水道，临床进针深度为6寸左右，针与矢状面间呈20度角，与水平面平行，使针经坐骨大孔而深入，此方向进针后恰位于水道附近。

根据观察，在透穴部位，针刺入时由浅入深依次穿过皮肤、浅筋膜、臀大肌、梨状肌、坐骨神经（骶丛）、坐骨大孔、盆丛神经，少数还穿过髂内血管及其分支间，将针继续深刺直至腹壁，恰位水道穴附近。可见，"秩边透水道"的提法是成立的。

在透穴进针周围，浅筋膜内的皮神经为臀上皮神经的第Ⅱ支、第Ⅲ支及臀中皮神经；针穿梨状肌的位置布有坐骨神经、臀上神经、臀下神经、股后皮神经、阴部神经；针入盆腔内神经布有骶丛、闭孔神经、盆丛神经。临床资料显示，进针过程中常出现下肢放射状触电样感觉，有时也会将这种感觉放射到会阴部和外生殖器，表明针刺大多涉及了坐骨神经和阴部神经。

在透穴进针路径上的血管及其间吻合也较多，主要有臀上动静脉、臀下动静脉、阴部内动静脉以及少数穿过髂内血管及其分支。

如此众多来源的神经、血管分布和广泛的交通是治疗术后尿潴留的解剖基础。"秩边透水道"时，针穿臀大肌后，正当梨状肌中央，经坐骨神经内侧缘和阴部经附近进入坐骨大孔，穿过骶丛神经，到达小骨盆侧壁的壁腹膜外处，当患者出现盆腔内热、胀、松快等针感时，针尖正好抵达盆丛神经前下部。本针法由浅入深，始终未伤及附近重要的血管、脏器，如臀下动静脉、髂外动静脉及膀胱等。

【功效】利水，消胀，调经。

【主治】小腹胀满，小便不利，痛经，不孕，疝气。

【刺灸法】直刺1~1.5寸。寒则点刺出血或补而灸之，热则泻针出气或水针。可灸。

穴位详解

水道，经穴名出自《针灸甲乙经》。布有肋下神经分支，外侧为腹壁下动、静脉。《素问灵兰秘典论》："三焦者，决渎之官，水道出焉。"气血物质为地部经水。循胃经下传归来穴。水，水液；道，通道。水道，即水液通行的道路。因本穴有疏通水液通路，使水液有渗注于膀胱之功能，故名水道。

水道，即水液通行的道路。本穴物质为大巨穴传来的地部经水，经水由本穴循胃经向下部经脉传输，本穴为胃经水液通行的道路，故名。

艾灸是在水道穴调整水液的最好办法，中医认为，像浮肿、腹水这种积液样的水湿都属于"寒水"。而艾的火热之气，进入水道穴后可以烤干"寒水"，达到以火克水的目的。中医学认为，手术能损伤脉络，使膀胱气机受到阻滞，膀胱气化不利，开阖失司，而发生尿潴留。秩边属足太阳膀胱经，有疏通膀胱经脉的作用；水道位于小腹部，有通利水道的作用。针刺"秩边透水道"，可使针感直达病所，有通络利水之功。

归来

【穴位一找准】归来穴位于人体的下腹部，当脐中下4寸，距前正中线2寸。一说"去腹中行当各三寸"（《针灸资生经》）。

【解剖】穴下为皮肤、皮下组织、腹直肌鞘前层、腹直肌、腹直肌鞘后层、腹横筋膜、腹膜下筋膜（腹膜壁层）。皮肤由肋下神经和髂腹下神经的前皮支分布。腹膜下筋膜是位于腹横筋膜和腹膜壁层之间的疏松结缔组织，富有脂肪组织，该层筋膜向后与腹膜后间隙的疏松结缔组织相续。在腹膜外脂肪组织层中，有髂外血管、腹壁下动静脉、生殖股神经和髂外的淋巴结及其连属淋巴管等结构。

【功效】理气，提胞，治疝。

【主治病症】

1. 妇产科系统疾病：月经不调，痛经，盆腔炎，白带，闭经，卵巢炎，子宫内膜炎；
2. 泌尿生殖系统疾病：睾丸炎，小儿腹股沟疝，阴茎痛，男女生殖器疾病。

【刺灸法】直刺1～1.5寸。寒则补而灸之，热则泻针出气或水针。可灸。

穴位详解

穴位名出自《针灸甲乙经》，别名溪穴，豁谷穴，溪谷穴。经外穴别名。即遗道。《千金要方》："妇人阴冷肿痛，灸归来三十壮，三极，侠玉泉五寸是其穴。"胃经经水在此气化并上行于天。气血物质为地部经水及天部之气，地部经水循胃经下行气冲穴，天部之气逆胃经上行。

归来：指胃经下行的地部经水受热后气化逆胃经上行。本穴物质为水道穴传来的地部经水，至本穴后因受冲脉外散之热，经水复又气化逆胃经上行，如流去之水复又归来，故名。

溪穴、溪谷：溪，水流的路径也。穴，孔隙也。谷，狭谷也。溪穴、溪谷，意皆指本穴地部的经水细小。本穴物质为水道穴传来的地部经水，因有大量经水气化逆胃经上行，本穴下传的地部经水细小，故名。

豁谷：豁，旷达开阔也。谷，山之谷也。豁谷，意指本穴的气化之气上行于天部的旷达开阔之处，故名豁谷。

此穴可配三阴交穴治五淋；配公孙穴、水分穴、天枢穴、足三里穴治泄痢便秘、绕脐腹痛（脾肾不和）；配长强穴、气海穴、关元穴治脱肛、小便不禁、肾虚不孕症；神阙（隔盐灸）配关元穴、气海穴（重灸）治中风脱证。

气冲

【穴位一找准】气冲穴位于人体的腹股沟稍上方，当脐中下5寸，距前正中线2寸。一说"去腹中行当各三寸"（《针灸资生经》）。《针灸甲乙经》载："在归来下，鼠鼷上一寸。"《素问热刺篇》王冰注谓："在腹脐下横骨两端鼠鼷上同身寸一寸动脉应手。"其与腹正中线距离有2寸（《针灸甲乙经》）和3寸（《针灸资生经》）二说。今从《针灸甲乙经》和《素问》王冰注定位。

【解剖】在耻骨结节外上方，有腹外斜肌腱膜，在腹内斜肌、腹膜肌下部；有腹壁浅动、静脉分支，外壁为腹壁下动、静脉；布有髂腹股沟神经。

【功效】疏肝益肾，调经种子。

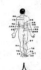

【主治】肠鸣腹痛，疝气，月经不调，不孕，阳痿，阴肿。

【刺灸法】直刺 0.5 ～ 1 寸。寒则补之，热则泻之，无灸。

穴位详解

气冲穴，出《针灸甲乙经》。别名气街，羊屎穴。冲脉所起，冲脉足阳明之会。体内冲脉气血外出交于胃经。气血物质为地部经水及天部之气，地部经水由归来穴传来后气化为天部之气，天部之气大部分循胃经上行，小部分循胃经下行。

气冲：气，指穴内气血物质为气也。冲，突也。该穴意指本穴的气血物质为气，其运行状况是冲突而行。本穴物质来源有二，一为归来穴下行的细小经水，二为体内冲脉外传体表之气。由于冲脉外传体表之气强劲有力，运行如冲突之状，故名。

气街：气，指穴内气血物质为气也。街，通行的道路也。气街，意指冲脉外传之气循胃经传递长远距离。本穴物质有体内冲脉外传之气，因其气强劲有力，循胃经通道运行较远，如长街一般，故名气街。

羊屎：羊屎，细小的颗粒，质坚硬。羊屎，意指本穴外传之气坚实饱满。理同气冲名解。

冲脉、足阳明之会：本穴有地部通道与体内冲脉相通，冲脉气血循本穴外出交于胃经，故为冲脉、足阳明之会。

人体腹股沟处何以会形成肌肉的凹陷之状，而气冲的穴周肌肉又是较为丰满，此原因即是气冲外冲的风气作用之故。一方面，气冲强盛的外冲之气将体内的五谷精微物质输向了体表，另一方面，气冲外冲的风气又将穴内地部的脾土微粒吹刮而起，脾土微粒在空中吸湿后又回降于气冲周地部，故而气冲位处凹陷之处而穴周部分则肌肉丰满。

髀关

【穴位一找准】在大腿前面，髂前上棘与髌底外侧端的连线上，屈股时，平会阴，居缝匠肌外侧凹陷处。仰卧位，在髂前上棘与髌骨底外缘的连线上，平臀横纹，与承扶穴（膀胱经）相对处取穴。

【解剖】穴下为皮肤、皮下组织、阔筋膜张肌、骨直肌、股外侧肌。皮肤由腰丛的股外侧皮神经分布。皮下组织内有股外侧静脉及旋髂浅静脉，阔筋膜，包裹阔筋膜张肌，此肌由臀上神经支配。股直肌和股外侧肌由股神经支配。两肌之间有旋股外侧动、静脉。

【功效】疏通经络，强壮腰膝。

【主治】

1. 运动系统疾病：下肢瘫痪，股内外肌痉挛，下肢麻痹疼痛，膝关节痛，重症肌无力；

2. 其他：腹股沟淋巴结炎。

【刺灸法】

刺法：

1. 直刺 1.5 ～ 2.5 寸，局部酸胀，可向股外侧部扩散，以治股外侧皮神经炎；

2. 斜刺 2.0 ～ 3.0 寸，针尖向上，使针感扩散至整个髋部，以治髋关节痛；

3. 针尖向内，使股前部酸胀，并向膝关节处放散，以治下肢疾患。

灸法：艾炷灸或温针灸 5 ～ 7 壮，艾条灸 10 ～ 20 分钟。可灸。

穴位详解

经穴名出《灵枢经脉》。髀关人体部位名。指大腿前上方股关节处。《灵枢经脉》："胃足阳明之脉，……其支者，起于胃口，下循腹里，下至气冲中而合，以下髀关，抵伏兔。"髀关穴（足阳明胃经之穴）是胃经中脾土微粒沉降之处，是小腹之阴与股前之阳交汇之处，是调节下肢胃经之总穴。

寒则补而灸之，热则泻而用针。临床上治疗股关节炎配委中、承扶；下肢麻痹、瘫痪髀关配环跳、风市、足三里、承扶。多按此穴，健脾除湿，固化脾土。理气和胃，治疗胃痛，对风湿、关节炎、臀部和大腿肥胖者减肥有良效。

伏兔

【穴位一找准】伏兔穴在大腿外侧，髂前上棘与髌骨外缘的连线上，髌骨外上缘上 6 寸处（按骨度分寸法大腿股骨大转子—膝中为 19 寸）。简便取穴法：正坐屈膝成 90 度，医者以手腕掌第一横纹抵患者膝髌上缘中点，手指并拢压在大腿上，当中指到达处是穴。《针灸甲乙经》："在膝上六寸，起肉间。"《神应经》："在阴市上三寸，循起肉。"（阴市穴在膝盖上外侧三寸）

【解剖】穴位下穿过皮肤为浅筋膜、深筋膜，以及股直肌，进入股间肌内。支配该皮区的神经包括股前皮神经以及股外侧皮神经。深层肌内分布有股神经的肌支以及股深动脉，静脉发出的旋股外侧动、静脉的降支。

【功效】祛风除湿、通经活络、散寒止痛。

【主治】腰疼膝冷，下肢麻痹，妇人诸疾，疝气，腹胀腹痛，瘾疹，脚气等症；膝关节炎，下肢瘫痪，麻疹，腹股沟淋巴结炎等病。

【刺灸法】直刺0.6 ~ 1.2寸；可灸。寒则补而灸之，热则泻针出气或水针。

穴位详解

伏兔，人体部位名，指大腿前方肌肉，相当股直肌隆起部，因其形如兔伏，故名。经穴名出自《灵枢经脉》，别名外沟，亦作"伏菟"。《灵枢经脉》："胃足阳明之脉……下髀关，抵伏兔。"气血物质为地部经水及脾土微粒，地部经水由脾土中渗出后下行阴市穴，脾土微粒则固化于穴周内外。排渗脾土中水湿，固化脾土微粒。

伏兔：伏，停伏、降伏也。兔，卯木也，风也。该穴意指胃经气血物质中的脾土微粒在此沉降堆积。本穴物质为气冲穴、髀关穴传来的地部经水及水湿风气，至本穴后风停气息，随风气飘扬和随经水冲刷的脾土微粒沉降堆积，如停伏之状，故名。

外沟、外丘：外，外部也。丘，丘陵、土丘也。外沟、外丘穴，意指胃经气血物质中的脾土微粒在此沉降堆积且沉降在胃经经脉之外。本穴物质为气冲穴、髀关穴传来的地部经水及水湿风气，至本穴后风停气息，脾土微粒沉降堆积于胃经之外，故名。

本穴临床常用的处方配伍有：

下肢麻痹、瘫痪：伏兔配肾腧、环跳、委中、阳陵泉、三阴交。腿痛：伏兔配髀关、风市、阳陵泉、膝眼、足三里、地机、丰隆、悬钟。腿足痛：伏兔配解溪、太溪、申脉等穴。脚气：伏兔配风市、足三里、绝骨、犊鼻、上巨虚、商丘等。

阴市

【穴位一找准】在大腿前面，当髂前上棘与髌底外侧端的连线上，髌底上3寸；仰卧伸下肢，或正坐屈膝取穴。把腿伸直，膝盖处会出现一个窝，这就是阴市穴了。

【解剖】从浅到深依次为皮肤→皮下组织→阔筋膜→股外侧肌→股中间肌。浅层有股前皮神经（股神经分支）和股外侧皮神经分布；深层有股神经肌支和旋股外侧动脉经过并分布。

【功效】温下焦，散寒除湿；通经络，强腰膝，利关节。阴市穴还有一个大家都关心的功能就是降血糖，血糖高的朋友每天要多揉阴市穴。

【主治】膝关节及周围软组织疾患，膝关节痛，腿膝麻痹，酸痛，伸屈不利，下肢肿胀，瘫痪不遂，脚气；腰痛，寒疝，腹胀，腹痛。

【刺灸法】直刺1 ~ 1.5寸；可灸。本穴因汇集的经水多而性寒凉，地部经水较少气化，其功用即为汇聚上源经水并传输给胃经下部经脉，如在本穴施以艾灸则会改变本穴固有的寒凉特性，促使穴内经水的气化，穴内的经水则会因此而变得干少，经水不足也就不能濡养胃经梁丘穴以下经脉诸穴，故而经书对阴市作出禁灸的规定。

穴位详解

阴市：阴，水也。市，聚散之地。该穴意指胃经的地部经水在此汇合。本穴物质为髀关穴传来的地部经水，为脾土中的外渗之水，因本穴位处肉之陷，经水在此为汇合之状，故名。别名阴鼎。气血物质为地部经水和经水气化之气，地部经水汇聚本穴后循胃经下行梁丘穴，气化之气则上行天部。

阴鼎：阴，水也。鼎，炉鼎也。阴鼎，意指胃经的地部经水在此汇合且不断气化。本穴物质为髀关穴传来的地部经水，经水在此为汇合之状，因受脾土所传之热，地部经水不断气化，故名阴鼎。

临床应用的配伍有：

1.治寒疝腹痛：阴市，太溪，肝。

2.治膝腿冷痛无力：阴市，髀关，阳陵泉，足三里。

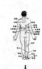

梁丘

【穴位一找准】该穴位于伸展膝盖用力时筋肉凸出处的凹洼；从膝盖骨右端，约三个手指左右的上方也是该穴。

【解剖】在股直肌和股外侧肌之间；有旋股外侧动脉降支；布有股前皮神经，股外侧皮神经。

【功效】和胃消肿，宁神定痛。

【主治】胃痉挛、腹泻、膝盖头痛、浮肿等。亦可治疗怯寒症。

注意：梁门与梁丘功用相似，何以郄穴不在梁门而在梁丘？此是因为梁门所处为肉之小会，为溪，而梁丘所在为肉之大会，为谷，梁丘所约束的阴市内经水较梁门所约束的承满穴经水大得多之故，所以梁丘为胃经之郄穴，且善治本经急性病。

【刺灸法】刺灸法：直刺 1～1.2 寸。寒则点刺出血或补而灸之，热则泻针出气或水针。可灸。

穴位详解

梁丘：梁，屋之横梁也。丘，土堆也。梁丘，意指本穴的功用为约束胃经经水向下排泄。本穴物质为阴市穴下传的地部经水，至本穴后，因本穴位处肌肉隆起处，对流来的地部经水有围堵作用，经水的传行只能是满溢越梁而过，故名梁丘。鹤顶、跨骨名意与梁丘同，鹤顶，意指气血物质通行的道路是从上部而行，跨骨名意则指从上部跨越而行的水。

足阳明郄穴：本穴言为胃经郄穴，它是从本穴的功用上而言的。郄穴的特点是善于调治各种急性病，而本穴的特征是屯积的胃经水液，如胃经的水库一般，针刺本穴有水库的开闸放水作用，能最快地调节胃经气血的有余与不足状态，故为足阳明郄穴。

梁丘穴能疏肝和胃，通经活络，有治疗胃痛、腹泻、乳腺炎、乳痛等病的功效。而对胃肠病急性发作更是神来之术。

梁丘穴在膝盖骨附近。脚用力伸直，膝盖骨的外侧（小脚趾方向）会出现细长肌肉的凹陷。朝着大腿用力压这个凹陷的上方看看，应会有震动感，这就是梁丘穴。

以指压刺激此穴，朝大腿方向加压时，震动较强，可用大拇指用力地压。微弱的刺激无法止住突然发生的胃疼痛。这种状况的要诀是：用会痛的力量用力加压。每次压 20 秒，休息 5 秒再继续。如此重复几次，疼痛便会渐渐消退。

但是，诚如前面所述，刺激梁丘穴仅是一种紧急救护，并不因为止痛了，所有的问题就解决了。疼痛必有原因，所以到医院查明真正病因是非常必要的。

犊鼻

【穴位一找准】屈膝时，当髌骨下缘，髌骨韧带之外侧凹陷处。《甲乙经》：在膝下胻上，挟解大筋中。屈膝成直角，于膝关节髌韧带之外侧凹陷处取之。

【解剖】

肌肉：在髌韧带外缘。

血管：有膝关节动、静脉纲。

神经：布有腓肠外侧皮神经及腓总神经关节支。

【功效】祛风湿，通经活络，疏风散寒，理气消肿，利关节止痛。

【主治】膝痛，脚气，下肢麻痹，犊鼻肿。

【刺灸法】

刺法：斜刺，从前外向后内刺入。针 5～7 分。

灸法：灸 3 壮；温灸 10～15 分钟。

寒则泻之，热则补之。可灸。

穴位详解

犊鼻，别名外膝眼。出自《灵枢本输》："刺犊鼻者，屈不能伸"。穴性属土，在蜂针疗法中，该穴应用十分广泛。《千金翼方》云："凡诸孔穴，名不徒设，皆有深意。"《针灸甲乙经》指出了"犊鼻"穴的部位——"在膝髌下胻上侠解大筋中"。《灵枢经脉》篇："胃足阳明之脉，起犊鼻穴于……其直者……抵伏兔，下膝髌中……"此即言"犊鼻"该当位于"大筋中"，而有别于位于膝下的两旁之"膝眼"穴。《甲乙经》中言："在膝髌下胻上侠解大筋外陷中"了。自从《甲乙经》确定了"犊鼻"穴的部位以后，《千金要方》、《外台秘要》、《素问》（王冰注）、《十四经发挥》、《针灸大成》、《针灸集成》等历代中医名著皆师承其说，就是现代针灸教科书中都注有："出处：《甲乙经》，在膝髌下历上侠解大筋中。"本穴气血物质为地部经水，经水循胃经下流足三里穴，清刷膝关穴节中的脾土微粒，保证膝关穴节的伸缩自如。

犊鼻：犊，小牛也，脾土也。鼻，牵牛而行的上扣之处。该穴意指流过的胃经经水带走本穴的地部脾土微粒。本穴物质为梁丘穴传来的地部经水，为从梁丘穴的高位流落本穴的低位，经水的运行如瀑布跌落，本穴的地部脾土微粒被经水承运而行，如被牵之牛顺从而行，故名。

外膝眼：外，外部。膝，膝部。眼，凹陷之处。外膝眼，意指本穴为膝外凹陷处，无他意。

临床常用配伍有：

1. 配膝阳关、足三里、阳陵泉，有温经通络的作用，主治膝及膝下病。

2. 配梁丘、阳陵泉，有舒筋活络的作用，主治膝关节炎。

3. 配阳陵泉、委中、承山，有行气活血的作用，主治髌骨脂肪垫劳损。

在寒冷的室外，凉气窜进鼻子里，鼻子就会发酸，而如果寒气通过膝盖上的"鼻子"——犊鼻穴进入体内的话，也会感到膝盖酸冷。这股寒气通过膝盖蔓延到整个腿部的话，腿部僵硬酸痛。老年人的老寒腿就跟膝盖受凉有关。对于这种受寒的现象，在最初感觉膝盖酸冷的时候，要立马用手掌捂热犊鼻穴，然后换上保暖的长裤，再用热水袋捂十几分钟。上面的方法只是用来应急的，要想彻底治疗，得用艾灸的方法。点燃艾条，距离穴位2～3厘米艾灸，每次灸5～7分钟，以皮肤感觉温热又不会烫伤皮肤为宜。开始的时候，可以每天灸一次，症状缓解后，每周灸2～3次即可。

需要注意的是，有的朋友用绷带等把膝关节勒得紧紧的，这样确实比用手固定热水袋方便，但却因为绑得过紧，使经脉不畅，作用不大。首先要保证经络通畅，才能使温暖之气进入身体。

足三里

【穴位一找准】从下往上触摸小腿的外侧，右膝盖的膝盖骨下面，可摸到凸块（胫骨外侧髁）。由此再往外，斜下方一点之处，还有另一凸块（腓骨小头）。这两块凸骨以线联结，以此线为底边向下作一正三角形。而此正三角形的顶点，正是足三里穴。足三里穴在外膝眼下3寸，距胫骨前嵴1横指，当胫骨前肌上。取穴时，由外膝眼向下量四横指，在腓骨与胫骨之间，由胫骨旁量一横指，该处即是。

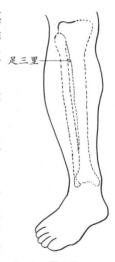

足三里

《针灸大成》："膝下三寸，骨外廉大筋内宛宛中，两筋内分间，举足取之"。《素问针解篇》："三里者，下膝三寸也"。其位置即当犊鼻穴下3寸，胫骨前嵴外一横指处。

【功效】足三里穴是足阳明胃经的主要穴位之一，它具有调理脾胃、补中益气、通经活络、疏风化湿、扶正祛邪之功能。现代医学研究证实，针灸刺激足三里穴，可使胃肠蠕动有力而规律，并能提高多种消化酶的活力，增进食欲，帮助消化；在神经系统方面，可促进脑细胞机能的恢复，提高大脑皮层细胞的工作能力；在循环系统、血液系统方面，可以改善心功能，调节心律，增加红细胞、白细胞、血色素和血糖量；在内分泌系统方面，对垂体—肾上腺皮质系统功能有双向性良性调节作用，提高机体防御疾病的能力。

【主治】针刺或按摩足三里穴能治疗消化系统的常见病，如胃十二指肠球部溃疡、急性胃炎、胃下垂等，解除急性胃痛的效果尤其明显，对于呕吐、呃逆、嗳气、肠炎、痢疾、便秘、肝炎、胆囊炎、胆结石、肾结石绞痛以及糖尿病、高血压等，也有辅助治疗作用。

【刺灸法】

用足三里穴防病健身的方法简便易行，一是每天用大拇指或中指按压足三里穴一次，每次每穴按压5～10分钟，每分钟按压15～20次，注意每次按压要使足三里穴有针刺一样的酸胀、发热的感觉。二是可用艾条做艾灸，每周艾灸足三里穴1～2次，每次灸15～20分钟，艾灸时应让艾条的温度稍高一点，使局部皮肤发红，艾条缓慢沿足三里穴上下移动，以不烧伤局部皮肤为度。以上两法只要使用其一，坚持2～3个月，就会使胃肠功能得到改善，使人精神焕发，精力充沛。

针刺与留针时间：《铜人》灸三壮，针五分。《明堂》针八分，留十呼，泻七吸，日灸七壮，

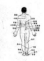

止百壮。《千金》灸五百壮，少亦一、二百壮。目前临床上针刺深度多在 1～2 寸，留针时间一般 20～30 分钟，留针期间应适当加以捻转。

补泻手法的运用：《会元》谓："补三里而健脾，泻三里而能平肝，降逆通畅。"东垣曰："胃脘当心而痛，上支两筋胁，膈噎不通，饮食不下，取三里以补之。"说明实症、热症应用泻法，虚症、寒症应用补法。通过不同手法调整虚实，而达到病愈的目的。

针刺方向与感应：本穴以直刺进针 1～2 寸感应较快较强。针尖稍向上进针使其感应向上传导以治疗肚腹诸症，疗效较好；针尖稍向下进针感应向下传导以治疗下肢痹痛及中风偏瘫、半身不遂。

穴位详解

古今大量的实践都证实，足三里是一个能防治多种疾病、强身健体的重要穴位。足三里是抗衰老的有效穴位，经常按摩该穴，对于抗衰老延年益寿大有裨益。

胃经气血在足三里形成较大的气血场，气血物质为地部的稀湿脾土及天部的气态物，地部脾土燥化水湿后固化于穴周内外，天部之气则循胃经上行。

中医认为，人体最多气多血的经络是胃经，而足三里穴是胃经的主要穴位之一，它具有调理脾胃、补中益气、通经活络、疏风化湿、扶正祛邪之功能。刺激足三里穴，可以激发气血的生化与运行。

《黄帝内经》中说："邪在脾胃，则病肌肉痛，阳气有余，阴气不足，则热中善饥；阳气不足，阴气有余，则寒中肠鸣腹痛。阴阳俱有余，若俱不足，则有寒有热。皆调于足三里。"在人体的 360 多个穴位中，具有保健养生作用的首推足三里穴，因此它也被人们称为"保健穴"和"长寿穴"。此穴有健脾和胃、扶正培元、祛病延年的功效。经常按压足三里穴能调节胃液分泌，增强消化系统的功能，并能提高人体的免疫功能，延缓衰老。

民间一直流传有"常灸足三里，胜吃老母鸡"的说法，可见足三里对于强壮身体有多重要。针灸或按摩足三里穴能治疗消化系统的常见病，如胃或十二指肠溃疡、急性胃炎、胃下垂等。它解除急性胃痛的效果尤其明显，并且对于呕吐、呃逆、嗳气、肠炎、痢疾、便秘、肝炎、胆囊炎、胆结石、肾结石绞痛以及糖尿病、高血压等，也有辅助治疗作用。

针刺足三里固然有很好的疗效，但这需要在针灸师的帮助下才能完成，而拍打、按压足三里则不受时间和地点的限制。拍打、按压也是穴位刺激的一种方法，唐代著名的医学家孙思邈曾经把 5 个穴位作为养生保健的要穴，认为经常按压这些穴位可以延年益寿，足三里便是其中之一。临床上按压足三里同样能产生"酸、麻、胀、痛"的"气感效应"及循经传导的现象，因此，按压、拍打足三里可达到有病治病、无病健身的目的，是一种较为理想的保健方法。

临床观察表明，按压、拍打足三里不仅可以用来治疗胃痛、腹痛、腹泻、恶心、痛经等疾病，而且对急性肩周炎也有很好的疗效。按压足三里治疗肩周炎时需在他人的帮助下完成，具体作法为：患者取端坐位，放松双上肢，取患肩对侧下肢足三里穴，用拇指由轻渐重进行按压，持续 3 分钟，当患者感到被压足三里穴周围酸、麻、胀、痛难忍时，嘱患者猛抬举患肢，并停止按压。这时患者会感到患肩疼痛明显减轻，肩关节活动范围明显增加，并鼓励患者作肩膀外展、前屈、后伸、旋后等动作。上述治疗每 3 日施行 1 次。

拍打、按压足三里，刺激该穴位，除了可以防治上述疾病外，还能够改善手脚冰凉的症状。许多老年朋友及部分女性朋友在冬天常常出现手脚冰凉的症状，这是由于手、脚血液循环不良所致。如果经常拍打足三里，可以通过经络调节使手指和脚趾的血液循环得到改善，进而使手脚变得暖和起来。对糖尿病患者而言，经常拍打足三里，可以改善下肢乃至全身的血液循环，这对预防糖尿病的发生也大有裨益。

按足三里：用大拇指或中指按压足三里穴，两侧同时操作。首先，按住几秒后迅速松开；然后再按住缓缓加力，再迅速松开，松开时，手指不离皮肤，依次操作 5 分钟。注意，每次按压时要使足三里穴有针刺一样的酸胀、发热的感觉。

揉足三里：用大拇指或中指揉两侧足三里穴。两手按住两侧穴位，朝同一方向转动（顺时针或逆时针均可），转 36 圈后，再朝反方向转动。注意揉动不能太快，保持呼吸均匀和缓，两手手指要带动皮肉，不摩擦表面的皮肤。

熨足三里：将两手掌心搓热，并迅速分别贴在两侧的足三里穴上。停留 5 ~ 6 秒钟，两手沿上下方向擦动，操作 5 分钟左右，这时小腿应感觉热乎乎的，如果觉得热感不够，可以加长操作时间。用此方法锻炼 2 ~ 3 周胃肠功能就会增强，不但可以改善睡眠状况，还能使人精神焕发、精力充沛，很多慢性病都会得到不同程度的缓解。

对于体形较胖，体内寒湿或痰湿较重的人，最合适的办法是用艾灸灸足三里，每次 15 分钟，一天 1 ~ 2 次即可，如果采取隔姜灸更好，不易烫伤。一般捏取 5 ~ 7 个艾炷就可以了。

女性经期按摩涌泉足三里穴位可加速排毒。女性在月经期间身体敏感度比平时高 15%，轻轻点按几个特殊穴位，就能刺激身体新陈代谢，促进体内毒素排出。但专家特别强调，一定要轻轻点按而非用力按摩。

足三里穴用右手掌心按准右腿膝盖顶部，五指朝下，中指顶端向外一指的位置就是右腿足三里穴；换左手用同样的方法可以找到左腿足三里穴。轻轻点按这个穴位，能促进消化系统功能、加快毒素排出，提高身体免疫力。

穴位配伍：

1. 配冲阳、仆参、飞扬、复溜、完骨，有补益肝肾、濡润宗筋的作用，主治足痿失履不收。

2. 配天枢、三阴交、肾俞、行间，有调理肝脾、补益气血的作用，主治月经过多，心悸。

3. 配曲池、丰隆、三阴交，有健脾化痰的作用，主治头晕目眩。

4. 配梁丘、期门、内关、肩井，有清泻血热、疏肝理气、宽胸利气的作用，主治乳痈。

5. 配上巨虚、三阴交、切口两旁腧穴，有良好的镇痛作用，用于胃次全切除术。

6. 配阳陵泉、行间，有理脾胃、化湿浊、疏肝胆、清湿热的作用，主治急性中毒性肝炎。

7. 配中脘、内关，有和胃降逆，宽中利气的作用，主治胃脘痛。

8. 配脾俞、气海、肾俞，有温阳散寒、调理脾胃的作用，主治脾虚慢性腹泻。

上巨虚

【穴位一找准】在小腿前外侧，当犊鼻下 6 寸，距胫骨前缘一横指（中指）。正坐屈膝位，在犊鼻下 6 寸，当足三里与下巨虚连线的中点处取穴。

【解剖】穴下为皮肤、皮下组织、胫骨前肌、小腿骨间膜。皮肤由腓肠外侧皮神经和隐神经双重分布。针由皮肤、皮下组织到达胫骨前肌及其深面的长伸肌。两肌之间有胫前动、静脉及伴行的腓深神经经过。

【功效】调和肠胃，通经活络。

【主治】

1. 消化系统疾病：阑尾炎，胃肠炎，泄泻，痢疾，疝气，便秘，消化不良；

2. 运动系统疾病：脑血管病后遗症，下肢麻痹或痉挛，膝关节肿痛。

【刺灸法】

刺法：

1. 直刺 0.5 ~ 1.2 寸，局部酸胀；

2. 针尖略向上斜刺，针感沿胃经循膝股走至腹部。少数可上行至上腹部及胸部；

3. 略向下斜刺，其针感沿足阳明经走至足跗、足趾部；

4. 理气止痛可用龙虎交战；

5. 消肿利水可用子午捣臼法。

灸法：艾炷灸或温针灸 5 ~ 9 壮，艾条灸 10 ~ 20 分钟，亦可采用药物天灸。可灸。

穴位详解

现代常用于治疗急性细菌性痢疾、急性肠炎、单纯性阑尾炎等。配天枢、曲池治疗细菌性痢疾；配支沟、大肠俞主治便秘。

足三里是治疗肠胃痛的首要穴位，属足阳明经胃经多气多血之要穴，因其具有理脾胃、调气血、补虚弱、宣畅气机等多种功效而备受关注。上巨虚为足阳明经胃经与大肠经的下合穴，其功能是汇聚浊气冷降下行，主要用于治疗腹痛、腹胀、痢疾、便秘、肠痛等。

现代研究表明，电针刺激足三里、上巨虚这两个穴位，对胃肠运动和胃电频率都有明显影响，使前脑啡肽原的表达明显增加，从而调节胃肠功能，使手术后麻痹的胃肠恢复蠕动，促使肠腔积

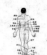

气排出，肠道功能恢复正常，有效缓解腹痛、胃肠痉挛等术后并发症。同时，刺激这两个穴位还具有提高机体抗炎和修复能力、改善病灶周围血管的通透性、控制炎症进展的作用。

条口

【穴位一找准】在小腿前外侧，当犊鼻下8寸，距胫骨前缘一横指（中指）。正坐屈膝位，在犊鼻下8寸，犊鼻与下巨虚的连线上取穴。另说"在上廉下一寸"（《太平圣惠方》）；"膝下五寸许"（《针灸大全》）。

【解剖】穴下为皮肤、皮下组织、胫骨前肌、趾长伸肌。皮肤由腓肠外侧皮神经和隐神经双重分布。在胫骨前肌中；有胫前动、静脉；布有腓肠外侧皮神经及隐神经的皮支，深层当腓深神经。

【功效】舒筋活络，理气和中。

【主治】

1. 运动系统疾病：肩周炎，膝关节炎，下肢瘫痪；

2. 其他：胃痉挛，肠炎，扁桃体炎；

3. 脘腹疼痛，下肢痿痹，转筋，跗肿，肩臂痛。

【刺灸法】直刺1～1.5寸。不灸。

穴位详解

条口，经穴名。出《针灸甲乙经》

条口穴属足阳明胃经，功能理气舒筋；承山穴属足太阳膀胱经，功能舒筋膜，采用条口穴直透承山穴，以理气、舒筋主治肩痛症为本，加以电针高强度刺激，加强通经活络作用。行痹加膈腧、血海穴有活血养血作用，取血行风自灭之意；痛痹加肾腧、关元穴益火之原，助阳驱寒；着痹加商丘、足三里穴健脾化湿；热痹加大椎、曲池、清热解表；血瘀筋伤加合谷、三阴交、阿是穴，活血化瘀通络，诸穴配伍，标本同治，再辅以中草药，活血通络、扶正祛邪，达到迅速治疗效果。

下巨虚

【穴位一找准】在小腿前外侧，当犊鼻下9寸，距胫骨前缘一横指（中指）。正坐屈膝位，在犊鼻下9寸，条口下约一横指，距胫骨前嵴约一横指处。当犊鼻与解溪穴的连线上取穴。

【解剖】穴下为皮肤、皮下组织、胫骨前肌（腱）、（踇）长伸肌、小腿骨间膜。皮肤由腓肠外侧皮神经和隐神经双重分布。针由皮肤、皮下组织在趾长伸肌的内侧进入胫骨前肌（腱）及其深面的（踇）长伸肌。两肌之间有胫骨前动、静脉及伴行的腓深神经。

【功效】调肠胃，通经络，安神志。

【主治】

1. 消化系统疾病：急慢性肠炎，急慢性肝炎，胰腺炎；

2. 精神神经系统疾病：癫痫，精神病，肋间神经痛；

3. 运动系统疾病：下肢瘫痪，下肢麻痹痉挛。

【刺灸法】

刺法：直刺0.5～0.9寸，局部酸胀，向下扩散至足背。

埋线：减肥胖，细小腿。

灸法：

1. 艾炷灸或温针灸5～9壮，治疗胆囊炎。

2. 艾条悬灸10～20分钟，治疗胃肠冷痛。

3. 隔姜灸，治疗失眠。可灸。

穴位详解

此穴位别名巨虚下廉、足之下廉。出自《灵枢·本输》：小肠病者，小腹痛，腰脊控睾而痛，时窘之后，当耳前热，若寒甚，若独肩上热甚，及小指次指之间热，此其候也，手太阳病也，取之巨虚下廉。

巨虚，指小腿部胫腓两骨之间较大的空隙处。《素问·针解》："巨虚者，跷足独陷者。"为与上巨虚相对，《千金翼方》冠以"下"字。《灵枢·本输》称"巨虚下廉"，其意相同。

下巨虚：下，下部也。巨，范围巨大也。虚，虚少。该穴意指本穴的气血物质处于较高的天部层次，较低的天部层次气血物质虚少。本穴物质为胃经上部足三里穴及下部胃经诸穴汇聚而成，为天之上部的水湿云气。由于气血物质位于天之上部，天之下部的气血物质相对虚少，故名。下廉、巨虚下廉名意与下巨虚同，廉为廉洁，指气血虚少之意。

小肠合穴：本穴物质为天之上部的水湿云气，其性及所处层次与小肠经气血相同，故为小肠经合穴。

古代记述：胃热、腹痛，泄泻痢疾，下肢痹症，足痿，乳痈，癫痫，小腹痛，腰背控睾而痛，寒热身痛，暴惊狂言，气逆，转筋，胫重，足趺不收，跟痛。

《千金方》：脚气初得，脚弱；腰脚不遂，不能跪起；小便难黄经穴名。《灵枢·本输》名巨虚下廉。《素问·气府论》名下廉。《千金要方》名下巨虚。别名下林、足下廉。属足阳明胃经，小肠之下合穴。在小腿前外侧，当犊鼻下9寸，距胫骨前缘一横指（中指）。或于足三里下6寸取穴（《针灸甲乙经》）；另说"在上廉上二寸"（《外台秘要》）；"在丰隆上三寸"（《循经考穴编》）。布有腓浅神经分支、腓深神经；及胫前动脉、静脉。主治少腹疼痛，泄泻，痢疾，胸胁痛，小便不利，脚气，乳痈，下肢痿痹，足痿不收等。

现代常用于治疗细菌性痢疾、急慢性肠炎、下肢瘫痪等；配曲池、太白等主治泻痢脓血；配阳陵泉、解溪主治下肢麻木。

丰隆

【穴位一找准】

外踝尖上8寸，条口穴外1寸，胫骨前嵴外二横指处。从腿的外侧找到膝眼和外踝这两个点，连成一条线，然后取这条线的中点，接下来找到腿上的胫骨，胫骨前缘外侧1.5寸，大约是两指的宽度，和刚才那个中点平齐，这个地方就是丰隆穴。

《灵枢经脉》："去踝八寸"；《针灸甲乙经》："在外踝上八寸，下廉外廉陷者中"；《针方六集》："条口外廉一寸陷者中，别走太阴者。"《循经考穴编》："外踝向前，旁解溪上去八寸。又法：于膝骨尽处量至脚腕中，折断当中是。"

【解剖】 在趾长伸肌外侧和腓骨短肌之间；有胫前动脉分支；当腓浅神经处。

【功效】 化痰定喘，宁心安神。

【主治】

1. 头痛、眩晕。

2. 咳嗽痰多等痰饮病证。

3. 癫狂。

4. 下肢痿痹。

【刺灸法】

直刺1～1.5寸。

取刺丰隆穴可治疗足阳明经线上的疼痛性疾病，肌肉关节运动障碍或非疼痛性疾病。如头痛和眼球胀痛、下颌关节风湿痛、胸部肌肉风湿痛、颈部肌肉和足背部风湿痛、小腿肌肉风湿痛等，仅用丰隆一穴施治，能实时消除或减轻足阳明经线上的疼痛，功能运动也伴随着疼痛的消失而改善，这是由于丰隆穴位于膝以下的重要位置，根据经脉所过，主治所及的治疗原则，又足阳明经为多气多血之经，故取刺本穴可有疏通本经气血阻滞的作用，所以能治疗其循经线上的病症。

丰隆穴的穴肉厚而硬，点揉时可用按摩棒，或用食指节重按才行。找穴要耐心些，可在经穴四周上下左右点按试探，取最敏感的点。当有痰吐不出的时候，丰隆穴会变得比平时敏感许多。

毫针针刺法。患者仰卧，伸腿勾足，取丰隆穴，常规消毒后，用毫针垂直进针，迅速刺入皮下，进针1～1.5寸深。待针下有沉、涩、紧感为得气，得气后施以徐而重之手法，使针感传至二、三趾部，针感随时间延长而呈持续性加强，直至出针为止。每次留针30分钟，每日针刺1次，10日为一疗程，其间休息2日。

穴位详解

丰隆穴气血物质为天之下部的水湿云气，水湿云气化雨从天部降至地部。丰隆穴系足阳明胃经的络穴。丰即丰满，隆指突起，足阳明经多气多血，气血于本穴会聚而隆起，肉渐丰厚，故名之。《会元针灸学》云：丰隆者，阳血聚之而隆起，化阴络，交太阴，有丰满之象，故名丰隆。

丰拢、丰隆：象声词，为轰隆之假借词。本穴物质主要为条口穴、上巨虚穴、下巨虚穴传来的水湿云气，至本穴后，水湿云气化雨而降，且降雨量大，如雷雨之轰隆有声，故名丰拢。足阳明络穴：本穴位处胃经下部，气血物质为汇聚而成的天之下部水湿云气，为云化雨降之处，气压低下，胃经及脾经天部水湿浊气汇合于此，所降之雨又分走胃经及脾经各部，有联络脾胃二经各部气血物质的作用，故为足阳明络穴。

现代常用于治疗耳源性眩晕、高血压、神经衰弱、精神分裂症、支气管炎、腓肠肌痉挛、肥胖症等。

按摩丰隆穴可以祛湿化痰，丰隆，象声，轰隆打雷。按摩能把脾胃上的浊湿像打雷下雨一样排出去。从腿的外侧找到膝眼和外踝这两个点，连成一条线，然后取这条线的中点，接下来找到腿上的胫骨，胫骨前缘外侧1.5寸，大约是两指的宽度，和刚才那个中点平齐，这个地方就是丰隆穴，每天按压1～3分钟。穴位一般比周围要敏感，按摩丰隆穴会有轻微疼痛感。

丰隆穴首载于《灵枢经脉》篇，具有调和胃气、祛湿化痰、通经活络、补益气血、醒脑安神等功效，尤被古今医学家所公认为治痰之要穴。元王国瑞《玉龙歌》云：痰多宜向丰隆寻，明楼英《医学纲目》指出：风痰头痛，丰隆五分，灸亦得。诸痰为病，头风喘嗽，一切痰饮，取丰隆、中脘，《备急千金方》云：丰隆主狂妄行，登高而歌，弃衣而走等等，均指出丰隆穴为治痰之要穴，又是治疗因痰所致的癫狂、咳嗽、哮喘、头痛等病症的有效穴。

中医讲的痰湿，是体内代谢废物堆积。常吃辣的甜的，"肥甘厚腻"，会困住脾胃，湿排不出去。《丹溪心法》：脾胃受湿，沉困无力，怠惰嗜卧。身重象没拧干的湿衣服，没精神。痰湿体质的特征，偏肥胖，食量大，容易疲倦。面色发白，舌苔白腻，不爱喝水，大便不成形。成因首先是脾胃虚弱，背后有肾肝的连带关系，还有饮食习惯。

痰是水液代谢障碍所产生的病理产物，又是致病的因素之一。痰的产生主要与肺、脾、肾三脏关系密切，而首先责之于脾，故有脾为生痰之源、脾无留湿不生痰之说。因为丰隆穴是足阳明胃经之络穴，别走于足太阴脾经，故可治脾胃二经疾患。针刺丰隆穴可通调脾胃气机，使气行津布，中土得运，湿痰自化。而百病皆由痰作祟，所以凡与痰有关的病症都可取丰隆穴治疗。

李时珍指出：凡与痰有关的病症，如痰湿犯胃之恶心呕吐；痰浊阻肺之咳嗽、哮喘；留滞中焦之胀满纳呆；溢于肌肤之肿；流注经络之肢体麻木、半身不遂；流注皮下经络之皮下肿块，如颈淋巴结核；蔽于清阳之头痛、眩晕；痰火上扰清窍之头痛；痰邪扰心之心悸、神昏、癫狂；痰阻舌络之舌喑；痰火阻肺之喉喑；痰阻胸络之胸痹；痰气搏结之梅核气以及与痰有关的疟疾等都属本穴的治疗范围。

高脂血症多为过食高胆固醇、高醣食物或机体本身内在脂代谢失调所致。中医认为，本病属于湿痰、肥胖等范畴，多因脾失健运、聚湿生痰、痰浊瘀滞脉络所致。故高脂血症与痰浊关系密切。丰隆穴是足阳明胃经之络穴，有疏通脾、胃表里二经的气血阻滞，促进水液代谢的作用，降痰浊、化瘀血，泄热通腑，故可治疗由于痰浊瘀阻经络而致的高脂血症。临床观察，随着血脂日趋正常，形体肥胖、善忘语迟、思维迟钝、痴呆嗜睡、头胀眩晕等症状也随之好转或消除。

此穴位可配阴陵泉、商丘、足三里治疗痰湿诸症；配肺腧、尺泽治疗咳嗽痰多。配冲阳，有豁痰宁神的作用，主治狂妄行走，登高而歌，弃衣而走。配肺腧、尺泽，有祛痰镇咳的作用，主治咳嗽，哮喘；配照海、陶道，有涤痰醒神的作用，主治癫痫。

解溪

【穴位一找准】足背踝关节横纹中央凹陷处，当拇长伸肌腱与趾长伸肌腱之间。

【解剖】在拇长伸肌膜与趾长伸肌胫之间；有胫前动、静脉；浅部当腓浅神经，深层当腓深神经。

【功效】清胃降逆，镇静安神。

【主治】

1. 下肢痿痹、踝关节病、垂足等下肢、踝关节疾患。

2. 头痛，眩晕。

3. 癫狂。

4. 腹胀，便秘。

【刺灸法】直刺0.5～1寸。寒则逆经而刺，热则循经而刺。指压解溪穴，对于脚腕扭伤等脚部疾病非常有效。不灸。

穴位详解

别名草鞋带穴，鞋带穴，属火。胃经的地部经水在此散流四方。气血物质大部分为地部经水，小部分为经水气化之气。经水散流足背各部，气化之气循胃经上行天部。

解溪：解，散也。溪，地面流行的经水也。解溪，意指胃经的地部经水由本穴散解，流溢四方。本穴为丰隆穴传来的地部经水，至本穴后，因本穴的通行渠道狭小，地部经水满溢而流散经外，故名解溪。

草鞋带穴、鞋带：穴名当为意解。本穴物质为丰隆穴流来的地部经水，至本穴后如鞋带般散解，喻意经水流行无固定的路线，故名。

胃经经穴：经，经过也。本穴物质为地部经水，从本穴经过而无大的变化，故为胃经经穴。

本穴属火：属火，指穴内气血物质运行变化表现出的五行属性。本穴为胃经地部经水的外散之处，为胃经经水的输配枢纽，由本穴回流胃经的经水多少能最快地改变胃经的火热性状，故而本穴属火。

现代常用于治疗神经性头痛、胃肠炎、踝关节及其周围软组织疾患等；配昆仑、太溪治疗踝部痛；配商丘、血海治疗腹张。

阳池穴、解溪穴治手腕或脚脖子扭筋止痛、消肿。

治疗手腕扭伤最有效的是指压"阳池"。以手腕为中心，往不痛之处弯曲，用拇指一面吐气一面强压10秒钟才放手，如此重复3次。如果是脚脖子话，指压"解溪"也很有效。指压要领同前，在指压后肿消、痛止。

冲阳

【穴位一找准】冲阳穴位于人体的足背最高处，当拇长伸肌腱和趾长伸肌腱之间，足背动脉搏动处。

【解剖】在趾长伸肌腱外侧；有足背动、静脉及足背静脉网；当腓浅神经的足背内侧皮神经第二支本干处，深层为腓深神经。

【功效】和胃化痰，通络宁神。

【主治】

1. 精神神经系统疾病：面神经麻痹，眩晕；
2. 消化系统疾病：胃痉挛，胃炎；
3. 运动系统疾病：风湿性关节炎，足扭伤；
4. 其他：牙痛。

《素问》：刺跗上，中大脉，出血不止，死。

《针灸甲乙经》：善啮颊齿唇，热病汗不出，口中热痛；胃脘痛，时寒热。

《铜人》：偏风口眼歪斜，肘肿。

【刺灸法】避开动脉，直刺0.3～0.5寸。不灸。

穴位详解

别名会原穴，跗阳穴，会屈穴，会涌穴，会骨穴。胃之原穴。陆渊雷云："跗阳即冲阳穴所在，在足背上，去陷谷三寸动脉应手，属足阳明胃经"。王冰云："候胃气者，当取足跗之上，冲阳之分，穴中脉应手也。"

冲阳：冲，穴内物质运动之状。阳，阳气。该穴意指本穴的地部经水气化冲行天部。本穴物质为解溪穴传来的地部经水，因有解溪穴的分流，传至本穴的经水较为稀少，经水受脾土之热而大量气化冲行于天，故名。

会原穴：会，聚会。原，本源。会原，意指本穴气化之气为胃经气血的重要来源。本穴物质为胃经经水的气化之气，其气性温湿热，同合于胃经气血之性，为胃经气血的重要来源，故名会原。

跗阳穴：跗，脚背也。阳，阳气也。跗阳，意指本穴为脚背阳气的主要输供之处。本穴为胃经之穴，位处脚背，气血物质为气化的阳热之气，较之足部其他经脉各穴提供的阳热之气为多为强，故名跗阳。

会屈穴：会，聚会。屈，亏缺。会屈，意指胃经经水在此亏缺。本穴物质为解溪穴传来的地部经水，在本穴的运行变化为水液气化，流来的经水因气化而不断亏缺，故名会屈。会涌名意与会屈同，涌指本穴的气化之气涌出穴外。

会骨穴：会，聚会也。骨，水也。会骨，意指解溪穴散解的地部经水有部分会聚本穴。

胃经原穴：本穴地部经水的气化之气性合胃经之气血，为胃经气血的重要来源，故为胃经原穴。

冲阳穴临床配伍可配足三里穴、仆参穴、飞扬穴、复溜穴、完骨穴，有补益气血，润养经筋的作用，主治足痿失履不收。

配丰隆穴，有豁痰宁神的作用，主治狂妄行走，登高而歌，弃衣而走。

冲阳穴可有效治疗网球肘。

网球肘，为肱骨上髁炎之俗称。其临床表现为肘关节外侧疼痛，用力握拳及前臂作旋前伸肘动作时加重，不能绞毛巾、扫地，局部有多处压痛，而外观无异常。其属于祖国医学中伤筋、痹证等范畴，系由肘部外伤或劳损、或外感风寒湿邪致使局部气血凝滞，络脉瘀阻而发为本病。许多针家囿于"疼痛取阿是"之说，临床仅取局部穴位，故疗效欠佳。其实远道选取效穴治疗本病，往往有立竿见影之效。

治疗方法：

1. 取穴：冲阳（在足背最高处，当姆长伸肌腱与趾长伸肌腱之间，足背动脉搏动处。）

2. 操作：仰卧或正坐平放足底。取患侧冲阳穴，避开动脉，直刺 0.2～0.3 寸。要求得气明显，行捻转手法，平补平泻。留针 20～30 分钟。

另外，电针冲阳穴能够有效治疗疼痛。

电针有较好的镇痛作用，针刺麻醉多数是采用电针刺激法。在治疗疼痛病症时，采用病灶附近及远距离穴位都有很好的镇痛效果。如牙痛针颊车穴、下关穴、冲阳穴有同等的疗效。使用频率为每秒钟 100～200 次为最理想，输出功率以肌肉明显的收缩或患者感觉较麻为限，镇痛所需要的刺激时间一般 30 分钟以上。

陷谷

【穴位一找准】该穴位于人体的足背，当第二、三跖骨结合部前方凹陷处。

【解剖】穴下为皮肤、皮下组织、趾短伸肌、第二跖骨间隙。皮薄，由腓浅神经分布。皮下布有皮神经及足背静脉网。足背深筋膜薄，但很坚韧，其形成的足背韧带的表面有足背（动脉）网，由跗外侧动脉、弓形动脉的分支和腓动脉的穿支等吻合而成。此网并借跖背动脉的穿支与足底动脉吻合。针经上述结构以后，在趾长伸肌腱第二、三趾骨的肌腱之间，穿经趾短伸肌至第二跖骨间隙内的骨间肌。以上诸肌均由腓深神经支配。

【功效】清热解表，和胃行水，理气止痛。

【主治】

1. 消化系统疾病：胃炎，肠炎；

2. 运动系统疾病：下肢瘫痪，足扭伤；

3. 其他：肾炎，结膜炎，胸膜炎。

【刺灸法】直刺 0.3～0.5 寸；可灸。寒则补而灸之，热则泻之。可灸。

穴位详解

陷谷穴，出自《灵枢本输》。气血物质为地部经水及天部风气，经水循胃经下行内庭穴，风气循胃经上行。

陷谷：陷，凹陷之处也。谷，山谷也。该穴意指本穴为胃经地部经水的聚集之处。本穴物质为冲阳穴传来的地部经水，因本穴位处肉之陷处，地部经水在此聚集，故名。

胃经腧：腧，输也。本穴物质为冲阳穴传来的地部经水和内庭穴传来的天部之气，天部之气是横向传于冲阳穴，地部经水则下传内庭穴，本穴有传输胃经气血的功能，故为胃经腧穴。

本穴属木：属木，指穴内物质运行变化表现的五行属性。本穴的天部之气向胃经的上部传输，其运行方式为横向移动，表现出风木的运动特征，故本穴属木。

对于准妈妈们来说，陷谷穴可算是个好穴位，因为它可以治疗妊娠浮肿。对于下肢浮肿的孕妇，可让其采用平卧位或下肢略为抬高的体位，然后从足背开始，沿小腿向大腿方向推拿，力度要轻柔，手法以按、压、推、摩、轻捏交替混合使用。在按压推揉的过程中，要以陷谷穴为重点。该穴在脚背上第二、三趾骨结合部前方的凹陷处。按压此处，对颜面浮肿、水肿、足背肿痛都有很好的疗效。

如系全身性浮肿，那就应尽快找医生查明原因。在积极进行治疗的同时，也可以用其他方法进行辅助治疗。第一种方法是以中等力度手法，做全身按推抚摸，以促进全身血液循环。第二种方法是对腰背部进行热敷。施行以上方法后，就可以促进肾血流量的增加，从而起到利尿消肿的效果。

临床常用穴位配伍：

1. 配陷谷、上星、囟会、前顶、公孙、治卒面肿。

2. 配列缺，有清热解毒的作用，主治面目痛肿。

3. 配内庭、太冲，有清热消肿，活血止痛的作用，主治足跗肿。

内庭

【穴位一找准】在足背，当二、三趾间，趾蹼缘后方赤白肉际处。正坐垂足或仰卧位，在第二跖趾关节前方，第二、三趾缝间的纹头处取穴。

【解剖】穴下为皮肤、皮下组织、趾短伸肌、第二跖骨间隙。皮肤由腓浅神经的足背内侧皮神经的外侧支分布。针由皮肤、皮下筋膜穿足背深筋膜，在趾长伸肌（腱）和趾短伸肌腱的第二、三趾腱之间，深进入骨间肌。以上诸肌的神经支配为腓深神经。

【功效】清胃泻火，理气止痛。

【主治】

1. 五官科系统疾病：牙痛，齿龈炎，扁桃体炎；

2. 消化系统疾病：胃痉挛，急慢性肠炎；

3. 其他：三叉神经痛。

【刺灸法】

刺法：直刺或斜刺 0.3 ~ 0.5 寸，局部酸胀。

灸法：艾炷灸 3 ~ 5 壮，艾条灸 5 ~ 10 分钟。可灸。

穴位详解

经穴名出《灵枢本输》，五输穴之荥穴，五行属水。

内庭穴对老年人最具实用意义，一个典型的保健法就是滚棍脚掌内庭穴然谷穴助消化。

随着年龄的增长，老年人唾液淀粉酶降低，胃蛋白酶、胰淀粉酶和胰脂肪酶等分泌量均减少，造成消化功能减退，表现出消化不良、食欲不振、腹胀、排便困难等多种病症。

研究发现，通过脚滚动木棍，对改善上述病症有一定效果。因为脚滚棍能刺激脚掌的两个具有清肠助消化的穴位：

一是里内庭穴，在足掌第二、三趾间，趾蹼缘后方凹陷处。该穴能清胃泻火、理气消胀，刺激它可以提高胃、肝脏等消化器官的功能。

二是然谷穴，该穴位在脚内侧，足弓弓背中部靠前位置的骨节缝隙。刺激然谷穴能泻热、消胀，可增强脾胃功能，促进胃内食物消化。方法就是找一根直径 10 厘米、长 50 厘米的木棍，放在地上，用脚掌踩住，来回地滚动，在两个重要穴位处要用力踩压，每天早晨坚持做 3 ~ 5 分钟，效果很突出。

内庭穴有一个特别的作用就是抑制食欲。抑制食欲的原因是内庭能够泻胃火。食欲大，很大一个原因就是胃火旺盛，烧灼能力太强了。刺激内庭呢，就可以将胃里面过盛的火气降下来，从而降低食欲。

讲到泻胃火，大家肯定可以想到胃火大引起的其他疾病，比如最常见的牙痛、阳明经头痛等等，都和胃火过旺有关。那么遇到这些问题的时候，也是可以通过刺激内庭来治疗的。说到这里，可能有人要郁闷了，一个病这个穴可以治，那个穴也可以治，到底哪个穴作用更好，如何选取呢？我们说人体当中常用的穴就有三百多个，肯定不止一穴对一疾。一穴可以治多病，一病也可以多穴治，这就好像我们出行，可以选择的交通工具肯定不止一种。反过来，任何一种交通工具也不可能只到达一个地方，如何选择，就看个人的偏好，不必拘泥。

厉兑

【穴位一找准】人体厉兑穴位于足第二趾末节外侧，距趾甲角 0.1 寸。

【解剖】有趾背动脉形成的动脉网；布有腓浅神经的足背支。

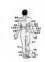

【功效】清热和胃，苏厥醒神，通经活络。

【主治】鼻衄，牙痛，咽喉肿痛，腹胀，热病，多梦，癫狂。

【刺灸法】浅刺 0.1 寸。不灸。

穴位详解

厉兑属金。气血物质为极小的地部经水及大量的湿热水气，经水由体表流入体内，湿热水气由体内外出体表，所以厉兑可以沟通胃经体表与体内经脉及交换气血物质。

厉兑：厉，危岸也。兑，口也，八卦之中以兑为口。厉兑，意指胃经的地部经水由本穴回流胃经的体内经脉。本穴物质为内庭穴传来的地部经水，至本穴后，因本穴有地部通道与胃经体内经脉相通，因此体表经水从本穴的地部通道回流体内，经水的运行如从高处落入危险的深井一般，故名厉兑。

胃经井：井，地之孔也。因本穴有地部通道与胃经体内经脉相通，故为胃经井穴。

本穴属金。属金，指本穴气血的运行变化表现出的五行属性。本穴物质为地部的经水，其运行是从地之表部流入地之地部。由于受地之地部的高热作用，流入的经水快速气化而成为气态物并由本穴上行天部，气化之气有肺金的秋凉之性，故本穴属金。

承泣、厉兑二穴皆为胃经连通体内体外经脉气血的出入口，与中脘穴募集的气血物质有较大的关系，中脘穴所募气血中阳气上走承泣穴，阴液下传厉兑。

厉兑穴是胃经的最后一个穴位。厉是噩梦的意思，兑是八卦中的一卦，代表沼泽，厉兑的意思就是掉进了噩梦的沼泽中。这个穴对爱做噩梦的人来说特别有意义，另外，对于有神经错乱症状的人来说，厉兑穴能够静心安神。

怎么揉厉兑穴才有好效果呢？有个简单的办法：每天晚上睡觉之前，攥一攥第二个脚趾，这么一攥，厉兑穴就攥住了，再扭扭这个脚趾肚，最后用指甲掐掐脚趾肚。同时，索性把十个脚趾都掐一掐，这对于安眠特别有好处。

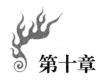

第十章

足太阴脾经——统血有奇功，女性的保护神

足太阴脾经总述

人体十二经脉之一。简称脾经。循行部位起于足大趾内侧端（隐白穴），沿内侧赤白肉际，上行过内踝的前缘，沿小腿内侧正中线上行，在内踝上8寸处，交出足厥阴肝经之前，上行沿大腿内侧前缘，进入腹部，属脾，络胃，向上穿过膈肌，沿食道两旁，连舌本，散舌下。本经脉分支从胃别出，上行通过膈肌，注入心中，交于手少阴心经。

脾经失调主要与运化功能失调有关。中医认为脾主运化，为后天之本，对于维持消化功能及将食物化为气血起着重要的作用。若脾经出现问题，会出现腹胀、便溏、下痢、胃脘痛、嗳气、身重无力等。此外，舌根强痛，下肢内侧肿胀等均显示脾经失调。主治脾胃病，妇科，前阴病及经脉循行部位的其他病证。如胃脘痛，食则呕、嗳气、腹胀、便溏、黄疸、身重无力、舌根强痛、下肢内侧肿胀、厥冷、足大趾运动障碍等。

本经脉腧穴有：隐白、大都、太白、公孙、商丘、三阴交、漏谷、地机、阴陵泉、血海、箕门、冲门、府舍、腹结、大横、腹哀、食窦、天溪、胸乡、周荣、大包，共二十一穴，左右合四十二穴。

足太阴脾经穴位详解

隐白

【穴位一找准】在足大趾末节内侧，距趾甲角0.1寸。《灵枢本输》："足大指之端内侧也。"《灵枢热病》："去爪甲如薤叶。"即足大趾趾甲廓内侧角后旁1分凹陷处。正坐垂足或仰卧，在（踇）指内侧，距趾甲角0.1寸处取穴。

【解剖】穴下为皮肤、皮下组织、（踇）趾纤维鞘、（踇）长伸肌腱内侧束。皮肤为（踇）趾背侧与其跖侧骨皮肤移行处，其神经分布为腓浅神经的足背内侧皮神经的内侧支。在趾背筋膜的深面有第一跖骨动脉内侧支，经（踇）长伸肌腱的深面，该动脉至（踇）趾的内侧缘。（踇）长伸肌腱由腓深神经支配。若斜刺，针行于末节趾骨与（踇）趾纤维鞘终止部之间，该处神经、血管分布丰富，均来自足底内侧神经及血管。

【功效】调经统血，健脾回阳。

【主治】

古代记述：腹胀，逆息，腹中有寒气，气喘，肠热暴泄，膈中闷，呕吐不欲食饮，热病衄血不止，烦心善悲，足胫中寒，不得卧，气满胸中热，梦魇不宁，女子月事过时不止，崩漏，吐血，大小便皆血，尸厥死不知人，脉动如故，男隐卵大病，小儿客忤，慢惊风，癫狂。

《甲乙经》：气喘、热病衄不止，烦心善悲，腹胀，逆息热气，足胫中寒，不得卧，气满胸中热，

隐白

隐白

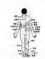

暴泄，仰息，足下寒，中闷，呕吐，不欲食饮，隐白主之；腹中有寒气，隐白主之；饮渴身伏多唾，隐白主之。

《大成》：下血，主肠风，多在胃与大肠，针隐白，灸三里；吐衄血，针隐白、脾腧、肝腧、上脘。

《聚英》：小儿客忤，慢惊风。

近人报道：

1. 妇产科系统疾病：功能性子宫出血，子宫痉挛；

2. 五官科系统疾病：牙龈出血，鼻出血；

3. 精神神经系统疾病：小儿惊风，癫病，昏厥；

4. 消化系统疾病：消化道出血，腹膜炎，急性胃肠炎；

5. 其他：尿血。

【刺灸法】

刺法：

1. 浅刺0.1～0.2寸，局部胀痛；

2. 或用三棱针点刺挤压出血，常用于神昏、胸闷咳喘。

灸法：艾炷灸3～7壮，艾条灸5～20分钟，用于止血。

寒则通之，热则泻之。可灸。

穴位详解

隐白穴为脾经的井穴，属木。别名鬼垒穴，鬼眼穴，阴白穴。气血物质为湿热之气，位处地之上部天之最下部，湿热之气由地之地部上至地之表部。

隐白：隐，隐秘、隐藏也。白，肺之色也，气也。该穴意指脾经体内经脉的阳热之气由本穴外出脾经体表经脉。本穴有地部孔隙与脾经体内经脉相连，穴内气血为脾经体内经脉外传之气，因气为蒸发外出，有不被人所觉察之态，如隐秘之象，故名。

鬼垒、鬼眼：鬼，与神相对，指穴内气血来自地部。垒，堡垒也，土堆也。眼，孔眼也。鬼垒、鬼眼，意指本穴的气血物质来自地之内部。理同隐白名解。

阴白穴：阴，地部也。白，气也。阴白，意指本穴的气血物质来自地部，且为肺性之气。理同隐白名解。

脾经井穴：井，地之孔也。因本穴有地部通道与脾经体内经脉相通，为孔井通道，故为脾经井穴。

本穴属木。属木，指本穴气血物质运行变化表现的五行属性。本穴物质为地之地部的气化之气，其性温湿，有木的生发特性，故其属木。

临床上的常用配伍有：

1. 配大敦，有醒脑开窍的作用，主治昏厥，中风昏迷。

2. 配脾腧、上脘、肝腧，有益气活血止血的作用，主治吐血，衄血。

3. 配气海、血海、三阴交，有益气活血止血的作用，主治月经过多。

4. 配厉兑，有健脾宁神的作用，主治多梦。

本穴还可以用来治疗月经不调

月经不调是妇女月经病的统称，是指月经周期、经量、血色、质地上发生的病理上的变化，包括月经先期（经期提前）、月经后期（经期延后）、月经先后无定期以及崩漏、闭经、经量过多、经色紫黑等病症。患者在专科治疗的同时，配合进行自我按摩，常能取得事半功倍的效果。本法操作简便，极易掌握。

隐白穴在足大趾内侧趾甲根脚处，是足太阴脾经的起始穴位。脾主管统摄气血，血妄行而出血过多时可掐隐白以止血，也可以用三棱针刺血。

大都

【穴位一找准】大都穴位于人体的足内侧缘，当足大趾本节（第一跖趾关节）前下方赤白肉际凹陷处。一说"本节之后下陷者之中"（《灵枢本输》）。

【解剖】在拇展肌止点；有足底内侧动、静脉的分支；布有足底内侧神经的趾底固有神经。

【功效】健脾利湿、和胃宁神。

【主治】腹胀，胃痛，呕吐，泄泻，便秘，热病。

【刺灸法】直刺 0.3～0.5 寸。寒则补之，热则泻之。可灸。

穴位详解

经穴名出自《灵枢本输》，荥穴，属火，别名太都穴。气血物质为天部的水湿云气，水湿云气聚集本穴后以横行的风气传向太白穴。

大都：大，穴内气血场的范围大也。都，都市也，物质的集散之所也。该穴意指脾经的气血物质在此聚集。本穴物质为隐白穴传来的生发之气，至本穴后为聚集之状，如都市之物质聚散也，故名。太都名意与大都同，太，通大。

脾经荥：荥，极小的水流。本穴物质为隐白穴传来的脾土生发之气，富含水湿，至本穴后部分水湿之气散热冷降归地，所降之水也小，故为脾经荥穴。

本穴属火。属火，指本穴气血物质运行变化表现的五行属性。本穴物质为隐白穴传来的气化之气，至本穴后为散热冷降的变化，所散之热上炎于天，体现出火的炎上特性，故本穴属火。

本穴还可以用来缓解抑郁：

很多中老年朋友或者年轻白领，因为久病不愈或事业压力大而变得不爱说话，容易伤感，不善于和人沟通，情志上总是觉得抑郁。还有的年轻人整天待在家里不愿意出门，工作和娱乐都是在网络上进行，这样的人也很容易因为长期不跟外界接触而患上情志病。

如果你或家人、朋友有上述情况，一定要学会使用大都穴，它是缓解抑郁情绪的大穴。

使用方法有两种，一种就是传统的按揉刺激，两侧都按，每天按揉 10 分钟，或者不拘泥于时间，以自己能耐受的时间和力度为准。这个方法不但适合情绪抑郁的人，也适合工作或生活压力大的人作为平常保健之用，经常按揉大都穴，防止情绪抑郁。

另外，你还可以直接艾灸大都穴，效果更明显，每次灸 5～7 分钟，每周 2～3 次就可以了。

治疗因心口疼痛导致的胃口不好：从脾经路线图上你可以看到，脾经有一条分支是入心的，由此可以看出，脾和心是有密切关系的。所以因心脏问题而引起的一些毛病，可以通过敲打脾经来调治。

有的人胃口不好，同时伴有心口疼痛，这时一定要去调整脾经。

你到药店去买一些吴茱萸和肉桂，然后将吴茱萸和肉桂按 1∶1 的比例打成粉，买一些菊花揉碎，这三种材料混在一起待用。每次取一小撮，加鸡蛋清调成糊状，敷在两侧大都穴和太白穴，每天睡觉之前贴上，第二天中午吃完饭之后取下。同时配合按摩肾经上的太溪穴、然谷穴、涌泉穴、肺经的尺泽穴，肝经的行间穴，心经的神门穴，以及任脉上的建里穴和中脘穴。多管齐下，集中调理。

太白

【穴位一找准】位于足内侧缘，当足大趾本节（第一跖骨关节）后下方赤白肉际凹陷处。取定穴位时，可采用仰卧或正坐，平放足底的姿势，太白穴位于足内侧缘，当第一跖骨小头后下方凹陷处。

【解剖】在拇展肌中；有足背静脉网，足底内侧动脉及足跗内侧动脉分支；布有隐神经及腓浅神经分支。

【功效】健脾化湿、理气和胃。

【主治】胃痛，腹胀，肠鸣，泄泻，便秘，痔漏，脚气，体重节痛，痢疾。

【刺灸法】直刺 0.5～0.8 寸。治疗湿疹一般采用穴道指压法。艾炷灸 1～3 壮；或艾条灸 3～5 分钟。

穴位详解

太白，经穴名出自《灵枢本输》输（土）、原穴，别名大白穴。脾经的水湿之气在此吸热蒸升。气血物质为天部之气，由天之下部上行于天之上部。

太白穴：太，大也。白，肺之色也，气也。太白穴，意指脾经的水湿云气在此吸热蒸升，化为肺金之气。本穴物质为大都穴传来的天部水湿云气，至本穴后受长夏热燥气化蒸升，在更高的天部层次化为金性之气，故名太白穴。大白名意与太白穴同，大，通太。

脾经腧穴：腧，输也。本穴物质为天之下部的水湿云气，吸热后化为阳气蒸升于更高的天部层次，为脾经经气的重要输出之穴，故为脾经腧穴。

本穴属土。属土，指本穴气血物质运行变化表现出的五行属性。本穴的气血变化为天之下部的水湿云气吸热后蒸升，表现出脾土对肺金的长养特性，故本穴属土。

足太阴原穴：原，本原也。脾经为少气多血之经，气不足、血有余，而本穴的蒸升之气同合于足太阴脾经的气血特性，且能较好地充补脾经经气的不足，为脾经经气的供养之源，故为足太阴原穴。

配中脘穴、足三里穴治胃痛。

生活中大家都有过这种体会，若很久不运动之后突然运动，或突然提了一次重物，常常会肌肉酸痛，浑身不舒服，尤其是中老年人，更是容易出现这种情况。一般情况下，不用怎么在意，歇上几天后会自动转好，但毕竟要难受几天的，在这里向大家提供一个有效的小方法，一般半小时就可以解除这种酸痛。

取艾条一段，在两侧太白穴，采用温和的灸法，艾灸持续大约半小时后，肌肉酸痛便会消失。

在中医理论里，脾主肌肉，突然运动或搬提过重的物品，会导致脾气一下子耗费过多，使肌肉内部气亏，而艾灸脾经原穴太白，可以调理疏通经气，迅速消除肌肉酸痛的症状，运动过度造成的局部受伤也可使用这个方法。

如果手边没有艾条，或者嫌艾条麻烦，那就用拳头或保健用的小锤敲击太白穴，效果也是不错的。

公孙

【穴位一找准】第一跖骨基底部的前下方，赤白肉际处。

【解剖】穴下为皮肤、皮下组织、（踇）展肌（腱）、（踇）短屈肌。皮肤由腓浅神经的分支，足背内侧皮神经的内侧支和隐神经双重分布。皮下筋膜内有血管网及少量的脂肪。趾踇侧筋膜在足底部形成跖腱膜，前方止于跖趾关节囊和屈肌腱鞘。针经上述结构，进入（踇）展肌和（踇）短屈肌，该二肌由足底内侧神经支配。

【功效】健脾化湿、和胃理中。

【主治】

1. 消化系统疾病：胃痉挛，急慢性胃肠炎，胃溃疡，消化不良，痢疾，肝炎，腹水，胃癌，肠痉挛；

2. 妇产科系统疾病：子宫内膜炎，月经不调；

3. 其他：心肌炎，胸膜炎，癫痫，足跟痛。

【刺灸法】直刺0.6～1.2寸。不灸。

穴位详解

足太阴经之络穴。八脉交会穴之一，通于冲脉。

公孙：即公之辈与孙之辈，指此处穴位的气血物质与脾土之间的关系。在五行中，脾经物质属土，其父为火，其公为木，其子为金，其孙为水。此穴内物质来自两个方面，一是太白穴传来的天部之气；二是地部孔隙传来的冲脉高温经水。脾经与冲脉的气血在此穴相会后化成了天部的水湿风气。因为此穴位于人的足部，在地球重力下，冲脉流至公孙穴的物质为下行的水液，流行的通道是冲脉的体内经脉，所以冲脉气血出公孙后就会快速气化。此穴也是足太阴络穴，因为此穴物质为天部水湿风气，并横向输散至脾胃二经，有联络脾胃二经各部气血的作用。

常用本穴配中脘穴、内关穴治胃酸过多、胃痛。

商丘

【穴位一找准】

足内踝前下方凹陷处，舟骨结节与内踝尖连线的中点。当胫骨前肌腱内侧。

《灵枢本输》："内踝之下，陷者之中也。"《针灸甲乙经》："在足内踝下微前陷者中。"《循经考穴编》补充："微前三分。"《针灸大成》："前有中封，后有照海，其穴居中。"正坐垂足或仰卧位，在内踝前下方凹陷处。当舟骨结节与内踝高点连线之中点处取穴。

【解剖】穴下为皮肤、皮下组织、屈肌支持带。皮肤由股神经的皮支、隐神经分布。皮下筋膜较疏松，除皮神经外，还有足静脉网及大隐静脉属支的起始部。足背筋膜深面有内踝（动脉）网。该网位于内踝的表面，由内踝前后动脉、跗内侧动脉、跟内侧支及足底内侧动脉的分支组成。针由皮肤、皮下筋膜穿足背筋膜后，在胫骨前肌（腱）的内后方，小腿十字韧带的内侧上、下支之间深进到距骨内侧面骨膜。

【功效】健脾化湿、肃降肺气。

【主治】商丘穴在内踝骨的前缘偏下一点。商丘穴正好对应足底反射区中的下身淋巴反射区，因此可以治疗各种炎症。同时它又揭示了一个医理：炎症一般是由细菌感染引起的。因为脾是管运血的，它能把新鲜血液运到病灶上去，脏东西被清走后，炎症自然就消除了。商丘穴多用于神经性呕吐，消化不良，急、慢性胃炎，急慢性肠炎，腓肠肌痉挛，踝关节及周围软组织疾患等。

【刺灸法】直刺 0.5 ～ 0.8 寸。寒则补而灸之，热则泻之。可灸。

穴位详解

五输穴之经穴，五行属金。脾经的热散之气由此上行。气血物质为快速运行的风气及风气中夹带的脾土微粒，循脾经快速上行后散热冷降。

商丘穴是一个能预防和治疗痔疮的穴位，和肾经的复溜穴结合使用，效果会更明显。治疗因身体能量大量消耗导致的乳腺疾病，怀孕受阻：有的女性因为工作压力大，生活上有诸多的不如意，导致心情郁闷，大量消耗了身体的能量。此时，脾脏如果不能及时将营养物质送去弥补身体的损耗，对女性来说，很容易出现乳腺系统的毛病，严重的还会影响受孕。在这个问题上，商丘穴可以说是一个福音一般的穴位。经常按压此穴，对乳腺的保养以及提高受孕的机会有很大好处。

治疗感冒后的恶心、呕吐：每个人感冒后的症状不全相同，有的人感冒后最明显的表现就是恶心、呕吐。这样的人一般都脾胃不太好，一感冒，最先受害的还是脾胃。这时，需用商丘穴搭配百会穴，以及心包经的曲泽穴、间使穴、劳宫穴解决上述问题。

商丘：商，古指漏刻，计时之气也。丘，废墟也。商丘，意指脾经的热散之气由此快速通过。该穴物质为公孙穴传来的水湿风气，其性湿热且循脾经上行，而该穴的气血通道又如漏刻滴孔般细小，因此风气的执行是快速通过本穴，强劲的风气吹走了该穴中的脾土微粒，地部脾土如废墟一般，故名商丘。

脾经经穴：经，经过也。该穴为脾经气血的行经之处，故为脾经经穴。

该穴属金：属金，指该穴气血物质执行变化表现出的五行内容。该穴为公孙穴内气血的出口之一，气血物质在公孙穴处是湿热状态，出该穴后散热而化为凉性之气，表现出肺金的秋凉特征，故该穴属金。

配伍应用：

1. 腹胀满不得息：商丘、阴陵泉、曲泉、阴谷。

2. 喜呕：商丘、幽门、通谷。

3. 太息善悲：商丘、曲鬓。

4. 脚痛：商丘、解溪、丘墟。

5. 脾虚不便：商丘、三阴交。

6. 慢性肠炎：商丘、天枢、阴陵泉。

7. 下肢浮肿：商丘、三阴交、阴陵泉、足三里。

临床上商丘穴与手腕之阳溪穴（太阳经）相应，凡手腕扭伤疼痛，应用"上病下取"原则，商丘穴具有缓解效果。

双太渊穴与商丘穴相配，主要是治消化道之胃肠炎诸症，且对精神系统的镇静安眠，以及上下镇痛，均有良效。

中风偏瘫病人特有的异常姿势为上肢呈挎篮样屈曲，臂内旋，上肢诸关节屈曲。颈向患侧侧屈，躯干向患侧弯曲。下肢强直外旋，骨盆上抬，足内翻，行走呈划圈样步态。其病理机制为：大脑损伤后，由大脑支配的高级运动功能受到抑制，失去对随意运动的控制能力。

取而代之的是低级中枢控制下以痉挛为基础的异常运动模式，即中枢痉挛性瘫痪。由于高级中枢的抑制性指令消失，导致脊髓反射亢进，出现以抗重力肌肌紧张为主要表现的肌痉挛，即支配抗重力肌的运动神经元（下肢为伸肌，上肢为屈肌）兴奋性增加，牵张反射活化而呈现亢进状态，形成偏瘫特有的异常运动模式。

操作手法：

患者仰卧位，百会穴沿皮刺得气后，循督脉向前，透刺至前顶穴。取肩穴（医者左手托起患者左上臂）、曲池穴，进针得气后，行强刺激提插捻转手法。肩穴针感满布肩部并向臂部放射。曲池穴针感放射至前臂及手指。合谷穴针刺得气后行柔和捻转手法。然后分别向极泉、少海、劳宫穴透刺并行柔和捻转手法。针环跳穴时须使针感传至足尖，丘墟穴须使针感满布外踝，再向髀关穴、申脉穴透刺，行柔和捻转手法。针曲泉、三阴交两穴，得气后行强刺激提插捻转手法，再向膝阳关、绝骨穴透刺，并行柔和捻转手法。

商丘穴针刺得气后行强刺激捻转手法，令酸胀感满布内踝，再向照海穴透刺。各穴行针时间均为 1 分钟，留针 20 分钟后出针。患者经 1 个疗程治疗后，上、下肢痉挛状况缓解，可配合穿衣，手可握拳。继续治疗 2 个疗程后，患者生活完全自理，恢复正常。

三阴交

【穴位一找准】在内踝尖直上 3 寸，胫骨后缘。

【解剖】在胫骨后缘和比目鱼肌之间，深层有屈趾长肌；有大隐静脉，胫后动、静脉；有小腿内侧皮神经，深层后方有胫神经。

【功效】健脾利湿，兼调肝肾。

【主治】脾胃虚弱，消化不良，腹胀肠鸣，腹泻，月经不调，崩漏，带下，闭经，子宫脱垂，难产，产后血晕，恶露不行，遗精，阳痿，阴茎中痛，水肿，小便不利，遗尿，膝脚痹痛，脚气，失眠，湿疹，荨麻疹，神经性皮炎，高血压病等

【刺灸法】直刺 1 ~ 1.5 寸。孕妇禁针。针灸该穴主治遗精、阳痿、阴茎痛、小便不利、睾丸缩腹等，是治疗男子性功能障碍最常用的穴位之一。

穴位详解

交，交会也。三阴交穴，意指足部的三条阴经中气血物质在本穴交会。本穴物质有脾经提供的湿热之气，有肝经提供的水湿风气，有肾经提供的寒冷之气，三条阴经气血交会于此，故名三阴交穴。

三阴交穴，十总穴之一。所谓"妇科三阴交"，顾名思义此穴对于妇科症状甚有疗效，举凡经期不顺，白带，月经过多，过少，经前综合征，更年期综合征等，皆可治疗；此穴为足太阴脾经、足少阴肾经、足厥阴肝经交会之处，因此应用广泛，除可健脾益血外，也可调肝补肾。亦有安神之效，可帮助睡眠。

三阴交对女性的神奇作用有以下几个方面：

1. 保养子宫和卵巢。人体的任脉、督脉、冲脉这三条经脉的经气同起于胞宫（子宫和卵巢）。其中，任脉主管人体全身之血，督脉主管人体全身之气，冲脉是所有经脉的主管。每天晚上 5 点 ~ 7 点，肾经当令之时，用力按揉每条腿的三阴交穴各 15 分钟左右，能保养子宫和卵巢。促进任脉、督脉、冲脉的畅通。女人只要气血畅通，就会面色红润白里透红，睡眠踏实，皮肤和肌肉不垮不松。

2. 紧致脸部肌肉，使脸部不下垂。如果想在 40 岁之后，还能对抗地球的引力，保证脸部和胸部不下垂。除了饮食要规律之外，还要经常在晚上 9 点左右，三焦经当令之时，按揉左右腿的三阴交穴各 20 分钟健脾，因为三阴交是脾经的大补穴。

3. 调月经，去斑，去皱，祛痘。三阴交是脾、肝、肾三条经络相交汇的穴位。其中，脾化生气血，统摄血液。肝藏血，肾精生气血。女人只要气血足，那些月经先期、月经后期、月经先后无定期、不来月经等统称为月经不调的疾病都会消失。而女人脸上长斑、痘、皱纹，其实都与月经不调有关。只要每天晚上 9 点 ~ 11 点，三焦经当令之时，按揉两条腿的三阴交各 15 分钟，就能调理月经，祛斑、祛痘、去皱。不过，要坚持才有效果，坚持每天按揉，按揉一个月之后，才能看得到效果。如果指望一两天就看到效果，只能是做梦了。

4. 改善性冷淡。很多女性面对高压的生活节奏，或者因为自身饮食结构或生活习惯不合理，导致性冷淡。这样不但自己少了很多生活的乐趣，还影响夫妻感情，容易导致家庭不稳。三阴交是一个大补穴，能补气补血，提升女人的性欲，让女人逃离性冷淡，重温浪漫人生。每天晚上 5 点 ~ 7 点，肾经当令之时，按揉三阴交，提升性欲的效果最好。坚持一个月，定能收到你想要的效果。

5. 调治肌肤过敏，湿疹，荨麻疹，皮炎。三阴交是脾经的大补穴。脾最大的功能之一是能够把人体的水湿浊毒运化出去。每天中午 11 点，脾经当令之时，按揉左右腿的三阴交各 20 分钟，能把身体里面的湿气、浊气、毒素都给排出去。皮肤之所以过敏，长湿疹，荨麻疹，皮炎等毛病，

都是体内的湿气、浊气、毒素在捣乱。只要按揉三阴交，把这些讨厌的调皮鬼赶出去，不出一个半月，皮肤就能恢复光洁细腻，干净无瑕了。

6. 保持血压稳定。三阴交是一个智能调节穴位。当你血压过高或过低，每天中午 11 点～13 点，心经当令之时，用力按揉两条腿的三阴交各 20 分钟，坚持两三个月，能把血压调理至正常值。

漏谷

【穴位一找准】漏谷穴位于人体的小腿内侧，当内踝尖与阴陵泉穴的连线上，距内踝尖 6 寸，胫骨内侧缘后方。

【解剖】在胫骨后缘与比目鱼肌之间，深层有屈趾长肌；有大隐静脉，肢后动、静脉；有小腿内侧皮神经，深层内侧后方有胫神经。

【功效】健脾消肿，渗湿利尿。

【主治】腹胀，肠鸣，小便不利，遗精，下肢痿痹。

【刺灸法】直刺 1～1.5 寸。寒则先泻后补或灸之，热则泻之。

穴位详解

漏谷穴别名太阴络穴。气血物质为天部之气及气态物中的脾土尘埃，脾经中的浊重物质在此由天部沉降至地部。

漏谷：漏，漏落也。谷，五谷也、细小之物也。该穴意指脾经中的浊重物质在此沉降。

本穴物质由三阴交穴传来，因脾经的湿热之气与肝经及肾经气血物质进行了交换，上行至本穴的气态物质则温度偏低，在本穴的变化是散热缩合冷降的变化，浊重的部分由天部沉降到地部，如细小的谷粒漏落之状，故名。

足太阴络、太阴络。本穴物质为三阴交穴传来的天部水湿之气，其气与脾经其他的气血物质相比温度较低，穴内气压亦较低，脾经其他部位的水湿之气向本穴汇聚并沉降地部，本穴有联络聚集脾经天部气血物质的作用，故为足太阴络。

漏谷配地机，治疗便秘、肠鸣；配足三里穴治腹胀肠鸣。

漏谷穴位于内踝上 6 寸，它就像一个漏斗一样，也像一个过滤器，把身体里的废弃物和毒素顺顺当当地排出去。而地机穴是脾经的郄穴，和血有着千丝万缕的联系，保证脾经精华物质很好地保存下来，一点儿都不会丢失。

这两个穴位互相配合，身体里"收支平衡"，人才会健健康康。

对于小便不利或者便秘腹胀、肠鸣的情况，漏谷穴充分发挥了帮助排泄的功能，让身体里的垃圾和浊气排得干干净净。

在这两个穴位艾灸治疗上述疾病，效果非常明显。如果你觉得麻烦的话，每天按揉十几分钟，也能作为日常的保健之方。

地机

【穴位一找准】地机穴位于人体的小腿内侧，当内踝尖与阴陵泉穴的连线上，阴陵泉穴下 3 寸。

【解剖】在胫骨后缘与比目鱼肌之间；前方有大隐静脉及膝最上动脉的末支，深层有胫后动、静脉；布有小腿内侧皮神经，深层后方有胫神经。

【功效】健脾渗湿，调理月经。

【主治】

1. 妇产科系统疾病：月经不调，痛经，功能性子宫出血，阴道炎；

2. 泌尿生殖系统疾病：腰痛，遗精，精液缺乏；

3. 其他：胃痉挛，乳腺炎，下肢痿痹；

4. 本穴出现压痛提示有胰腺疾患，与胰腧、中脘、水分互参可诊断急性胰腺炎。

【刺灸法】

1. 刺法：直刺 1～2 寸，有酸胀感进可扩散至小腿部。

2. 灸法：直接灸 3～5 壮；温和灸 10～15 分钟。

3. 按摩：点按、揉法、指推法。

寒则补而灸之，热则泻之。可灸。

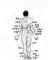
穴位详解

地机穴为脾经之郄穴，是本经经气深集的部位，具有较强的解痉镇、行气活血之功，别名脾舍，地箕。脾土物质在此随经水运化人体各部。气血物质为地部经水及经水中的脾土微粒，经水循脾经流向阴陵泉穴，脾土微粒沉降于穴周。

地机：地，脾土也。机，机巧、巧妙也。该穴意指本穴的脾土微粒随地部经水运化到人体各部，运化过程十分巧妙。本穴物质为漏谷穴传来的降地之雨，雨降地部后地部的脾土微粒亦随雨水的流行而运化人体各部，脾土物质的运行十分巧妙，故名。

脾舍：脾，土也。舍，来原也。脾舍，意指本穴为提供脾土物质的来源之处。本穴物质为漏谷穴传来的降地之雨，脾土物质随雨水的流行而输送人体各部，为人体营养物质的重要来源，故名脾舍。

地箕：地，脾土也。箕，挑土的工具。地箕，意指脾土物质通过本穴而运化。理同地机名解。

足太阴郄穴：郄，孔隙也。本穴为脾土物质的主要运化之处，脾土物质的运化是通过地部水液而运行的，脾土物质的运行量不大，如从细小的孔隙中通过一般，故为足太阴郄穴。

人体穴位配伍主要有：

1. 配三阴交穴治痛经。

2. 配隐白穴治崩漏。

3. 配血海，有调经的作用，主治月经不调。

4. 配肾腧、中极、三阴交，有补益气血，活血化瘀的作用，主治痛经。

针刺地机穴治疗顽固性不寐

针法：快速进针，捻转或震颤催气，待得气后用徐疾补泻补法，徐进并压针，直至针处出现热感。以热感向涌泉穴走窜并向周围扩散疗效好。压针最长可达 15 分钟，留针 20 ~ 30 分钟。10 次为 1 个疗程。

不寐原因虽多，总与心、脾、肝、肾及阴血不足有关。阴血之来源，由水谷精微所化，上奉于心，则心得所养；受藏于肝，则肝体柔和；统摄于脾，则生化不息；调节有度，化而为精，内藏于肾，肾精上承于心，心气下交于肾，则神安志宁。

如阴血不足或暴怒、思虑、忧郁、劳倦等伤及诸脏，精血内耗，皆可导致不寐，所以心神安宁依赖阴血旺盛。郄穴是体内气血会聚于某些空隙处的重要穴位。地机穴为脾经郄穴。

按揉地机穴治疗痛经

少女月经期间的轻度腰酸腹胀、乳房不适、情绪不安等，一般属于正常生理现象。但也有一些人，每逢经前经后或行经期间，均发生难以忍受的下腹部阵阵疼痛，经检查无明显器质性病变，医学上称为原发性或功能性痛经。

中医认为治疗痛经原因，以虚寒、气滞、瘀阻、风寒较多见，最简单的喝姜糖水方法（用红糖、生姜、山楂各 15 克，水煎代茶饮），对治疗痛经有一定的效果。按揉地机穴能缓解疼痛。

方法：以食指指腹点按地机穴（位于小腿内侧，膝下五寸胫骨后缘处）周围扪按，寻找最敏感点，用拇指的指腹由轻及重地按压敏感点，以能忍受为度。持续按压 1 分钟，疼痛会很快缓解或消失。按压后局部可产生酸胀痛感，或向会阴及小腹部放射。点穴法可于经前数日及月经期间进行，每日 1 ~ 2 次。

地机穴，是临床治疗痛经的有效经验穴，痛经者此处常有压痛和自发痛。可以配合归来穴调经，可温暖子宫，散寒止痛。闭经或经量少可以加灸关元、肾腧穴。

按揉地机穴健脾疏理脾经可选择在每天上午 9 点 ~ 11 点，这个时辰是脾经气血最旺盛的时候，通过经络疏理，帮助气血更好地在脾经运行。取正坐位，盘膝，握空拳用掌指关节端，由膝关节向下循小腿内侧，紧贴胫骨内侧缘，至上而下一直敲打到踝关节，用力适中。每侧以敲打十分钟为好。两个小时时间里可随意敲打数次。

地机穴与阴陵泉穴治疗股内侧痛

足太阴脾经之郄穴地机配合穴阴陵泉治疗股内侧痛。接通电源，留针 30 分钟，起针后患者能下地慢慢行走，疼痛痊愈。股内侧痛多由气虚寒凝，经脉失养，肌肉挛缩而成。其病位属脾经所过之处，地机穴为脾经之郄穴，是本经经气深集的部位，具有较强的解痉镇痛，行气活血之功，阴陵泉是脾经之合穴，脉气最盛，使气随血流，气行血行，脉道充盈，气血流畅，经筋和缓，疼痛自止。

阴陵泉

【穴位一找准】胫骨内侧髁后下方凹陷处。取该穴道的时候，患者应采用正坐或仰卧的取穴姿势，该穴位于人体的小腿内侧，膝下胫骨内侧凹陷中，与阳陵泉相对（或当胫骨内侧髁后下方凹陷处）。

【解剖】穴下为皮肤、皮下组织、缝匠肌（腱）、半膜肌及半腱肌（腱）、肌。皮肤由隐神经分布。皮下组织内除隐神经之外，还有与神经伴行的大隐静脉。该静脉正行于该穴的皮下，针刺应注意避开。针穿小腿深筋膜，经胫骨粗隆内侧的缝匠肌、半膜肌及半腱肌等各肌附着处的肌腱，向后经胫骨内侧缘进入腘肌。以上诸肌由股神经、坐骨神经等支配。膝下内动脉，发自腘动脉，向内下方，经胫侧副韧带和胫骨内侧髁之间，参加膝关节网，并发支营养胫骨及附近肌腱。

【功效】清利温热，健脾理气，益肾调经，通经活络。

【主治】

1. 泌尿生殖系统疾病：遗尿，尿潴留，尿失禁，尿路感染，肾炎，遗精，阳痿；

2. 消化系统疾病：腹膜炎，消化不良，腹水，肠炎，痢疾；

3. 妇产科系统疾病：阴道炎，月经不调；

4. 其他：失眠，膝关节炎，下肢麻痹。

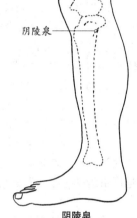

阴陵泉

【刺灸法】

刺法：

1. 直刺 1.0 ~ 2.0 寸，局部酸胀，针感可向下扩散；

2. 消肿利水可用子午捣臼法。

穴位详解

足太阴脾经之合穴，五行属水。

阴陵泉穴：阴，水也。陵，土丘也。泉，水泉穴也。阴陵泉穴，意指脾经地部流行的经水及脾土物质混合物在本穴聚合堆积。本穴物质为地机穴流来的泥水混合物，因本穴位处肉之陷处，泥水混合物在本穴沉积，水液溢出，脾土物质沉积为地之下部翻扣的土丘之状，故名阴陵泉穴。阴陵名意同阴陵泉穴。

穴位配伍主要有：

1. 配三阴交穴，有温中运脾的作用，主治腹寒。

2. 配水分穴，有利尿行消肿的作用，主治水肿。

3. 配三阴交、日月穴、至阳穴、胆腧穴、阳纲穴，有清热利湿的作用，主治黄疸。

按摩阴陵泉穴治"尿不净"

慢性前列腺炎是中老年人常见病，常表现为小便不畅，即解小便时，需等待一会儿，才能慢慢解出。有时伴有尿不净，需再等一会儿，才能解净。按摩阴陵泉穴位可使患者解小便自如，而且对肛门松弛的治疗也有效。

阴陵泉穴位在胫骨内上髁下缘，胫骨内侧缘凹陷处（将大腿弯曲90度膝盖内侧凹陷处）。每次按摩 100 ~ 160 下，每日早晚按摩一次，两腿都需按摩，一般按摩两周见效。

血海

【穴位一找准】屈膝，在大腿内侧，髌底内侧端上 2 寸，当股四头肌内侧头的隆起处。或屈膝，以对侧手掌按其膝盖，二到五指向膝上伸直，拇指向膝内侧约呈 45 度斜置，指端尽处取穴。

另说在膝上 2 寸半（《针灸甲乙经》）；在膝上 3 寸（《千金要方》注）；在膝上一寸（《类经图翼》）。《针灸甲乙经》："在膝膑上内廉白肉际二寸半"；《千金要方》："一作三寸"；《千金翼方》作"二寸"；《灵枢经脉翼》作"二寸中"；今皆从二寸，"半"字疑为"中"字之误。《针方六集》："一方以患人手按膝盖骨上，大指向内。余四指向外，大指尽处是穴。"即以对侧的手掌按其膝盖，手指向上，拇指偏向大腿内侧，当拇指端所止处。《循经考穴编》："以虎口按犊鼻骨，取中指点到是。"

【解剖】穴下为皮肤、皮下组织、股四头肌内侧肌（股内侧肌）。皮肤由股前皮神经分布。皮下筋膜内脂肪较厚，有隐神经和大隐静脉行经。

大腿前面阔筋膜内脂肪较厚，有隐神经和大隐静脉行经。大腿前面阔筋膜内纤维组织较外侧薄弱。针由皮肤、皮下筋膜穿大腿阔筋膜，进入股神经支配的股内侧肌。膝上内动脉起于动脉，在股骨内上髁上方紧贴骨内面深进，经半腱肌、半膜肌，大收肌腱与股骨骨面之间至膝关节前面。

【功效】健脾化湿，调经统血。血海穴是足太阴脾经的一个普通腧穴，但在临床应用中，却有一般人意想不到的疗效。《金针梅花诗钞》血海条曰："缘何血海动波澜，统血无权血妄行。"可见血海穴在功能上有引血归经，治疗血分诸病的作用。

【主治】主治月经不调，经闭，暴崩，漏下恶血，两腿内侧生疮痒痛或红肿有脓，气逆腹胀，肾藏风，疥癣，阴疮，五淋，功能性子宫出血，荨麻疹，湿疹，皮肤瘙痒，贫血。

【刺灸法】直刺1～1.5寸。艾炷灸3～5壮；或艾条灸5～10分钟。可灸。

穴位详解

经穴名出自《针灸甲乙经》。别名百虫窠。

四海之一。指冲脉。又称十二经之海。《灵枢海论》："冲脉者为十二经之海，其输上在于大杼，下出于巨虚之上下廉。"冲脉上循脊里，与十二经脉会聚而贯通全身，因称。《素问上古天真论》王冰注："冲为血海"。其气血输注出入的重要穴位，上在大杼穴，下出于上巨虚和下巨虚穴。其症候："血海有余，则常想其身大，怫然不知其所病；血海不足，亦常想其身小，狭然不知其所病。"

血海：血，受热变成的红色液体也。海，大也。该穴意指本穴为脾经所生之血的聚集之处。本穴物质为阴陵泉穴外流水液气化上行的水湿之气，为较高温度较高浓度的水湿之气，在本穴为聚集之状，气血物质充斥的范围巨大如海，故名。

百虫窝：百，数量词，形容多也。虫窝，虫之所生之地也。百虫窝，意指本穴的气血物质其特性为湿热。本穴物质为聚集而成的脾经之气，性湿热，而本穴所应的时序、地域又为长夏的中土，是百虫的产生之时和繁衍之地，故名百虫窝。

血郄：血，指穴内物质为血也。郄，孔隙也。血郄，意指本穴的血液运行出入为细小之状。本穴物质为天部的水湿云气，其性既湿又热，是血的气态物存在形式。穴内气血物质的出入为水湿云气，水湿云气折合为血则其量较小，如从孔隙中出入一般，故名血郄。

按压血海治疗痛经

每月一次的生理痛真是非常难受，按压血海穴能够缓解这种小腹疼痛。

位置：坐在椅子上，将腿绷直，在膝盖内侧会出现一个凹陷的地方，在凹陷的上方有一块隆起的肌肉，肌肉的顶端就是血海穴。

要点：两个大拇指重叠按压这个穴位，痛经的时候通常左腿也会一起痛，多刺激左腿。要是在腰上放一个暖水袋效果会更好。

按揉血海穴治疗肝血虚

很多人看会书和电视就觉得眼睛酸胀，干涩不舒服，有的还会出现手脚麻木现象，往往不被引起重视，其实这是肝血虚的症状。为什么呢？《内经》云："肝受血而能视，足受血而能步，掌受血而能握，指受血而能摄"，肝开窍于目，在液为泪，在体为筋，所以肝血虚了就不能营养眼睛和筋脉，就会出现眼睛酸胀、视物不清、手脚麻木的症状，当出现这些情况时，可选用血海和足三里穴来补足肝血。

血海穴为人体足太阴脾经上的重要穴道之一。取该穴时应屈膝，在大腿内侧，髌底内侧端上2寸，当股四头肌内侧头的隆起处。或患者屈膝，医者以左手掌心按于患者右膝髌骨上缘，二至五指向上伸直，拇指约呈45度斜置，拇指尖下是穴。最好每天9～11点在脾经经气最旺盛时按揉该穴，每侧按揉3分钟，以酸胀为度。

按压血海穴治疗产妇酸痛

产后的妇女特别容易出现各种酸痛，由于产妇在生产过程中需要消耗大量的体力，身体状况本来就比一般人虚弱，再加上医院里的冷气较强，如果疏忽了做好保暖的工夫，风寒便会乘虚而入，而一旦出现了各种酸痛时，又该如何减缓疼痛呢？请看以下提供的各项绝招。

按压的手法：以手指的指腹部位按压，切勿以手指甲按压，以免抓伤产妇。通常最常采用食指、中指、无名指三根手指头。

按压的时间：每天固定一个时间进行，一个穴点每次按压以十次为原则。

妇女产后身体各部位发生疼痛的原因，不外乎是因为身体出现血虚、血瘀、肾虚、风寒四种现象。患者容易有关节疼痛、酸痛、有麻木感、脸色苍白、头昏、心悸、怕冷、气短乏力、脉搏细弱的情形。按压穴道血海穴。

血海穴是生血和活血化瘀的要穴，位置很好找，用掌心盖住膝盖骨（右掌按左膝，左掌按右膝），五指朝上，手掌自然张开，大拇指端下面便是此穴。

午饭前按摩膝盖上的血海穴，有利于祛除脸上的雀斑。每天坚持点揉两侧血海穴3分钟，力量不宜太大，能感到穴位处有酸胀感即可，要以轻柔为原则。

箕门

【穴位一找准】在大腿内侧，当血海与冲门连线上，血海上6寸。正坐屈膝或仰卧位，当缝匠肌内侧缘，距血海上6寸处取穴。

【解剖】穴下为皮肤、皮下组织、大收肌。皮肤由股前皮神经分布。皮下组织的脂肪增厚，内有股前皮神经、隐神经与其伴行的大隐静脉，及该静脉与深静脉的交通支。大腿筋膜内侧与前面较外侧薄弱。针由皮肤、皮下筋膜穿大腿阔筋膜，在缝匠肌内侧入大收肌。前肌的中下部形成内收肌管的前壁，后肌和股内侧肌形成该管内外侧壁，管内有股动、静脉及隐神经通过。大收肌由闭孔神经与坐骨神经的分支支配。

【功效】健脾渗湿，通利下焦。

【主治】泌尿生殖系统疾病：尿潴留，遗尿，遗精，阳痿，睾丸炎，腹股沟淋巴结炎，阴囊湿疹。

【刺灸法】

刺法：直刺0.3～0.5寸，局部酸胀，向上可放射到大腿内侧，向下可放射到踝。

灸法：艾炷灸或温针灸3～5壮，艾条灸5～10分钟。

寒则补而灸之，热则泻针出气或凉药水针。可灸。

穴位详解

箕门：箕，土箕也，担物之器也。门，出入的门户也。该穴意指脾土物质在本穴运行转化。本穴物质为血海穴水湿云气胀散而来的风气，至本穴后风气变为强劲之势并吹带脾土物质随其而行，穴内的脾土物质如被土箕担运而出，故名。

冲门

【穴位一找准】在腹股沟外侧，距耻骨联合上缘中点3.5寸，当髂外动脉搏动处的外侧。仰卧位，平耻骨联合上缘中点旁开3.5寸处取穴。约当腹股沟外端上缘，股动脉外侧。

【解剖】穴下为皮肤、皮下组织、腹外斜肌腱膜、腹内斜肌和腹横肌起始部。皮肤由髂腹下神经分布。皮下筋膜分为脂肪层和膜性层。前者以脂肪组织为主，其厚薄亦因人而异；后者以纤维组织为主，在腹股沟韧带下方一横指附着在阔筋膜。两层之间有腹壁浅动静脉、肋间动静脉（下位）及皮神经经过。上述由浅入深之腹壁肌由第六至十二胸神经和第一腰神经前支支配。穴位的内上方深部，腹肌的深面，有从髂外动脉发出的腹壁下动脉，并有静脉伴行。腹股沟下方，股三角，其内有股动、静脉和股神经。

【功效】健脾化湿，理气解痉。

【主治】

1. 泌尿生殖系统疾病：尿潴留，睾丸炎，精索神经痛；

2. 妇产科系统疾病：子痫，子宫内膜炎，乳腺炎，乳少；

3. 其他：胃肠痉挛。

【刺灸法】

刺法：避开动脉，直刺0.5～0.7寸，腹股沟酸胀，可扩散至外阴部。

灸法：间接灸3～5壮，艾条灸10～20分钟。

寒则补而灸之，热则泻针出气。可灸。

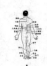

穴位详解

足太阴、厥阴、阴维之交会交。别名慈宫穴，上慈宫穴，冲脉穴，前章门穴。脾经气血由此冲行腹部。气血物质为阳热风气，循脾经向腹部冲行。

冲门：冲，冲射、冲突也。门，出入的门户也。该穴意指脾经下部诸穴传来的经气由本穴上冲腹部。本穴物质为脾经腿膝下部经气汇聚而成，在本穴的运行为受热后的上冲之状，故名。

慈宫、上慈宫：慈，仁慈也。宫，聚散之所也。上，上部也。慈宫，意指本穴的上行气血非高温之性，虽为炎上，但却不克肺金，如脾土之母对肺金之子有仁慈之性，故名。

冲脉：冲，冲突也。脉，脉气也。冲脉，意指本穴气血运行为冲行之状。理同冲门名解。

前章门穴：前，与肝经的章门穴相区别也。章，大木材也，大风也。门，出入的门户也。前章门穴，意指本穴的气血运行为强劲的风气。理同冲门名解。

府舍

【穴位一找准】府舍穴位于人体的下腹部，当脐中下 4 寸，冲门穴上方 0.7 寸，距前正中线 4 寸。

【解剖】在腹股沟韧带上方外侧，腹外斜肌腱膜及腹内斜肌下部，深层为腹横肌下部；布有腹壁浅动脉，肋间动、静脉；布有髂腹股沟神经（右当盲肠下部，左当乙状结肠下部）。

【功效】健脾消满、理中和胃。

【主治】腹痛，腹满积聚，疝气、霍乱吐泻。

【刺灸法】直刺 1 ~ 1.5 寸。寒则点刺出血或补而灸之或先泻后补，热则泻针出气或水针。可灸。

穴位详解

足太阴、厥阴经与阴维脉交会穴。脏腑中的阴性水液由本穴外出脾经。气血物质为地部经水，由腹内外出腹表。

府舍：府，脏腑也。舍，来源之意。该穴意指本穴气血来源于体内脏腑。因本穴有地部孔隙与体内阴维脉相通，体内的阴维脉的水液外传本穴，本穴的气血物质部分是来源于脏腑，故名。

足太阴、阴维、厥阴之会：本穴的气血物质中有体内阴维脉外传的水液和冲门穴传来的风气，冲门穴传来的风气又同合于厥阴肝经气血之性，故本穴为足太阴、阴维、厥阴之会。《难经·二十八难》曰："阳维、阴维者，维络于身，溢蓄不能环流灌溉诸经者也。"根据经文所言在此作进一步的分析。阴维、阳维之脉有对人体全身气血的维络作用，其特点是溢蓄不能环流灌溉诸经。溢是满溢的溢，即阴维、阳维脉的气血是满溢外流的气血。蓄是储蓄的蓄，即阴维、阳维脉的气血物质为储蓄之状。环流，指物质循人体的各个不同层次循环流动。灌溉，指物质对它部输送。根据上面的分析，可以对阴维脉阳维脉的气血物质及其特性作如下的归纳：阴维脉阳维脉的气血物质为人体各经满溢外流的气血，阴维脉的气血为满溢的水液，阳维脉的气血为满溢的气体，水液和气体在阴阳维脉中是存储之状。而在三焦内部，各个脏器外溢的水液会因三焦包膜的约束而存在于三焦之内，这样，在地球重力场的作用下，三焦内的水液会聚集在腹之下部，水液达到了腹部内外通孔的高度位置后则循腹部的内外通孔溢向体表，而本穴正是三焦与体表相通的通孔，故体内三焦中的水液会流向本穴的体表，本穴因而也就成了足太阴与阴维交会之处。

腹结

【穴位一找准】腹结穴位于人体的下腹部，大横穴下 1.3 寸，距前正中线 4 寸。《针灸甲乙经》："在大横下一寸三分。"《类经图翼》："去腹中行三寸半。"《针方六集》："上直两乳，挟任脉两旁各四寸。"《针灸资生经》："去腹中行各当为四寸半。"诸家所述距前正中线分寸有出入，今从《针方六集》。

【解剖】穴下为皮肤、皮下组织、腹外斜肌、腹内斜肌、腹横肌、腹横筋膜、腹膜下筋膜。皮肤由第八、九、十肋间神经的前皮支重叠分布。皮下组织内有胸腹壁浅静脉及皮神经经过。深筋膜的下面有胸外侧动、静脉经过。腹腔内穴位相对应的器官有胆囊底、肝（右侧，一般成人肝下缘不超过肋弓）、胃（左侧）。针若经上列结构后，穿经其深面的腹膜腔，可达左右侧在腹腔内相对器官，可造成内出血（尤其对有出血倾向的人），或胃内容或胆汁随针路溢出，形成腹膜炎，所以该穴不可深刺，更不能提插。

【功效】温脾止泄、镇痛止咳。

【主治】消化系统疾病：绕脐痛，消化不良，痢疾，胃溃疡，胃痉挛，胃酸过多或减少，消化不良，便秘，肠出血。

【刺灸法】

刺法：直刺 0.5 ~ 0.8 寸，局部酸胀。

灸法：艾炷灸或温针灸 3 ~ 5 壮，艾条灸 5 ~ 10 分钟。

寒则补之或灸之，热则泻之或水针。可灸。

穴位详解

腹结，经穴名出自《针灸甲乙经》。原作腹屈，一名腹结。《备急千金要方》后腹结均作正名。别名肠窟，肠屈，阳窟，肠结。属足太阴脾经。意为肠的盘回曲结之所。右侧腹结穴约当急性阑尾炎体表压痛点。

气血物质为地部的脾土和经水混合物以及气化的天部之气，气化之气量少。脾土沉降于穴周，经水溢流穴外，气化之气则循脾地上行大横穴。

腹结：腹，腹部也，脾也。结，集结也。该穴意指脾经的气血在此集结。本穴物质为府舍穴传来的地部泥水混合物，因本穴位处肉之陷，泥水混合物流至本穴为聚集之状，故名。

腹屈：腹，腹部也，脾也。屈，亏也。腹屈，意指脾经气血在此亏缺。本穴为脾经的地部泥水混合物集结沉降之处，脾之气不足，如亏缺之状，故名腹屈。肠结、肠窟名意与腹屈同，肠指大肠金性之气，窟，空窍也，皆指本穴的气亏之意。

临窟：临，至也、到也。窟，空窍也。临窟，意指本穴所处为气血物质空虚之处。理同腹结名解。

大横

【穴位一找准】大横穴位于人体的腹中部，距脐中 4 寸。

【解剖】在腹外斜肌肌部及腹横肌肌部；布有第十一肋间动、静脉；布有第十二肋间神经。

【功效】理气止痛、通调腑气。

【主治】泄泻，便秘，腹痛。

【刺灸法】直刺 1 ~ 2 寸。寒则先泻后补或补而灸之，热则泻针出气或水针。可灸。

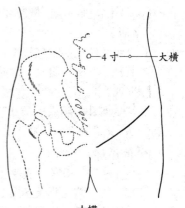

大横

穴位详解

足太阴与阴维脉交会穴，别名肾气穴，人横穴。脾经气血在此形成水湿风气。气血物质为天部的水湿风气和地部的经水，水湿风气向腹哀穴上行，经水循脾经下行。

大横：大，穴内气血作用的区域范围大也。横，穴内气血运动的方式为横向传输也，风也。该穴意指本穴物质为天部横向传输的水湿风气。本穴物质为腹结穴传来的水湿云气，至本穴后因受脾部外散之热，水湿云气胀散而形成风气，其运行方式为天部的横向传输，故名。

肾气：肾，水也。气，天部的气态物也。肾气，意指本穴的天部之气富含水湿。本穴物质为腹结穴地部泥水混合物汽化的水湿云气，在向本穴运行的过程中，它是由天部的稍高层次横向传至本穴的天部稍低层次，水湿进一步集结在云系之中，如肾水之运行，故名肾气。

人横：人，气血物质所处的层次为地部之上、天部之下的人部也。横，穴内气血运行的方式为横向传输也。人横，意指穴内气血在人部横向传输。理同大横名解。

足太阴、阴维之会。本穴物质不光有天部的滞重水湿云气，同时还有腹哀穴下行传来的地部经水，其地部经水由本穴外溢脾部，有阴维脉的气血特性，故为足太阴、阴维之会。

临床上配天枢穴、足三里穴治腹痛。

腹哀

【穴位一找准】腹哀穴位于人体的上腹部，当脐中上 3 寸，距前正中线 4 寸。

【解剖】在腹内外斜肌及腹横肌肌部；布有第八肋间动、静脉；布有第八肋间神经。

【功效】健脾消食、通降腑气。

【主治】消化不良，腹痛，便秘，痢疾。

【刺灸法】直刺 1 ~ 1.5 寸。寒则先泻后补或补而灸之，热则泻针出气或水针。

穴位详解

足太阴与阴维脉交会穴，别名肠哀穴，肠屈穴，脾经水湿在此沉降。气血物质为地部经水，由穴内满溢穴外。

腹哀：腹，腹部也，脾土也。哀，悲哀也。该穴意指本穴的地部脾土受水之害。本穴物质为大横穴传来的天部水湿云气，至本穴后，水湿云气化雨降之于地部，脾土受湿而无生气之力，因而悲哀，哀其子金气不生也，故名。

肠哀、肠屈：肠，大肠也，此指大肠所主的金气。哀，悲哀也。屈，亏缺也。肠哀、肠屈，意指本穴的天部之气虚少，脾土生发之气不足。理同腹哀名解。

足太阴、阴维之会。本穴的地部经水为满溢之状并散流脾经之外，表现出阴维脉的气血特性，故为足太阴、阴维之会。

临床上常用本穴配气海穴治肠鸣。

食窦

【穴位一找准】该穴位于人体的胸外侧部，当第五肋间隙，距前正中线 6 寸。

【解剖】穴下为皮肤、皮下组织、胸大肌、前锯肌、第五肋间结构、胸内筋膜。皮肤由第四、五、六肋间神经的外侧支重叠分布。皮下筋膜疏松，内有皮神经及胸腹壁浅静脉经过。针由皮肤、皮下筋膜经胸大肌表面的深筋膜和其下缘，入前锯肌，再深进肋间内、外肌及其间的肋间血管和神经。前二肌由胸前神经和胸长神经支配，后二肌由肋间神经支配。在胸内筋膜的深面，正对第五肋间隙是胸膜腔及肺，因此，不宜深刺与提插。

【功效】宣肺平喘，健脾和中，利水消肿。

【主治】

1. 呼吸系统疾病：气管炎，肺炎，胸膜炎，肋间神经痛；

2. 其他：肝炎，腹水，尿潴留，右食窦治肝区痛效好。

【刺灸法】

刺法：向外斜刺或平刺 0.5 ~ 0.8 寸，局部酸胀。切勿深刺，以防气胸。

灸法：艾炷灸 3 ~ 5 壮，艾条灸 5 ~ 10 分钟。寒则通之补之或灸之，热则泻之或水针。可灸。

穴位详解

别名：命关、食关、食室。

食窦：食，胃之所受五谷也，脾土也。窦，孔穴、地宫也。该穴意指脾经的地部经水由此漏落三焦内部的脾脏。本穴物质为腹哀穴传来的地部经水，随经水流行的还有较多的脾土物质，而本穴有地部孔隙与脾脏相通，脾土物质随流行的经水而回归脾脏，故名。

食室，舌基部与内唇之间在口前部所形成的空间，为口前腔的一个部分。食窦，经穴名出自《针灸甲乙经》。别名命关。本经食窦穴至大包穴诸穴，深部为肺脏，不可深刺，别名命关穴，食关穴。气血物质为脾土微粒与经水的混合物。由体表脾经注入内部脾脏。

命关：命，性命也。关，关卡也。命关，意指本穴的气血物质运行的正常与否重关人命。本穴有地部孔隙与体内脾脏相通，它内泄脾脏之热，外降脾土之湿，是脾脏与体表气血物质沟通的重要渠道，故名命关。

食关：食，胃之所受五谷也，脾土也。关，关卡也。食关，意指本穴为脾脏与体表脾土物质出入交换的关口。本穴为脾经经水内传脾脏的出入关口，脾土物质随水流行，因此它也是脾土物质的出入关口。脾土之性是固定不移，它无风不运，无水不行，本穴若无经水载十，穴之孔隙亦如关卡一般阻土运行，故名食关。

临床治疗胸胁满痛配伍食窦、膈俞、三阳络。

天溪

【穴位一找准】在胸外侧部，当第四肋间隙，距前正中线 6 寸；仰卧取穴。

【解剖】穴下为皮肤、皮下组织、胸大肌、前锯肌、第四肋间结构、胸内筋膜。皮肤由第三、四、五肋间神经的外侧支重叠分布。皮下筋膜内除皮神经外，还有胸腹壁浅静脉。在胸大肌和前锯肌之间有胸外侧动、静脉及胸长神经。第四肋间结构包括肋间内、外肌及其之间的肋间动脉、静脉和肋间神经。在肋角处，肋间动脉进入上二肌之间，并分为上、下支。上支行于肋间静脉和肋间神经之间，三者上为静脉，中为动脉，下为神经并行于肋沟内，下支则行于下位肋骨的上缘。肋间隙的深面为胸内筋膜，与胸膜腔和肺相对应，因此行针不宜太深。

【功效】宽胸通乳，理气止咳。

【主治】

1. 治乳肿痈溃：天溪，侠溪。

2. 治胸中满痛：天溪，内关，膈腧，肺腧，膻中。

3.《针灸大成》：胸中满痛，债膺，妇人乳肿痈溃。

【刺灸法】

刺法：斜刺或平刺 0.5 ~ 0.8 寸，局部酸胀。切勿深刺，以防气胸。

灸法：艾炷灸 3 ~ 5 壮，艾条灸 5 ~ 10 分钟。寒则补之灸之，热则泻之。可灸。

穴位详解

天溪，经穴名出自《针灸甲乙经》。气血物质为天部之气，循脾经上行胸部。

天溪：天，天部。溪，路径也。该穴意指本穴的天部之气循脾经上行。本穴物质为食窦穴传来的水湿之气，在行至本穴的过程中不断吸热，吸热后循脾经进一步上走胸之上部，故名。

天溪穴是进行丰胸按摩不可忽略的穴位之一，临床上常配膻中穴治胸肋疼痛。

胸乡

【穴位一找准】在胸外侧部，当第三肋间隙，距前正中线 6 寸。

【解剖】在第三肋间隙，胸大肌、胸小肌外缘，前锯肌中，下层为肋间内、外肌；有胸外侧动、静脉，第三肋间动、静脉；布有第三肋间神经。

【功效】宽胸理气，疏肝止痛。

【主治】临床上常用本穴配膻中治胸肋胀痛。

【刺灸法】斜刺或向外平刺 0.5 ~ 0.8 寸。

穴位详解

胸乡：胸，胸部。乡，乡村也，边远之处。胸乡，意指脾经之气由此输散脾经之外。本穴物质为天溪穴传来的天部水湿之气，水湿会含量较少，至本穴后，因受心室外传之热，水湿之气进一步胀散并流散于脾经之外，如去到远离脾经的乡村之地，故名胸乡。

周荣

【穴位一找准】在胸侧部，当第二肋间隙，距前正中线 6 寸。

【解剖】在第二肋间隙，胸大肌中，下层为胸小肌，肋间内、外肌；有胸外侧动、静脉，第二肋间动、静脉；布有胸前神经分支，正当第一肋间神经。

【功效】宽胸理气，降逆止咳。

【主治】咳嗽，气逆，胸胁胀满。

【刺灸法】斜刺或向外平刺 0.5 ~ 0.8 寸。寒则补之或灸之，热则泻之或水针。可灸。

穴位详解

别名周营穴，周管穴。脾土水湿在此大量蒸发气化。气血物质为天部之气，由本穴地部脾土中气化后上行天部。

周荣：周，遍布、环绕之意。荣，草类开花或谷类结穗的茂盛状态。该穴意指脾经的地部水湿大量蒸发化为天部之气。本穴虽属脾经穴位，但脾经气血因胸乡穴的流散而无物传至本穴。本穴物质的来源是本穴上部区域散流至此的地部水液，至本穴后，因受心室外传之热的作用，地部水湿大量气化上行天部，气化之气如遍地开花之状，脾土也还其原本的燥热之性，故名。周营、周管名意与周荣同，营为营寨，管为管辖区域，皆指穴内的气化之气遍及穴周的整个区域。

本穴常配膻中穴治胸肋胀满。

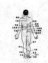

大包

【穴位一找准】《灵枢经脉》："出渊腋下三寸。"《针方》："直胁（腋）下六寸。"《循经》："与巨阙相平，又云平期门。"《集成》："横直日月。"即腋窝与第十一肋游离端连线的中点，约当第七肋间隙凹陷处。

【解剖】在第六肋间隙，前锯肌中；有胸背动、静脉及第六肋间动、静脉；布有第六肋间神经，当胸长神经直系的末端。行针时，在肋角的前内侧胸壁，应在相邻肋骨之间，在肋角的内侧行针，应经肋骨上缘，这样可避开肋间动脉及其分支。该穴位深部相对应的器官有胸膜腔、肺、膈、肝（右侧）、胃（左侧），故不可深刺。

【功效】宣肺理气，宽胸益脾。

【主治】古代记述：胸胁痛，喘息，身尽痛，百节皆纵。现代常用来治疗气喘，哮喘，胸闷，心内膜炎，胸膜炎，肋间神经痛，胸胁病等呼吸系统疾病，全身疼痛，四肢无力，食多身瘦。每天坚持按摩该穴位，具有丰胸美容的效果。

【刺灸法】斜刺或向后平刺0.3～0.5寸。治颈部扭伤可向上斜刺，局部酸胀。严禁深刺，以防刺伤肺脏。可灸，艾炷灸3壮，艾条灸10～20分钟。

穴位详解

脾之大络，布于胸胁，包罗与此处，故名。

丰胸美容时，首先双手按住大包穴后，从胸外侧向内推压胸部36次；其次，手掌按住大包穴，再旋转推压36次；最后，用手指搓揉大包穴36次。

穴位配伍主要有：

1. 胸肋痛：配三阳络穴、阳辅穴、足临泣穴。

2. 食多身瘦：配脾腧穴、章门穴。

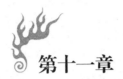

第十一章

手少阴心经——心智的养护神

手少阴心经总述

手少阴心经起于心中，出属心系，内行主干向下穿过膈肌，联络小肠；外行主干，从心系上肺，斜出腋下，沿上臂内侧后缘，过肘中，经掌后锐骨端，进入掌中，沿小指桡侧至末端，经气于少冲穴处与手太阳小肠经相接。支脉从心系向上，挟着咽喉两旁，连系于目系，即眼球内连于脑的脉络。

本经腧穴共计九个：极泉、青灵、少海、灵道、通里、阴郄、神门、少府、少冲。

心经的主要临床表现：咽干，渴而欲饮，胁痛，手臂内侧疼痛，掌中热痛，心痛，心悸，失眠，神志失常。手少阴心经支脉从心系上夹于咽部，心经有热则咽干；阴液耗伤则渴而欲饮；心之经脉出于腋下，故胁痛；心经循臂臑内侧入掌内后廉，心经有邪，经气不利，故手臂内侧疼痛，掌中热痛。心脉痹阻则心痛；心失所养，心神不宁，则心悸，失眠；心主神明，心神被扰，则神志失常。

手少阴心经穴位详解

极泉

【穴位一找准】在腋窝顶点，腋动脉搏动处。曲肘，手掌按于后枕，在腋窝中部有动脉搏动处取穴。

【解剖】在胸大肌的外下缘，深层为喙肱肌；外侧为腋动脉；布有尺神经，正中神经，前臂内侧皮神经及臂内侧皮神经。腔内除大量的脂肪（内含有淋巴结及其相连的淋巴管）外，围绕腋动脉有臂丛神经的三个束及其五条支配上肢肌的终支。而针经臂丛内侧，可深达腋腔后壁肌肉之一大圆肌，该肌由肩胛下神经支配。

穴下为皮肤、皮下组织、腋腔及其内容、大圆肌。皮肤较厚，皮内汗腺发达，表面长有腋毛，由肋间臂神经和臂内侧皮神经双重分布。皮下组织疏松，富有脂肪组织和淋巴结。针由皮肤、皮下筋膜穿腋筋膜入腋腔。该腔为胸廓与臂部之间由肌肉围成的腔隙，是颈部与上肢血管、神经的通路。

【功效】宽胸宁神，通经活络。

【主治】

1.循环系统疾病：冠心病，心绞痛，胸闷、心包炎，脑血管病后遗症；

2.精神神经系统疾病：肋间神经痛，癔病、乳汁分泌不足；

3.其他：四肢不收、腋下瘰疬、腋臭、肩周炎，颈淋巴结核，乳汁分泌不足、咽干、烦渴、干呕、目黄。

【刺灸法】

刺法：避开腋动脉，直刺0.3～0.5寸，整个腋窝酸胀，有麻电感向前臂、指端放散，或上肢抽动，以3次为度。不宜大幅度提插，以免刺伤腋窝部血管，引起腋内出血。

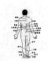

灸法：艾炷灸或温针灸3～5壮，艾条灸5～10分钟。一般不灸。

穴位详解

极泉，经穴名出自《针灸甲乙经》。高及甚为"极"，水之始出曰"泉"。心经经穴中，本穴最高，又为首穴。手少阴脉气由此而出，故名极泉。

临床上常用的穴位配伍主要有：

1. 心痛干呕烦满：配侠白穴（《针灸资生经》）。

2. 腋窝痛：配日月穴、肩贞穴、少海穴、内关穴、阳辅穴、丘墟穴（《针灸学手册》）。

3. 四肢不收：配日月穴、脾腧穴（《针灸资生经》）。

4. 咽干咽喉肿痛：配太渊穴、偏历穴、太冲穴、天突穴（出处同上）。

5. 心悸、冠心病：配神门穴、内关穴、心腧穴，有宁心安神的作用。

6. 肘臂冷痛：配侠白，有通经活络的作用。

总体来说，中医养生认为针对极泉穴有如下保养方式：

1. 弹拨、揉按此穴位，能够有效治疗各种心脏疾病，如心肌炎、心绞痛、冠心病、心悸、心痛等；

2. 长期按揉此穴位，对肩臂疼痛、臂丛神经损伤、臂肘冷寒、肩关节炎、肋间神经痛、黄疸、腋臭等疾患，具有很好的调理和保健作用；

3. 按揉此穴位，能够缓解上肢麻痛、颈淋巴结核等；

4. 配神门、内关，治疗心痛、心悸；配侠白，治疗肘臂冷痛。

弹拨极泉缓解心经郁滞

中医学认为，心经是君主之官，君主之官有个特性，心是君主不受邪。心包经相当于是心经的警卫。警卫可以代君受过，所以我们可以拍打心包经。而心包经上有一个非常重要的穴位，就是极泉穴。如果一个人经常郁闷，他的腋窝下，即极泉穴上，就会长出一个包，这是心气被郁滞的现象。如果把极泉穴弹拨开了，就能把包块化解掉，就能够缓解心经郁滞的疾病。还有的时候你会发现，别人突然的一个小动作，或者一件突发性的事件，有可能会让你心跳回快，并且感到胸闷、头晕、头疼、出汗、浑身无力，甚至不想吃饭。出现这种情况就是心悸，它是过度疲劳及情绪不稳定的一种表现。此时，只要弹拨腋窝下面的极泉穴，就能够让心脏得到放松。

按压极泉穴治心脑血管病

秋季昼夜温差大，是心脑血管疾病的高发期。对于心脑血管病患者来说，有没有一种简便有效的方法，既可以在发病时用于急救，又可以在平时防病保健呢？在此推荐一种体外穴位按摩法：按压极泉穴。

极泉穴有体外速效救心丸之称。它位于腋窝最深处，包括了很多神经和血管。这些血管都是从心脏出来的，所以，按摩这个穴位就相当于给心脏做按摩。

按摩方法：当心脑血管病患者出现眩晕、头痛、肢体麻木等先兆症状时，家人可先将患者平躺在床上，用食指和中指插入患者腋窝的最深处，然后用力按摩极泉穴，由于此处有很多血管和肌腱，按摩时可以采用来回拨动的方法进行按摩。同时，这个穴位也可以用于平时的保健，用于保健时按摩的力度可减轻些。

按摩腋窝极泉穴，手少阴心经可养心

到了夏季，心脏不好的老人常感到心慌、气短、胸闷，这是因为暑热之邪耗心气、伤心阴所致，坚持按摩腋窝可治疗和改善此症。

中医认为，腋窝顶点脉动处的极泉穴，是手少阴心经的起点，按摩此穴有宽胸宁神养心的功效，可治疗冠心病、中风后遗症等。

将左右臂交叉于胸前，左手按右腋窝，右手按左腋窝，运用腕力带动手指，有节律地捏拿腋下肌肉15次；再反复揉压15次，直至出现酸、麻、热的感觉。早晚各1次，每次3～5分钟。手法要轻柔，切忌用力过猛。

白参片外贴极泉缓解糖尿病

在中医里面，糖尿病属于消渴症的范畴，顾名思义，就是患者总是有一种口渴的感觉。明人

李曾在《医学入门消渴》中明确指出："养脾则津液自生。"因此，可将益气健脾作为治疗糖尿病的一项基本法则。

心火为脾土之母。按照"虚则补其母"的中医理论，治疗脾虚当然要先补益心气。极泉穴是手少阴心经的起点，在此穴上外贴大补元气的白参，就能促使心气尽可能多地回归心脏。心气充足了，脾自然就不虚了，这样也就达到了益气健脾的目的。

采取白参片外贴左侧极泉穴或者直接按压左侧极泉穴的外治方法是非常有效的一种方法。

具体操作方法：

取一小片质量好的白参，贴在左极泉穴上，用医用纱布和医用胶布固定。晚上睡觉前贴，早晨取下。也可以用大拇指按压，每天至少20下。

"挠痒痒"也能达到健身目的

小孩子之间喜欢互相挠痒痒，也就是挠对方的胳肢窝。这个小动作其实有很好的保健作用，逢年过节，家人在坐在一起聊天的时候，不妨也重温儿时的这个小"恶作剧"，给家人挠挠胳肢窝。从中医的角度看，挠痒痒能够刺激到腋窝处的重要穴位极泉穴。经常弹拨极泉具有使气血流通的作用，因此可以宽胸理气，养护心肺。

前面我们说过，极泉穴最好的按摩方式是弹拨，但弹拨时并非越用力越好，弹拨的力度应柔和，动作应连贯，忌用暴力。每次弹拨的量应因人而异，应该根据自己目前的身体状况，适度弹拨即可，一般弹拨10次左右。

以弹拨左侧极泉穴为例，具体方法为：左上臂稍外展，暴露腋下极泉穴，之后用右手食指、中指并拢摸到左极泉穴，并在穴位附近找到条索状，此时，固定食指、中指并使指尖轻轻上扣，一前一后地来回弹拨条索状物，弹拨时会有全手电麻感，每次弹拨10次左右即可。

最好在食指、中指和穴位之间隔一层布，一方面可减少患者的刺痒，另一方面也会增加食指与穴位处皮肤的摩擦，便于操作。弹拨时，使电麻感至手，边弹拨边进行深呼吸。

饭后胃胀，右拳头敲左极泉穴

饭菜吃多了，觉得胃里很胀；饮料喝多了，觉得胃里很胀；这两种情况大家遇到过吗？都是怎样处理的？效果怎么样？以后出现这样的情况，你不妨试一下下面这个方法：敲极泉穴！

在胃胀时——首先举起左侧的手臂，把腋窝最深的地方露出来；然后把右手握成拳头，用右手的拳头去敲左侧的腋窝深处，也就是敲左极泉，持续敲20下以上。就是这么简单，连续敲20下以上后，你会发现胃胀已经减轻甚至完全消失了！不用吃药，不用打针，一分钱不花，就这样简单敲敲，胃胀立即就解除了。

当然，有人可能会充满怀疑，觉得就这样敲敲就能治病怎么可能？怎么不可能呢，去试一下不就知道了——这是可以立即得到验证的方法。这个方法还不仅仅治疗吃多了胃胀，有些人吃一点点也胃胀，它同样能治疗。吃少也胃胀，可以在胃胀出现后敲左极泉，感觉不胀了，赶紧再吃一些，再胀再敲，这样慢慢地把饭量增加起来，一段时间后便会发现吃多了也不再会胃胀了；又因为饭量增加了，人的精力等都会好起来。

按压极泉穴治疗低血压

低血压与血液流通缓慢有关。人的心脏就像一座强有力的泵站，在它的推动下，血液被输送到了全身各处。由此不难看出，提高血液循环速度的重要任务，只能由心脏来担负。很显然，要想用指压法治疗低血压，就要从与心脏有密切关系的心经、心包经以及连结心包经的三焦经上寻找穴位。

在手少阴心经的循行线路上，有个极泉穴，它位于腋窝中央，腋动脉正好从这里经过。对它进行按压，有益于心脏机能的改善。因此，患心口痛的人，按压这个穴位往往效果显著。

青灵

【穴位一找准】在臂内侧，当极泉与少海的连线上，肘横纹上3寸，肱二头肌的内侧沟中。伸臂，在少海与极泉的连线上，少海穴直上3寸，肱二头肌的尺侧缘。

【解剖】穴下为皮肤、皮下组织、臂内侧肌间隔、肱肌。皮肤由臂内侧皮神经分布。皮下组织

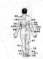

内除上述神经外，还有起自手背静脉网内侧的主要静脉。针由皮肤、皮下筋膜穿臂筋膜及其形成的内侧肌间隔，再深进到肌皮神经支配的肱肌。紧邻针的前部是肱动、静脉和正中神经；后方是尺神经和尺侧上副动脉，因此行针时，很容易触及前、后方的诸结构。

【功效】理气止痛，宽胸宁心。

【主治】

1. 循环系统疾病：心绞痛；

2. 精神神经系统疾病：神经性头痛，肋间神经痛；

3. 其他：肩胛及前臂肌肉痉挛。

《铜人》：治肩臂不举，不能带衣。

《大成》：主目黄头痛。

《图翼》：振寒胁痛，肩臂不举。

现代针灸学常用本穴治疗的适应证分别有：

1. 主肩不举，不能带衣也（《太平圣惠方》卷一百）。

2. 治肩臂不举，不能带衣，头痛振寒，目黄胁痛（《铜人腧穴针灸图经》）。

3. 主肩痛不举，腋痛，目黄，目系痛，振寒（《针方六集》）。

4. 主肩臂红肿，腋下痛，目黄，马刀（《循经考穴编》）。

5. 头痛，目黄，胸胁痛，肩臂不举（1版《针灸学讲义》）。

6. 目黄，头痛振寒，胁痛，肩臂痛（2版、6版《针灸学讲义》）。

7. 头痛振寒，目黄，胁痛，肩臂痛（4版《针灸学讲义》）。

8. 头痛振寒，目黄，胁痛，肩臂疼痛（5版《针灸学讲义》）。

【刺灸法】

刺法：直刺 0.5 ~ 1 寸，局部酸胀，针感可向前臂及腋部放散。

灸法：艾炷灸 3 ~ 7 壮，艾条灸 5 ~ 10 分钟。

寒则点刺出血或补之灸之，热则泻之或水针。可灸。

穴位详解

青灵穴，别名青灵泉。青，生发之象；灵，神灵。心为君主之官，通窍藏灵，具有脉气生发之象。心经之血的气化之气在此以水湿云气的形式运行。青灵穴，青，就是痛症，人的身体有疼痛的地方，就会发青；灵，就是很有效验、很有效果。顾名思义，青灵就是对于痛症非常有效果的一个穴位，特别是着急上火、气郁引起的头痛、两胁痛等。青灵在什么地方呢？咱们把胳膊上肘和腋之间的部分分成三份，青灵就靠近肘这三分之一的点上。

"青灵泉"之名见，即手少阳经穴"清冷渊"（宋以后作"清冷渊"），《千金要方》针灸卷作"清冷泉"，皆唐人避唐高祖名讳也。又南京 1957 年版《针灸学》于"清冷渊"穴下注有"青灵"之别名，正好说明"清冷渊"、"青灵"本是同一穴。考证引文见"清冷渊"条。从"清冷渊"一名"青灵"来看，"清冷渊"穴名当据《甲乙经》卷三、《千金要方》、《千金翼方》等书作"清泠渊"。青，通清。《释名》："清，青也"；故"清泠渊"又作"青泠渊"（见《太平圣惠方》卷九十九）；泠，音灵，清凉义。《说文解字注》注"泠"字曰："凡清冷用此字"。"泠"字又作"零"。例如《灵枢大惑论》有"清泠之台"一词，《千金要方》卷六引作"清零之台"，《太素七邪》杨上善注同。《诗廊风定之方中》陈奂《传疏》："零，古字作'灵'"。唐代医书中，因避唐高祖名讳，"清泠渊"或被改作"青灵泉"，或缺字作"青灵"，宋人编书采用唐代文献未能及时回改，故"清泠渊"、"青灵"穴名同时见于《太平圣惠方》，而《圣济总录》卷一百九十四及《普济方针灸门》等书作"青灵渊"，宋代《西方子明堂灸经》作"青泠泉，又名清泠渊、青灵"。王惟一未能明察，以为《圣惠方》卷一百所载之"青灵"别是一穴，而归入手少阴经。

清泠渊：清，清静也。泠，寒冷也。渊，深渊也。该穴意指三焦经经气散热冷降后在此位于天之下部。本穴物质为天井穴传来的水湿云气，至本穴后进一步散热冷降，冷降后的水湿云气位于天之下部，如固定不变的寒冷深渊一般，故名。清泠泉名意与清泠渊同。

青灵穴：青，肝之色也，此指穴内气血的运动为风行之状。灵，灵巧也。青灵穴，意指穴内气血的运行为横向的风行之状。本穴物质为天之下部的水湿云气，由于其热能的吸收与扩散处于平衡状态，向外输出为横向的风行之状，运行极为灵巧，故名青灵穴。

清昊穴：清，清静也。昊，大也。清昊，意指穴内气血为天部的水湿之气，气血场覆盖的范围巨大。

常用的穴位配伍主要有：

1.配曲池，有舒筋通络止痛的作用，主治肩臂疼痛，肩关节周围炎。

2.配光明、合谷，有清肝明目的作用，主治头痛，目疾。

3.配天井、丰隆，有健脾化痰，行瘀散结的作用，主治腋淋巴结炎。

治疗中风选用极泉、青灵、少海、阴陵泉、三阴交。要求针感传至远端。

治疗血栓闭塞性脉管炎，取患肢有关经脉部位敏感反应的腧穴为主穴，结合发病部位及症状循经辨证配穴；下肢主穴：脉根、血海、阴包。上肢主穴：曲池、郄门、青灵。针法：使针感达病变部位，然后再作补泻手法。

少海

【穴位一找准】屈肘，在肘横纹内侧端与肱骨内上髁连线的中点处，取穴时屈肘，在肘横纹尺侧纹头凹陷处取穴。

【解剖】穴下为皮肤、皮下组织、旋前圆肌、肱肌。皮肤由前臂内侧皮神经分布。在皮下组织内有主要静脉，该静脉接受前臂正中静脉或肘正中静脉的注入。针由皮肤、皮下筋膜，在主要静脉的前方，穿前臂深筋膜，深进旋前圆肌，继穿正中神经（或其内侧）及其深方的肱肌。

触摸肘上的横皱纹的小指侧，可发现上臂骨突出的部位，然而以此为基准，寻找略靠拇指侧即可。

【功效】理气通络，益心安神。

【主治】

1.精神神经系统疾病：神经衰弱，精神分裂症，头痛，眩晕，三叉神经痛，肋间神经痛，尺神经炎；

2.呼吸系统疾病：肺结核，胸膜炎；

3.运动系统疾病：落枕，前臂麻木及肘关节周围软组织疾患，下肢痿痹；

4.其他：心绞痛，淋巴结炎，疔疮。

《百症赋》："且如两臂顽麻，少海就傍于三里。"

《胜玉歌》："瘰疬少海，天井边。"

《甲乙经》："少海主风眩头痛。"

《外台秘要》："少海主寒热，齿龋痛、狂。"

《席弘赋》："心疼手颤少海间。"

《铜人》："治寒热齿龋痛，目眩发狂。"

《针灸大成》："主肘挛腋胁下痛，四肢不得举。"

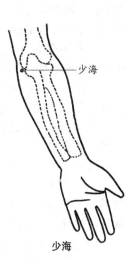

少海

【刺灸法】

刺法：直刺0.5～1.0寸，局部酸胀，有麻电感向前臂放散。

灸法：艾炷灸或温针灸3～5壮，艾条灸10～15分钟。

寒则点刺出血或补之灸之，热则泻针出气或水针。可灸。

穴位详解

少海的经穴名出自《针灸甲乙经》，别名曲节，五输穴之合穴，五行属水。心经经水在此汇合。气血物质为地部之血和天部之气，地部之血循心经下行，天部之气循心经上行。

少海：少，阴也，水也。海，大也，百川所归之处也。该穴意指心经的地部经水汇合于本穴。本穴物质为青灵穴水湿云气的冷降之雨和极泉穴的下行之血汇合而成，汇合的地部水液宽深如海，故名。

曲节：曲，隐秘也。节，树之分叉处也。曲节，意指汇合于本穴的地部经水不断气化。本穴物质为地部经水汇合而成，经水在本穴汇合为本穴气血的主要运动变化。但因本穴的经水温度较高，水液亦同时进行气化，经血的气化如树枝分化但又不易察觉，故名曲节。

心经合：本穴物质中，它不光有地部汇合的经水，还有自少冲穴等穴上行汇合于此的水湿云气，为心经水、气二物的共同汇合之处，故为心经合穴。

本穴属水。属水，指本穴气血物质表现出的五行属性。本穴物质为地部的经水与天部的云气

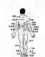

汇合之处，水湿云气在本穴为缩合冷降，穴内气血总体特性表现出水的润下特性，故其属水。

依据中医学，认为在身体各处的穴位，环绕着身心活力的能量。本穴位与身体各种功能有关系，都有其作用。且认为在身体重要部位存在着担任此能量涌出的作用的穴位。由于如此，此能量被比喻为水，而涌出的场所比喻为泉。亦比喻为从泉持续涌出的水逐渐集中，增量成为河，最后注入海的状态。

少海在古代是指我们现在的渤海，少对应的是本条经络——少阴经，是少阴经的合穴。合穴是气血汇聚的地方，大多为泉、为池、为海。少海穴在肘横纹内侧端与肱骨内上髁连线的中点处，处于一个凹陷的地方，就像水入于海一样，所以称为少海。

本穴位针对从手肘到前臂的疼痛，以及腋下的疼痛有效果。因此，用于治疗手臂部神经痛、五十肩、后颈部酸痛、颈椎扭伤、手肘麻痹等。另外，对耳鸣、脑贫血、眩晕、呕吐、牙痛，以及因心脏疾病引起的各种症状均有效果。

少海还可以调整心率。实验表明，针刺少海、神门穴，可使注射肾上腺素造成动物心率减慢者，有迅速恢复心率的作用。

治疗牙痛时指掐少海穴，用拇指指尖放于对侧少海穴（屈肘时，位于肘横纹内侧与肱骨内上髁连线的中点处），适当用力掐1分钟。

现代常用于治疗癔病、精神分裂症、尺神经麻痹、肋间神经痛等，配后溪；主治手颤、肘臂疼痛，配神门、内关、大陵；主治癔病、结肠炎，配外陵等，对痉挛性结肠炎有较好的缓解结肠痉挛的作用。

烦躁出汗睡不着，按按少海降心火。

中医上有一个名词叫做"心肾不交"，大家听起来可能比较陌生，但是它的表现症状可能许多人都有过，比如说夜里浑身燥热，烦躁、爱出汗、失眠多梦等；又或者，男性可能会出现自汗、遗尿、遗精等……这些都是心肾不交的表现。

心肾不交，说白了就是心阳虚，心火不能下温于肾，或者肾阴虚，肾水不能上济于心而引起的，如果你去医院检查，医生说你"身体很虚，内火旺"，这就说明你属于典型的肾阴虚引起的心火旺盛，也就是中医上常说的"心肾不交"。心肾不交是很让人烦恼的。

心肾不交是因心肾双双失调导致的病症，要么是因为自己生活习惯不好导致的肾功能下降、体内的阴液暗耗，不能往上补给心脏，或者是由于每天思虑过度，情志抑郁从而化火伤阴等引起。

少海穴是心经里的一个非常重要的穴位，少海穴起一个水火相济的作用。就是说火太旺的人，揉这个穴可以降火，同时又滋阴补肾。心肾不交的人一定要多揉少海穴。

因为少海穴连通心肾，所以少海穴主治的病非常多，心脏疼痛了，手臂出现暂时性的麻痹了，手颤、手痉挛了，统统都能找少海穴来解决。要是出现了以上痛症时，在揉少海穴的同时配合着合谷穴一起揉，效果会更好。

穴位按摩是主要的，不过食疗对心肾不交的作用也是不可忽视的。糯米小麦粥：原料是糯米50克，小米50克。把这两者加水适量同煮成粥，加适量白糖或红糖调味即可。这道粥最大的作用就是补脾胃，益心肾，安心神，每日1次，最好当做晚餐用，在临睡前吃一碗，效果非常好。

平时大家都喜欢揉肾经，因为肾经在腿上，比较好找，那么我们既然知道了心经和肾经有相辅相成的作用，那么以后揉肾经的时候，最好把心经也揉一揉，两者配合起来揉，效果会更好。

这两个经脉的紧密程度，单从名字上就可以看出来了，肾经叫足少阴肾经，心经叫手少阴心经。心经，属火；肾经，属水。如果肾虚，那就是有虚火上来，为了不使上面的心火太大，就要让下面的肾水多一点，这两条经络同时调节效果是最好的。再比方说，然谷穴可以治疗失眠，就是阴虚火旺那种，这个时候你同时揉一揉心经的少海穴，去去心火，上下同治，效果更佳。

敲打右少海穴，治疗顽固腰疾

人体经络互有关联，身体某一个部位出现疾病，很有可能是多种经气综合失调的结果。而人体之气一旦紊乱，只有找到最关键之处才能纠正。

手少阴心经的循行并未经过腰部，所以，即使一般的专业人员，也很难理解治腰痛为什么要在手少阴心经的穴位上下针，而且只此一穴，根本不用其他辅助穴位。

其实，人体原本就是如此复杂，虽然古人给出经络、脏腑等理论，然而人体经气的运行远不像我们所想象的那样是一条一条地简单流动着。人体经络之气的运行构成了一张密密麻麻的网，相互制约，相互联系，稍不注意，这张网便会在人体某处形成一个死结，这个死结不打开，无论你怎么在疼痛部位治疗，都很难起效。但只要能够知道死结所在的最关键穴位，那么疾病就会迅速缓解直至消失。

一般的腰痛，在右少海穴下针 10 分钟后，疼痛立即缓解，一小时后，疼痛彻底消失。此法操作简便，只取一穴，如果不会扎针，用手敲打此穴也会见效。

少海穴是"心火"的灭火器

少海意为百川所归之处，心经的气血汇合于本穴，有海纳百川之势。因此，它主治的疾病非常多，可以滋阴降火、调气养血、宁心安神、缓解失眠健忘，治疗神经衰弱、耳鸣和手颤等病症，还可以治疗肘臂疼痛。合穴属水，而心经属火，因此少海穴可以帮助心火太旺的人降一降火，心火引起的失眠、健忘、牙龈肿痛、耳鸣等症状自然就会没有了。

心理疾病是现代人屡见不鲜的常见病，心经上的穴位，如少海穴、神门穴等，都对缓解心理压力和疏通心理障碍很有帮助。经常失眠的人，尤其是出现易出汗、烦躁的症状，常常按揉少海穴对稳定精神有特效。

少海穴最大的作用——治疗高尔夫球肘、网球肘

说起来，高尔夫和网球也是一种高雅休闲的体育运动，在现代商业交际当中，起着很大的媒介作用。但是，经常打球的人，都会遇到一个备受困扰的问题。因为经常习惯性地挥动手臂，会造成肘部慢性劳损。这时候就要用到我们的少海穴。按摩这个穴的时候，可以将手臂抬起，手握拳自然放在肩膀上，手肘弯曲，肘尖对外，用一根按摩棒在肘尖内侧轻轻按揉。因为这里皮肤比较细嫩，为防止擦破皮肤，可以事先点一两滴橄榄油，这样对于肘部的放松非常有好处，是治疗因为肘部运动过度而引起的高尔夫球肘、网球肘的绝佳处方。

少海穴结合曲池穴治疗高血压

曲池属手阳明大肠经合穴，主治咽喉肿痛、齿痛、目赤痛、热病、上肢不遂、手臂肿痛、高血压、癫狂等；少海属手少阴心经合穴，主治心痛、肘痛、挛痛、瘰疬、头颈痛、腋胁痛等。曲池透少海可平肝泻火，从而达到平衡阴阳的目的。

取坐位或仰卧位，曲肘 80 ~ 90 度，紧靠肘关节骨边缘取穴，常规消毒后，选用 2 ~ 3 寸长的毫针，直刺双侧曲池穴，根据体型胖瘦，向少海穴透刺 1.5 ~ 3 寸深，运针得气后，用捻转提插手法，使针感上传至肩，下行于腕，以出现酸、麻、胀感为度。1 分钟后停止运针，每 5 分钟行手法 1 分钟，30 分钟后每 10 分钟行手法 1 次，留针 1 小时即可出针。针刺前休息 30 分钟和拔针后分别作血压测量，并详细记录针前针后所测血压。每天 1 次，15 天为一疗程。

针前针后测量血压，发现每次针刺后均有即刻降压的效果。随着针刺次数的增加，即刻降压的幅度减少，而血压反跳的程度也减轻，经 1 个疗程后，达到较明显的降压效果。同时对改善临床症状也有帮助。

灵道

【穴位一找准】灵道穴位于前臂内侧远端，在腕横纹下 1.5 寸，尺侧腕屈肌的桡侧处。于人体的前臂掌侧，当尺侧腕屈肌腱的桡侧缘，腕横纹上 1.5 寸处取穴。

【解剖】在尺侧腕屈肌与指浅屈肌之间，深层为指深屈肌；有尺动脉通过；布有前臂内侧皮神经，尺侧为尺神经。在灵道穴远端和近端 1 厘米范围内，每隔 2 毫米处给予一个指压刺激。结果只在灵道穴处敏感。

【功效】宽胸理气。

【主治】心痛，暴喑，肘臂挛痛。

【刺灸法】直刺 0.3 ~ 0.5 寸。寒则补之灸之，热则泻之。刺激灵道穴诱发的经络感传通手少阴心经，感传的重点是脑内的边缘叶。可灸。

穴位详解

灵道穴，经穴，属金，心经经水由此通过并气化。气血物质为地部

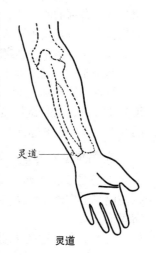

灵道

灵道

经水（血）及经水的气化之气，经水循心经下行，气化之气循心经上行。灵道穴的经络感传主要通往大脑边缘叶，主治与神志有关的疾病。

灵道：灵，与鬼怪相对，神灵也，指穴内气血物质为天部之气。道，道路。该穴意指心经经水在此气化。本穴物质为少海穴传来的地部经水，在本穴处为气化散热，气化之气循心经气血通道而上行，故名。

心经经：经，经过也。本穴为心经地部经水运行的通道，经水在地部无散失，故为心经经穴。

本穴属金。属金，指本穴气血物质运行变化表现出的五行属性。本穴物质为地部经水，在本穴的变化是蒸发化气，所化之气与心经气血相比，性凉，表现出肺金的秋凉特性，故其属金。

按摩灵道穴养心宁神，治疗情志疾病

心为体五脏之心，具有主血、主神生理功能，由心气推动血液体内循环、周流不息，把营养物质输布到各组织器官，从而维持机体正常生理活动精神、意识、思维活动等身体生命活动。心功能不足、心血亏虚就会出现心气虚（心阳虚）、心血虚（心阴虚）等表现出面白少华、心悸气促、怔忡、失眠、健忘等症状。

按摩方法是：

取坐位或站立位，灵道穴位臂掌面内侧缘腕横纹上三横指处，以左拇指指腹按揉右灵道穴 1 分钟，再以右拇指指腹按左灵道穴 1 分钟。

治疗心理恐惧、爱悲伤、忧虑、癫痫、癔病，还有精神分裂、抑郁症或者房颤、早搏、心动过速、心脏瓣膜疾病：多揉左边的灵道穴。

古人认为，灵道就是通向神灵的道路。因为心是主神灵和情志的，这个道能够通到心里面去，所以叫灵道。顾名思义，灵道穴主治神志方面的疾患。灵道穴除了有宁心安神的作用以外，还有一个重要的功效就是止抽。比如癫痫发作时抽搐的人，平常多揉揉它，就可以防治。

还有心里老是恐惧，七上八下的，或者老爱悲伤、忧虑，又或者有心因性、心源性的咳喘，这时一定要多揉这个灵道穴。凡是跟情志有关的病，比如癫痫、癔病，还有精神分裂、抑郁症等，都要多揉这个灵道穴。

灵道穴还有化痰开窍的功效。有人患心脏病了，尤其是瓣膜方面的心脏疾病，比如早搏、心动过速、房颤，都会有痰和喘的感觉，多揉灵道穴，就有化痰涎、舒心气、定咳喘的功效。

对于心脏疾患，最好还是防患于未然，像有房颤、早搏、心动过速、心脏瓣膜疾病的朋友，这个穴非常痛，要多揉。

还有就是有心绞痛的人，灵道是一个非常好的防治穴位。别等心绞痛犯了再揉，那时候就没用了。另外，左边的灵道穴比右边敏感得多，平时我们要多揉左边。

冠心病患者需按摩灵道穴

冠心病排除采用药物、针灸等治疗方法外，按摩治疗也不失为一种效果颇佳的治疗手段，医生或患者家属若能正确地施行按、压、揉、推、拿等手法，同样也可以取得比较好的治疗效果，人体经络内联脏腑，外络肢节。冠心病患者在手少阴心经、手厥阴心包经的循经穴位，前胸部的膻中穴，背部的心腧穴，均有较为敏感的压痛点，按摩这些穴位，能起到疏通气血，强心止痛的效果。尤其重点按内关穴对于缓解冠心病、心绞痛、心律失常、心肌梗死的危急状态，并及时救治病人。现将治疗冠心病脉的有效穴位和按摩手法告知大家：

揉灵道穴，灵道为手少阴心经的经穴，位于小指内侧腕关节上 1 寸（指中医的同身寸法）处。有人发现，约91% 的冠心病患者，左侧灵道穴有明显的压痛。冠心病犯病时，可用拇指先轻揉灵道穴 1 分钟，然后重压按摩 2 分钟，最后轻揉 1 分钟，每天上、下午各揉 1 次，10 天为一疗程，间歇 2 ~ 3 天，可进行下一疗程。经观察，揉按治疗后心绞痛症状明显减轻，心电图亦有改善。

左侧灵道穴专医上身受寒

上身受寒者可摘一小片雪莲花揉碎贴于左侧前谷穴处，外用医用胶布固定；然后，用手先揉按左侧灵道穴，一般揉按后症状会迅速缓解，这时候再贴一小片白参在此穴位处，也外用医用胶布固定。

上身暴露在空气中受寒，如果不是很严重的话，一般都可以用雪莲花贴于左侧前谷穴驱寒。

雪莲花在冰天雪地中生长，它的驱寒能力自然不用怀疑；而前谷穴，是人暴露在寒气中最先最容易受到影响的穴位，所以，用雪莲花直接贴于此穴，可以收到快捷的效果。人体受寒以后，手少阴心经很容易会被波及，进而因为这条经络运行失常会产生一系列的症状。所以，在驱寒后再按摩这条经络的经穴灵道穴，让这条经络的运行恢复正常，那么，因这经络经气失常而产生的症状会随即解除。

上述方法最主要的是雪莲花和左侧前谷穴，灵道穴也可以不贴白参，只用按摩或用小保健锤敲敲就可以。

通里

【穴位一找准】在前臂掌侧，当尺侧腕屈肌腱的桡侧缘，腕横纹上 1 寸。于人体的前臂掌侧，仰掌，在尺侧腕屈肌腱桡侧缘，当神门与少海连线上，腕横纹上 1.5 寸处取穴。

【解剖】穴下为皮肤、皮下组织、桡侧腕屈肌、指深屈肌、旋前方肌。皮薄，由前臂内侧皮神经分布。针由皮肤、皮下组织穿前臂深筋膜，在尺动、静脉和尺神经的桡侧穿尺侧腕屈肌（腱），进入指深屈肌，再经前臂屈肌后间隙达旋前方肌。

【功效】宁志安神，益阴清心。

【主治】

1. 精神神经系统疾病：头痛，眩晕，神经衰弱，癔病性失语，精神分裂症；
2. 循环系统疾病：心绞痛，心动过缓；
3. 呼吸系统疾病：扁桃腺炎，咳嗽，哮喘；
4. 其他：急性舌骨肌麻痹，胃出血，子宫内膜炎；
5. 本穴出现压痛、结节等阳性反应，可作为心动过缓的定性诊断。

【刺灸法】直刺 0.3 ~ 0.5 寸。寒则通之，热则泻之。不灸。

穴位详解

通里穴，经穴名出自《灵枢经脉》。《千金要方》作通里。手少阴经之络穴。心经经水由此交于少阴肾经，气血物质为地部经水（经血），由地之天部注入地之地部（即由心经交于肾经）。

通里：通，通道也。里，内部也。该穴意指心经的地部经水由本穴的地部通道从地之天部流入地之地部。本穴物质为灵道穴传来的地部经水，因本穴有地部孔隙通于地之地部，经水即从本穴的地之天部流入地之地部，故名。

心经络：本穴物质为地部流行的经水，经水由本穴的地部孔隙内走心经的体内经脉，有联络心经内外经脉气血物质的作用，故为心经络穴。

人体的同名经，它们的气血特性相近，所处的层次亦相近，且它们之间有气血交流的路径。心经与肾经同名，心经气血交于肾经即是通过本穴而实现的。因此，对于少阴经所出现的上寒下热或心寒肾热之症，其实质机理即是心阴太过而心气不足，在本穴针而通之则能很好地将心经之液导入肾经，心经之寒则得以除，肾经之热则得以解。

本穴为手少阴之络，可由本穴横通手太阳经。其所治诸症，有涩滞易于所生者，本穴统能治之。本穴以通为治，故名"通里"。即通而理之，有功通于里也。《灵枢经脉》："手少阴之别，名曰通里……循经入于心中，系舌本，属目系……虚则不能言……"，故用通里治疗心经气血不足所致的失语。

暂时性失语揉通里，心经气血要疏通

人受到惊吓，或者突然生气出现的失语，通里穴是有效的，这个时候可以马上按住通里穴，这个穴位在手腕的里侧，腕横纹上 1 寸处的地方，紧挨着灵道穴，揉按通里穴 5 分钟，接着再揉一揉灵道穴，这两个都是心经上有安心和舒解功能的穴位。10 分钟后，基本就可以说话了。

可能有人觉得奇怪，为什么通里穴可以治疗人的暂时性失语呢？其实，从它的名字就可以看出，"通"是通道的意思，"里"就是内部，通里的意思就是心经里面的物质都从这个通里里面过。所以说通里穴也是一个络穴，有联络心经内外经脉气血物质的作用。这个穴位的主要作用就是调节人的情志和心区附近的疾病。

中医认为，失语主要是由于气虚血瘀、风火痰浊、肝阳上亢，从而导致脑部筋脉失养、情志过激、脑部循环受阻，继而就表现出神志不清、失语的症状。心主神，一个人心情好坏自然与心经有直

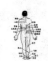

接的关系，老人由于情绪过激而导致失语，这个时候当然要找心经解决问题，按摩通里穴具有清心宁神的作用，且有助于打通气虚而成的血瘀，从而缓和人的情绪，疏通脑部暂时性受挫的语言中枢，让失语患者恢复正常的语言功能。

治疗失语是通里穴一个最特殊的功效，由于通里穴是一个连接心经和小肠经的络穴，所以他还能治疗小肠方面的疾患，比如神经性腹泻，揉揉通里穴也是很管用的，也就是说，通里穴除了治疗心病，还可以对小肠疾病有辅助治疗作用，真的是一个很"博爱"的穴位，既然它这么不吝惜把自己的好处赐给大家，我们为何不好好加以利用呢？

"经络所过，主治所及"。按摩穴位的作用主要就是通经活络，所以，在按摩的时候不要墨守成规，发现哪里痛都可以循经按摩。而心经里的这几条穴位尤其相通，并且靠得非常近，通里穴上面1寸的地方紧挨着灵道，而下面就是阴郄穴和神门穴，它们之间像一条紧密连接的线，所以不管是揉哪一个穴位，都可以连带着把另一个穴位也揉了。揉的时候，看哪一个穴位比较敏感，如果通里穴比较疼，就多揉通里穴；如果灵道穴敏感，就多揉灵道。虽然它们几个的作用各有侧重，但总体上都是治疗心区病症和调节人的情志的。所以说揉的时候这几个穴位一起揉最好。时间也不用多长，一个穴位2～3分钟，时间很短，效果却很明显。

按摩通里、少府平定情绪

考场应试，部门应聘，好友分离，以及各种突发事件的发生，都有平定情绪的需要，可通过按摩的方法来实现。按摩部位主要是通里穴和少府穴，具体方法如下：

1. 一手屈肘，前臂斜向胸约45度，另一手四指并拢，靠在前臂内侧，拇指指端放在通里穴处，用指端甲缘按掐，一掐一松，连做14次。

2. 一手屈肘，前臂斜向胸，另一手四指并拢，越过尺侧，托在前臂背侧，拇指指腹放在通里穴处，用指腹向指尖方向推擦，连做14次。

3. 一手前臂在胸前，另一手四指在手背部，拇指指端按放在通里穴处，用指腹向肘关节方向推擦，连做14次。

4. 一手在胸前，掌心朝上，掌微屈，拇指指端放在少府穴处，用指端甲缘按掐，一掐一松，连做14次。

5. 一手屈肘在胸前，掌心朝上，掌微屈，四指指向正前方，拇指指腹放在少府穴处，四指并拢，抵放在当少府对侧的手背部位，用指腹推擦少府穴，连做1分钟。

按摩作用通里穴和少府穴均有清心宁神的作用，神经性心悸、心动过速、心律不齐、神经衰弱及精神病，多取两穴按摩，考后或其他遇事紧张之时，放松心神，在两穴处作和缓地按摩，有很好的平定情绪的作用。

多按揉通里是促进智慧增长

小肠是受盛之官，也就是储藏室。胃在接收了吃进去的食物之后，进行初步分解，将好东西送给小肠。小肠呢，也不客气，接过来，进一步分解，将自己觉得有用的、精微的、好的东西留下来，不好的扔出去，埋头在里面干活，两耳不闻窗外事。

古人说"来往不穷谓之通"。通里穴在前臂掌侧，心经的经气到这里的时候，分出一支走入小肠，与小肠长期保持联系，所以称为通里。

通里是心经上的穴，经常容易感到心慌，没办法静下心来做事，自觉心智不够的人，一定要多注意这个穴。因为这是一个可以安稳心神、帮我们增长智慧的穴。生活中经常有人会觉得自己心眼不够，做事不是缺了这就是少了那。这其实就属于心经的气血不通，导致人在考虑事情的时候不周全。通里穴就可以解决这个问题，它可以帮我们开心窍、通心神、长心眼。尤其是上班族，在工作觉得累的时候，一定不要埋头苦干，那样效率低不说，还很容易出问题。

这时候最明智的做法就是停下工作，把双手从键盘、鼠标中解脱出来，握拳立起，将手的小鱼际放在桌子的边沿上，从手腕内侧开始，沿着桌边向上推，一直推到手肘部位，这样反复推个30～50次，大脑得到了休息的同时，还可以疏通心经、增长智慧。

阴郄

【穴位一找准】在前臂掌侧，当尺侧腕屈肌腱的桡侧缘，腕横纹上0.5寸。

【解剖】在尺侧腕屈肌与指浅屈肌之间，深层为指深屈肌；有尺动脉通过；布有前臂内侧皮神经，尺侧为尺神经。

【功能】宁心凉血。

【主治】

1. 精神神经系统疾病：神经衰弱，癫痫、惊悸；
2. 五官科系统疾病：鼻出血，急性舌骨肌麻痹；
3. 其他：骨蒸盗汗、暴喑、胃出血，心绞痛，肺结核，子宫内膜炎。

《大成》：主鼻衄，吐血。

【刺灸法】

刺法：直刺 0.3 ~ 0.5 寸，局部酸胀，并可循经下行至无名指和小指，或循经上行至前臂、肘窝、上臂内侧，针感还可传向胸部。针刺时避开尺动、静脉。

灸法：艾炷灸 1 ~ 3 壮，艾条灸 10 ~ 15 分钟。

寒则通之或补之灸之，热则泻之。

本穴不宜直接灸，以免烫伤引起疤痕而影响关节活动。

穴位详解

手少阴经郄穴，别名手少阴郄，石宫，少阴郄。气血物质为地部经水，由地之天部注入地之地部。

阴郄：阴，水也。郄，空隙也。本穴物质为通里穴传来的地部经水，因本穴有地部孔隙与心经体内经脉相通，经水即由本穴的地部孔隙回流心经的体内经脉，故名阴郄。

手少阴郄、少阴郄：手，手部。少阴，心经也。郄，孔隙也。穴名之意指本穴经水循地部孔隙回流地之深部。理同阴郄名解。郄穴之意与本名解同。

石宫：石，肾之所主也，水也。宫，宫殿也，出入的门户小而内部宽大也。石宫，意指本穴的地部经水流入地之深部的巨大场所。本穴物质为地部经水，是从地之天部流入肾骨所处的地之地部，孔隙中流下的细小水流汇入了肾水的大海之中，故名石宫。

心经经水由本穴回流体内经脉。人体的体内经脉和体外经脉就像是同一区域向同一方向流淌的地下与地面河道。地下河道与地面河道的河水来自同一发源地，这就如人体的内外两部经脉气血是来自同一脏腑。地下河道与地面河道的交汇处则如人体末端的井穴，因此地表的经水是向内注，地表下部的气态物是向上升。以通里、阴郄二穴论，它则如地下河道与地面河道的沟通孔隙，它位于地下河道与地面河道的中部区域，因此，地面河道的河水在河道的中部即会循孔隙注入地下河道之中，此即如心经体表经水的运行。

常用的穴位配伍主要有

1. 配心俞、神道，有通阳行气，宁心定悸的作用，主治心痛，心悸，神经衰弱。
2. 配尺泽、鱼际，有清热凉血止血的作用，主治衄血、吐血。
3. 配后溪、三阴交，有清虚热，敛阴液的作用，主治阴虚盗汗，骨蒸劳热。

《甲乙经》：惊，心痛，手阴郄主之。

《铜人》：治失喑不能言。

阴郄穴专门治疗五心烦热，小便频数

有的人睡觉的时候，手脚心发热，或者出汗，中医称此位"五心烦热"，睡不踏实，一烦热了就老想起夜，小便，其实也尿不出多少尿来，烦热，急躁，觉得有小便就起来，这样一宿当中起来四五次，睡眠也受到了影响，而且这样的人通常夜里也会出汗。按揉阴郄是治疗五心烦热造成的小便频数的最佳方法。

神门

【穴位一找准】位于腕部，腕掌侧横纹尺侧端，尺侧腕屈肌腱的桡侧凹陷处。取此穴位时应让患者采用正坐，仰掌的取穴姿势，神门穴位于手腕部位，手腕关节手掌侧，尺侧腕屈肌腱的桡侧凹陷处。

【解剖】在尺侧腕屈肌与指浅屈肌之间，深层为指深屈肌；有尺动脉通过；布有前臂内侧皮神经，尺侧为尺神经。

【功效】扶正祛邪，宁心安神。

【主治】

1.焦躁、心痛心烦，惊悸怔忡，失眠健忘，痴呆，癫狂病等心与神志病证；

2.高血压；

3.胸胁痛；

4.便秘、食欲不振等。

【刺灸法】直刺0.3～0.5寸。艾条灸5～10分钟。寒则通之或补之灸之，热则泻之。可灸。

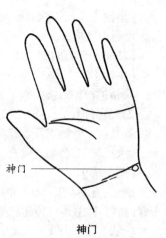

神门

穴位详解

神门穴为手少阴心经原穴，是人体手少阴心经上的重要穴道之一，经穴名出自《针灸甲乙经》。别名兑冲穴，中都穴，锐中穴，兑骨。穴名之意指经体内经脉的气血由此交于心经体表经脉。古代全身遍诊法三部九候部位之一，即中部人，以候心气。气血物质为较高温度的水湿之气，由穴内向穴外传输。

神门：神，与鬼相对，气也。门，出入的门户也。该穴意指心经体内经脉的气血物质由此交于心经体表经脉。本穴因有地部孔隙与心经体内经脉相通，气血物质为心经体内经脉的外传之气，其气性同心经气血之本性，为人之神气，故名。

兑冲：兑，八卦中的口也。冲，突也。兑冲，意指心经体内经脉的气血由本穴的地部孔隙向体表冲出。本穴因有地部孔隙与心经体内经脉相通，心经体内经脉的强热水湿之气由本穴向外冲出，故名兑冲。兑骨名意与兑冲同，骨为水，喻意外出的强热之气中富含水湿。

中都：中，内部也。都，都市也。中都穴，意指心经的气血物质由此聚散。本穴物质为心经体内经脉外输的强劲湿热之气，出体表经脉后气血物质由穴内向穴周扩散，如都市之物质聚散，故名中都穴。

锐中：锐，尖细之物也。中，与外相对，内部也。锐中，意指心经的气血物质外出体表时是冲射之状。

心经腧。本穴为心经气血物质的对外输出之处，故为心经腧穴。

本穴属土。属土，指本穴气血物质运行变化表现出的五行属性。本穴物质为心经体内经脉的外输之气，其运行变化为在本穴聚集后又不断地散热蒸发，有土的固定不移之性，故本穴属土。

神门穴能宁心安神、解痉止痛、消炎止痒、镇咳平喘、抗过敏、降血压、止泻、止带、止晕，常用于神经系统、心血管系统、呼吸、消化系统的多种疾病。本穴常用于诊断人体某处的疼痛性疾病和神经衰弱的参考穴，也是针刺麻醉的止痛要穴。其镇痛、镇静、消炎作用广泛用于治疗各种炎症、癫痫、精神分裂症、癔症、神经衰弱、头晕、心烦、各类疼痛性疾患以及咳嗽、哮喘、高血压及过敏性疾病，还可用于纠正心律失常。

神门穴是心神的调节剂

神门就是心经体内的经脉气血，在此交于心经体表经脉。神门穴在身体比较深的地方，要使劲往下按才能找到神门穴。

神门穴是心经上的原穴，是向人体各个部位传输气血的重要穴位。中医中有"五脏有疾当取十二原"的说法，这十二原就是十二原穴，心脏的疾病自然就是神门穴来医了。神门的治疗范畴非常广泛，可谓是心脏疾病和各种精神类疾病的主治医生，尤其对于现代人越来越多的心理疾病，神门穴更是治疗专家。

神门穴也是安心宁神的，对于心火引起的肠胃不适和神经系统疾病有很好的治疗作用。现代人生活工作压力越来越大，常常受到失眠的困扰。经常按压神门穴，可以帮助提高睡眠质量，降低因失眠引起的其他疾病的发病率。另外，神门穴对治疗关节炎效果也很好。

按摩神门穴镇静安眠

如果你常发现自己有失眠、健忘、心慌、心烦等症状，可以经常按摩手腕上的"神门"，有镇静安神的功效。高血压病人则可以尝试推桥弓，桥弓穴是指颈部翳风（耳垂后下缘的凹陷）至缺盆（锁骨上窝中央）的连线，推桥弓时应以拇指着力，压力适中，由翳风单方向推至缺盆，两侧交替，大约 1 分钟，每日 1～2 次就可以了。另外，推桥弓还可以治疗咽喉疾病。需要注意的是，运用推桥弓治疗疾病，不宜于晚上进行。

按摩神门合谷提神醒脑

在用脑一段时间后，脑力疲劳，头昏脑胀，需要提神解乏；神昏、晕厥、癫痫发作，需要醒脑开窍。按摩神门穴和合谷穴，有一定的提神醒脑作用。按摩方法如下：

1. 一手屈曲张掌，掌心向上，在胸前处，另一手四指由前臂外侧托在下方，拇指指端放在神门穴处，用指端甲缘按掐，一掐一松，连做 14 次。

2. 一手屈曲张掌，掌心向上，在胸前处，另一手拇指指端放在神门穴处，其余四指并拢，按托在手腕背面，用拇指指端推擦，连做 1 分钟。

3. 两手屈肘在胸前，一手竖拳放置，另一手四指并拢，贴靠掌骨约当合谷穴处，用指端甲缘按掐合谷穴，一掐一松，连做 14 次。

4. 两手屈肘在胸前，一手竖拳放置，另一手四指按放在手背处，拇指指腹在合谷穴上，做和缓地揉动，连做 14 次。

按摩神门穴、合谷穴，能鼓舞头面部气血，用脑后和缓按揉，能够解除疲乏，振作精神，救急时重力按陷，有助于提神醒脑。

注意事项：

1. 屈肘张掌，掌心朝上，有助于神门穴的定位。

2. 按掐神门穴时，拇指甲缘以与腕横纹垂直放在神门穴处为佳。

3. 按摩合谷穴时，屈肘，搁在桌上，竖拳或竖掌，有利于加强按摩的效果。

4. 按摩合谷的角度宜透向手心。

5. 两手的神门穴和合谷穴可交替进行按摩。

少府

【穴位一找准】在手掌面，第四、五掌骨之间，握拳时，当小指尖处。取穴时握仰掌屈指，在四、五掌指关节后方，当小指与无名指端之间处取穴。

【解剖】穴下为皮肤、皮下组织、掌筋膜、第四蚓状肌、第四骨间肌。手掌皮肤厚而坚韧，尺侧畔由尺神经的掌皮支分布。皮下组织致密，内含脂肪组织，并被由掌腱膜浅层发出的纤维束连向皮肤而分隔。针由皮肤、皮下筋膜穿掌腱膜，在指浅、深屈肌尺侧两根肌腱之间，经尺神经的指掌侧固有神经和指掌侧总动脉的尺侧，深进第四蚓状肌，再入第四掌骨间隙内的骨间肌。除指浅屈肌由正中神经支配外，其他诸肌均由尺神经深支支配。

【功效】清心泻热，理气活络。

【主治】

1. 循环系统疾病：风湿性心脏病，冠心病，心绞痛，心律不齐；

2. 精神神经系统疾病：癔病，肋间神经痛，臂神经痛；

3. 泌尿生殖系统疾病：遗尿，尿潴留；

4. 妇产科系统疾病：阴道及阴部瘙痒症，月经过多。

【刺灸法】

刺法：仰掌屈指，在小指端与无名指端之间（即第四、五掌骨间）取穴。以 28 号或 30 号 1 寸毫针于少府穴处直刺约 0.5～0.8 寸，行提插、捻转手法，患者有酸困感。

灸法：艾炷灸 3～5 壮，艾条灸 5～10 分钟。

寒则补之或灸之，热则泻之。可灸。

穴位详解

少府穴，五输穴之荥穴，五行属火，别名兑骨穴，心经气血在此聚集。气血物质为天部的高温水湿云气，水湿云气不断地进行散热冷降，所散热气上炎天之天部，冷降之液归落地部。

少府：少，阴也。府，府宅也。该穴意指心经气血在此聚集。本穴物质为少冲穴传来的高温水湿之气，至本穴后为聚集之状，如云集府宅，故名。

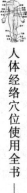

兑骨：兑，八卦中的口也。骨，水也。兑骨，意指本穴的气血物质中富含水湿。本穴物质为少府传来的高温水湿之气，在本穴为云集之状，如口中含水之象（口在人体中处于天部，即意天部之水），故名兑骨。

心经荥穴：荥，极小的水流也。本穴物质为少府传来的高温水湿云气，在本穴又为聚集之状，一方面水湿云气进一步气化上行天部，另一方面散热后的水湿又冷降于地，降地之水极为细小，为心经荥穴。

本穴属火。属火，指本穴气血物质运行变化表现出的五行属性。本穴物质为少府传来的高温水湿之气，因其温高热散，所散之热上炎天部，故本穴属火。

按揉少府，使皮肤变得干净透亮

身体受寒气血循环就会受阻，各种废物、毒素会到沉积身体各处，这时如能使穴位受到刺激，气血循环就能得到改善。活了血通了脉，促进人体机能的目的就达到了。少府是火性穴位，每日空闲的时候，用手指轻压 5 ~ 10 分钟即可让身体发热。

少府是掌管热的穴位，轻轻按摩对治疗手脚冰凉有特效。指压开始之后身体就会发热、冒汗。另外，在心悸、精神紧张的时候刺激少府穴，能起到凝神的作用。

按摩少府穴，可调理眉心长痘痘

眉心长痘痘通常都是大且醒目的，痘痘会长在眉心往往与心脏活动力减弱有关，平常作息不规律、日夜颠倒、用脑过度、长期熬夜、心事烦躁等都会引发心脏活动力减弱，所以如果你总是在眉心长痘痘，一定要调整作息，最好在晚上 10 点前就寝，12 点前进入深度睡眠，让肝脏充分休息排毒，按压的穴位侧重能调心气、安抚情绪、帮助入眠的少府穴和后溪穴（位于小指外侧，微微握拳时第五掌（就是小指）掌指关节后的横纹尽头处，尺侧后方）。

少冲

【穴位一找准】小指末节桡侧，距指甲角 0.1 寸处，别名经始。取此穴位时应让患者采用正坐、俯掌的姿势，少冲穴位于左右手部，小指指甲下缘，靠无名指侧的边缘上。

【解剖】有指掌侧固有动、静脉所形成的动、静脉网；布有指掌侧固有神经。

【功效】生发心气，清热息风，醒神开窍。

【主治】少冲穴的主治病症为：心悸，心痛，胸胁痛，癫狂，热病，昏迷、喉咙疼痛等。

《医宗金鉴》："主治心虚胆寒，怔忡癫狂。"

【刺灸法】

刺法：斜刺 0.1 ~ 0.2 寸，局部胀痛。

灸法：艾炷灸 1 ~ 3 壮；或艾条灸 5 ~ 10 分钟。可灸。

穴位详解

少冲穴为手少阴心经的井穴（四肢末端之井穴为经络之根），井穴主治心下满。少冲穴为治疗痰盛不省人事的十井穴之一，临床用来急救中风不省人事、卒暴昏沉、心烦烦满、舌强、发热。少冲穴五行属木，五行相生木生火。本穴可补益心气，宁神安志。心经内部的气血物质由本穴向外冲出。气血物质为高温水湿之气，由心经的体内经脉外出体表经脉。

少冲：少，阴也。冲，突也。少冲，意指本穴的气血物质由体内冲出。本穴为心经体表经脉与体内经脉的交接之处，体内经脉的高温水气以冲射之状外出体表，故名少冲。

经始：经始，即言本穴为少阴心经的起始之处，无他意。

心经井：井，地部孔隙也。本穴因有地部孔隙交通心经体内与体表经脉，气血物质是由地部井孔而出，故为心经井穴。

本穴属木。属木，指本穴气血物质运行变化表现出的五行属性。本穴物质为心经体内经脉外出的高温水湿之气，其运行是由内向外、由下向上，因其水湿含量大，虽为上行但上行不高，只有木的生发特性，故其属木。

少冲穴结合曲池穴清邪热

曲池穴，别称鬼臣、阳泽。在肘横纹桡侧端凹陷处。即屈肘伸掌时，在肘横纹与肱骨外上踝内缘中点处。是宋代马丹阳治杂病十二穴之一，也是临床常用的健身保健穴之一。能疏风解表、清热退烧，如《千金要方》载：发热仗少冲、曲池之津。

手法是：医者先用手拇指指甲掐压患者小指端内廉甲角旁的少冲穴，一掐一放左右侧各 36 次，然后嘱患者屈肘，医者用拇指肚和其余四指相对，按揉其左右侧曲池穴各 36 次，指力要由轻渐重，尤其是掐少冲穴更要掌握好指力，以免掐伤皮肤。

推压少冲穴治疗急性中风

中风急救则用三棱针点刺放血法。先将小指揉搓数 10 次，使之充血。取少冲穴，常规消毒后，用小三棱针或 28 号毫针，针尖略斜向上方，刺入 1 分深。疾刺疾出针，以出血为宜。若未出血者，医者可用拇指沿患者小指向少冲穴推压令出血。

按摩少冲穴、大鱼际穴，快速赶走瞌睡虫

下面这套"手部按摩法"可以通过按摩手部的两个穴位，快速地赶走瞌睡虫。

1. 首先按摩手部的少冲穴。

功效：减轻疲劳引起的头痛不舒服，有助于醒脑提神。

做法：要求大拇指和食指轻轻夹住左手小拇指指甲两侧的凹陷处，以垂直方式轻轻揉捏此穴位。此穴位是脑部的反射区，要慢慢地出力揉捏，不要用蛮力，左右手可以互相按。

2. 按摩手部的大鱼际穴。

功效：增强脾胃功能，避免昏沉欲睡。

做法：右手大拇指按压左手大拇指骨下掌面隆起的这块区域，称作大鱼际，也是脾的反射区。先按左手，再按右手。按摩的方法很简单，拇指按下去后轻揉每个地方，感觉痛的地方可以多揉。选择这个部位是脾的经脉的穴位，按压感觉到疼就起到活血化瘀、促进血液循环的作用，使脾发挥运送营养的功能，改善打瞌睡这一方面的症状。

夏天时昼长夜短，你不妨利用工作的空闲时间小憩一下。另外还要锻炼身体，注意饮食，这样才是赶走瞌睡虫最好的办法。如果你经常莫名其妙地犯困，还是应该尽早到医院就医，这样才能够保证你的身体健康。

不少人饭后精力有些下降，这不一定是异常的，主要原因是饭后过多的血液流到胃肠道来消化食物，进入脑部的血量有些下降，有些缺氧，所以犯困。

中暑急救按压"三冲"穴位

轻症中暑，可取足三里、大椎、曲池、合谷、内关五穴，以单手拇指或双手指顺该穴经络走向，由轻至重在该穴位上掐压，缓慢疏推和点按穴位，反复进行 3 ~ 5 分钟，以局部产生酸、麻、痛、胀感为度。

为了预防"夏季高温病"，闲暇时不妨多按按"三冲"。所谓"三冲"，即指少冲、中冲、关冲三个穴位。

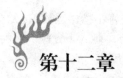

第十二章

手太阳小肠经——舒筋活络，宁心安神

手太阳小肠经总述

手太阳小肠经，人体十二经脉之一。简称小肠经。出《灵枢·经水》。《灵枢·经脉》："小肠手太阳之脉，起于小指之端，循手外侧上腕，出踝中，直上循臂骨下廉，出肘内侧两筋之间，上循臑外后廉。出肩解，绕肩胛，交肩上，入缺盆，络心，循咽，下膈，抵胃，属小肠；其支者，以缺盆循颈上颊，至目脱眦，却入耳中；其支者，别颊，上颊，抵鼻，至目内眦，斜络于颧。"

该经循行路线起自手小指尺侧端，沿手掌尺侧缘上行，出尺骨茎突，沿前臂后边尺侧直上，从尺骨鹰嘴和肱骨内上髁之间向上，沿上臂后内侧出行到肩关节后，绕肩胛，在大椎穴处（后颈部椎骨隆起处）与督脉相会。又向前进入锁骨上窝，深入体腔，联络心脏，沿食道下行，穿膈肌，到胃部，入属小肠。其分支从锁骨上窝沿颈上面颊到外眼角，又折回进入耳中。另一支脉从面颊部分出，经眶下，达鼻根部的内眼角，然后斜行到颧部。脉气由此与足太阳膀胱经相接。

该经脉腧穴有少泽、前谷、后溪、腕骨、阳谷、养老、支正、小海、肩贞、臑腧、天宗、秉风、曲垣、肩外腧、肩中腧、天窗、天容、颧髎、听宫，共十九穴，左右合三十八穴。

本经发生病变，主要表现为咽痛、下颌肿、耳聋、中耳炎、眼痛、头痛、扁桃体、失眠、落枕、肩痛、腰扭伤，目黄和肩部、上肢后边内侧本经脉过处疼痛等。

手太阳小肠经穴位详解

少泽

【穴位一找准】少泽穴，小指尺侧指甲角旁 0.1 寸。

【解剖】有指掌侧固有动、静脉，指背动脉形成的动、静脉网；布有尺神经手背支。

【功效】清热利窍，利咽通乳。

【主治】

1.乳痈、乳汁少等乳疾。

2.昏迷、热病等急证、热证。

3.头痛、目翳、咽喉肿痛等头面五官病证。

现代常用于治疗乳腺炎、乳汁分泌不足、神经性头痛、中风昏迷、精神分裂症等。配肩井、膻中主治产后缺乳；配人中主治热病、昏迷、休克。

文献摘要：

《铜人》：目生肤翳覆瞳子，少泽主之。

《金鉴》：主鼻衄不止。

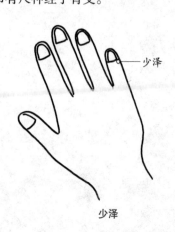

少泽

《玉龙歌》：妇人吹乳痛难消，吐血风痰稠似胶，少泽穴内明补泻，应时神效气能调。

【刺灸法】浅刺0.1寸或点刺出血。孕妇慎用。治疗热症，通常刺血方法比较好。咽喉痛、发烧、牙肿点刺，滴一滴血就可缓解。不适合按摩。寒则点刺出血或通之，热则泻之。

穴位详解

少泽穴，井穴（源头），属金，别名小吉穴，少吉穴。小肠经体内经脉的高热水气由此外输体表。气血物质为温热的水湿之气，水湿之气不断地散热液化，所散之热上传天部，液化之液归于地部。

少泽：少，阴也，浊也。泽，沼泽也。该穴意指穴内的气血物质为天部的湿热水气。本穴因有地部孔隙连通小肠经体内经脉，穴内物质为小肠经体内经脉外输的经水，经水出体表后气化为天部的水湿之气，如热带沼泽气化之气一般，故名。

小吉、少吉：小少，阴也、浊也。吉，吉祥也。小吉、少吉，意指本穴中的气化之气为无火的炎上特性的水湿之气。本穴物质虽为小肠经体内经脉的外输湿热水气，但因其从体内出体表后水液气化散去了较多热量，成为天部的水湿之气后其温度并不算高，无火的炎上特性，因而对于天部中的金性之气来说是吉祥之事，故名小吉、少吉。

小肠经井穴：井，地部孔隙也。本穴属井，是因本穴有地部孔隙直通地之地部，故为小肠经井穴。

本穴属金。属金，指本穴的气血物质运行变化表现出的五行属性。本穴物质为小肠经体内经脉外输体表的水湿之气，其运行变化为散热冷凝缩合，表现出肺金的秋凉特性，故其属金。

临床上常用本穴配膻中、乳根穴治乳汁少、乳痈；配天容，有清热利咽的作用，主治咽喉肿痛，扁桃体发炎；配人中，有醒神开窍的作用，主治热病昏迷，休克。

少泽穴治疗手指疼痛

小指疼痛是心脏或小肠有毛病。靠无名指一侧的小指指尖有少冲穴，另一侧有少泽穴。少冲与心脏有密切关系，所以心脏病发作时，用力按压小指指尖，可使发作缓和些，少泽穴是小肠经的经穴，小肠情况不佳时，可用力按压此指尖。

无名指疼痛：是喉痛或头痛时发生。在无名指的三焦经上有一个关冲穴，感冒发烧时揉此部位即可。

中指疼痛：因炎热导致心脏不适时，这里会感到疼痛。中指上有一个中冲穴，位于包围心脏的心包经上，出现不适可按摩应急。

食指疼痛：食指上有与大肠相关的商阳穴，有便秘现象按压这个手指深感疼痛者，大肠可能有问题。

拇指疼痛：拇指中的少商经穴，与肺息息相关。如肺有疾患压这个部位时，会疼得跳起来。发现有这些征兆要及时检查。

少泽穴治疗头痛

根据小肠经的循行走向（从小指外侧的少泽穴开始，到耳旁的听宫穴）可以看出，它主要是治疗肩背、颈椎、脸部、耳朵，它的循行走向就是它所主的病症。

从第一个穴位开始是少泽穴，凡是在指端末梢的这些穴位都是一些井穴，"井"是源头的意思，这个穴位开始是从井里而发，这种穴位治疗热症，所以通常是用刺血的方法效果最好。比如像少泽穴，我咽喉痛，发烧了，牙肿了，用三棱针点刺少泽穴出一滴血，这些问题就可以当时缓解，但是，这些穴位不适合按摩，按摩的效果不是很明显。

少泽穴治疗呃逆

少泽穴为手太阳小肠经之井穴，按压此穴治疗呃逆，效果显著。医者用拇、食指按压患者少泽穴，力量由轻到重，成人可用指甲顶压，或用三棱针点刺出血。小儿脏气清灵，用此法治疗，随拨随应。对于年龄大者，反应较迟钝，可用指甲顶压穴位，或点刺出血。其为井穴，气之所出，其脉极浅。

少泽穴促助产妇回乳

少泽穴乃手太阳小肠经之井穴，有调气血，通血脉的功能，为治疗乳房胀痛和乳汁不通的主穴之一。刺井穴可激发经气喷涌而出，使经气充盛，通而不滞，少泽穴点刺放血能在短时间内减轻乳房胀痛，使乳房硬度变轻，缩短乳房硬结消散时间。

其催乳作用为历代医家重视，今用于回乳说明少泽穴有很好的双向调节作用。配用蒲公英消乳汁瘀滞，解除乳房胀痛。神曲消食调中，健脾和胃，麦芽消食和胃、回乳。且取穴单一，操作简便，方法安全，易于掌握，时间短，见效快，痛苦小，避免了使用激素回乳干扰人体内分泌功能之弊，乳母易于接受。是一种简便廉验的回乳方法，确有推广的价值。

少泽穴位放血治疗初产妇产后乳胀

中医学认为，乳汁主要来源于气血的化生，产后胀痛多由于肝气郁结，使经络阻塞，排乳不畅所致。少泽穴为治疗胀痛和乳汁不通的要穴之一。少泽穴点刺放血后能通经活络，消胀止痛，并且能刺激脑垂体释放激素，作用于卵巢，反馈性刺激乳腺细胞的再分泌。而通过结合局部按摩，可解除乳腺深部组织的压力，改善循环，使乳汁人为地由乳腺推进乳腺管，存在乳窦内并使至喷射而出，并同时清除乳腺管内的阻塞物，从而使易于喂哺。

少泽穴位放血配合局部按摩，能减轻胀痛的程度，缩短胀痛的时间，且通过手法的操作，能加快硬结消散的时间，重要的是能使乳汁顺利排出，达到治疗乳胀的目的。本资料显示，少泽穴穴位放血配合局部按摩能有效地减轻产妇产后胀痛，疗效可靠，无不良反应，且此操作方法简单易行、易于掌握，安全、无副作用、创伤小，产妇乐于接受。

前谷

【穴位一找准】在手尺侧，微握拳，当小指本节（第五掌指关节）前的掌指横纹头赤白肉际。《针灸集成》："在手小指外侧，第二节纹头。"取穴时沿着小指外侧往腕部的方向推，会摸到一个突起的骨头，在小指根部，在到达突起的骨头前面的地方有一个小凹陷，这就是前谷穴。

【解剖】穴下为皮肤、皮下组织、指背腱膜、指骨骨膜。皮肤由尺神经的指背神经和指掌固有神经分布。针由皮肤、皮下组织，在上述二神经之间，可达指背筋膜增厚的纤维韧带，其深方既是小指近节指骨外侧部骨膜。动脉血液直接由掌浅弓内侧发出的小指尺掌侧动脉及其分支供应。

【功效】疏肝清心，明目聪耳。

【主治】头痛，目痛，耳鸣，咽喉肿痛，乳少，热病。

现代用于治疗：

1. 精神神经系统疾病：癫痫，前臂神经痛，手指麻木；

2. 五官科系统疾病：扁桃体炎，腮腺炎；

3. 妇产科系统疾病：产后无乳，乳腺炎等。

【刺灸法】直刺 0.3 ~ 0.5 寸。寒则点刺出血或补之，热则泻之。

穴位详解

前谷，五输穴之荥穴，五行属水，出自《灵枢本输》。小肠经气血物质在此冷降。气血物质为天部的水湿之气，由天部冷降后归于地部。

前谷：前，与后相对，指本穴气血作用于人体的前面也。谷，两山的中空部位也。该穴意指小肠经经气在此散热冷降。本穴物质少泽穴传来的天部湿热水气，至本穴后其变化为散热化雨冷降，所作用的人体部位为胸腹前部，故名。

小肠经荥穴：荥，极小的水流也。本穴气血物质的变化为水湿之气从天部散热冷降归于地部，冷降之雨如极细小的水流，故为小肠经荥穴。

本穴属水。属水，指本穴气血物质运行变化表现出的五行属性。本穴气血物质的运行变化为水湿之气从天部冷降地部，表现出水的润下特性，故其属水。

前谷穴消除寒邪外侵

遭受寒邪的侵袭后，其症状有轻有重，轻一些的鼻塞、流涕、打喷嚏；重一些的则发烧；还有其他不常见的症状，随各人体质的不同而出现。遭受寒邪侵袭的外治方法：

穴位：左侧前谷穴、左侧灵道穴。

药物：雪莲花、白参。

具体方法：摘一小片雪莲花揉碎贴于左侧前谷穴处，外用医用胶布固定；然后，用手先揉按左侧灵道穴，一般揉按后症状会迅速缓解，这时候再贴一小片白参在此穴位处，也外用医用胶布固定。

上身暴露在空气中受寒，如果不是很严重的话，一般都可以用雪莲花贴于左侧前谷穴驱寒。雪莲花在冰天雪地中生长，它的驱寒能力自然不用怀疑；而前谷穴，是人暴露在寒气中最先最容易受到影响穴位，所以，用雪莲花直接贴于此穴，可以收到快捷的效果。人体受寒以后，手少阴心经很容易会被波及，进而因为这条经络运行失常会产生一系列的症状。所以，在驱寒后再按摩这条经络的经穴灵道穴，让这条经络的运行恢复正常，那么，因这经经气失常而产生的症状会随即解除。

上述方法最主要的是雪莲花和左侧前谷穴，灵道穴也可以不贴白参，只用按摩或用小保健锤敲敲就可以。

后溪

【穴位一找准】具体位置在小指尺侧，第五掌骨小头后方，当小指展肌起点外缘；有指背动、静脉，手背静脉网；布有尺神经手背支。

【解剖】穴下为皮肤、皮下组织、咬肌。皮肤由尺神经手背支和手掌支双重分布。皮下组织内除皮神经外，还有手背静脉网的尺侧部。针经皮肤、皮下组织，进入小鱼际肌的小指展肌，在小指对掌肌的前方，再进小指短屈肌与第五掌骨之间。以上三肌均由尺神经深支支配。

【功效】舒经、利窍、宁神。

【主治】主治头项强痛、腰背痛、手指及肘臂挛痛等痛证；耳聋，目赤；癫狂痫；疟疾。

现代常用于治疗急性腰扭伤、落枕、耳聋、精神分裂症、癔病、角膜炎等。

【刺灸法】直刺0.5～1寸。治手指挛痛可透刺合谷穴。不灸。

穴位详解

后溪穴最早见于《黄帝内经灵枢本输》篇，为八脉交会之一，通于督脉小肠经。适合经常坐在电脑前的上班族、发育中的孩子，可预防驼背、颈椎、腰部、腿部疼痛，也有保护视力、缓解疲劳、补精益气的功效。

针刺后溪穴结合推拿治疗急性腰扭伤

后溪穴针刺与推拿治疗急性腰扭伤均有较好的疗效，两者结合可以提高早期疗效，收获远期疗效，既减轻患者的痛苦，又可以降低急性腰扭伤的再次发生，预防骨质增生和腰椎退行性病变，防止纤维环的破裂，髓核的突出，从而降低腰椎间盘突出的发生。

后溪穴治疗颈肩部不适有奇效

对于长期在电脑前工作或学习的朋友，每隔一小时把双手后溪穴放在桌沿上来回滚动3～5分钟，可以缓解调节长期伏案以及电脑对人体带来的不良影响。

二十多年前，颈椎病是四十岁以后的人的专利，但现在不是了，二三十岁的颈椎病患者到处都是。原因很简单：伏案久了，压力大了，自己又不懂得怎么调理，所以颈椎病提前光临了。不仅仅得颈椎病，长期伏案的白领、职员或者搞文字工作的，老早就腰也弯了，背也驼了，眼睛也花了，脾气也糟了，未老先衰，没有足够的阳刚之气。这是当今多数人面临的一个严重的问题。

临床上常常用"后溪穴"来治疗颈肩、腰椎的毛病，效果显著。后溪最早见于《黄帝内经·灵枢·本输篇》，为手太阳小肠经的腧穴，又为八脉交会之一，通于督脉小肠经。有舒经利窍、宁神之功。能泻心火、壮阳气，调颈椎，利眼目，正脊柱。临床上，颈椎出问题了，腰椎出问题了，眼睛出问题了，都要用到这个穴，效果非常明显。它可以调整长期伏案或在电脑前学习和工作对身体带来的一切不利影响，只要坚持，百用百灵。

道家医学里是非常注重后溪穴的。它可以直接通到督脉上去，属于八脉交汇穴里面很重要的一个穴位。督脉主一身阳气，阳气旺，则全身旺。针灸是比较专业的治病手段，如果大家只作养生保健时则只需用按揉后溪穴的方法就可以，一般按揉几分钟后就可振奋全身的阳气，身体就会像熊熊燃烧的火炉一样，暖彻心扉。点揉此穴，对小肠经有热、腿疼有很好的治疗功效。

前面我们已经说到，后溪穴在第五指关节后的远侧掌横纹头赤白肉际处即是（即把手握拳，掌指关节后横纹的尽头就是该穴）。如果你坐在电脑面前，可以把双手后溪穴的这个部位放在桌子沿上，用腕关节带动双手，轻松地来回滚动，即可达到刺激效果。在滚动当中，它会有一种轻微的酸痛。这个动作不需要有意识地去做，每天只需抽出三五分钟的时间来，随手动一下，这个简单的治颈肩腰椎病的方法。坚持下来则对颈椎、腰椎确实有着非常好的疗效，对保护视力也很好。

如果你开车的时候，如果碰见路上堵车，或是红灯亮了，也会把后溪放在方向盘上来回滚揉几次，很舒服，甚至很潇洒。这时候，别人在着急上火，而你在通督脉、泻心火、壮阳气、调颈椎、正脊柱、利眼目，受用无穷。一不起急，二不发火，精神振奋。

腕骨

【穴位一找准】在手掌尺侧，当第五掌骨基底与钩骨之间，赤白肉际凹陷处。腕骨穴出自《灵枢本输》篇："过腕骨，在手外侧腕骨之前，为原"。《针灸甲乙经》云："在手外侧腕前，起骨下陷者中，手太阳脉之所过也为原"。简便取穴法：以手小指与无名指蹼缘相互交叉，小指自然弯曲，下面一侧小指尖端赤白肉际处即是本穴，或者沿后溪穴赤白肉际向上推，有高骨挡住，凹陷中即是本穴。

【解剖】浅层布有前臂内侧皮神经，尺神经掌支，尺神经手背支和浅静脉等。深层有尺动、静脉的分支或属支。

【功效】舒筋活络，泌别清浊。

【主治】

1. 五官科系统疾病：口腔炎，黄疸，角膜白斑，耳鸣耳聋；

2. 消化系统疾病：呕吐，胆囊炎，疟疾；

3. 其他：胸膜炎，头痛，项强，糖尿病，热病汗不出，胁痛，目翳，消渴，肩臂疼痛麻木，腕、肘及指关节炎等。

《甲乙经》：消渴，腕骨主之。

《针灸甲乙经》：偏枯，风头痛，消渴，鼻衄。

《针灸大成》：主头痛，惊风。

《医宗金鉴》：主治臂腕五指疼痛。

医学研究表明针刺腕骨穴还可使不蠕动或蠕动减弱的结肠下部及直肠的蠕动增强。

【刺灸法】直刺 0.3 ~ 0.5 寸；可灸。寒则通之或补之灸之，热则泻之。

穴位详解

腕骨穴是手太阳经原穴。气血物质为地部经水及天部的湿热水气，经水循地部内注地之地部，湿热水气则循小肠经上行。小肠经经气在此冷降。

腕骨：腕，穴所在部位为手腕部也。骨，水也。该穴意指小肠经经气行在此冷降为地部水液。本穴物质为后溪穴传来的天部水湿之气，行至本穴后散热冷降为地部的水液，故名。

手太阳经原穴：因本穴位处南方炎热之地，小肠经冷降地部之水因受外部所传之热复又气化，气化之气性湿热，同合于小肠经气血特性，为小肠经气血的重要来源，故本穴为小肠经原穴。

临床配伍应用：

1. 治消渴，糖尿病：腕骨，胰腧，脾腧，足三里，三阴交。

2. 治高热，惊风，瘛疭：腕骨，通里。

3. 治胁痛，黄疸，胆囊炎：腕骨，太冲，阳陵泉。

4. 配通里，为原络配穴法，有清热安神定惊的作用，主治高热，惊风。

5. 配太冲、阳陵泉，有清肝利胆的作用，主治黄疸，胁痛，胆囊炎。

6. 配足三里、三阴交，有健脾滋阴增液的作用，主治消渴。

7. 配下巨虚，用导气手法治疗腰痛，患者腰部有热感时出针。

阳谷

【穴位一找准】在手腕尺侧，当尺骨茎突与三角骨之间的凹陷中。俯掌，在三角骨后缘，赤白肉际上，当豌豆骨与尺骨茎突之间取穴。

【解剖】穴下为皮肤、皮下组织、手掌筋膜、钩骨骨膜。皮肤由尺神经手背支和前臂内侧皮神经分布。在手掌筋膜深面，尺神经的深支和尺动脉的掌深支行于小鱼际肌浅面，支配并营养该肌群，动脉还组成掌深弓。针经上述诸结构，经小指的展肌、短屈肌与对掌肌的起点附着的豆钩韧带，达钩骨前缘的骨膜。腕掌侧（动脉）网较细小，由尺、桡动脉的腕掌支，掌浅弓的返支和骨间掌侧动脉的分支组成。自该网发出小支至腕关节和腕骨。

【功效】明目安神，通经活络。

【主治】

1. 精神神经系统疾病：精神病，癫痫，肋间神经痛，尺神经痛；

2. 五官科系统疾病：神经性耳聋，耳鸣，口腔炎，齿龈炎，腮腺炎。

【刺灸法】

刺法：直刺 0.3 ~ 0.5 寸，局部酸胀，可扩散至整个腕关节。

灸法：艾炷灸 3 ~ 5 壮，艾条灸 5 ~ 10 分钟。

寒则补之灸之，热则泻之。

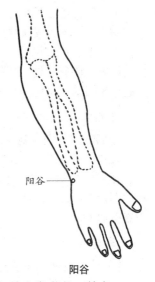

阳谷

穴位详解

阳谷穴，五输穴之经穴，五行属火。小肠经经气在此吸热胀散上炎天部。气血物质为天之上部的阳气，由天之下部上行天之上部。

阳谷：阳，阳气也。谷，两山所夹空虚之处也。该穴意指小肠经气血在此吸热后化为天部的阳热之气。本穴物质为腕骨穴传来的湿热水气，至本穴后水气进一步吸热气化上行更高的天部层次，本穴如同阳气的生发之谷，故名。

小肠经经穴：经，动而不居也。气血物质在本穴的变化是吸热胀散循经传输，为动而不居，故本穴为经穴。

本穴属火。属火，指本穴气血物质运行变化表现出的五行属性。本穴物质为腕骨穴传来的湿热水气，至本穴后为进一步的吸热胀散，胀散之气上炎天部，有火的炎上特征，故其属火。

阳谷穴让口腔不再有溃疡

从中医角度说，口腔溃疡主要是由心火旺盛、脾胃积热、阴虚火旺、脾胃虚寒及肝寒犯胃造成的，再加上身体虚弱，过食肥甘就会引起脾失健运、肝郁气滞。现在很多年轻人都爱吃一些上火的东西，再加上整天熬夜加班、吃火锅、烧烤，很容易引起口腔溃疡，也就是我们常说的心火旺盛引起的口腔溃疡。对于那些做网络软件业的，喜欢在夜里工作的，和经常陪客户吃饭的人来说，口腔溃疡会经常性地黏着他们。这就是典型的心火旺盛引起的口腔溃疡，要消除心火上炎引起的口腔溃疡首先要解决的就是去心火的问题，而这个问题其实身体上一个小小的穴位就帮你解决了，它就是小肠经上的阳谷穴。

既然阳谷穴可以为身体的各个部分输入阳气，那么它的治疗范围是很广的，对口腔疾病如口腔溃疡这样的疾病尤其有作用。按摩阳谷穴的时候，用力要适宜，不要太大，只需用大拇指轻轻拨动就可以了，每次时间也不用长，3 分钟就行，每天 3 ~ 4 次，轻轻松松就可以让你的口腔溃疡渐渐消失，重新和朋友一起大快朵颐。

另外，治疗心火上炎引起的口腔溃疡，除了拨动穴位，还可以给大家介绍一味不错的食疗，那就是美味又治病的蒲公英绿豆粥，原料是：蒲公英 10 克，绿豆 30 克，冰糖适量。先将蒲公英洗净，放入沙锅中，加适量水煎汁。绿豆煮烂成粥以后，调入药汁和冰糖即成。如果你的口腔溃疡反复发作，让你不堪其扰的话，在按摩阳谷穴之外，还可以喝一碗药粥，做法也不麻烦，比起反反复复的溃疡来说，也算小事一桩了。

阳谷穴是补充阳气的穴位，所以它对很多痛症也有很好的治疗作用，因为痛症大多数是由于经络不通、气血凝滞造成的，而阳谷穴又能补充身体内的阳气，疏通经络，所以此穴对头痛、目眩、耳鸣、耳聋、腕痛等痛症和热证也有很好的治疗效果。平时遇到这些症状时，我们就可以拨动阳谷穴，为我们的身体注入阳气，轻轻松松就把这些小毛病解决了。

阳谷穴是抗衰大穴

手腕处有两个"不老穴"，即阳谷穴和养老穴。经常按摩这两穴，可以促进新陈代谢、协调脏腑功能、增强机体的抗病力。老年人常见的肩臂酸痛、视力减退、腰腿痛等，均可通过按摩这两穴治疗。

阳谷穴在腕关节尺骨小头前下缘。取穴时，正坐屈肘仰掌，半握拳，三角骨与尺骨茎突之间即是。养老穴在前臂内侧，尺侧茎状突起直上中央凹陷中，手腕后 1 寸。取穴时，在旋转手腕使手心向胸口时，尺骨接近手腕处出现了一个缝隙，养老穴就在缝中。

按摩时，两手屈肘在胸前，用一只手的四指放在另一只手的养老穴处，用指端作推擦活动，连做1分钟。接着两手屈肘于胸前，一手前臂竖起，半握拳，另一只手的四指托在前臂内侧，拇指指端放在阳谷穴处，用指端甲缘按掐，一掐一松，连做14次；最后两手屈肘在胸前，一手前臂竖起，半握拳，用另一只手的拇指指腹按揉阳谷穴处，连做1分钟。

阳谷穴可以降血压，治头晕、牙痛、口腔溃疡

小肠经阳谷穴在腕骨穴后面一横指的尺骨茎突前面的凹陷处，及腕横纹的小指一侧。

阳谷穴首先是一个降血压的穴位，血压高的朋友每天要多揉一揉。

阳谷还能治头晕、牙痛、口腔溃疡以及头面部的问题，比如头肿、头胀、三叉神经痛。按现在的理论来讲，阳谷是一个增强人体免疫功能的穴位，所以我们平常用手攥，把腕子一掐，再扭扭，阳谷就通了，很简单。

养老

【穴位一找准】在前臂背面尺侧，当尺骨小头近端桡侧凹陷中。取穴时有两个方法：

1. 屈肘，掌心向胸，在尺骨小头的桡侧缘上，与尺骨小头最高点平齐的骨缝中是穴。

2. 掌心向下，用另一手指按捺在尺骨小头的最高点上；然后掌心转向胸部，当手指滑入的骨缝中是穴。

【解剖】穴下为皮肤、皮下组织、前臂筋膜、前臂骨间膜。皮肤由前臂后皮神经分布。针由皮肤、皮下筋膜穿前臂深筋膜，在指伸肌腱和小指伸肌腱之间经过，穿经其深面的骨间背侧动、静脉及神经，而达桡、尺骨下端骨间膜。腕背侧（动脉）网位于腕骨及桡、尺骨下端的背面。由桡、尺动脉的腕背支、骨间掌侧和骨间背侧动脉的末端组成。

【功效】清头明目，舒筋活络。

【主治】

1. 精神神经系统疾病：脑血管病后遗症，肩臂部神经痛；

2. 运动系统疾病：急性腰扭伤，落枕；

3. 其他：近视眼。

【刺灸法】

刺法：向上斜刺0.5～0.8寸，手腕酸麻，可向肩肘放散。

灸法：艾炷灸3～5壮，艾条灸10～20分钟。可灸。

操作时应注意：

1. 养老健身按摩时，力度宜轻，欲辅助治疗老年病，力度宜加大。

2. 按摩时宜心情平和，坚持不懈。

3. 可以配合按摩手部的合谷穴和足部的足三里穴。

穴位详解

养老穴以"养老"命名，是说刺激该穴，有助于老年养生；阳谷穴有养老健身的作用。按摩两穴有助于防治各种老年病，延年益寿。中老年人由于精血的亏损，易出现眩晕、耳鸣、耳聋等，老年人常见的肩臂酸痛、视力减退、腰腿痛等，均可在两穴按摩。

养老穴可以缓解老花眼，失眠健忘，消化功能不好，肩、背、肘、臂酸痛以及其他各种因气血不足引起的病症。可以说，没有哪个老人不需要它，因为它的功能实在是太强大、太适合老年人了。每天一到两次，每次每个穴位3分钟，就用手指按揉它就可以。那一天中的什么时间刺激它最好呢？当然是未时，也就是下午的13～15点，因为未时是小肠经主时，这段时间它的气血最旺，功能最好，因而治疗的效果也更好。

养老穴是小肠经上的郄穴。所谓郄穴，小肠是人体消化吸收营养物质的重要脏器。而中医讲"脾胃是气血生化之源"，但脾胃所生化的气血原料能不能有效地被身体吸收利用，这得看小肠的表现。如果小肠功能良好，那么泌别清浊的能力就好，食物中的营养精华会被吸收，糟粕垃圾能及时排出体外，则人体气血充足，新陈代谢正常，健康自然是没话说。

就像机器长期使用会磨损和老化一样，随着年龄的增长，人体的脏器也会逐渐衰老，功能随

之下降。而老年人健康问题的根源之一就是气血不足，因为他们的脾胃和小肠已经老化，功能大幅度下降，这样，气血生化本来就不足，再加上吸收不好，整个身体的健康状况自然是大打折扣了，你说能不气血虚弱吗？

这气血一虚，各种各样的毛病就跟着来了，头晕眼花、失眠健忘、腿脚无力、精神不振……"正气存内，邪不可干；邪之所凑，其气必虚"，身体里面气血虚了，人的抵抗能力就会下降，各类外邪必然会乘虚而入，所以老年人就成了外邪侵犯的高危人群，感冒、风湿、暑热等会经常来骚扰。而我们经常刺激小肠经上的养老穴，就可以改善和调理小肠的功能，促进老年人对饮食中营养物质的消化吸收，增加身体的气血供应。这样，身体的气血供应相对充盈了，脏腑的功能就会得到增强，人的精气神就会更好，因为气血不足引起的那些毛病自然也就没了。而身体的气血供应跟上了，抗御外邪的能力就会得到增强，那些什么风寒、风湿、暑热之类的外敌，也就不敢轻易来犯。就像军队一样，粮草供应充足了，后勤支持跟上了，军队的战斗力就会增强。

小肠功能老化了，不仅会造成身体气血不足，还会导致另一个问题——排泄障碍。因为小肠的主要作用之一就是泌别清浊，所谓泌别清浊，就是把有用的营养精微物质和没用的残渣糟粕进行整理后分开。然后吸收掉有用的部分，把没用的垃圾转移到大肠，多余的水分转移到膀胱，最后排出体外。

如果小肠的功能太差，不能有效地泌别清浊，把有用的和没用的东西分不清，垃圾和废水分不清，该吸收的不能很好地吸收，都混在一起往大肠走，就会造成便溏腹泻等麻烦。小肠的这个作用有点像我们做饭时的择菜过程，要先把有用的好菜挑选整理出来，准备烧炒食用，而没用的废菜叶子则会丢进垃圾桶倒掉。如果你没有认真地进行挑选，好菜和烂叶子分不开，最后只好统统扔掉。老年人稍微吃点儿不合适的东西，或是受点寒，非常容易拉肚子，年轻人为什么不会，原因就在这里。我们通过刺激养老穴改善了小肠的功能，它能正常地泌别清浊，老人容易拉肚子的情况就会大大缓解。

至于肘、臂、颈、肩、背酸麻疼痛这类在小肠经"前进道路"上的小毛病，对养老穴来说更是不在话下。通则不痛，痛则不通，这些部位的酸痛要么是因为气血瘀滞，要么是由于外邪入侵，气血瘀滞了它可以疏经活血，外邪入侵它可以增强气血，扶正祛邪。总之，这些毛病都能被它轻松化解。

此外，小肠经与心经相表里，所以刺激养老穴不仅可以调理小肠经的气血状况，还可以促进心经的气血运行，改善心脏的功能，真可谓是一举多得！而心主血脉，心脏的功能好了，老年人最大的健康威胁——心血管疾病的危险性就会小很多；心藏神，主神志活动，老年人健忘失眠、精神不振、思路不清，这都与心主神志的功能下降有关，心主神志的功能增强了，这类毛病也会少很多。

支正

【穴位一找准】在前臂背面尺侧，当阳谷与小海的连线上，腕背横纹上 5 寸。

【解剖】在尺骨背面，尺侧腕伸肌的尺侧缘；布有骨间背侧动、静脉；布有前臂内侧皮神经分支。

【功效】理血安神，清热解表，通经活络。

【主治】头痛，目眩，热病，癫狂，项强，肘臂酸痛。

现代用来治疗：

1. 精神神经系统疾病：神经衰弱，精神病，眩晕，神经性头痛；

2. 其他：麦粒肿，十二指肠溃疡等。

【刺灸法】直刺或斜刺 0.5 ～ 0.8 寸。寒则补之或灸之，热则泻之。可灸。

穴位详解

支正穴，手太阳经络穴。气血物质为天部之气，由小肠经外部汇入本穴（以心经提供的气血为多，沟通心经与小肠经气血）。

支正：支，树之分枝也。正，气血运行的道路正也。支正，意指小肠经气血大部分循小肠经本经流行。本穴物质本由养老穴提供，但因养老穴的阳气大部分上走天部，小肠经本穴处的气血物质处于空虚之状，因此经穴外部的气血汇入本穴并循小肠经而行，气血运行的通道为小肠正经，故名支正。

手太阳络穴：络，联络也。因本穴气血为空虚之状，与小肠经相表里的心经之气随之汇入本穴，

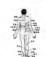
本穴有联络小肠经与心经气血的作用，故为手太阳络穴。

穴位配伍主要有：

1. 配神门，为原络配穴法，有安神定志的作用，主治癫狂，精神病。

2. 配肩髎，有舒筋通络的作用，主治肩臂，手指疼痛，挛急。

按摩支正穴的时候，可以采取揉、按、掐的手法，力度要适中，当支正穴出现酸痛感的时候就可以了。每次大约按100下，半个月以后效果就会出来了，摆脱扁平疣"穴"到病除。

支正穴为什么这么"神"呢？"支"是旁支的支，"正"是正统的正，支正穴是小肠经通到心脏的穴位，心脏和小肠也是相表里的，而连通心脏和小肠的一个络穴就是支正穴。络穴是联络的意思，就是说心脏和小肠全靠它来联络。

人的身上长了一个瘊子，有了扁平疣，这都可以算作是人身体上的赘生物，这些赘生物产生的原因是什么呢？人身体上的赘生物在中医里边讲就叫痰结，就是湿气结在一起形成的，叫痰湿所结。人体内有了气郁之症，就是生了一些气，体内的痰湿凝结就会形成这些赘生物。

支正穴可以从心脏那里吸取一些血液和能量，然后冲击小肠经，人体的消化功能不好，痰湿就会消化不出去，如果小肠的功能增强了，痰湿能够被及时地化解掉，就不会产生这些赘生物，也就是说支正穴化解掉了体内痰湿的赘生物。这下大家就明白，按摩支正穴为什么可以治疗扁平疣了吧！

治疗扁平疣可用艾条熏支正穴把点燃的艾条悬空离穴位2～3厘米的地方熏，直到皮肤潮红为止。既然扁平疣主要是体内湿浊过多、脾虚水湿运化不利所致，那么在按摩小肠经里的支正穴以后，再和按摩胃经里的丰隆穴、脾经的阴陵泉穴结合起来，效果更好。对这几条经络坚持疏通按摩，不仅可以去除扁平疣，还能有效地预防衰老。

小海

【穴位一找准】该穴位于人体的肘内侧，当尺骨鹰嘴与肱骨内上髁之间凹陷处。一说在"天井外旁五分"（《针灸集成》）。

【解剖】尺神经沟中，为尺侧腕屈肌的起始部；有尺侧上、下副动脉和副静脉等；布有前臂内侧皮神经，尺神经本干。

【功效】清热祛风，疏肝安神。

【主治】肘臂疼痛，癫痫。

【刺灸法】直刺0.3～0.5寸。寒则先泻后补或灸之，热则泻之。可灸。

穴位详解

小海，穴名出自《灵枢本输》，合（土）穴。手太阳经所入为"合"。小肠经气血在此汇合。气血物质为天部之气，性温热，缓慢地蒸散并循小肠经上行。

小海：小，与大相对，为孝为阴也。海，穴内气血场覆盖的范围广阔如海也。该穴意指小肠经气血在此汇合，气血场范围巨大。本穴物质为支正穴传来的天部之气，至本穴后为聚集之状，聚集的天部之气以云气的方式存在，覆盖的范围巨大如海，亦含有一定水湿，故名。

小肠经合穴：本穴为小肠经气血的汇合之处，故为小肠经合穴。

本穴属土。属土，指本穴气血物质运行变化表现出的五行属性。本穴为小肠经经气的汇合之处，气血物质的运行缓慢，有土的不动之义，故其属土。

小指发麻可拨"小海穴"改善

小海穴除了可以治疗肘关节及其周围软组织疾病外，还可以治疗上肢麻木，尤其是小指麻木。因为该穴位的深层解剖为尺神经沟，有尺神经经过，而尺神经支配小指的感觉。在保健运用时以按揉为主，但是在治疗颈椎病压迫神经所致的小指麻木时，应该加上拨动，使麻感传到小指。

在尺骨鹰嘴与肱骨内上髁之间，用手一拨动，手指就会发麻就找着这个穴（小海）了。手指怎么拨动也不发麻，证明你这条经络有点虚弱了，气血不通了，什么原因呢？心脏供血能力差，所以小肠经也是心脏的一个晴雨表，小肠经传导差就证明心脏供血能力弱了。按摩小海穴，拨动它，增加它的传导力也可以增强心脏的力量。小海穴是这条经络的合穴，中医讲合治脏腑，就是说，合穴可以治疗本经的脏腑，它可以治疗小肠本身的脏腑问题，所以按摩小海穴可以调节小肠的功能，

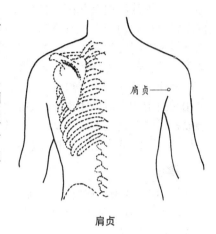

消化能力弱了，吃完饭以后不消化，堵在里边了，揉小海穴可以增强人体的消化能力。另外一方面，小海穴是合穴属土，本身小肠经是属火的，火能生土，它是把本经上的火气散到脾经上去了，所以它可以增强脾经的力量。另外，通过揉这条穴可以去人体的燥火，人体的火症都可以通过这条经散掉。有的人为各种事着急了就会上火牙会痛，由于心里着急引起的牙痛就可以揉小海穴，有的人脸甚至肿起来了，也可以揉小海穴。有人突然一着急上火了会发生耳鸣也可以揉小海穴，所以小海穴的功效还是很大的。

肩贞

【穴位一找准】在肩关节后下方，臂内收时，腋后纹头上1寸（指寸）。正坐垂肩位，在肩关节后下方，当上臂内收时，当腋后纹头直上1寸处取穴。

【解剖】穴下为皮肤、皮下组织、三角肌筋膜、三角肌、肱三头肌、大圆肌、背阔肌。皮肤由腋神经的下支臂上外侧皮神经分布。皮下组织致密，富有脂肪。针由皮肤、皮下组织在三角肌的后部，穿该肌表面深筋膜入肌质内。以后，针可依序入桡神经肌支支配的肱三头肌长头，肩胛下神经支配的大圆肌和胸背神经支配的背阔肌（腱），可深达腋腔。

肩贞——

肩贞

【功效】清头聪耳，通经活络。

【主治】

1.五官科系统疾病：耳鸣，耳聋；

2.其他：肩关节周围炎，脑血管病后遗症，颈淋巴结结核，头痛等。

【刺灸法】

刺法：直刺1～1.5寸或向前腋缝方向透刺，肩部及肩胛部酸胀。有时可有麻电感向肩及指端传导。

灸法：艾炷灸或温针灸5～7壮，艾条灸10～20分钟。

寒则补之或灸之，热则泻之或水针。可灸。

穴位详解

经穴名出自《素问气穴论》。气血物质为天部之气，性温，分散于肩之各部，散化小肠之热。

肩，穴所在部位肩部也。贞，古指贞卜问卦之意。该穴意指小肠经气血由此上行阳气所在的天部层次。本穴物质为小海穴蒸散上行的天部之气，上行到本穴后此气冷缩而量少势弱，气血物质的火热之性对天部层次气血的影响作用不确定，如需问卜一般，故名。

肩贞穴治疗肩周炎、关节炎

冬天是很多慢性病高发的季节，像关节炎、肩周炎、过敏性鼻炎等都容易在冬季复发。常想电视上那些光鲜亮丽的明星，大冷天穿着露肩装走秀，光彩照人的同时肯定也有难言的苦衷。有时候走在大街上，那些年轻女孩，经常是"上面蒸松糕，下面卖凉粉"：上身还"规矩"地穿着冬天的装扮，下面却穿着短短的裙子甚至是薄薄的丝袜。其实这些穿着是最容易得关节炎等疾病的，但是几乎所有这样穿着的人都觉得自己年轻、身体素质好，冬天里让自己"美丽冻人"一把也未尝不可。

不过，总有还没有把"美丽"发挥得淋漓尽致，可身体的不畅就已经找上门来的"幸运儿"，这并不是身体要故意和你作对，而是你不善待身体，它向你发出了警告的信号而已。

天气寒冷，劳累过度，这是引发肩周炎的直接因素；肩膀疼痛，胳膊很难抬起来，这是肩周炎明显的症状。

要想彻底地治愈肩周炎，需要你拿出足够的耐心，坚持按摩，一天3次，一次5分钟，按摩至少半个月才能真的手到病除。

说到这里，可能有人开始嘀咕了，肩贞穴为什么能够治疗肩周炎？要回答这个问题，得先从肩周炎的发病原因讲起。肩周炎又叫冻结肩、漏肩风，体质虚弱或过度劳累的人很容易气血不足，经脉又是靠血气来养着的，气血不足，经脉失及濡养，就会造成血虚，血虚就会生发疼痛，再加上风寒湿邪侵袭，得肩周炎的可能性就比较大。肩周炎的好发人群是老年人，因为老年人的体质比较弱，气血不足，肩周炎的发生率就比较高。不过年轻人爱美，经常在大冷天也不注意保暖，肩周炎的发生就是不可避免的了。

肩贞穴是小肠经气血上行必经的地方，如果这个时候揉一揉小肠经里的肩贞穴，气血通了，就把肩痛的问题都解决了。按摩肩贞穴的时候最好同时把心经也揉了，因为心经和小肠经是相表里的，心经把血液源源不断供应给小肠经，小肠经的气血一充足，血虚就不会发生了，肩膀也就不会感到疲劳和酸痛了。

虽然治疗肩周炎有很多的方法，但是按摩治疗效果比较明显，并且也是其他方法不能替代的。按摩穴位可以对肩周炎标本兼治，标是指把疼痛和功能受限的问题解决了，本是指把气血不足、风湿侵袭的问题消除了，通过标本兼治效果很好，并且见效也快。按摩完肩贞穴以后，接着再按摩手三里、合谷穴治疗肩周炎的效果会更好。

有个秘方在开车等红绿灯的时候可以用：先用手掌对准肩外侧揉搓几下，皮肤会感到发热；再用大拇指压在肩外侧揉捏，最后用手掌在腋窝的前面捏一捏，这个时候手臂乃至整个肩膀都将会放松，整个过程不过也就是两三分钟，由于车内的环境比较温暖，而温暖的环境可以更好地保护肩部，所以最适合在车里做这套动作。

臑腧

【穴位一找准】在肩部，当腋后纹头直上，肩胛冈下缘凹陷中。

【解剖】在肩胛骨关节窝后方三角肌中，深层为冈下肌；有旋肱后动、静脉；布有腋神经，深层为肩胛上神经。

【功效】冷降小肠经天部浊气。

【主治】肩臂肘酸痛无力，肩肿，肩周炎；咳喘，乳痈，瘰疬，多汗症。

【刺灸法】直刺或斜刺 0.5 ~ 1.5 寸。

穴位详解

臑腧穴，别名臑穴、臑交。为手太阳小肠经在肩部的经穴，是手、足太阳，阳维脉与阳跷脉的交会穴。臑腧的"臑"字，上臂也，亦指动物的前肢；"腧"，转输也。此穴在上臂后侧，紧靠背部，故称"臑腧"。有臑腧，意指手臂下部上行的阳气在此聚集，因肩贞穴无气血传至本穴。穴内气血是来自手臂下部各穴上行的阳气聚集而成，故名臑腧。该穴是手太阳经与足太阳经、阳维脉、阳跷脉之会聚处，故穴中的气血旺盛，既有手臂上行的阳气，又有背腰下肢上行的阳气，还有阳维脉、跷脉传来的阳气，故其是气血转输的要所。

手太阳、阳维、跷脉之会：本穴的气血物质中，既有手臂下部各穴上行的阳气，又有阳维脉、跷脉传来的阳气，故其为手太阳、阳维、跷脉之会。

单刺臑腧治疗多汗症有特效。

治肩周炎，臑腧配臂臑，有祛风通络止痛作用。

治咳喘，臑腧配肺腧，有降气止咳平喘作用。

治乳痈，臑腧配肩井，膻中，有散结消肿作用。

天宗

【穴位一找准】在肩胛部，大致在肩胛骨的正中，冈下窝中央凹陷处，与第四胸椎相平。正坐或俯伏位，在肩胛冈下缘与肩胛骨下角之间连线上，当上、中 1/3 交点，与第四胸椎棘突下间平齐，与臑腧、肩贞成正三角形处是穴。

【解剖】穴下为皮肤、皮下组织、斜方肌筋膜、斜方肌、冈下肌。皮厚，由第三、四、五胸神经后支的外侧皮神经重叠分布。皮下组织内布有旋肩胛动、静脉的分支。针由皮肤、皮下筋膜穿斜方肌表面的背部深筋膜入该肌，及其深面的冈下肌。前肌由第十一脑神经—副神经支配，后肌由臂丛的肩胛上神经支配。

【功效】舒筋活络，理气消肿。

【主治】肩胛酸痛，肩周炎，肩背软组织损伤，肘臂外后侧痛，上肢不举，颈项颊颌肿痛，乳痈，乳腺炎，胸胁支满，咳嗽气喘，咳逆抢心，乳腺炎。

【刺灸法】

刺法：直刺或斜刺 0.5 ～ 1 寸，局部酸胀，针感穿过肩胛传导至手指。

灸法：艾炷灸或温针灸 3 ～ 5 壮，艾条灸 10 ～ 15 分钟。可灸。

穴位详解

天，穴内气血运行的部位为天部也。宗，祖庙，宗仰、朝见之意。该穴意指小肠经气血由此气化上行于天。本穴物质为臑腧穴传来的冷降地部经水，至本穴后经水复又气化上行天部，如向天部朝见之状，故名。

临床上常用的穴位配伍主要有：

1. 治肩关节周围炎，肩臂肘痛：天宗，臑会；有舒筋通络止痛作用。

2. 治乳痈，乳腺增生：天宗，膻中；有理气散结消肿作用。

3. 治乳腺炎：天宗，乳根，少泽，膻中。

4. 催乳：天宗，乳根。

天宗穴可缓解骨伤科疾病

天宗穴为手太阳小肠经腧穴，位于肩胛冈下窝中央，当肩胛冈下缘至肩胛下角中上三分之一交点处，与第四胸椎相平。该穴在临床上最为常用，尤其在骨伤科疾病中，如果应用不同方法对该穴进行刺激，往往能取得很多意想不到的疗效。

落枕的病因多为感受风寒，太阳经为一身之藩篱，天宗穴属手太阳小肠经之穴，又为手太阳经脉气之所发，具有祛风散寒之功效。另外，手太阳经绕行颈项，刺激天宗穴治疗落枕，也符合"经脉所过，主治所及"的原则，从现代医学来讲，天宗穴部位循行的神经主要为肩胛上神经和腋神经，这两条神经均来源于颈五和颈六神经根，通过自身反馈调节，刺激该部位对颈部的疼痛有一定的疗效。

齐刺天宗穴治疗顽固性网球肘

现代医学对于网球肘的认识主要还是腕伸肌总腱撕裂和桡侧背神经卡压学说。但对于一些顽固性的网球肘，病变并不往往局限在局部，除了众所共知的颈五、六神经根受卡压之外，不少顽固性网球肘患者在患侧肩胛骨背面的冈下窝处往往也有很明显的压痛。《灵枢官针》篇"齐刺者，直入一，傍入二，以治寒气小深者。或曰三刺。三刺者，治痹气小深者也"。天宗穴齐刺，并施以捻转泻法，可使其针感穿过肩胛直达病所，痛之所在，针之所宜，对于在患侧冈下窝处存在敏感压痛点的患者，在天宗穴进行针对性治疗，临床上往往有很好的疗效。

毫针刺天宗穴治疗肩周炎

肩周炎是临床常见病症，属于中医"肩凝"、"漏肩风"等范畴，常为感受风寒，寒湿凝滞经脉所致。天宗穴系手太阳经肩胛部腧穴，经脉"绕肩胛"、"交肩上"，再加上太阳经祛风散寒的特性，对于肩周炎的治疗效果是无疑的。特别是一些无法完成肩部旋外动作的患者，由于冈下肌和小圆肌是主要的旋外肌，其位置又正好在天宗穴部位，故而治疗天宗穴对此类患者效果更佳。

针刀松解天宗穴治疗颈椎病上肢麻木

该患者正当壮年，气血盛，其麻木的原因当为寒湿凝滞，血脉不通，气血不达而导致。手太阳经贯肩并通行上肢尺侧部位，其脉气所发的天宗穴对于太阳经的经气贯通有着非常重要的作用，针刀的穴位刺激和对经络的疏通作用比普通毫针刺法更强，故而能起到理想的效果。

天宗穴治疗急慢性乳腺炎

首先用拇指尖在天宗穴或周围处按压，寻找压痛点，找准压痛点后即针刺压痛点，如压痛点不明显者，针刺天宗穴即可。用 28 号 2 寸毫针，直刺至肩胛骨，得气后，拇指向后，食指向前轻微捻转，使针感向肩部或胸部传导，留针，再取约 2 厘米长的艾条一段，套在针柄上端，使其下端距皮肤约 3 厘米，点燃下端，使热力透过针体传入穴位，每次以不超过三段为宜，待艾条燃尽后即可出针。

天宗穴与乳房前后相对，临床证明，多数乳房疾患，多在天宗或其周围有明显压痛，天宗为小肠经穴，小肠经入缺盆，络心，诸痛痒疮皆属于心，因心与小肠相表里，所以天宗穴温针具有

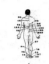

消瘀散结，理气通络的功效，治疗乳腺病效果很好。

天宗穴点刺放血治疗肩胛痛，畸形性脊柱炎

急性者每天放血一次，3 ~ 5 次即可治愈。慢性者隔 2 ~ 3 天 1 次，5 次为一疗程，需要 2 ~ 3 个疗程，每疗程休息 5 天，胸椎强直多因畸形性脊柱炎引起，隔 3 ~ 5 天放血 1 次，5 次为一疗程，经 3 ~ 5 个疗程之后，症状可有明显减轻。放血后最好拔罐。

秉风

【穴位一找准】在肩胛部，肩胛冈上窝中央，天宗直上，举臂有凹陷处。正坐俯伏位，在肩胛冈上窝中点，当天宗穴直上，举臂有凹陷处取穴。

【解剖】穴下为皮肤、皮下组织、斜方肌筋膜、斜方肌、冈上肌。皮肤较厚，由第一、二、三胸神经后支重叠分布。皮下筋膜致密，纤维组织发达，并有纤维束连于皮肤。针由皮肤、皮下组织穿斜方肌表面的背部深筋膜入该肌，并继进其深面的冈上肌。前肌由副神经支配，后肌由肩胛上神经支配。

【功效】散风活络，止咳化痰。

【主治】

1.运动系统疾病：冈上肌腱炎，肩周炎，肩胛神经痛；

2.其他：支气管炎等。

【刺灸法】

1.刺法：直刺或斜刺 0.5 ~ 1 寸，局部酸胀。

2.灸法：艾炷灸或温针灸 3 ~ 5 壮，艾条灸 10 ~ 20 分钟。寒则先泻后补或灸，热则泻之。可灸。

穴位详解

秉风，手三阳、足少阳之交会穴。气血物质为天部风气，散热下行于曲垣穴，吸附水湿，冷降小肠经阴浊。

秉风：秉，执掌之意。风，穴内气血物质为运动着的风气。该穴意指小肠经的气化之气在此形成风气。本穴物质为天宗穴传来的天部之气，上行至此后，因吸热胀散而化为风气，风气循小肠经而运行，如被执掌指使一般，故名。

手阳明、太阳穴、足少阳之会：本穴物质为受热胀散的水湿之气，因其气血强盛，且在同一个天部层次传行，同合于阳明经多气多血的湿热之性及表现出足少阳胆经的风木之性，故为手阳明、太阳穴、足少阳之会。

临床常配伍配天宗穴治肩胛疼痛。

曲垣

【穴位一找准】在肩胛部，冈上窝内侧端，当臑腧与第二胸椎棘突连线的中点处；前倾坐位或俯卧位，在肩胛冈内上端凹陷处取穴。

【解剖】穴下为皮肤、皮下组织、斜方肌筋膜、斜方肌、冈上肌。皮肤由第一、二、三胸神经后支的外侧皮支重叠分布。斜方肌（腱）由副神经支配，冈上肌由肩胛上神经支配。该神经有肩胛上动脉伴随，经肩胛横韧带下方，至冈上窝内的冈上肌，并经肩胛颈切迹，至冈下窝。

【功效】舒筋活络，疏风止痛。

【主治】冈上肌腱炎，肩胛部拘挛疼痛，肩背痛，肩关节周围软组织疾病。

【刺灸法】

刺法：直刺或斜刺 0.3 ~ 0.5 寸，局部酸胀。患者取坐位或患侧在上侧卧位，选用腕踝针患侧上 5 作为进针点（相当于外关穴），常规消毒后，采用 1.5 寸 32 号一次性针灸针沿皮下向病所方向刺入约 1.4 寸。患者应无明显不适感，无酸、麻、胀等感觉。

灸法：艾炷灸或温针灸 3 ~ 5 壮，艾条灸 10 ~ 20 分钟。

寒则灸之补之，热则泻之或水针。可灸。

穴位详解

本穴气血物质为地部富含水湿的脾土微粒，由天部归降地部并堆积穴周内外，沉降小肠经之浊。

曲，隐秘也。垣，矮墙也。曲垣，意指小肠经经气中的脾土尘埃在此沉降。本穴物质为秉风穴传来的风气，风气在运行至本穴的过程中是吸湿下行，至本穴后天部气态物中的脾土尘埃沉降地部，脾土物质堆积如丘，如矮墙之状，故名曲垣。

曲垣穴的临床应用主要有以下三点：

1. 治肩胛下神经痛：曲垣，臑会，天宗，肩髃。
2. 治冈上肌腱炎：曲垣，臂臑，阳陵泉。
3. 治肩背痛：曲垣，大椎。

肩外腧

【穴位一找准】在背部，当第一胸椎棘突下，旁开3寸。前倾坐位或俯伏位，在第一胸椎棘突下，陶道（督脉）旁开3寸，当肩胛骨脊柱缘的垂线上取穴。

【解剖】穴下为皮肤、皮下组织、斜方肌筋膜、斜方肌、肩胛提肌。皮肤较厚，由第八颈神经和第一、二胸神经后支的内侧皮支重叠分布。皮下筋膜致密，有少量脂肪。针由皮肤、皮下筋膜穿斜方肌表面的背深筋膜入该肌，继进至肩胛提肌。前肌由副神经支配，后肌由肩胛背神经支配。两肌之间有颈横动、静脉经过。

【功效】舒筋活络，祛风止痛。

【主治】

1. 运动系统疾病：颈椎病，肩胛区神经痛，痉挛，麻痹；
2. 其他：肺炎，胸膜炎，神经衰弱，低血压等。

此穴的主治疾病为：指压该穴道，可以使体内血液流畅，对缓解并治疗肩膀僵硬、耳鸣非常有效；此外，还可以治疗精神性阳痿等疾病，治疗该疾病要和手三里穴位一起配合治疗才能发挥显著的疗效，肩背疼痛，颈项强急。

【刺灸法】

刺法：向外斜刺0.5～0.8寸，局部酸胀。不可深刺，以防气胸。

灸法：艾炷灸或温针灸3～5壮，艾条灸10～20分钟。

寒则补之灸之，热则泻之或水针。可灸。

穴位详解

胸内部的高温水湿之气由本穴外输。气血物质为湿热水气，由胸腔内部外输体表，卸减胸腔温压。

肩外腧穴所在部位为肩胛部也。外，肩脊外部也。腧，输也。该穴意指胸内部的高温水湿之气由本穴外输小肠经。本穴位处肩胛上部，内部为胸腔，因本穴有地部孔隙与胸腔相通，胸腔内的高温水湿之气由本穴外输小肠经，故名肩外腧。

肩外腧位于肩胛提肌上，肩胛提肌是一条很细小的肌肉，可它一旦劳损就会导致上半身很多部位的不适，而按揉肩外腧穴，则能使很多上半身的疾病或疼痛得到缓解。

在春夏交接的这段时间，医院总是能接诊不少鼻炎患者，按照一般的中医治疗思路，需要针灸鼻子旁边的穴位如迎香穴、鼻通穴等，但这些患者都是经过治疗后没有收到良好效果而继续寻医的。有经验的医生并不会继续针灸这些穴位，而是选肩外腧、百劳、肺腧、风池等肩颈部穴位和一些手部肺经的穴位，结果呢，治愈率非常高而且治疗时间非常短，有些严重的喷嚏和流涕的患者居然可以在5分钟内症状停止。

治疗鼻炎，却调理肩膀上的穴位，这听起来有点难以理解。从哲学思维上看，鼻炎只是某种病理原因发展出来的远端结果，如果只在鼻区选穴那只是舍本逐末，效果当然有，但是却大打折扣，持续时间也不长。

人体的脊柱上循行着一条重要的经脉叫督脉，督脉为一身的阳气之所在，其作用犹如繁茂大树的树干，源源不断地向头面部输送阳气，一刻都不能停息，但鼻炎病人几乎都存在一些颈肩劳损的症状。从腰、颈肩到头部，是一个气血循环的通路，颈肩部位的劳损，使得阳气运行受阻，头部乃至鼻子就会供血不足。中医认为，气血不通则阳气亦不足，肺开窍于鼻，鼻部卫阳不足，无法抵抗寒邪的入侵，风寒之邪侵袭肺经，见风就会流涕、喷嚏，鼻炎就此而发生。因此，很多病的根本原因是在于颈部脊椎或软组织，解决颈部问题则诸病皆消。

除了鼻炎之外，还有诸如失眠、高血压、肥胖等内科疾病，实际也是同一个病因病理基础，所以治鼻炎也是在治高血压和失眠、肥胖，这就是中医讲的异病同治。

中医治病的思维，是探查最本质的根源。肩外腧之所以重要，与它所处的位置——肩胛提肌有密不可分的关系。从解剖学来看，肩胛提肌上连颈椎、下接肩胛，与斜方肌、斜角肌、头颈夹肌等密切相关，并与大小圆肌、冈下肌、胸小肌等通过肩胛骨间接作用与影响，是重要的交通连接，也是上半身很多疾病的"源泉"。

肩胛提肌在肩胛骨上缘的止点是中医穴位肩外腧，鉴于其重要的"地理位置"，其作用自然不可小觑，很多中医师都善用这一穴位来治疗肩背疼痛，但如今，其在各科疾病如高血压、失眠、耳鸣、鼻炎等方面的治疗作用，也日益重要。肩胛提肌是一条很细小、很薄弱的肌肉，古人是很少用到这条肌肉的，但随着电脑、汽车的迅速普及，办公和生活方式的极大改变，这条肌肉对于现代人重要性，是无可取代的。

现代人经常用电脑，抬手打字和摸鼠标的姿势，使用到了肩胛提肌，开汽车，躺着看电视，牵拉的同样是肩胛提肌。因此，很多劳损都是从肩胛提肌开始，再影响到颈部肌群、头部肌肉和腱膜甚至胸部肌肉。牵拉到背部肌肉，脊柱的椎体就有可能被移位，引起脊柱疾病；牵拉到胸部肌肉，使胸小肌、锁骨下肌收缩，就会影响胸廓的扩张作用，于是呼吸受限、供氧不足，引起高血压；牵拉到头颈部的肌肉，则血脉挛缩受阻，头部供血不足，引起失眠、眼睛干、脸上长斑、白头发、记忆力下降等。所以说治疗一个穴位，就等于治疗一条肌肉，也就等于治了头痛、失眠、白发、鼻炎、头晕、健忘、色斑等很多疾病。

肩外腧穴位于肩胛提肌内侧角边缘，在肩胛骨上缘摸到的凹陷处即是。事实上，在肩胛提肌上还有肩中腧穴、肩井穴等穴位，为什么唯独肩外腧穴这么重要呢？这是由于它的解剖位置决定的。因此，肩部大多穴位的主治是肩背疼痛，而肩外腧则主治运动系统疾病、肺炎、胸膜炎、神经衰弱、高血压等。

了解了肩胛提肌和肩外腧穴对上半身的重要作用后，电脑族和经常开车的人，不妨做一下拍打肩胛的动作，有利于疏通经络，让上半身的神经肌肉都得到放松。

具体方法是：一上一下，前后左右甩臂；右手掌拍左肩，左手掌拍右肩，左右交叉；甩到下面时，手背扣打腰背，每次可拍打 8 个 8 拍。但当出现内科、五官科等疾病时就应接受专门的针灸或推拿治疗方可彻底解决鼻炎、高血压、头痛等疾病。

肩中腧

【穴位一找准】在背部，当第七颈椎棘突下，旁开 2 寸。前倾坐位或俯伏位，在第七颈椎棘突下，大椎（督脉）旁开 2 寸处取穴。另说"大杼旁二寸"（《医学入门》），或"肩外腧上五分"（《针灸集成》）。

【解剖】穴下为皮肤、皮下组织、斜方肌筋膜、斜方肌、肩胛提肌、小菱形肌。皮肤由第八颈神经和第一、二胸神经后支的外侧支分布。皮下筋膜致密，纤维呈束状，束间有少量脂肪。针经皮肤、皮下组织，穿斜方肌表面的背部筋膜入该肌，依序深进其深面的小菱形肌及肩胛提肌相重叠部分。前肌为副神经支配，后肌为肩胛背神经支配。

【功效】解表宣肺。

【主治】

1. 呼吸系统疾病：支气管炎，哮喘，支气管扩张，吐血；

2. 其他：视力减退，肩背疼痛等。

【刺灸法】

刺法：斜刺 0.5 ~ 0.8 寸，局部酸胀。注意不可深刺，以防气胸。

灸法：艾炷灸 3 ~ 5 壮，或温和灸 10 ~ 15 分钟。可灸。

穴位详解

肩中腧穴所在部位为肩胛部也。中，肩脊中部也。腧，输也。该穴意指胸内部的高温水湿之气由本穴外输小肠经。本穴位处肩脊中部，内部为胸腔，因本穴有地部孔隙与胸腔相通，胸腔内的高温水湿之气由本穴外输小肠经，故名。

天窗

【穴位一找准】该穴位于人体的颈外侧部，胸锁乳突肌的后缘，扶突穴后，与喉结相平。

【解剖】在斜方肌前缘，肩胛提肌后缘，深层为头夹肌；有耳后动、静脉及枕动、静脉分支；布有颈皮神经，正当耳大神经丛的发出部及枕小神经。

【功效】聪耳利窍，熄风宁神。

【主治】耳鸣，耳聋，咽喉肿痛，颈项强痛，暴喑。

【刺灸法】直刺0.5～1寸。寒则补之灸之，热则泻之。

穴位详解

别名窗笼穴，窗聋穴，窗簧穴，天笼穴。颈部上炎之热由此外传体表。气血物质为高温水湿之气，循小肠经上行天部，疏散内热。

天窗：天，天部也。窗，房屋通风透气之通孔也。该穴意指颈部上炎之热由此外传体表。本穴物质来自两个方面，一是肩中腧穴的上行热气由本穴上行头面天部，二是循颈项上行的炎热之气由里部外传本穴的表部，穴名之意即在强调由里部外传本穴表部的这部分气血，本穴的散热作用如同打开了天窗一般，故名。窗笼、窗簧、天笼名意与天窗同，笼、簧为开阖的机关，指本穴的地部孔隙有开闭的特征。

窗聋穴：窗，窗户，开阖的机关也。聋，耳之闭塞不通也。窗聋，意指本穴无地部孔隙与内部相通。本穴为颈项内热的外散之处，颈项的内热会由本穴外散，其原因不在于有地部孔隙与内部相通，而是本穴位处颈项局部重力场的高地势，与内部的高温气血位置最为接近，因此颈项内部的高温热气会由本穴外渗而出，故名窗聋。

"天"指头部，"窗"指孔窍，这个穴最善开窍醒神。目窍开则眼明，听窍开则耳聪，鼻窍开则神怡，所以按摩此穴是每天伏案工作的白领一族必备的法宝。天窗穴非常好找，在耳颈外侧部，胸锁乳突肌的后缘，与喉结处相平。点按此穴，通常酸胀感能窜到后背，顿时会觉得肩膀有轻松之感，所以以此穴还是预防颈椎病的要穴。

天容

【穴位一找准】在颈外侧部，当下颌角的后方，胸锁乳突肌的前缘凹陷中。伸长脖子时，会感到耳朵下方的颈部有条粗肌肉，在这条肌肉与下颌角之间就是天容穴。左右各一。

【解剖】在下颌角后方，胸锁乳突肌停止部前缘，二腹肌后腹的下缘；前方有颈外浅静脉、颈内动、静脉；布有耳大神经的前支，面神经的颈支、副神经，其深层为交感神经域的颈上神经节。

【功效】利咽消肿，聪耳降逆。

【主治】耳鸣，耳聋，咽喉肿痛，颈项强痛，多用于治疗颈部疾病。

【刺灸法】直刺0.5～1寸。按摩保健用两手手指指腹端按压此穴，做环状运动。寒则先泻后补或灸，热则泻之。可灸。

穴位详解

天容穴名出自《灵枢本输》。小肠经气血在此云集汇合。气血物质为天部的水湿云气，循小肠经散热冷降交于颧髎穴，传递水湿。

天，天部也。容，容纳、包容也。天容，意指小肠经气血在本穴云集汇合。本穴物质为天窗穴传来的天部湿热之气，至本穴后，湿热之气散热冷却化为天部的云状气态物并聚集于穴内，如被本穴包容一般，故名天容。

穴位配伍为配列缺治颈项强痛。

颧髎

【穴位一找准】在面部，当目外眦直下，颧骨下缘凹陷处。

【解剖】

1.皮肤：由眶下神经分布。眶下神经是三叉神经第二支（上颌神经）的终支，经眶下孔穿出至面部，分布于下睑、鼻背外侧及上唇的皮肤。

2.皮下组织：内有上述神经分支和面横动、静脉。面横动脉是颞浅动脉的分支，向前穿腮腺而过，横过咬肌表面，分支营养腮腺、腮腺管、咬肌及附近的皮肤；面横静脉为下颌后静脉的属支。

3.颧肌：为面部表情肌，起于颧骨，肌束斜向内下方，终于口角的皮肤和颊黏膜，部分纤维移行于口轮匝肌。颧肌由面神经颧支支配。

4. 咬肌：位于下颌支外侧皮下的长方形扁肌，由三叉神经第三支（下颌神经）的分支咬肌神经支配。

5. 颞肌：为颞窝皮下一块扇形扁肌，起自下颞线和颞筋膜深层的深面，肌纤维逐渐向下集中，通过颧弓深面，止于下颌骨的冠突。颞肌由三叉神经第三支（下颌神经）支配。

【功效】清热消肿，祛风止痉。

【主治】口眼歪斜，眼睑动，齿痛，颊肿。现代常用来治疗面神经麻痹、面肌痉挛、三叉神经痛、上牙痛、唇肿等。此穴还能改善面部肌肤松弛度，保持肌肤柔润有活力。

【刺灸法】直刺0.3 ~ 0.5寸，斜刺或平刺0.5 ~ 1寸。《图翼》：禁灸。

穴位详解

颧髎，经穴名出自《针灸甲乙经》，手少阳，太阳经交会穴，别名兑骨，兑端，椎髎，权髎，小肠经气血在此冷降。气血物质为天部的水湿云气，性凉，横向下行听宫穴，冷降天部浊气。

颧髎：颧，颧骨也，指穴所在的部位。髎，孔隙也。颧髎，意指小肠经气血在此冷降归地并由本穴的地部孔隙内走小肠经体内经脉。本穴物质为天容穴传来的水湿云气，至本穴后水湿云气冷降于地并由本穴的地部孔隙内走小肠经体内经脉，故名颧髎。

兑骨、兑端：兑，八卦中属金也。骨，水也。兑骨，意指本穴的气血物质为天部的凉湿水气。理同颧髎名解。

兑端：兑，八卦中属金也。端，终点也。兑端，意指本穴气血性凉，运行到了小肠经的最高点。本穴物质为天容穴传来的水湿云气，至本穴后散热而化为凉性之气，且位处小肠经气血上行的最高点，故名兑端。

椎髎、权髎：椎，捶击之器也。权，秤锤也。髎，孔隙也。椎髎、权髎，意指本穴的水湿云气化雨归降地部，所降之雨如小椎或秤锤一般，故名椎髎、权髎。

手少阳太阳之会。本穴的水湿云气，除一部分化雨冷降外，其余部分则进一步吸湿并以云的形式横向下行听宫穴，外输水湿云气的横行特征同合于手少阳经气血特性，故为手少阳太阳之会。

临床上配地仓、颊车治口歪；配合谷治齿痛。

按摩保健用两手手指指腹端按压此穴，但要有一定的方向，或者由上而下，或者由下而上。寒则通之或先泻后补，热则泻之。

听宫

【穴位一找准】手、足少阳，手太阳之会。在面部，耳屏前，下颌骨髁状突的后方，张口时呈凹陷处。一说"在耳中，珠子大，明如赤小豆"（《针灸甲乙经》）。

【解剖】有颞浅动、静脉的耳前支；布有面神经及三叉神经的第三支的耳颞神经。

【功效】开窍聪耳。

【主治】耳鸣，耳聋，聤耳，牙痛，癫痫。三叉神经痛、头痛、目眩头昏。

【刺灸法】张口，直刺1 ~ 1.5寸，至耳中发胀，有似鼓膜向外膨胀的感觉。寒则先泻后补，热则泻之。可灸。

穴位详解

听宫，经穴名出自《灵枢刺节真邪》。别名多所闻。手、足少阳与手太阳经交会穴，小肠经气血由此回归小肠经体内经脉。气血物质为地部经水，由地之天部注入地之地部，回收地部经水导入体内。

听宫：听，闻声也。宫，宫殿也。该穴意指小肠经体表经脉的气血由本穴内走体内经脉。本穴物质为颧髎穴传来的冷降水湿云气，至本穴后，水湿云气化雨降地，雨降强度比颧髎穴大，如可闻声，而注入地之地部经水又如流入水液所处的地部宫殿，故名。

多所闻、多闻：多，大也。所，修饰词。闻，闻声也。穴名之意本穴气血所流入的地之地部为空洞之处，产生的回声既响又长。理同听宫名解。

手、足少阳、手太阳之会：本穴中的气血物质既有手少阳经耳门穴地部流来的经水又有足少阳经瞳子髎穴流来的地部经水，故本穴为手、足少阳、手太阳之会。

临床配翳风穴、中渚治耳鸣、耳聋。

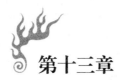

第十三章

足太阳膀胱经——运行人体，护佑全身

足太阳膀胱经总述

足太阳膀胱经脉分支从头顶部分出，到耳上角部。直行本脉从头顶部分别向后行至枕骨处，进入颅腔，络脑，回出分别下行到项部，下行交会于大椎穴，再分左右沿肩胛内侧，脊柱两旁，到达腰部，进入脊柱两旁的肌肉，深入体腔，络肾，属膀胱。本经脉一分支从腰部分出，沿脊柱两旁下行，穿过臀部，从大腿后侧外缘下行至腘窝中。另一分支从项分出下行，经肩胛内侧，从附分穴挟脊下行至髀枢，经大腿后侧至腘窝中与前一支脉会合，然后下行穿过腓肠肌，出走于足外踝后，沿足背外侧缘至小趾外侧端，交于足少阴肾经。

本经脉腧穴有：睛明、攒竹、眉冲、曲差、五处、承光、通天、络却、玉枕、天柱、大杼、风门、肺腧、厥阴腧、心腧、督腧、膈腧、肝腧、胆腧、脾腧、胃腧、三焦腧、肾腧、气海腧、大肠腧、关元腧、小肠腧、膀胱腧、中膂腧、白环腧、上髎、次髎、中髎、下髎、会阳、承扶、殷门、浮郄、委阳、委中、附分、魄户、膏肓腧、神堂、譩譆、膈关、魂门、阳纲、意舍、胃仓、肓门、志室、胞肓、秩边、合阳、承筋、承山、飞扬、跗阳、昆仑、仆参、申脉、金门、京骨、束骨、足通谷、至阴，共六十七穴，左右合一百三十四穴。

足太阳膀胱经从内眼角开始（睛明），上行额部（攒竹、眉冲、曲差；会神庭、头临泣），交会于头顶（五处、承光、通天；会百会）。

它的支脉：从头顶分出到耳上角（会曲鬓、率谷、浮白、头窍阴、完骨）。其直行主干：从头顶入内络于脑（络却、玉枕；会脑户、风府），复出项部（天柱）分开下行：一支沿肩胛内侧，夹脊旁（会大椎、陶道；经大杼、风门、肺腧、厥阴腧、心腧、督腧、膈腧），到达腰中（肝腧、胆腧、脾腧、胃腧、三焦腧、肾腧），进入脊旁筋肉，络于肾，属于膀胱（气海腧、大肠腧、关元腧、小肠腧、膀胱腧、中膂腧、白环腧）。一支从腰中分出，夹脊旁，通过臀部（上髎、次髎、中髎、下髎、会阳、承扶），进入窝中（殷门、委中）。

背部另一支脉：从肩胛内侧分别下行，通过肩胛（附分、魄户、膏肓腧、神堂、膈关、魂门、阳纲、意舍、胃仓、肓门、志室、胞肓、秩边），经过髋关节部（会环跳穴），沿大腿外侧后边下行（浮郄、委阳），会合于窝中（委中），由此向下通过腓肠肌部（合阳、承筋、承山），出外踝后方（飞扬、跗阳、昆仑），沿第五跖骨粗隆（仆参、申脉、金门、京骨），到小趾的外侧（束骨、足通谷、至阴），下接足少阴肾经。

本经一侧67穴（左右两侧共134穴），其中49穴分布于头面部、项部和背腰部之督脉的两侧，余18穴则分布于下肢后面的正中线上及足的外侧部。首穴睛明，末穴至阴。主治泌尿生殖系统、神经精神方面、呼吸系统、循环系统、消化系统病症和热性病，以及本经脉所经过部位的病症。

足太阳膀胱经穴位详解

睛明

【穴位一找准】于面部，目内眦角稍上方凹陷处。

【解剖】在眶内缘睑内侧韧带中，深部为眼内直肌；有内眦动、静脉和滑车上下动、静脉，深层上方有眼动、静脉本干；布有滑车上、下神经，深层为眼神经，上方为鼻睫神经。

【功效】祛风、清热、明目。

【主治】目赤肿痛，流泪，视物不明，目眩，近视，夜盲，色盲。迎风流泪、偏头痛、结膜炎、睑缘炎、眼睛疲劳、眼部疾病、三叉神经痛等。

【刺灸法】嘱患者闭目，医者左手轻推眼球向外侧固定，左手缓慢进针，紧靠眶缘直刺0.5～1寸。不捻转，不提插（或只轻微地捻转和提插）。出针后按压针孔片刻，以防出血。寒则泻之或先泻后补，热则补之。本穴禁灸。

穴位详解

经穴名出自《针灸甲乙经》。《备急千金要方》作精明，别名泪孔，属足太阳膀胱经。手足太阳、足阳明、阴跷、阳跷之会。穴内气血为温热的天部水气与地部经水（血），气血的运行分为三支，一是气态物向上行于督脉及膀胱本经，二是地部经水下走足阳明经。

睛明穴，取其意便可知它是主管眼睛部位的穴位。古称其为命门，早见于《灵枢根结》篇说："太阳根于至阴，结于命门。命门者，目也。"后人均以此系指睛明穴，为太阳经气所结之处。

睛明：睛，指穴所在部位及穴内气血的主要作用对象为眼睛也。明，光明之意。睛明，意指眼睛接受膀胱经的气血而变得光明。本穴为太阳膀胱经之第一穴，其气血来源为体内膀胱经的上行气血，乃体内膀胱经吸热上行的气态物所化之液，亦即是血。膀胱经之血由本穴提供于眼睛，眼睛受血而能视，变得明亮清澈，故名睛明。

目内眦：目内眦，乃言本穴所在的部位为目内框也，无他意。

泪孔、泪空、泪腔。泪，泪水也。孔，孔隙也。空、腔，空腔也。穴名之意指本穴外输的膀胱经气血为湿润眼睛液体的重要来源。本穴属于膀胱经，气血特性与上行头面的它经气血相比皆要寒冷，为促成气态物向液态物转化的重要根源，眼睛受之以液而能湿润并转动自如，故名泪孔、泪空、泪腔。

目眦外：目眦，指穴所在的部位为目框内角。外，指本穴气血作用于眼睛之外。目眦外，意指本穴的寒冷之气使眼睛外部的阳气冷降为液。理同泪孔名解。

手、足太阳、足阳明，阴、阳跷脉，督脉之会：其一，本穴气血为膀胱经经气的冷降之液，性温热，且与太阳小肠经气血处于同一层次，故为手足太阳之会。其二，本穴的冷降之液有部分下走足阳明承泣穴，故为足太阳、阳明之会。其三，本穴的冷降之液（即血）还不断地气化上走督脉，故为足太阳督脉之会。其四，本穴的气血物质中既有地部之液又有天部之气，气血特性同于阴、阳跷脉之性，故为阴、阳跷脉、足太阳之会。

此穴是治疗眼部疾病常用的穴道之一，尤其对于经常用眼的人士来讲，更应该熟练准确地掌握此穴的取穴方法，只要简单的按摩一两分钟，就可以明显的缓解眼部疲劳，对于学生而言，更是不可多得的预防近视的穴道之一，此外，还有攒竹穴、四白穴、太阳穴、承泣穴、鱼腰穴等眼部重要穴道一起配合来做，效果会更佳。

睛明穴在内眼角的地方。经常针灸、按摩这些穴位可以对老花眼、近视、青光眼、白内障等眼部疾病起到辅助治疗的作用。

睛明穴是防治眼睛疾病的第一大要穴，但它一直被人们忽略，因为，大家按这个穴位的时候并没有感觉到它有这么大的神奇功效，原因就是这个穴位大家没有按对，因此，作用没显示出来。按此穴时，咱们要把所有的指甲剪平了，先用两手大拇指指肚夹住鼻根，不要特别使劲，然后垂直地往眼睛深部按，按的时候把眼睛闭上，然后按一下松一下，再按一下再松一下，如是做9次，这个穴位就能真正起作用了。

为什么我们先要用拇指把鼻根夹住呢？因为这个穴特别小，如果你很随意地去揉，很容易就杵到眼睛，而且还可能把旁边的皮也杵破了，只有这样按起来才能安全，而且对眼睛的诸多疾病都有效果。

睛明穴与脑、膀胱、督脉经气相连。同时，睛明穴与脑还有更直接的联系。如《灵枢·寒热病》言："其足太阳有通项入于脑者，正属目本，名曰眼系……乃别阴跷、阳跷，阴阳相交，阳入阴，阴出阳，交于目内眦（睛明穴）"。此目系即睛后与脑相连的组织，而且眼系通项入于脑，所以睛明穴通过眼系通项入脑。经络所通，主治所及，所以深刺睛明穴可治因脑神失用，膀胱失摄之尿失禁；落枕、急性腰扭伤、头痛等痛证属督脉、太阳经病变者，前述三法均可激发督脉、太阳经气，疏通经络，通则不痛，眩晕与脑、颈有关，针刺睛明穴通过眼系通项与脑，自然有效；中风偏瘫，是脑部病变，下肢失去矫捷之力。睛明穴是阴跷阳跷脉之气，跷脉与下肢运动功能切相关，深刺睛明穴，直通病所脑，恢复下肢之灵活矫捷。

既然深刺睛明穴可通过眼系直通于脑，对中风偏瘫针刺时机愈早疗效愈佳，因此可推理把睛明穴应用于中风急救。据《外治寿世方》记载，治中风昏迷用生姜汁点眼即醒。又心经支脉，从心系上挟咽系目系，与睛明穴相连。《灵枢·根结》言："太阳根于至阴、结于命门、命门者目也。"此命门即指睛明穴。对此《类经附翼》解释为"睛明所夹之处是为脑心，乃至命之处。"所以睛明穴与心脑相连，是生命之门户，可应用于心脑病之急救，如《外治寿世方》治急症心痛欲死，用点眼药点之立愈，亦有用三棱针放刺睛明穴抢救猝死成功的报道。据以上分析，睛明穴治疗范围可进一步扩大应用于猝死、中风等急症的抢救。

攒竹

【穴位一找准】该穴位于面部，当眉头陷中，眶上切迹处。取穴时应要求患者采用正坐或仰卧的姿势，攒竹穴位于人体的面部，眉毛内侧边缘凹陷处（当眉头陷中，眶上切迹处）即是。

【解剖】有额肌及皱眉肌；当额动、静脉处；布有额神经内侧支。

【功效】清热明目，熄风止痉。

【主治】头痛，口眼歪斜，目视不明，流泪，目赤肿痛，眼睑瞤动，眉棱骨痛，眼睑下垂。迎风流泪（俗称漏风眼）、眼睛充血、眼睛疲劳、眼部常见疾病、假性近视等。在学生的眼保健操中，其中有一节就是指压按摩此穴，可见其保健效果非同一般。

【刺灸法】平刺 0.5 ~ 0.8 寸。禁灸。寒则补之，热则泻之。

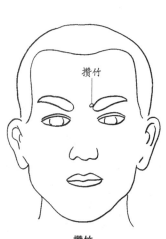

攒竹

穴位详解

经穴名出自《针灸甲乙经》，别名眉头、眉本、员在、始光、夜光、明光、光明、员柱。膀胱经湿冷水气由此上行。气血物质为天部的湿热水气，其气血温度比睛明穴的要高，但比头面其他经脉穴位中的气血温度要低，循膀胱经上行。

攒竹：攒，聚集也。竹，山林之竹也。攒竹，意指膀胱经湿冷水气由此吸热上行。本穴物质为睛明穴上传而来的水湿之气，因其性寒而为吸热上行，与睛明穴内提供的水湿之气相比，由本穴上行的水湿之气量小，如同捆扎聚集的竹杆小头一般（小头为上部、为去部，大头为下部、为来部），故名攒竹。小竹名意与攒竹近同。

眉本：眉，穴所在的部位也。本，根本也。眉本，意指本穴气血为眉发的根本。眉发与人的头发、须发一样，它皆为血气之余物，由人的肾之所生、血之所养。眉头须发始生于内而荣长于外，其气血来源在于本穴，本穴的气血强弱虚实直接关系到眉发的荣枯，故名眉本。眉头、眉柱、眉中名意与眉本同。

始光：始，开始也。光，光明也。始光，意指膀胱经气血在此由寒湿之状变为阳热之状。本穴气血为睛明穴传来的寒湿水气，至本穴后吸热胀散而变为阳热之气，气血的变化如同从黑暗处来到光明处一般，故名始光。夜光、明光、光明、矢光、矢元名意与始光近同。

员在：员，周围之意。在，存在也。员在，意指本穴气血聚集于穴周，所处的范围不太大。本穴物质为睛明穴传来的水湿之气，至本穴后，虽吸热胀散，但所扩散的范围不太大，故名员在。员柱名意与员在同。

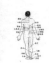
针刺攒竹穴治呃逆

中医认为呃逆的产生主要是由胃气上逆动膈而成。攒竹穴属鼻针的胸穴，祖国医学认为肺居胸中主气，主宣发肃降，对维持人体气机的升降出入起着重要作用。膈位于胸、腹腔之间，胃气上逆引起膈肌痉挛，必然导致气机的失降失调。针刺攒竹穴具有调节气机升降出入，降逆止呃的显著功效。经临床观察，此法无论对寒、热、虚、实诸症所致之呃逆均有立竿见影之效。但呃逆只是某些疾病过程中的一个症状，因此，在用本法时有必要寻因根治。

按揉攒竹穴明目疏肝

办公室一族有两大烦恼：一是眼睛酸痛疲劳；二是腰臀部不适、肉多。其实，这两点根本无需烦恼，只要经常按摩攒竹穴和大横穴即可。如今，坐在电脑前工作的人越来越多，时间一长，就会出现眼睛干涩、眼肌痉挛、眨眼频繁、肥胖等现象。

中医认为，"肝主藏血，开窍于两目，肝得血而目能视"；反之，如果用眼过度，长时间地看一样东西，就会损伤肝目，使体内精血减少，从而出现视物不清、眩晕等症状。如果你对着电脑看了四五十分钟后，不妨用双手大拇指同时点按攒竹穴100次，可缓解眼睛疲劳、疏肝。

攒竹穴为主治疗急性腰扭伤

急性腰扭伤是以腰痛伴腰部活动明显受限为主要症状，跌打损伤及劳累负重过度为主要病因。

急性腰扭伤多为肌肉筋膜组织损伤或韧带损伤，不涉及椎间盘、椎骨及神经的损害。本病虽在6周内有自限性，但发病初期腰痛剧烈，活动受限严重。采用攒竹穴为主治疗本病，可迅速缓解症状。急性腰扭伤多属表症，膀胱经主一身之表，为人体之藩篱，且腰背部为膀胱经所过，必治腰背痛。

攒竹穴为足太阳膀胱经腧穴，是经气所发之处，刺攒竹可驱散在表之邪，疏通太阳经气，通则不痛，且符合"病在下，取之上"原则。腰扭伤疼痛由经络血脉瘀阻所致，玻璃火罐产生的负压，对腰痛部位起到了直接刺激作用。局部充血、瘀血、毛细血管破裂等出现罐斑，使机体产生瘀血重吸收现象，这一过程，持续了火罐对腧穴的刺激作用，从而疏通瘀阻的经脉。火罐与针刺配合，共奏通络止痛之功。

操作手法：

眉头陷中选取攒竹穴，常规消毒穴位皮肤，让患者活动腰部，达到出现最痛的受限姿势时，用1寸针直刺，入穴1～2分（至骨），有酸胀感后，反复小幅度提插，点刺5分钟，要求达到流出眼泪，再留针20～30分钟，留针期间，可让患者活动腰部，左右旋转活动。根据患者疼痛的情况，可每10分钟再反复提插，点刺1～2分钟，以加强针感。从攒竹穴起针后拔罐，用大号或中号玻璃火罐拔在腰腧、肾腧及腰部最痛处，留罐10分钟。以上治疗每日1次，6次为1个疗程。

眉冲

【穴位一找准】眉冲穴位于人体的头部，当攒竹穴直上入发际0.5寸，神庭穴与曲差穴连线之间。

【解剖】有额肌；当额动、静脉处；布有额神经内侧支。

【功效】祛风通窍，明目醒神。

【主治】头痛，眩晕，鼻塞，癫痫

【刺灸法】平刺0.3～0.5寸。寒则泻之或先泻后补，热则补之。

穴位详解

眉冲，经穴名出自《脉经》。别名小竹。属足太阳膀胱经。膀胱经气血在此吸热向上冲行。气血物质为较低温态的水湿之气，循膀胱经传输于曲差穴。

眉冲：眉，眼眶上的毛发也，其色黑，此指穴内的气血物质为寒冷的水湿之气。冲，冲射也。该穴意指膀胱经气血在此吸热向上冲行。本穴气血为攒竹穴传来的水湿之气，上行至本穴后散热冷缩，受外部所传之热寒冷水气复又胀散，胀散之气则循膀胱经向上冲行，故名。

小竹：小竹，此为从类象的角度言穴内气血的特征。本穴物质为攒竹穴传来的水湿之气，相对于头部其他经脉的气血来说它温度较低，即使是在本穴吸热上行气血量也不大，如同纤细的小竹一般，故名小竹。

星穴：星穴，此为从类象的角度言穴内气血的特征的。如同遥远的星星般细小，故名星穴。

眉冲穴可配太阳穴治头痛。

曲差

【穴位一找准】该穴位于人体的头部，当前发际正中直上 0.5 寸，旁开 1.5 寸，即神庭穴与头维穴连线的内 1/3 与中 1/3 交点。

【解剖】有额肌；当额动、静脉处；布有额神经内侧支。

【功效】祛风，明目，通络。

【主治】头痛，鼻塞，鼽衄，目视不明。

【刺灸法】平刺 0.5 ~ 0.8 寸。寒则泻之或先泻后补，热则补之。

穴位详解

经穴名出自《针灸甲乙经》。别名鼻冲。气血物质为天部的凉湿水气，由穴内输向头之各部。

曲差：曲，隐秘也。差，派遣也。该穴意指膀胱经气血由此输送头之各部。本穴物质为眉冲穴传来的水湿之气，在本穴的变化为进一步的吸热胀散并输送头之各部，但因其气血水湿成分少如若有若无之状，故名。

鼻冲：鼻，肺之所主，言穴内物质为气也。冲，冲行也。鼻冲，意指穴内气血的运行为冲行之状。本穴物质为眉冲穴传来的水湿之气，在本穴的变化为进一步的吸热胀散，胀散之气性同肺气的凉冷之性，且为向穴外的冲行之状，故名鼻冲。

本穴可配合谷穴治头痛、鼻塞。

五处

【穴位一找准】该穴位于人体的头部，当前发际正中直上 1 寸，旁开 1.5 寸。

【解剖】有额肌；当额动、静脉处；布有额神经内侧支。

【功效】散风清热，明目镇静。

【主治】头痛，目眩，癫痫。

【刺灸法】平刺 0.5 ~ 0.8 寸。寒则先泻后补，热则泻之。本穴经书列为不可灸，是因为本穴的气血空虚即为正常态，若施以火灸，则穴内地部的水湿气化充斥穴内，穴内正常的空虚态即被破坏，故不可灸。

穴位详解

经穴名出自《针灸甲乙经》。《医学入门》作巨处。气血物质为天部的凉湿水气，由穴外的头之各部汇入穴内，汇聚头部冷降浊气。

五处：五，东南西北中五方也。处，处所也。该穴意指本穴气血来自头之各部。本穴气血本应由曲差穴提供，但因曲差穴的气血受热后散于膀胱经之外，基本无物传入本穴，穴外头之各部的气血因而汇入穴内，故名。

巨处：巨，巨大也。处，处所也。巨处，意指本穴气血来自穴外的广阔天部。理同五处名解。

临床上常配合谷穴、太冲穴治头痛、目眩。

承光

【穴位一找准】承光穴位于人体的头部，当前发际正中直上 2.5 寸，旁开 1.5 寸。正坐或仰卧位，在五处后 1.5 寸，五处与通天之间取穴。

【解剖】穴下为皮肤、皮下组织、帽状腱膜、腱膜下结缔组织、骨膜。皮肤由额神经的眶上神经分布，皮下筋膜致密。在该层筋膜内，眶上神经伴行的眶上动、静脉的分支形成各自的神经、血管丛，左右侧均有广泛的吻合。帽状腱膜由致密结缔组织形成，厚而坚韧，通过皮下筋膜内的纤维束与皮下筋膜、皮肤紧密相连。该膜前连枕额肌的额腹，后连枕腹。其下方为疏松结缔组织形成的腱膜下结缔组织。结缔组织中的导血管和头皮的浅静脉、颅顶骨的板障静脉与颅内的硬脑膜静脉窦等结构均有广泛吻合。行针多在此层进行。

【功效】祛风、明目、降逆。

【主治】头痛，目眩，鼻塞，热病。面神经麻痹，角膜白斑，鼻息肉，鼻炎，内耳眩晕症等。

【刺灸法】刺法：平刺 0.3 ~ 0.5 寸，局部酸痛。寒则补之，热则泻之，无灸。

穴位详解

本穴经书列为禁不可灸，其理与上一节我们提到的五处穴不可灸相近，原因在于本穴气血由五处穴提供，水湿成分比五处穴更少，施灸只能熬干穴内地部之水，所灸之热则内传于颅脑并使之受损，故列为禁灸。

本穴穴名中的"承"是"受"之意。光，亮也，阳也，热也。该穴意指膀胱经气血在此进一步受热胀散。

本穴物质为五处穴传来的凉湿水气，至本穴后进一步受热胀散，如受之以热一般，故名。气血物质为天部的阳气，水湿含量少，吸热后上行于通天穴。

可用本穴配百会穴治头痛。

通天

【穴位一找准】该穴位于人体的头部，当前发际正中直上4寸，旁开1.5寸。

【解剖】有帽状腱膜；有颞浅动、静脉和枕动、静脉的吻合网；布有枕大神经分支。

【功效】祛风通窍。

【主治】头痛，眩晕，鼻塞，鼻出血，鼻渊。

【刺灸法】平刺0.3～0.5寸。寒则泻之，热则补之。针刺头面部时，不宜深刺，宜浅刺或斜刺，可增强疗效。凡疼痛以胀痛、跳痛、刺痛、烧灼痛为主，且疼痛剧烈难以忍受者，针刺手法一般多用强刺激；凡疼痛以昏痛、隐隐作痛为主，且有眼花、耳鸣等虚弱之象者，针刺手法多采用弱刺激，或同时予以温针治疗。

穴位详解

通天，别名天臼，天伯，天目，天白，天日，天归，天旧。膀胱经气血在此受热胀散上行于天。气血物质为天部的阳气，由天之下部吸热后上行天之天部。

通天：通，通达也。天，天部也。该穴意指膀胱经气血由此上行天部。本穴气血来自承光穴的水湿之气，至本穴后此水湿之气所处为天之下部，与头部的阳气不在同一层次，经由本穴吸热后才上行至与头部阳气相同的天部层次，故名。

天臼：天，天部也。臼，石做的舂米器具，石也，肾也，润下之气也。天臼，意指本穴气血为天部阳热之气带来寒冷之气。本穴气血为承光穴传来的水湿之气，其运行变化为吸热上炎，而在其气血吸热上炎的同时也就为天部带去了寒冷，即是本穴气血有润下的特性，故名天臼。

天伯：天，天部也。伯，天之伯也，即脾气，天为肺，其伯为脾。天伯，意指本穴气血带有脾的热燥之性。本穴物质为承光穴传来的水湿之气，其气弱小，在天部阳热之气稍旺盛的情况下它则表现出脾气的燥性，故名天伯。

天目：天，天部也。目，肝所主的风也。天目，意指承光穴传来的水湿之气中水湿含量稍大则会在本穴吸热后胀散化风而行。

天白：天，天部也。白，肺之色也，气也。天白，意指在承光穴传来的水湿之气稍多的情况下穴内气血就会变为肺气特性的凉性之气。

天日：天，天部也。日，与夜相对，阳也，气也。天日，意指穴内气血为天部阳气。

天归：天，天部也。归，归来穴也。天归，意指本穴气血吸热后归于天部。

天旧：天，天部也。旧，依旧也。天旧，意指本穴气血对天部层次的气血作用影响不太大。

通天穴配迎香穴、合谷穴治鼻疾。对头顶部疼痛者，选择的穴位有百会、前顶、通天、行间及疼痛部位。

络却

【穴位一找准】在头部，当前发际正中直上5.5寸，旁开1.5寸。正坐或仰卧位，在通天后1.5寸，距督脉1.5寸处取穴。

【解剖】穴下为皮肤、皮下组织、帽状腱膜、腱膜下结缔组织、骨膜。皮肤厚而致密，由耳大神经、耳颞神经和枕大神经重叠分布，皮下筋膜由脂肪和纤维束组成，该层有与神经伴行的耳后动静脉、颞浅动静脉的顶支和枕动静脉等。帽状腱膜厚而坚韧，其下面为一层疏松结缔组织连于骨膜。组织内的导血管为颅内、外静脉血管吻合的途径之一。

【功效】清热安神，平肝熄风。

【主治】

1. 精神神经系统疾病：头痛，眩晕，面神经麻痹，精神病，抑郁症；

2. 五官科系统疾病：近视眼，鼻炎；

3. 其他：甲状腺肿，枕肌和斜方肌痉挛。

【刺灸法】

刺法：平刺 0.3 ~ 0.5 寸，局部酸痛。

灸法：艾条温灸 5 ~ 10 分钟。寒则先泻后补，热则泻之。可灸。

穴位详解

络却，经穴名出自《针灸甲乙经》。《千金要方》作胳却；《医学入门》作络郄。别名强阳、脑盖，头部气血由此汇入膀胱经。气血物质为天部的水湿之气，由穴外天部汇入穴内后再循膀胱经向下传输。

络却：络，联络也。却，退却、拒绝也。络却，意指头部气血由此汇入膀胱经。本穴气血由于通天穴基本上无物传来而处于空虚之状，穴内气血是由穴外头部传入的寒湿之气而非阳热之气，本穴既有聚集头部气血的作用但同时又拒绝接受外部的阳热之气，故名络却。

强阳：强，强盛也。阳，阳气也。强阳，意指本穴气血为强盛的阳气。如络却之名解，本穴气血虽为穴外头部传入的寒湿之气，但对于膀胱经原有气血来说它仍为偏高温态的天部之气，比膀胱经气血的温度要高要强，故名强阳。

脑盖：脑，头脑也。盖，护盖也。脑盖，意指本穴气血为天部之气，如同头之外卫。

及行：及，至、到也。行，行动、运行也。及行，意指本穴要在接受外部气血后才有气血循膀胱经传输。理同络却名解。

玉枕

【穴位一找准】该穴位于人体的后头部，当后发际正中直上 2.5 寸，旁开 1.3 寸平枕外隆凸上缘的凹陷处。《医宗金鉴刺灸心法要诀膀胱经穴歌》："五处承光接通天，络却玉枕天柱边。"《医宗金鉴膀胱经分寸歌》："承通络却玉枕穴，后循俱是寸五行。"注："从络却后行一寸五分，玉枕穴也。"

【解剖】穴下为皮肤、皮下组织、帽状腱膜、腱膜下结缔组织、骨膜。皮肤由枕大神经、枕小神经和耳大神经重叠分布。皮下筋膜由脂肪和纤维束组成，纤维束之间有随神经走行而分布的枕动静脉、耳后动静脉的分支。针在皮下筋膜内，可刺及穴位下的枕大神经。枕额肌的枕腹起自上项线外侧与乳突上部，止于帽状腱膜的后缘，受面神经耳后支支配。腱膜下结缔组织层内的导血管为颅内、外静脉交通的重要途径之间。

【功效】祛风，通窍，利目。

【主治】

1. 精神神经系统疾病：枕神经痛，视神经炎，嗅觉减退；

2. 五官科系统疾病：青光眼，近视眼，鼻炎，口疮；

3. 其他：足癣。

【刺灸法】平刺 0.3 ~ 0.5 寸。灸法：艾条温灸 5 ~ 10 分钟。寒则先泻后补，热则泻之。可灸。

穴位详解

膀胱经气血在此化为凉湿水气。气血物质为水湿之气，性凉冷，既散热又冷降，所散之热循膀胱上行，冷降之气循膀胱经下行。

玉，金性器物，肺金之气也。枕，头与枕接触之部位，言穴所在的位置也。该穴意指膀胱经气血在此化为凉湿水气。本穴物质为络却穴传来的寒湿水气与天柱穴传来的强劲风气，至本穴后汇合而成天部的凉湿水气，其性表现出肺金的秋凉特征，故名。

玉枕，最直观的意思就是玉做的枕头。想想，玉是多么圆润华美的东西，用它来做枕头，尤其是在夏天，肯定是很舒服的。古人非常喜欢玉，所以富贵人家里一般都有这些东西。李清照在《醉花阴》里就写道"玉枕纱橱，半夜凉初透"。躺在纱橱房子里，枕着玉做的枕头，更深夜半，只感到阵阵凉意。实际上，玉枕骨就是我们常说的后脑勺。在后头部，当后发际正中直上 2.5 寸，旁开 1.5 寸平枕外隆凸上缘的凹陷处。人在睡觉的时候，这里正好对着枕头，所以称为玉枕。

玉枕穴在后脑勺，有一个非常好的作用就是防治谢顶。现在很多人，尤其是一些企业和机关的中高层领导，精神时刻处于一种紧张状态，思虑过度，导致头发的毛细血管也经常处于收缩状态，供血不好，所以很容易掉头发。刚到中年，头发就稀稀疏疏的了，很不好看。

玉枕穴可以有效对付这个现象，但它在后脑勺的位置，很不好定位。所以，这里给容易掉发脱发的朋友推荐一个按摩的方法。将手变成"五指梳"，也就是将五指自然放松，散开，像一把梳子一样。然后从前额梳到后脑勺，用指腹的位置，这样不容易伤到头皮，要稍微用劲一点，这样头皮才能受到刺激，梳50次左右，一直到头皮有酸胀的感觉为止。

其实，这个方法早在唐代时候孙思邈就推荐过了，他说齿宜常叩，发宜常梳。每天早上起来，孙思邈都会这样梳头百次，所以年纪大了，还头不晕、眼不花的，身体非常好。这个方法的原理也非常简单，我们在日常生活中遇到问题或者麻烦的时候，是不是会习惯性地用手在头发上使劲地搔动？这个其实就是在疏通膀胱经的气血，只不过是身体自发的。所以我们就习以为常，没太在意罢了。

中医是一个整体，不光体现在上下左右的经脉连通上，包括一个人的心智、情绪和生理的健康也是密切相关。也就是我们今天说的情商和智商，其实情商和智商是有非常大的关联的。智商高的人只要稍加提点，他的情商也能很快提上来。因为这样的人往往气血比较充足，只要引到合适的地方，他会在心理性格方面迅速地出现质的飞跃。这里，最关键的就是找到引导的路径。

针刺玉枕穴主治口疮

患者端坐，医者站其背后，两手拇指按住玉枕穴，向内上方用力按揉，患者有压痛感，医者拇指可触及卵圆形或条索状阳性物。口疮生于左侧者，左玉枕穴压痛明显，生于右侧者，右玉枕穴压痛明显，左右均有者，双侧玉枕穴均压痛明显。针尖斜向内上方呈30度角刺入，用泻法，留针10～15分钟，或用左手捏住玉枕穴上的阳性物，右手持针刺入后疾出针，轻挤针孔，出血1滴，将血擦净即可。

天柱

【穴位一找准】在后头骨正下方凹处，也就是颈脖子处有一块突起的肌肉（斜方肌），此肌肉外侧凹处，后发际正中旁开约2厘米（1.3寸）左右即是此穴。

【解剖】在斜方肌起部，深层为头半棘肌；有枕动、静脉干；布有枕大神经干。

【功效】疏风通络，熄风宁神。

【主治】头痛，项强，鼻塞，癫痫，肩背病，热病。

现代常用来治疗颈椎酸痛、睡扭了脖子（落枕）、五十肩、高血压、目眩、头痛、缓解眼睛疲劳等。该穴道是治疗头部、颈部、脊椎以及神经类疾病的中医首选穴之一。

【刺灸法】直刺或斜刺0.5～0.8寸，不可向内上方深刺，以免伤及延髓。寒则补之灸之，热则泻之。

穴位详解

膀胱经的阳热之气由此穴快速上传头之天部。气血物质为强劲的阳气，循膀胱经快速上行。

天，一指穴内物质为天部阳气，二指穴内气血作用于人的头颈天部。柱，支柱也，支承重物的坚实之物，在此喻意穴内气血饱满坚实也。该穴意指膀胱经的气血在此为坚实饱满之状。本穴气血乃汇聚膀胱经背部各腧穴上行的阳气所成，其气强劲，充盈头颈交接之处，颈项受其气乃可承受头部重量，如头之支柱一般，故名。本穴配大椎穴治头痛项强。

有关此穴道的指压法列举如下：按摩治疗肩膀肌肉僵硬、酸痛、治疗疼痛、麻痹等后遗症，治疗宿醉、穴道指压法治疗忧郁症等。

按压天柱治疗肩膀肌肉僵硬、酸痛

肩膀肌肉僵硬酸痛可说是现代的文明病。日常生活中的单纯作业、精神压力、运动不足、因驾车产生的精神疲劳等等，都是使肩膀肌肉僵硬酸痛的原因。而且长久保持同样姿势打麻将等等更是形成肌肉僵硬酸痛的主要原因。

肩膀肌肉僵硬、酸痛与一般因运动而产生的肌肉疼痛不同，如果置之不理，则有慢性化的可能，如果严重的话，会焦躁、心浮、气闷，对工作提不起劲，每天生活不愉快。以前所谓的"五十肩"

是属于老年病，现在连二三十岁的患者也很普遍，甚至十多岁的学生也有肩膀僵硬、酸痛的症状，因此说现代人的不良生活习惯和这种症状有密不可分的关系。肩膀僵硬、疼痛，如果颈部能转动的话，即刻就能治愈。

手腕无法上举、无法系皮带、头晕、耳鸣、恶心等等，使日常生活产生不便。这是由于颈筋两侧、关节内侧的淋巴从的淋巴停滞、淋巴管萎缩、肩周的血液循环不畅、血液混浊所致。这是由于姿势不良，使得包着上腕骨的三角筋或是肩胛筋萎缩硬化。

血液之所以混浊是由于摄取过多酸性食物，因此最好的根本性治疗是使它的酸碱性食物秩平衡。在治疗肩膀肌肉僵硬、酸痛时如果吃太多酸性食物，则根本无法治愈。此时应该以每天有正常的生活为根本。喜欢运动者很少有肩膀僵硬、酸痛的情形，这事由于运动使新陈代谢旺盛，即摄取大量的卡路里，也能保有健康的身体。

能治疗肩膀肌肉僵硬、酸痛的穴位有三处：第一处是我们本节所说的"天柱"；第二处是"肩井"；第三处是肩胛骨内侧，一压即疼，使情绪好转的"膏肓"。

指压这三处穴道时，一边缓缓吐气一边揉6秒钟，如此反复10次，就可治愈肩膀僵硬、酸痛。此外，针刺天柱穴还能治疗颈性眩晕。颈性眩晕是由颈椎增生退变，引起椎间孔变窄，使椎动脉受压，椎基底动脉供血不足，出现眩晕，颈强，恶心等症状。《铜人穴针灸图经》道：天柱，今夫治颈项筋急，不得回顾，头眩脑痛。《甲乙经》：旋、头痛重……天柱主之。说明天柱穴早被认为治疗眩晕颈项强痛之要穴。天柱穴、风池穴均位于头部颈部，天柱穴属膀胱经穴，风池穴为手足少阳与阳维脉交会穴，一穴通多经，阳维脉维系诸阳经脉，天柱穴配风池穴，疗效益彰。

需要注意的是：天柱穴位于头项部，蜂针反应较大而迅速，尤其是未过反应期的患者，或间隔很久未接触过蜂针的患者，易产生强烈反应，故需密切注意，宜用少量。已度过反应期的患者，蜂针用量可大，但头面或头项部穴位以适可而止。

大杼

【穴位一找准】在背部，当第一胸椎棘突下，旁开1.5寸。正坐低头或俯卧位，在第一胸椎棘突下，督脉旁开1.5寸处取穴。

【解剖】穴下为皮肤、皮下组织、斜方肌、菱形肌、上后锯肌、骶棘肌。皮肤由第七颈神经和第一、二胸神经后支的内侧支分布。皮下筋膜致密，由脂肪及纤维束组成。纤维束连于斜方肌表面的背深筋膜与皮肤。副神经在斜方肌前缘中下1/3连接处深进该肌下面，与第三、四颈神经的分支形成神经丛，支配该肌。针经上列结构深进，可进第一肋间隙，或经横突间肌及其韧带，如盲目进针，经胸内筋膜，穿胸膜腔至肺，极易造成气胸。

【功效】强筋骨，清邪热。

【主治】

1.呼吸系统疾病：支气管炎，支气管哮喘，肺炎；

2.精神神经系统疾病：头痛，癫痫；

3.运动系统疾病：颈椎病，腰背肌痉挛，膝关节骨质增生；

4.其他：咽炎，感冒，骨结核。

【刺灸法】

刺法：向内斜刺0.5～0.8寸，局部酸胀，针感可向肩部扩散。

灸法：艾炷灸5～7壮，艾条温灸10～15分钟。寒则先泻后补，热则泻之。可灸。

穴位详解

别名背腧，本神，百旁，百劳。手足太阳经之交会穴；八会穴之一，骨会大杼。膀胱经水湿之气在此吸热快速上行。气血物质为天部的湿冷水气，吸热后循膀胱经快速上行头颈天部，为头部提供湿冷水气，清热除燥。

大杼：大，大也，多也。杼，古指织布的梭子。大杼，意指膀胱经水湿之气在此吸热快速上行。本穴物质为膀胱经背腧各穴吸热上行的水湿之气，至本穴后虽散热冷缩为水湿成分较多的凉湿水气，但在本穴的变化为进一步的吸热胀散并化为上行的强劲风气，上行之气中水湿如同织布的梭子般向上穿梭，故名大杼。

背腧：背，穴内气血来自于背部也。腧，输也。背腧，意指本穴气血来自背部各个腧穴。理

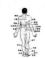

同大杼名解。

本神：本，根本也。神，与鬼相对，言穴内气血为天部之气也。本神，意指本穴为头部气血的来源根本。本穴气血为湿冷的水气，运行为向头部传输，而头部为诸阳之会，热有余而寒不足，本穴上行头部的湿冷水气能使头部之热降温，维持头部在正常的温度范围，故名本神。

百旁：百，数量词，多也。旁，侧也。百旁，意指背腧各穴上行至本穴的阳热之气不走督脉正中路线，而是走膀胱经的旁侧路线上行头部。理同大杼名解。

百劳：百，数量词，多也。劳，劳动也。百劳，意指本穴气血来自背腧诸穴。理同大杼名解。

骨会：骨，水也。会，汇合也。本穴为人之骨会者，是因为本穴的气血物质为人体五脏六腑外输之气的冷缩水湿汇合之处，冷缩水湿表现出水的润下之性，故为骨会。

夏季长期处于空调环境里，久坐办公室工作，或长期使用电脑的人，颈肩部很容易疼痛、僵硬，这时触及大杼穴就会有异常的压痛感。

有些颈椎病前期的患者，颈肩部虽然还没有出现明显的疼痛僵直，但会感到脖子不舒服、发紧、发酸，这时触及大杼穴也会有较明显的压痛。

这是因为，不当的姿势、过度的紧张使颈肩部的督脉、足太阳膀胱经脉气受阻，大杼穴就容易气血不通。同时，姿势不良对脊柱骨质产生压力，时间久了，产生骨质增生，也就是"骨病"，会加重大杼穴气血瘀阻的状况。

因此，保持大杼穴气血畅通，颈肩部经脉气血的流通就有了保证，颈椎病的症状就能得到改善。

在开始感觉到颈部有时酸痛，肩部不适的时候，要经常按摩、揉擦大杼穴，沿着大杼穴上下拍打，每天抽时间做 2 ~ 3 次，每次 10 分钟，可以促进气血的畅通，避免在大杼穴形成气血的瘀阻。按摩大杼穴时会觉得酸痛感比较明显，但按摩之后会觉得舒服。

每天用梅花针敲打大杼穴一带 3 ~ 5 次，每次 5 分钟，也会收到较好的效果。疼痛持续出现时，还可以在梅花针轻度敲打后在穴位处拔火罐 5 ~ 10 分钟。在这一阶段如果避免过度紧张，避免长时间的坐姿和长时间的眼睛疲劳，这样的自我保健可以使颈椎病免于继续发展，趋向好转。

如果颈椎病已经形成，出现明显的颈肩背部疼痛时，此时，仅靠按摩或用梅花针刺激大杼穴就不够了，自我保健还需要配合风池、肩井、外关等穴位，可以用按摩、梅花针敲打以及拔火罐的方法。平时要放松身心，睡眠充足，避免长时间疲劳等，颈椎病还是会有相当程度的恢复，能够控制颈背部的疼痛，保证生活质量。

但如果颈肩背部疼痛加重，甚至手臂麻木、疼痛、酸软无力，或出现头晕的症状，这时，就应该到医院就诊，按照疗程进行规律的针灸、砭石治疗。

需要注意的是，急性的颈肩疼痛，伴有颈肩肌肉的肿胀的，则不可强力刺激大杼穴，以免加重肌肉的肿胀，使疼痛更严重。只可以用梅花针轻刺激穴位一带，起到促进穴位微循环好转的作用。

风门

【穴位一找准】人体风门穴位于背部，当第二胸椎棘突下，旁开 1.5 寸。取穴时通常采用正坐或俯卧姿势，风门穴位于背部，从朝向大椎下的第 2 个凹洼（第 2 胸椎与第 3 胸椎间）的中心，左右各 2 厘米左右之处（或以第二胸椎棘突下，旁开 1.5 寸）。此两处就是"风门穴"。

【解剖】有斜方肌，菱形肌，上后锯肌，深层为最肌；有第二肋间动、静脉后支；布有二、三胸神经后支的皮支，深层为第三胸神经后支外侧支。

【功效】祛风，宣肺解表。

【主治】

1.防治感冒：风门穴既是感冒的预防穴，也是治疗穴。多灸风门，可以预防感冒。如果觉得项背发冷，似有感冒的征兆时，可即灸风门穴 20 壮，同时灸身柱穴，就会觉得脊背发暖，感冒可以避过，即使避不过，也可以减轻；如果感冒以后总觉得没有痊愈，迁延时日，则灸风门，即可痊愈。感冒被称为百病之源，容易引起许多疾病，因此，应用风门穴预防和治疗感冒，是重要的保健措施。

2.呼吸系统疾患：风门穴对于防治小叶性肺炎、肺门淋巴结核、初期肺浸润、哮喘、支气管炎、胸膜炎、百日咳等，都是重要的穴位。

3.预防脑出血：灸风门能预防中风。脑出血昏倒时，可在风门穴上放血，会缓和脑部充血或出血，可以急救。

4. 耳鼻喉科疾患：鼻炎、鼻窦炎、咽喉炎、腭扁桃体发炎等。

5. 医治背部蜂窝织炎：即中医外科的痈疽搭背，灸风门能有预防发痈疽的作用。

6. 其他：肩酸痛、肩背软组织劳损、头痛、颈部痉挛。一般头痛，只灸风门、身柱即可痊愈。

【刺灸法】斜刺 0.5 ~ 0.8 寸。寒则补而灸之，热则泻之。可灸。

穴位详解

风门穴，别名：热府；又有左为风门，右为热府之说，为督脉、足太阳经交会穴，出自《针灸甲乙经》："风眩头痛，鼻不利，时嚏，清涕自出，风门主之。"风门者，风所出入之门也（《会元针灸学》）。其穴在第二椎下两旁，为风邪出入之门户，主治风疾，故名风门，是临床祛风最常用的穴位之一。风门穴气血物质为湿热的风气，吸热后循膀胱经上行，且为风行之状。作用是运化膀胱经气血上达头部。

风门：风，言穴内的气血物质主要为风气也。门，出入的门户也。风门，意指膀胱经气血在此化风上行。本穴物质为膀胱经背腧各穴上行的水湿之气，至本穴后吸热胀散化风上行，故名风门。

热府：热，气血物质在本穴受热也。府，府宅也。热府，意指膀胱经气血在此吸热上行。理同风门名解。热府腧名意与热府同。

背腧：背，气血物质来自背部各穴也。腧，输也。背腧，意指本穴气血来自背部各穴。理同风门名解。

手、足太阳之会：本穴物质为背腧各穴传来，性湿热，与小肠经气血同性，故为手、足太阳之会。

本穴可配肺腧穴、大椎穴治咳嗽、气喘；配合谷穴治伤风咳嗽。

肺腧

【穴位一找准】人体肺腧穴位于背部，当第三胸椎棘突下，旁开 1.5 寸。取定穴位时，一般采用正坐或俯卧姿势，肺腧穴位于人体的背部，当第三胸椎棘突下，左右旁开二指宽处。

【解剖】有斜方肌、菱形肌，深层为最长肌；有第三肋间动、静脉后支；布有第三或第四胸神经后支的皮支，深层为第三胸神经后支外侧支。

【功效】宣肺、平喘、理气。

【主治】咳嗽，气喘，吐血，骨蒸，潮热，盗汗，鼻塞。现代常用本穴来治疗肺经及呼吸道疾病，如肺炎、支气管炎、肺结核等。指压肺腧还有止痰、去除雀斑和荞麦皮的功效。

【刺灸法】斜刺 0.5 ~ 0.8 寸。寒则补之灸之，热则泻针出气。

穴位详解

肺的背腧穴。肺脏的湿热之气由此外传于膀胱经。气血物质为肺脏外输的湿热之气，其质轻，快速地散热冷降，所散之热循膀胱经上行，冷降之液归降地部后循膀胱经下行。

肺，指肺脏。腧，输也。肺腧，意指肺脏的湿热水气由此外输膀胱经。

可用本穴配风门穴治咳嗽喘；配合谷穴、迎香穴治鼻疾。

肺腧止痰、去除雀斑的指压法操作：

咳痰时，一边吐气一边在此强压 6 秒钟，如此重复三次，这时喉咙异物便会消失净尽。小孩指压不可太强，但应增加次数。

去除雀斑时首先指压第三、四胸椎之间左右 4 厘米处的肺腧，它是与皮肤有密切关系的穴道。一边吐气一边用指头（任何指头皆可）强压 6 秒钟，如果不方便的话，可请他人帮忙。

其次是指压第二腰椎、第三腰椎之间左右 1 厘米的肾腧，要领是一边吐气一边强压 6 秒钟。上述两步骤每 20 次为一疗程，每日应做 5 疗程。如此不间断，则肌肤定然变得光滑美丽。

厥阴腧

【穴位一找准】厥阴腧穴在第四胸椎棘突下旁开 1.5 寸处。取穴时通常采用正坐或俯卧姿势，该穴位于人体的背部，第五胸椎棘突上方，左右二指宽处（约 2 厘米左右）。

【解剖】有斜方肌、菱形肌，深层为最长肌；布有第四肋间动、静脉后支；正当第四或第五胸神经后支的皮支，深层为第四胸神经后支外侧支。

【功效】宽胸理气，理气安神。

【主治】指压该穴，可以治疗疾病性气喘、止咳；此外还能使胸部伸张，使怯弱性格者缓解紧张，降低自我防卫意识，从而增加自信，克服掉懦弱的性格。

【刺灸法】斜刺 0.5 ~ 0.8 寸。寒则补之灸之，热则泻针出气。

穴位详解

别名厥腧，心包腧，关腧，心室外卫心包中的阳热之气由此输入膀胱经。气血物质为较高温态的阳热之气，富含水湿，由心室的外卫心包中外输膀胱经。

厥阴腧：厥，通阙，阙乃古代宫殿、陵墓等的卫外建筑，用于厥阴经之名，指厥阴经气血为心血的气化之气。厥阴腧，意指心室外卫心包中的干热之气由此外输膀胱经。

关腧：关，关卡也。腧，输也。关腧，意指心脏中的血液被关卡于内，而血液的气化之气则由本穴外输膀胱经。

可用本穴配内关穴治心痛、心悸。

厥阴腧穴点按治疗中青年原发性高血压

病者取坐位或俯卧位，医者站或坐于其后或一侧，取背部足太阳膀胱经上的厥阴腧穴，厥阴腧，位于第 4 胸椎棘突下两旁各 1.5 寸。双侧同取，以指代针，把握准穴位，用两手拇指指腹，用中等力度按压两穴，用力不可过大或过小，过大则痛重，过小则收效甚微，按压时间一般每次 5 ~ 10 分钟即可，每日按压 1 次或 2 次。10 天为一疗程，疗程间隔 5 ~ 7 天。

心腧

【穴位一找准】位于第五胸椎棘突、旁开 1.5 寸。取穴时一般可以采用正坐或俯卧姿势，心腧穴位于人体的背部，当第五胸椎棘突下，左右旁开二指宽处。

【解剖】有斜方肌，菱形肌，深层为最长肌；有第五肋间动、静脉后支；布有第五或第六胸神经后支的皮支，深层为第五胸神经后支外侧支。

【功效】宽胸理气，宁心通络。

【主治】心经及循环系统疾病，心痛、惊悸、咳嗽、吐血、失眠、健忘、盗汗、梦遗、癫痫、胸痛、心悸亢进、晕车、头痛、恶心想吐、神经官能症等。

【刺灸法】斜刺 0.5 ~ 0.8 寸，艾炷灸 3 ~ 7 壮或艾条灸 5 ~ 15 分钟。寒则补而灸之，热泻针出气或水针。可灸。

穴位详解

经穴名出自《灵枢背腧》。心室中的高温湿热之气由此外输膀胱经。气血物质为高温态湿热水气，湿热水气一方面散发热量循膀胱经向上传输，另一方面水湿散热冷降后循膀胱经下行，散发心室之热。

心腧：心，心室也。腧，输也。心腧穴，意指心室中的高温湿热之气由此外输膀胱经。

背腧：背，指穴所在部位为背部。腧，输也。背腧，意指心室中的高温湿热之气由此外输背部。

本穴配巨阙穴、内关穴治心痛、惊悸；配内关穴、神门穴治失眠、健忘。

按摩心腧穴治疗心肌炎

中老年人身体虚弱、免疫功能下降，患感冒后病毒侵入心肌，导致心肌炎，甚至出现心绞痛、心衰。急救不及时，就会危及生命。若急速按摩心腧穴，可起到良好疗效，供中老年人朋友一试。

按摩方法：

令病者脱掉上衣后，伏卧在平板床上，双下肢并拢，双上肢放入肩平横线上。术者或家属可利用双手大拇指直接点压该穴位，患者自觉局部有酸、麻、胀感觉时，术者开始以顺时针方向按摩，坚持每分钟按摩 80 次，坚持每日按摩 2 ~ 3 次、一般按摩 5 次左右，可起到明显疗效，再按摩 2 ~ 3 天可起到治愈效果。

注意，按摩前患者严禁饮各类酒和吃有刺激性辛辣食物。可以多吃些新鲜蔬菜和水果及豆制品和海产品。患者可坚持每晚用热水烫双足 25 分钟，可促进身体早日康复。

压揉心腧穴急性休克的急救方法

如果有人呼吸不上来，或将近休克时，用靠手腕的手掌在此心腧穴微微用力压揉（顺时针方向），不舒服者会即时恢复正常的呼吸，此时也务必给他一杯温水，帮助血液循环。此时，心腧穴因没有前面胸骨的阻挡，按压时就是心脏的后方穴位，所以恢复得快速。

督腧

【穴位一找准】在背部，当第六胸椎棘突下，旁开 1.5 寸俯卧位,在第六胸椎棘突下,灵台（督脉）旁开 1.5 寸处取穴。

【解剖】穴下为皮肤、皮下组织、斜方肌、骶棘肌。皮肤由第五、六、七胸神经后支的内侧支重叠分布。该穴深部为第六肋间结构。

【功效】理气止痛，强心通脉。

【主治】

1.循环系统疾病：冠心病，心绞痛，心动过速，心内外膜炎；

2.其他疾病:胃炎,膈肌痉挛,乳腺炎,皮肤瘙痒,银屑病等。

【刺灸法】

刺法：向内斜刺 0.5 ~ 0.8 寸，局部酸胀，针感可扩散至肋间。不可深刺，以防造成气胸。

灸法：艾炷灸 5 ~ 7 壮，艾条温灸 10 ~ 15 分钟。可灸。

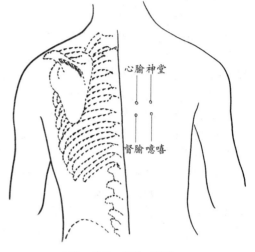

心腧 神堂

督腧 噫嘻

心腧、神堂、督腧、噫嘻

穴位详解

经穴名出自《太平圣惠方》。别名高盖，商盖，高益。体内所生的纯阳之气由此输入膀胱经。

督腧：督，督脉也，阳气也。腧，输也。督腧，意指督脉的阳气由此输向膀胱经。本穴为膀胱经接受督脉阳气之处，故名督腧。

高盖：高，上也，天部之气也。盖，护盖也。高盖，意指本穴气血为天之天部的纯阳之气。本穴气血为督脉传来的阳热之气，性干燥，所处为天之天部，如卫外护盖，故名高盖。

商盖：商，计时之漏刻也。盖，护盖也。商盖，意指本穴气血为天部的弱小阳气。本穴气血为督脉传来的阳热之气，性干燥，至本穴所在的膀胱经后散热缩合为弱小的水湿之气，气属外卫之护盖，而弱小水湿之气则如从漏刻中滴出一般，故名商盖。

膈腧

【穴位一找准】在背部,当第七胸椎棘突下,旁开 1.5 寸。俯卧位,在第七胸椎棘突下,至阳（督脉）旁开 1.5 寸处取穴。

【解剖】穴下为皮肤、皮下组织、斜方肌、背阔肌、骶棘肌。皮肤由第六、七、八胸神经后支内侧支重叠分布。背阔肌由臂丛后束发出的胸背神经支配,该神经沿肩胛下肌腋窝缘下降,与肩胛下动脉的延续部,胸背动脉伴行至该肌。

【功效】理气宽胸，活血通脉。

【主治】

1.消化系统疾病：神经性呕吐，胃炎，胃溃疡，肝炎，肠炎，肠出血；

2.循环系统疾病：心动过速，心脏肥大，心内外膜炎；

3.外科系统疾病：食道癌，胃癌，食道狭窄，淋巴结结核，胸膜炎；

4.呼吸系统疾病：哮喘，支气管炎；

5.其他：贫血，慢性出血性疾患，膈肌痉挛，荨麻疹，小儿营养不良。

【刺灸法】

刺法：向内斜刺 0.5 ~ 0.8 寸，局部酸胀，针感可扩散至肋间。不可深刺，以防造成气胸。

灸法：

1.艾炷灸 5 ~ 7 壮，治疗上呼吸道感染。

2.艾条温灸 10 ~ 15 分钟，治疗咳喘，胸闷。

3.溃脓灸，治疗肺痨。

4.隔姜灸中脘，治疗胃寒刺痛。

5.隔蒜灸百会，可防感冒。

寒则补而灸之，热则泻针出气或补血水针。

穴位详解

经穴名出自《太平圣惠方》。别名高盖，商盖，高益。体内所生的纯阳之气由此输入膀胱经。八会穴之一，血会膈俞。气血物质为心血液的气化之气，性湿热（微观下的血液微粒则当看成是气态物），所散之热循膀胱经上行，冷降之液循膀胱经下行，散热化血。

膈俞：膈，心之下、脾之上也，膈膜也。俞，输也。膈俞，意指膈膜中的气血物质由本穴外输膀胱经。本穴物质来自心之下、脾之上的膈膜之中，故名膈俞。

血会：因本穴物质来自心之下、脾之上的膈膜之中，为血液所化之气，故名血会。

"血会膈俞"，因此针刺膈俞有活血化瘀之功，临床上常与血海相配伍治疗多种血瘀病证。如配肺俞、列缺、血海等可治气滞血瘀，迫血离经的紫斑；配三阴交、蠡沟等治血淋；配膀胱俞、肾俞、气海等可治疗尿血。与风池、血海、太冲等相配治疗行痹，是取其治风先治血，血行风自灭之义。配大肠俞、环跳、承山等可治腰腿痛；配迎香、印堂、血海等可治血瘀鼻衄；配太阳、睛明、球后等可治白内障；与肝俞、天枢、行间等相可共起活血化瘀，行气止痛之效，可用于治疗腹痛；配日月、丘墟、肝俞等可治胁痛；配巨阙、厥阴俞阴陵泉等可治气滞心闷；配膻中、厥阴俞、内关等可治瘀血心闷。此外，本穴还可与期门、中封、章门相配，治疗以腹胀大如鼓，脐周青筋暴露为主症的鼓胀；与关元、足三里、脾俞等相配可治正虚瘀结的积聚。配三焦俞、心俞、人迎等可治脉微弱或消失的无脉证；配肝俞、大陵、太冲等可治瘀血攻心的健忘。实验结果表明，针刺膈俞穴对血瘀证者能有效地阻止血黏滞性的增高，改善血液循环。

刺灸本穴不仅具有活血化瘀的作用，还兼具养血生血、健脾补心之力，临床常与脾俞相伍以治疗气血不足，心脾两虚的病证。如配脾俞、足三里、神门等可治心悸；配心俞、脾俞、三阴交等可治健忘；配血海、肝俞、膻中等可疗眩晕；与气海、关元、三阴交等相伍可治疗气血亏虚的男性不育症；配承满、隐白等对脾胃虚损，气不摄血的吐血有较好疗效。本穴还可与中脘、内关、足三里等相配治疗呕吐；与心俞、气海、百会等相伍可治猝然昏仆的血厥；配伍胰俞、肾俞等可治消渴；与华佗夹脊、身柱、命门等相配治小儿痿证。

因本穴靠近胸膈，因此具有利气、开胸膈的作用，如配伍阙可治胃气上逆的呃逆；与膻中、列缺、肺俞等相伍可治肺气壅闭的呼吸衰竭；配伍内关、中脘、丰隆等可治痰阻的噎膈；配伍足三里、气海、膻中等可疗气虚阳衰的噎膈。

此外，本穴还可清泄暑热，宽胸凉膈，适用于治疗暑湿、风湿及邪热盛实的高热。治疗暑湿常配少府、行间、肺俞等以治伤肺络型；配少府、曲泽、中冲等以治暑入血分型；对于余热未尽，痰瘀阻络者则常配太溪、三阴交、太冲等。治疗水湿为病常配外关、内关等以治热郁胸膈型；配合谷、支沟、天柱等以治热滞胸膈，微兼腑实型；与郄门、冲门、曲泽等配则治热灼营阴的风湿。对于邪实高热者可配伍大椎、少商、曲池等以速退其热。取穴时患者应呈俯伏位，施术者应注意针刺方向，只能向脊柱方向斜刺 0.5 ~ 0.8 寸，不可直刺或向斜刺，否则易经肋间隙刺穿胸壁，造成气胸。艾炷灸 3 ~ 5 壮，或艾条灸 5 ~ 15 分钟。

肝俞

【穴位一找准】在背部，当第九胸椎棘突下，旁开 1.5 寸。俯卧位，在第九胸椎棘突下，筋缩（督脉）旁开 1.5 寸处取穴。

【解剖】穴下为皮肤、皮下组织、斜方肌、背阔肌、骶棘肌。皮肤由第八、九、十胸神经后支外侧支重叠分布。穴位深部对第九肋间隙的结构。在胸、腹腔内则对应胸膜腔、肺、膈、肝、脾与胃。肝、脾为实质性器官，血液供应丰富。因此，如盲目针刺时，不能提插，不能捻转，应立即起针，应严密观察有无内出血现象。

【功效】疏肝利胆，理气明目。

【主治】

1.消化系统疾病：急慢性肝炎，胆囊炎，慢性胃炎，胃扩张，胃痉挛，黄疸；

2.五官科系统疾病：眼睑下垂，结膜炎，青光眼，夜盲症，视网膜炎；

3. 精神神经系统疾病：偏头痛，神经衰弱，肋间神经痛，精神病；

4. 外科系统疾病：淋巴结结核，胃出血，肠出血，胆石症；

5. 其他：月经不调等。

【刺灸法】

刺法：向内斜刺 0.5 ~ 0.8 寸，局部酸胀，针感可扩散至肋间。不可深刺，以防造成气胸。

灸法：艾炷灸 5 ~ 7 壮，艾条温灸 10 ~ 15 分钟。可灸。

穴位详解

肝腧经穴名出自《灵枢背腧》，为肝之背腧穴。肝脏的水湿风气由此外输膀胱经。

肝，肝脏也。腧，输也。肝腧，意指肝脏的水湿风气由此外输膀胱经。

配伍：本穴配期门穴，为腧募配穴法，有清利肝胆湿热的作用，主治肝炎，胆囊炎，胁痛；配百会穴、太冲穴，有平肝潜阳，清热明目的作用，主治头昏头痛，眩晕；配肾腧穴、太溪穴，有滋阴养血补肾的作用，主治健忘，失眠；配大椎穴、曲池穴，有清热泻火，安神定志的作用，主治癫痫，精神分裂症。

改变先天体弱的三大穴：肝腧穴、肾腧穴和太冲穴

五脏是我们身体的核心部分，其他器官组织都隶属于它们。肾为先天之本，主管骨，和六腑中的膀胱相表里，开窍于耳和前后二阴；脾为后天之本，主管肌肉，和胃相表里，开窍于唇；心为君主之官，主管脉，和小肠相表里，开窍于舌；肝主管筋，和胆相表里，开窍于眼；肺主管皮毛，和大肠相表里，开窍于鼻。这样一来，全身众多部位的疾病我们都可以找到它的来路与归途。

人生下来体质就是阴阳不平衡的，差异很大，但我们不能认为这一切就是不可改变的。如果能仔细分析一下弱在哪里，是哪一脏弱，我们就能通过后天的各种方法改变它。

既然内脏通过经络和它们之外的器官相互联系，生病时可以遥相呼应，里应外合，那么人体在没病时也可以通过刺激经络上最有效的穴位，激发它们的自救潜能，去提醒、改善内在的脏腑，从而进一步提高它们的防御功能和状态，这样岂不是防患于未然吗？

先天体质不好的朋友一定要每天按摩双侧的下面几个穴位 3 ~ 5 分钟：肝腧穴、肾腧穴和太冲穴。

之所以这么选穴主要是因为以下几点：首先，肾藏精、肝藏血，精血是我们生命中最根本的东西，每天按摩这 3 个穴位可以补益肝肾，肝肾逐渐强大了，身体就会一步步好起来。其次，这两个穴都是背腧穴，背腧穴是膀胱经上的穴位，主管人全身的阳气分布，所以，刺激它可以最快地补充人体的阳气。另外，背腧穴为什么要选太冲这个作用偏"泻"的穴位呢？中医里面有句话叫"气有余便是火"，就是说如果所补阳气太多了，就会导致它们变成对人体有害的火。加用一下太冲就是给这些"火"透透气，不至于让它们在体内横冲直撞，最后变性发酵。

我们经常说"一张一弛，文武之道也"，要想身体好，主要就是要使五脏好，既不能锻炼太过，也不能休息太过，按摩穴位也是这个道理，在身体偏弱的时候要以补为主，但是不能一味地强补，只有恰当调理，五脏和谐这样才能真正地改变先天，达到健康长寿的目的。

刺络拔罐肝腧穴治疗麦粒肿

取双侧肝腧穴。患者俯卧位，穴位皮肤常规消毒。术者以左手拇、食、中指捏起被刺部位，右手持三棱针点刺肝腧穴，有血液流出时加拔玻璃火罐，使血液流入罐内，出血量控制在 1 ~ 3 毫升之内。起罐后用 20% 碘酊棉球按压在针孔上，胶布固定。每 2 日一次，治疗 1 ~ 2 次即可痊愈。

肝腧穴按摩封闭治疗妊娠腹痛

妊娠腹痛发生与下列因素有关：孕妇情绪与身体素质，妊娠子宫的大小，位置，毗邻关系发生变化，子宫收缩，增长速度，圆韧带的牵引。中医认为妊娠腹痛的原因是由于气血运行不畅，胞脉阻滞所致。此病发病率较高，了解其临床特点，防止滥用药物，减少毒副作用，对母亲的健康及胎儿发育有利。采用肝腧穴按摩，封闭治疗妊娠腹痛，方法简单，疗效确切，无毒副作用。

操作方法：

首先选准肝腧穴，双拇指分别按压在双侧肝腧穴上，做旋转运动，由轻到重至能承受为止，每次持续 10 ~ 30 分钟，每日 3 ~ 5 次。

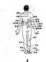
胆俞

【穴位一找准】在背部，当第十胸椎棘突下，旁开 1.5 寸。俯卧位，在第十胸椎棘突下，中枢（督脉）旁开 1.5 寸处取穴。

【解剖】穴下为皮肤、皮下组织、背阔肌、下后锯肌、骶棘肌。皮肤由第九、十、十一胸神经后支外侧支分布。下后锯肌的第一个肌齿从第十一胸椎棘突斜向外上方，止于第九肋骨角。该肌由第九至第十二胸神经后支支配。

【功效】疏肝利胆，清热化湿。

【主治】

1. 消化系统疾病：胆囊炎，肝炎，胃炎，溃疡病，呕吐，食道狭窄；

2. 精神神经系统疾病：肋间神经痛，失眠，癔病；

3. 外科系统疾病：胆石症，胆道蛔虫症，胸膜炎；

4. 其他：高血压等。

【刺灸法】

刺法：向内斜刺 0.5 ~ 0.8 寸，局部酸胀，针感可扩散至肋间。不可深刺，以防造成气胸。

灸法：艾炷灸 5 ~ 7 壮，艾条温灸 10 ~ 15 分钟。寒则补之灸之，热则泻之。可灸。

穴位详解

胆之背俞穴。气血物质为阳热风气，外散之热循膀胱经上行，冷降之液循膀胱经下行。胆，胆腑也。俞，输也。胆俞，意指胆腑的阳热风气由此外输膀胱经。

脾俞

【穴位一找准】在背部，当第十一胸椎棘突下，旁开 1.5 寸。取穴时俯卧位，在第十一胸椎棘突下，脊中（督脉）旁开 1.5 寸处取穴。

【解剖】

穴下为皮肤、皮下组织、背阔肌、下后锯肌、骶棘肌。皮肤由第十、十一、十二胸神经后支的外侧支分布。穴位对第十一肋间隙的结构。胸膜为一层薄而透明的浆膜，富有神经末梢，被覆胸内筋膜的内面和肺的表面，两层相互移行形成胸膜腔。腔有少量液体，呈负压。壁胸膜的下界，在背部肩胛线上投影于第十二肋上，由该点向内作一水平线达第十二胸椎棘突；向外，在腋中线投影于第十肋骨；向前内，锁骨中线上投影在第八肋，以上各点联于第六胸肋关节既为胸膜壁下界在体表的投影。肋胸膜和膈胸膜移行处的胸膜腔为该腔的最低位，称肋膈窦。

【功效】健脾和胃，利湿升清。

【主治】

1. 消化系统疾病：胃溃疡，胃炎，胃下垂，胃痉挛，胃扩张，胃出血，神经性呕吐，消化不良，肠炎，痢疾，肝炎；

2. 其他：贫血，进行性肌营养不良，肝脾肿大，慢性出血性疾病，肾下垂，月经不调，糖尿病，肾炎，小儿夜盲，荨麻疹等。《急救仙方》卷十一《黄帝灸二十一种痨图并序》："脾俞二穴，在第十一椎下两旁，各一寸半。是穴理腰身胀满，腹肚泄，泻痢身重，四肢不收，黄疸，邪气积聚，腹痛寒热。针入三分留七分，得气灸三壮。"

【刺灸法】

刺法：向内斜刺 0.5 ~ 0.8 寸，局部酸胀，针感可扩散至腰间。不可深刺，以防造成气胸。

灸法：艾炷灸 5 ~ 7 壮，艾条温灸 10 ~ 15 分钟。可灸。

穴位详解

脾之背俞穴。脾脏的湿热之气由此外输膀胱经。

脾，脾脏也。俞，输也。脾俞，意指脾脏的湿热之气由此外输膀胱经。

脾俞穴最显著的一个作用是可以帮助糖尿病患者安神。糖尿病患者闲时常常按摩这个穴位可安神、静心、通络、缓解糖尿病症状。按摩方法：找准穴位后，用自己双手手背的食指根部隆起的关节压在脾俞穴上，缓缓旋转按揉。一次 1 ~ 3 分钟为宜，每天早晚各按揉一次。注意骨质疏松者和脊柱弯曲者慎按此穴。

胃腧

【穴位一找准】在背部，当第十二胸椎棘突下，旁开 1.5 寸。俯卧位，在第十二胸椎棘突下，督脉旁开 1.5 寸处取穴。

【解剖】穴下为皮肤、皮下组织、背阔肌、下后锯肌、骶棘肌。皮肤由第十一、十二胸神经和第一腰神经后支的外侧支分布。背部的皮下筋膜可以分为两层，其间有蜂窝状的脂肪组织。背部的深筋膜也可分为浅层和深层。浅层薄弱，被盖于斜方肌和背阔肌的表面，分别称该二肌筋膜；深层较发达，形成腱膜性质，尤其在腰背部更为增厚，包绕着骶棘肌的前、后面，于该肌外侧缘前、后两层愈着，并形成腰肋韧带。腹腔内相对应的器官为肾。

【功效】和胃健脾，理中降逆。

【主治】

1. 消化系统疾病：胃炎，胃溃疡，胃扩张，胃下垂，胃痉挛，肝炎，腮腺炎，肠炎，痢疾；
2. 其他：糖尿病，失眠等。

【刺灸法】

刺法：直刺 0.5 ~ 0.8 寸，局部酸胀，针感可扩散至腰部及腹部。不可深刺，以免刺伤肾脏。

灸法：艾炷灸或温针灸 5 ~ 7 壮，艾条温灸 10 ~ 15 分钟。寒则补之灸之，热则泻之。可灸。

穴位详解

胃之背腧穴。胃腑的湿热之气由此外输膀胱经。气血物质为湿热之气，外散之热循膀胱经上行，冷降之液循膀胱经下行。

胃，胃腑也。腧，输也。胃腧，意指胃腑的湿热水气由此外输膀胱经。

三焦腧

【穴位一找准】该穴位于腰部，当第一腰椎棘突下，旁开 1.5 寸。

【解剖】在腰背筋膜，最长肌和髂肋肌之间；有第一腰动、静脉后支；布有第十胸神经后支的皮支，深层为第一腰神经后支外侧支。

【功效】调三焦，利水道。

【主治】肠鸣，腹胀，呕吐，泄泻，痢疾，水肿，腰背强痛。

【刺灸法】直刺 0.5 ~ 1 寸。寒则补之灸之，热则泻之。

穴位详解

三焦背腧穴。三焦腑的水湿之气由此外输膀胱经。气血物质为水湿之气，外散之热循膀胱经上行，冷降之液循膀胱经下地。

三焦，三焦腑也。腧，输也。该穴意指三焦腑的水湿之气由此外输膀胱经。

三焦腧配气海穴、足三里穴治肠鸣、腹胀。

有许多男性叹道："虽然能勃起，但马上就会软化"、"无法集中精力持久战"等等。男人性交的能力随年龄而减，但是最近年轻人，尤其是肥胖者无法持久倾向更为显著。俗云："胖者挡不住三斧头！"为什么会有这种说法呢？

胖者患糖尿病概率高，这是其中一个理由。因为患有糖尿病，则身体容易疲倦，无法集中全力，缺乏干劲，所以对"性"的兴趣也随之减退，应及早采用穴道指压法来治疗。

糖尿病是因胰岛素荷尔蒙功能不足而产生，胰岛素是糖分代谢时所不可缺少的荷尔蒙，由于暴饮暴食，会导致这种荷尔蒙功能不足。血液中糖分无法输入细胞，完全存于血液中，如此一来全身血管容易产生障碍，如果不加以治疗，不久动脉硬化、心脏病、肾脏病都会接踵而来。

精力因糖尿病而减退的话，采用穴道指压法可以奏效，如果配合食物疗法和适当运动，则效果更佳。采用食物疗法，必须切记"平时只吃八分饱"的格言。运动时，只要达到微微出汗即可。以上三种方法配合运用，一个月下来，精力必定大增，并能明显延长性欲时间。

患糖尿病时有时皮肤会痒，但是在此只介绍治疗性欲减退，延长性欲时间，性交时无法集中全力的穴道指压法。这种方法对于提高性欲很有效果，对一般糖尿病当天也有效。

治疗糖尿病代表性穴位是三焦腧。指压此处，可使胰岛素功能活跃，使精神安定，增加集中力。指压时一边缓缓吐气，一边强压 6 秒钟，如此重复 20 次。其次是指压可以延长性欲时间、增长勃起的关元腧。关元腧位于第五腰椎处下方左右2指宽处，指压方法同前。以上两种方法每日指压，在不知不觉中会使精力充沛、延长性欲时间。

肾腧

【穴位一找准】在腰部，当第二腰椎棘突下，旁开1.5寸。俯卧位，在第二腰椎棘突下，命门（督脉）旁开1.5寸处取穴。

【解剖】穴下为皮肤、皮下组织、背阔肌、骶棘肌、腰方肌、腰大肌。皮肤由第一、二、三腰神经后支分布。肾位于腰方肌和腰大肌的前面，脊柱的两侧是腹膜后位器官。在腰背部的投影为：后正中线外侧2.5厘米和8.5厘米处各作两条垂直线，通过第十一胸椎和第三腰椎棘突作两条水平线。在上述纵横标志线所围成的左右四边形范围内，即相当于左右两肾脏的体表投影位置。肾门在肾区内，投影在肾区的内侧半，约相对于第一腰椎体的水平。经肾门的主要结构。从后向前排列有输尿管、肾动脉和肾静脉，还有围绕其间的神经纤维、淋巴结、淋巴管和脂肪组织。

【功效】益肾助阳，强腰利水。

【主治】

1. 泌尿生殖系统疾病：肾炎，肾绞痛，遗尿，尿路感染，阳痿，早泄，遗精，精液缺乏；

2. 外科系统疾病：肾下垂，膀胱肌麻痹及痉挛，胃出血，肠出血，痔疮，肝肿大；

3. 其他：月经不调，腰痛，哮喘，耳聋，贫血，肋间神经痛，脑血管病后遗症等。

【刺灸法】

刺法：直刺0.8~1寸，局部酸胀，有麻电感向臀部及下肢放散。

灸法：艾炷灸或温针灸5~7壮，艾条温灸10~15分钟。寒则先泻后补或补之灸之，热则泻之。可灸。

穴位详解

肾之背腧穴，别名高盖。肾脏的寒湿水气由此外输膀胱经。气血物质为水湿之气，大部分水湿之气冷降归于地部，小部分水湿之气吸热后循膀胱经上行。

高盖：高，天部也，气也。盖，护盖也。高盖，意指肾脏外输膀胱经的气血物质为天部的水湿之气。本穴物质为肾脏输出的寒湿水气，所处为天部，为卫外之护盖，故名高盖。

如今的脑力劳动者大多养成了在网上、电话里解决事情的习惯，懒得运动。其实，久坐不动会导致阳气相对不足，进而出现乏力、疲劳等各种不适，所以，建议长期从事脑力劳动而又少运动的人，平时多按摩后腰的肾腧穴，有强肾之效，可以缓解以上症状。

《黄帝内经·六节藏象论》中有："肾者，主蛰，封藏之本，精之处也。"肾是人体最重要的脏腑之一，为先天之本，但很容易受到损伤，其中包括长期久坐、频繁抽烟、性生活频繁、生活无规律等各种因素，而揉肾腧穴正是保持肾健康的常用方法之一。肾腧穴位于人的腰部，在与肚脐同一水平线的脊椎左右两侧两指宽处，按摩它对于腰痛、肾脏疾病、高血压、低血压、耳鸣、精力减退等都有保健治疗效果。由于肾主人体水液，喜暖怕寒，按揉肾腧穴正好有助于温补肾阳，具体做法是：双掌摩擦至热后，将掌心贴于肾腧穴，如此反复3~5分钟；或者直接用手指按揉肾腧穴，至出现酸胀感，且腰部微微发热。此方法适合所有人，不仅用脑多、不爱动的人应常做，它对于中老年人的养生也大有帮助。

肾腧穴也是男人的一个"大穴"，它适用于缓解肾虚腰痛、腰膝酸软、耳鸣目眩、阳痿遗精、肾不纳气和不育等。在日常保健中，男人可以多多关注这个穴位。

首先，男性应放松站立，双脚与肩同宽。两臂平举，缓缓抬起至头顶上方，掌心朝上，向上做托举状。稍作停顿后，两腿绷直，以腰为轴，身体前俯，双手顺势去够脚尖，稍作停顿。最后，两手握空拳，击打两侧的肾腧穴，共30下。然后身体缓缓直起，两臂伸直，下落于体侧。这样算一组，每天重复8次。

气海腧

【穴位一找准】人体气海穴位于下腹部，前正中线上，当脐中下1.5寸。取穴时，可采用仰卧的姿势，气海穴位于人体的下腹部，直线联结肚脐与耻骨上方，将其分为10等分，从肚脐3/10的位置，即为此穴。

【解剖】在腹白线上，深部为小肠；有腹壁浅动脉、静脉分支，腹壁下动、静脉分支；布有第十一肋间神经前皮支的内侧支。

【功效】补气益肾，健腰调经。

【主治】绕脐腹痛，水肿鼓胀，脘腹胀满，水谷不化，大便不通，泄痢不禁，癃淋，遗尿，遗精，阳痿，疝气，月经不调，痛经，经闭，崩漏，带下，阴挺，产后恶露不止，胞衣不下，脏气虚惫，形体羸瘦，四肢乏力。妇科病、腰痛、食欲不振、夜尿症、儿童发育不良等。此穴位为人体任脉上的主要穴道之一。

【刺灸法】直刺 0.5 ~ 1 寸；可灸。孕妇慎用。寒则补之灸之，热则泻针出气。可灸。

穴位详解

别名脖胦穴，丹田穴，下肓穴，下言穴，气泽穴，膊胦穴，季胦穴。任脉水气在此吸热后气化胀散。气血物质为充盛的天部之气，循任脉上传阴交穴，生发阳气。

气海：气，气态物也。海，大也。气海，意指任脉水气在此吸热后气化胀散。本穴物质为石门穴传来的弱小水气，至本穴后，水气吸热胀散而化为充盛的天部之气，本穴如同气之海洋，故名气海。气泽名意与气海同，泽指穴内的天部之气为混浊之状。

脖胦：脖，脖子也。胦，中央也。脖胦，意指任脉气血在此循腹正中线而行。

丹田：此为道家术语，道家视脐下腹部为丹田，故名。

下肓：下，下部也。肓，心下肓膜也，此指穴内物质为脂类物质。下肓，意指任脉气血中的膏脂之物在此随水气的胀散而输向人体各部。

下言：下，下部也。言，肺之声也。下言，意指穴内气血为肺金之性的凉性水气。

膊胦：膊，大膀子也，肉之聚也，此指脾土。胦，中央也。膊胦，意指本穴的天部水气中亦含有一定的脾土尘埃。

季胦：季，季肋也。胦，中央也。季胦，意指任脉的强劲之气由此亦会输向气血较少季肋部位。

临床用本穴配三阴交穴治白浊、遗精；配关元穴治产后恶露不止；配灸关元穴、膏肓、足三里穴治喘息短气（元气虚惫）；配关元穴、命门穴（重灸）、神阙穴（隔盐灸）急救中风脱证。配足三里穴、脾腧穴、胃腧穴、天枢穴、上巨虚穴治胃腹胀痛、呃逆、呕吐、水谷不化、大便不通、泄痢不止（脾气虚弱）；配足三里穴、合谷穴、百会穴治胃下垂、子宫下垂、脱肛。

大肠腧

【穴位一找准】在腰部，当第四腰椎棘突下，旁开 1.5 寸。俯卧位，在第四腰椎棘突下，腰阳关（督脉）旁开 1.5 寸处取穴，约与髂嵴高点相平。

【解剖】穴下为皮肤、皮下组织、背阔肌、骶棘肌、腰方肌、腰大肌。皮肤由第三、四、五腰神经后支分布。在骶棘肌和腰方肌之间，有腰动、静脉经过。腰大肌位于脊柱腰部两侧，成纺锤形。起于第十二胸椎、上四个腰椎体和椎间盘的侧面以及全部腰椎横突，止于股骨小转子。腰丛的神经根位于肌质内，其分支穿行于它的内、外侧和肌腹。腰大肌的前面还有输尿管由肾门行经到盆腔。

【功效】理气降逆，调和肠胃。

【主治】

1. 运动系统疾病：腰痛，骶髂关节炎，骶棘肌痉挛；

2. 消化系统疾病：肠炎，痢疾，便秘，小儿消化不良；

3. 外科系统疾病：阑尾炎，肠出血；

4. 精神神经系统疾病：坐骨神经痛；

5. 泌尿生殖系统疾病：遗尿，肾炎，淋病。

【刺灸法】

刺法：

1. 直刺 0.8 ~ 1 寸，局部酸胀，有麻电感向臀部及下肢放散。

2. 向下平刺 2 ~ 2.5 寸，透小肠腧，局部酸胀，针感可向骶髂关节放散。

灸法：艾炷灸或温针灸 5 ~ 7 壮，艾条温灸 10 ~ 15 分钟。

寒则先泻后补或补之灸之，热则泻之。可灸。

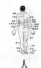

穴位详解

大肠背腧穴，大肠腑的水湿之气由此外输膀胱经。气血物质为水湿之气，外散之热循膀胱经上行，冷降之液循膀胱经下行。

大肠，大肠腑也。腧，输也。大肠腧，意指大肠腑中的水湿之气由此外输膀胱经。

本穴配气海穴、足三里穴、支沟穴治便秘。

关元腧

【穴位一找准】该穴位于腰部，当第五腰椎棘突下，旁开1.5寸。

【解剖】有骶棘肌，有腰最下动、静脉后支的内侧支；布有第五腰神经后支。

【功效】壮腰培元，通调二便。

【主治】腹胀、泄泻，小便频数或不利，遗尿，腰痛。

【刺灸法】直刺1～1.5寸。艾炷灸5～10壮；或艾条灸10～20分钟。寒则先泻后补或补之灸之，热则泻之。

穴位详解

经穴名出自《太平圣惠方》，小腹中的湿热之气由此外输入膀胱经。气血物质为湿热水气，外散之热循膀胱经上行，冷降之液循膀胱经下行关元穴，脐下关穴元穴也，指气血来源于与关元对应的小腹内部。

腧，输也。关元腧，意指小腹内部的湿热水气由此外输膀胱经。本穴物质为来自于小腹内部的湿热水气，所对应的部位为脐下的关元穴，故名关元腧。

指压该穴道，可以延长性欲时间，提高男性勃起功能。采用此穴做相应治疗时，应该同时与三焦腧穴配合，才能发挥更好的疗效。

小肠腧

【穴位一找准】在骶部，当骶正中嵴旁1.5寸，平第一骶后孔。俯卧位，平第一骶后孔，督脉旁1.5寸处，当髂后上棘内缘与骶骨间的凹陷处取穴。

【解剖】穴下为皮肤、皮下组织、背阔肌、骶棘肌。皮肤由第五腰神经和第一、二骶神经后支的外侧支分布。骶神经后支共五对，第一至第四对分别由骶后孔穿出，布于髂后上棘至尾骨尖，臀部内侧的皮肤。第一至第三对骶神经后支称臀中皮神经。第五对骶神经和尾神经不分支，从骶骨裂孔穿出，分布于覆盖尾骨的皮肤。

【功效】通调二便，清热利湿。

【主治】

1. 消化系统疾病：肠炎，痢疾，便秘；

2. 泌尿生殖系统疾病：遗尿，遗精；

3. 妇产科系统疾病：盆腔炎，子宫内膜炎；

4. 其他：骶髂关节炎，痔疮。

【刺灸法】

刺法：

1. 直刺0.8～1寸，局部酸胀。

2. 向下斜刺2～2.5寸，针感扩散至骶髂关节，用以治疗骶髂关节疾患。

灸法：艾炷灸或温针灸5～7壮，艾条温灸10～15分钟。

寒则先泻后补或补之灸之，热则泻之。可灸。

穴位详解

小肠之背腧穴，小肠腑中的湿热之气由此外输膀胱经。气血物质为湿热之气，外散之热循膀胱经上行，冷降之液循膀胱经下行。

小肠，小肠腑也。腧，输也。小肠腧，意指小肠腑的湿热之气由此外输膀胱经。

指压小肠腧可有效要治疗早泄，首先要使腰椎和仙骨结合处产生正常的柔性。要恢复它的功能以指压"大肠腧"和"小肠腧"最有效。指压时，一边缓缓吐气一边强压6秒钟，如此重复10次。指压之前如果先将手搓热，则治疗早泄效果更佳。早泄者平常应下意识地将肛门肌肉夹紧。镇静呼吸对治疗早泄也有效。所谓镇静呼吸是丹田用力缓缓深吸，急吐气，如此不断重复，这种呼吸法平常应该有意识进行。

膀胱腧

【穴位一找准】在骶部，当骶正中嵴旁 1.5 寸，平第二骶后孔。

【解剖】有骶外侧动、静脉后支。分布着第一、二骶神经后支的外侧支。

【功效】通利膀胱，舒经活络。

【主治】小便不通，遗尿，尿频，泄泻，便秘，腰脊强痛。现多用于坐骨神经痛，痢疾，糖尿病，子宫内膜炎，膀胱炎，膀胱结石等。

【刺灸法】直刺 0.8 ~ 1.2 寸。可灸。

寒则先泻后补或补之灸之，热则泻之。

穴位详解

膀胱的背腧穴。气血物质为寒湿水气，大部分寒湿水气冷降归于地部，小部分吸热后循膀胱经上行。

膀胱，膀胱腑也。腧，输也。膀胱腧，意指膀胱腑中的寒湿水气由此外输膀胱经。

临床常用的穴位配伍主要有

配中极，为腧募配穴法，有清热利湿的作用，主治水道不利，癃闭，小便赤涩。

配筋缩、犊鼻、有通经活络，健腰膝的作用，主治腰脊强痛，下肢无力。

配阴廉、血海，有祛风清热，活血止痒的作用，主治阴部瘙痒，淋浊。

中膂腧

【穴位一找准】在骶部，当骶正中嵴旁 1.5 寸，平第三骶后孔。俯卧位，平第三骶后，孔督脉旁 1.5 寸处取穴。

【解剖】穴下为皮肤、皮下组织、臀大肌、髂骨翼骨膜。皮肤由第二、三骶神经后支的外侧支分布。臀大肌由臀下神经与其伴行的臀下动、静脉支配与营养。该肌以广泛的短腱起自髂后上棘到尾骨尖的部位，包括有臀后线以后的髂骨背面，骶骨下部和尾骨背面，两骨间的韧带，腰背筋膜，骶结节韧带，止于股骨体上的臀肌粗隆。肌肉与富有脂肪的皮下筋膜形成臀部凸隆的外形。

【功效】益肾温阳，调理下焦。

【主治】腰骶痛，坐骨神经痛，腹膜炎，肠炎，脚气，糖尿病，肠疝痛等。

【刺灸法】

刺法：直刺 0.8 ~ 1 寸，局部酸胀。

灸法：艾炷灸或温针灸 5 ~ 7 壮，艾条温灸 10 ~ 15 分钟。寒则补之灸之，热则泻针出气或水针。可灸。

穴位详解

别名中膂，中膂内腧，脊内腧。脊骨内的气化之气由此外输于膀胱经。气血物质为水湿之气，外散之热循膀胱经上行，冷降之液循膀胱经下行。

中膂腧：中，与外、与旁相对，指体内。膂，脊骨也。腧，输也。中膂腧，意指脊骨中的气化之气由此外输膀胱经。本穴位在脊背下部，脊骨为肾之所主，内藏水液，水液气化后由此外输膀胱经，故名中膂腧。别名之意与中膂腧同。

白环腧

【穴位一找准】在骶部，当骶正中嵴旁 1.5 寸，平第四骶后孔。俯卧位，平第四骶后孔，督脉旁开 1.5 寸处取穴。

【解剖】穴下为皮肤、皮下组织、臀大肌、骶结节韧带。皮厚，由第三骶神经后支的外侧支分布，皮下筋膜发达，富有纤维束和脂肪，尤以臀部后下方更为坚硬而致密，形成脂肪垫。臀下动、静脉和神经出骨盆点，投影在髂后上棘至坐骨结节连线的中点上。

【功效】益肾固精，调理经带。

【主治】腰骶，坐骨神经痛，子宫内膜炎，肛门诸肌痉挛，小儿麻痹后遗症，下肢瘫痪，尿潴留等。

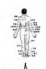

【刺灸法】

刺法：直刺 0.8 ～ 1 寸，局部酸胀，有麻电感向臀部放散。

灸法：艾炷灸或温针灸 5 ～ 7 壮，艾条温灸 10 ～ 15 分钟。

寒则点刺出血或先泻后补或补之灸之，热则泻针出气或水针。可灸。

穴位详解

别名腰腧。臀部深层部位的气化之气由此外输膀胱经。气血物质为寒湿水气，大部分水气冷降后循膀胱经下行，小部分水气吸热后循膀胱经上行。

白环腧：白，肺之色也，气也。环，古指环状且中间有孔的玉器，此指穴内气血为肺金之性的凉湿之气。腧，输也。白环腧，意指臀部肌肉层中的气化之气由本穴外输膀胱经。

腰腧：腰，肾之府也，此指穴内气血有寒冷之性。腧，输也。腰腧，意指穴内气血来自腰臀肌肉层中的气化之气。本穴物质为来自腰臀部位的肌肉层中的气化之气，其性寒湿，表现出肾气的润下特征，故名腰腧。

上髎

【穴位一找准】在骶部，当髂后上棘与后正中线之间，适对第一骶后孔处。

【解剖】有骶外侧动、静脉后支。为第一骶神经后支通过处。

【功效】健腰调经，清利下焦。

【主治】腰痛，二便不利，月经不调，赤白带下，阴挺。现多用于骶髂关节炎，坐骨神经痛，下肢瘫痪，小儿麻痹后遗症等。

【刺灸法】直刺 0.8 ～ 1.2 寸。可灸。寒则通之补之灸之或点刺出血，热则泻针出气或水针。

穴位详解

膀胱经的地部经水由此从体表流入体内。气血物质为地部之经水，循本穴的地部孔隙由地之天部流入地之地部。

髎，孔隙也。上髎，意指膀胱经的地部经水由此从体表流入体内。本穴物质为膀胱经上部经脉下行的地部水液，至本穴后，由本穴的地部孔隙从地之天部流入地之地部，故名上髎。

可用本穴配三阴交、中极，治小便不利。

次髎

【穴位一找准】俯卧位，在第二骶后孔处取穴。

【解剖】在臀大肌起始部；当骶外侧动、静脉后支处；为第二骶神经后支通过处。

【功效】补益下焦，强腰利湿。

【主治】同上髎穴，为泌尿生殖系统疾病的常用穴。

【刺灸法】

刺法：

1. 直刺 0.8 ～ 1 寸，局部酸胀，有麻电感向骶部；

2. 直刺 2 寸左右，使小腹内有热感，用以治疗经带诸疾；

3. 直刺 2 寸左右，使针感向会阴部放散，以治疗遗精，阳痿；

4. 直刺 2 寸左右，使针感向尾骶部放散，以治疗肛肠疾患。

灸法：艾炷灸或温针灸 5 ～ 7 壮，艾条温灸 10 ～ 15 分钟。可灸。

穴位详解

次髎，意指膀胱经的地部经水由此从体表流入体内。本穴物质为膀胱经上部经脉下行的地部水液，至本穴后，由本穴的地部孔隙从地之天部流入地之地部，故名次髎。

中髎

【穴位一找准】该穴位于人体的骶部，当次髎穴下内方，适对第 4 骶后孔处。

【解剖】在臀大肌起始部；当骶外侧动、静脉后支处；为第三骶神经后支通过处。

【功效】健腰调经，清利下焦。

【主治】便秘，泄泻，小便不利，月经不调，带下，腰痛。

【刺灸法】直刺 1 ～ 1.5 寸。寒则通之灸之或点刺出血，热则泻针出气或水针。

穴位详解

别名脊中腧、中膂内腧。"膂"本作吕，《论文》："吕脊骨也。"居人体的正中，因名为中膂。一股多以膂为夹脊肌肉。本穴内应中膂与督脉之气相通而为之腧，故以中膂腧名之。膀胱经的地部经水由此从体表流入体内。气血物质为地部经水，循本穴的地部孔隙由地之天部流入地之地部。

膠，孔隙也。该穴意指膀胱经的地部经水由此从体表流入体内。本穴物质为膀胱经上部经脉下行的地部水液，至本穴后，由本穴的地部孔隙从地之天部流入地之地部，故名。

本穴配足三里穴治便秘。

下髎

【穴位一找准】在骶部，当中髎下内方，适对第四骶后孔处。俯卧位，在第四骶后孔处取穴。

【解剖】穴下为皮肤、皮下组织、骶棘肌、第四骶后孔。皮肤由第一、二、三骶神经后孔与相应的骶前孔基本上在一个平面上。

【功效】补益下焦，强腰利湿。

【主治】同上髎穴。

【刺灸法】

刺法：直刺 0.8 ～ 1 寸，局部酸胀，有麻电感向外生殖器放散。

灸法：艾炷灸或温针灸 5 ～ 7 壮，艾条温灸 10 ～ 15 分钟。

寒则通之灸之或点刺出血，热则泻针出气或水针。可灸。

穴位详解

本穴气血物质为地部经水，循本穴的地部孔隙由地之天部流入地之地部。

髎，孔隙也。下中髎，意指膀胱经的地部经水由此从体表流入体内。本穴物质为膀胱经上部经脉下行的地部水液，至本穴后，由本穴的地部孔隙从地之天部流入地之地部，故名下髎。

会阳

【穴位一找准】在骶部，尾骨端旁开 0.5 寸。俯卧位或跪伏位，在尾骨下端两旁，督脉旁 0.5 寸处取穴。

【解剖】穴下为皮肤、皮下组织、骶棘肌。皮肤由第四、五骶神经后支和尾神经分布。第五骶神经和尾神经由骶骨裂孔穿出，分布于尾骨表面的皮肤。骶管下口的两侧，原为第五骶椎的下关节突，即骶角，形成骶管裂孔的外侧界，其间距为 15.9 ～ 18.2 毫米，裂孔的高度为 23.5 ～ 25 毫米，该孔为骶尾韧带所覆盖。

【功效】清热利湿，益肾固带。

【主治】

1. 泌尿生殖系统疾病：前列腺炎，阳痿；

2. 皮肤科系统疾病：外阴湿疹，阴部瘙痒，阴部神经性皮炎；

3. 其他：经期腰痛，肠炎，肠出血，痔疮，坐骨神经痛等。

【刺灸法】

刺法：直刺 0.8 ～ 1 寸，局部酸胀，有麻电感向会阴部放散。

灸法：艾炷灸或温针灸 3 ～ 5 壮，艾条温灸 10 ～ 15 分钟。

寒则补之灸之，热则泻针出气或水针。可灸。

穴位详解

别名利机。气血物质为阳气，由本穴循膀胱经传于上下二部及传于臀之各部。

会阳：会，会合、交会也。阳，阳气也。会阳，意指膀胱经经气由此会合督脉阳气。本穴物质为下髎穴传来的地部剩余经水，其量也小，至本穴后吸热气化为天部之气，此气与督脉外传的阳气会合后循膀胱经散热下行，穴内气血的变化特点是天部的阳气相会，故名会阳。

利机：利，便利也。机，机关也，巧妙也。利机，意指本穴向臀部输送阳气。本穴物质为膀胱经与督脉的阳气会合而成，阳热之气不光循膀胱经而传，亦向穴外的臀部传输，臀部受此阳热之气后方能灵活自如，如同方便的活动机关一般，故名利机。

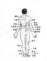

承扶

【穴位一找准】在大腿后面，臀下横纹的中点。俯卧位，在臀横纹正中取穴。

【解剖】穴下为皮肤、皮下组织、阔筋膜、坐骨神经、内收大肌。皮肤厚，由股后皮神经的臀下皮神经分布。针由皮肤、皮下筋膜穿阔筋膜。在半腱肌和股二头肌之间，或穿经股二头肌长头刺入坐骨神经干。坐骨神经由梨状肌下孔离开骨盆，出现在臀大肌的深面，位于出入骨盆结构的最外侧。该神经在臀区和股后区的体表投影在髂后上棘与坐骨结节连线的中点，坐骨结节与股骨大转子之间连线中点稍外侧，和股骨内、外侧髁之间连线中点，以上三点的连线上。

【功效】通便消痔，舒筋活络。

【主治】

1. 精神神经系统疾病：坐骨神经痛，腰骶神经根炎，下肢瘫痪，小儿麻痹后遗症；

2. 其他：便秘，痔疮，尿潴留，臀部炎症等。

【刺灸法】

刺法：直刺 1.5 ~ 2.5 寸，局部酸胀，有闪电样感向下肢放散。

灸法：艾炷灸或温针灸 5 ~ 7 壮，艾条温灸 10 ~ 15 分钟。

寒则先泻后补或补之灸之或点刺出血，热则泻针出气或水针。可灸。

穴位详解

别名肉郄，阴关，皮部。膀胱经经水在此大量蒸发外散。气血物质为地部脾土水湿及天部之气，脾土物质屯固于穴周，水湿气化后则循膀胱经上行。

承扶：承，承担、承托也。扶，扶助也。承扶，意指膀胱经的地部经水在此大量蒸发外散。本穴物质为膀胱经下行的地部经水和经水中夹带的脾土微粒，由于膀胱经经水在上、次、中、下髎四穴处大部分流落于地之地部，至本穴后气血物质实已变为经水与脾土微粒的混合物。气血物质在本穴的变化为吸热气化，水湿气化上行于天部，脾土微粒则固化于穴周，固化的脾土物质质干坚硬，能很好地承托并阻止随膀胱经经水流失的脾土，故名承扶。

肉郄：肉，肌肉也，脾土也。郄，孔隙也。肉郄，意指膀胱经气血物质中的脾土微粒在此运行缓慢。本穴物质为水液与脾土物质的混合物，其运行变化为水液气化而脾土屯固，脾土的运行量小，如从小孔中运输一般，故名肉郄。

阴关：阴，阴液也，地部经水也。关，关卡也。阴关，意指膀胱经的地部水在此被关卡不能下行。理同承扶名解。

皮部：天部也，气也。皮部，意指膀胱经经水在此气化为天部之气。理同承扶名解。

臀部是人体肌肉最为丰满之处，它之所以丰满，是由于有膀胱经经水对脾土微粒的运化以及本穴对脾土物质的固化作用，但这只是原因之一。原因之二则是人体自身重力场的作用，人体大系统重力场的中心在三焦中的二肾，远者为高、为外，近者为低、为内，而脾土物质属阴中之太阴，在人体重力场的作用下无法从腰臀部的低地势外走足膝部的高地势，因此脾土物质会屯固于人之臀部。

按压承扶穴增加对性的感受力

承扶位于臀部横纹线的中央下方，主导生殖器官的神经从此处经过，经常按压可以强化阴道的收缩力，增加对性的感受力，所以中医也利用刺激这个穴位来治疗性冷淡。

承扶穴治疗臀部下垂

取穴时，可采用俯卧的姿势，承扶穴位于大腿后面，左右臀下臀沟中心点，此点即为承扶穴。此穴为人体足太阳膀胱经上的主要穴道之一，指压此穴可以治疗臀部下垂。

按摩方法有诀窍，用大拇指按揉臀部两侧的凹陷及臀部横纹止中处，这是膀胱经脉循行的部位；按摩力度可稍重些，通过强刺激对减少脂肪堆积有益。其次可常用双手五指揉捏大腿后侧肌群，并以手掌自上而下反复揉压臀部肌肉，久之，也能收到变肥臀为美臀之良效。

另外，洗澡时用蓬头冲洗承扶穴，具体方法：蓬头斜上，直冲承扶穴 5 分钟。然后顺着臀横纹由下向上冲臀部肌肉 3 分钟。假如感到一点酸痛，说明刺激很有效。

殷门

【穴位一找准】在大腿后面，当承扶与委中的连线上，承扶下 6 寸。俯卧位，当承扶与委中的连线上，承扶下 6 寸处取穴。

【解剖】穴下为皮肤、皮下组织、阔筋膜、坐骨神经、内收大肌。皮肤由骶丛的股后皮神经分布，皮下筋膜稍，厚脂肪组织较多。针由皮肤、皮下筋膜穿大腿阔筋膜，在股二头肌和半腱肌、半膜肌之间深进，入坐骨神经干。经股后骨间隔，深至内收大肌。营养动脉来自股深动脉的第一、二穿支。内收大肌由闭孔神经支配。

【功效】舒筋通络，强腰膝。

【主治】

1. 精神神经系统疾病：坐骨神经痛，下肢麻痹，小儿麻痹后遗症；

2. 其他：腰背痛，股部炎症等。

【刺灸法】

刺法：直刺 1.5 ~ 2.5 寸，局部酸胀，有闪电样感向下肢放散。

灸法：艾炷灸或温针灸 5 ~ 7 壮，艾条温灸 10 ~ 15 分钟。

穴位详解

膀胱经经气在此升至天之天部。殷门穴是足太阳膀胱经穴位，专门治疗腰背疼及腰椎间盘突出症。传统针刺患者不容易接受也很不方便。患有腰部病症的患者可以用敲打殷门穴的方法来缓解，疗效几乎是立竿见影的。很多患者经过简单的辅导以后就可以自行操作，用小木槌等器物均可。

患者站立，用小木槌轮换敲打殷门穴各 300 次，力度适中，腰背疼痛明显改善还可以大大缓解椎间盘突出症及慢性腰背疼。平时坚持敲打还可以积极预防腰突症的发生。同时很多患者在敲打殷门穴的同时发现前列腺炎尿路不畅、尿滴沥等症状也消失了，此法简便，效果颇佳，很值得推广。

浮郄

【穴位一找准】在腘横纹外侧端，委阳上 1 寸，股二头肌腱的内侧。俯卧位，在腘窝上方，股二头肌腱内侧，委阳上 1 寸处取穴。

【解剖】穴下为皮肤、皮下组织、腓总神经。皮薄，易移动，由股后皮神经分布，皮下筋膜内富有脂肪、淋巴结、淋巴管以及疏松结缔组织。坐骨神经在腘窝上角处，分成腓总神经和胫神经。前者沿股二头肌形成的腘窝上外侧界向下外方行，达腓肌小头下方，分成腓浅、腓深神经。针由皮肤、皮下筋膜穿筋膜，在腘窝上外侧界的内侧深进，穿腓总神经至腘窝底部的深筋膜和股骨外侧髁后面的骨膜。营养血管来自膝上外侧动脉。

【功效】舒筋通络。

【主治】

1. 消化系统疾病：急性胃肠炎，便秘；

2. 泌尿生殖系统疾病：膀胱炎，尿潴留；

3. 其他：髌骨软化症，腓肠肌痉挛等。

【刺灸法】

刺法：直刺 0.5 ~ 1 寸，局部酸胀，有麻电感向小腿放散。

灸法：艾炷灸或温针灸 5 ~ 7 壮，艾条温灸 10 ~ 15 分钟。可灸。

穴位详解

浮郄：浮，阳也，气也。郄，孔隙也。浮郄，意指膀胱经经气在此各至天之天部。本穴物质为委阳穴传来的水湿之气，至本穴后因吸热而上至天之天部，但因膀胱经气血性本寒湿，即使吸热其所上行天之天部的气态物也少，如从孔隙中上行一般。

委阳

【穴位一找准】在腘横纹外侧端，当股二头肌腱的内侧。俯卧位，在腘横纹外侧端，股二头肌腱内缘取穴。

【解剖】穴下为皮肤、皮下组织、腓总神经。腘窝由肌、腱围成，成菱形，其上内侧界为半膜肌、半腱肌，上外侧界为股二头肌。下界分别由腓肠肌的内、外侧头形成。窝底从上向下可看到股骨腘平面、腘斜韧带，腘肌及其筋膜。腓总神经的表面投影在腘窝上角至腓骨小头后侧所划的一斜线表示之。

【功效】舒筋活络，通利水湿。

【主治】

1. 运动系统疾病：腰背肌痉挛，腰背痛，膝肿痛，腓肠肌痉挛；

2. 泌尿生殖系统疾病：肾炎，膀胱炎，乳糜尿；

3. 其他：下腹部痉挛，癫痫，热病等。

【刺灸法】

刺法：直刺 0.5 ~ 1 寸，局部酸胀，可向大腿及小腿放散。

灸法：艾炷灸或温针灸 5 ~ 7 壮，艾条温灸 10 ~ 15 分钟。

寒则先泻后补或补之灸之，热则泻之。可灸。

穴位详解

三焦之下合穴。膀胱经的天部阳气在此聚集。气血物质为天部的阳气，富含水湿，不断地吸热并循膀胱经传于浮郄穴。

委阳：委，堆积也。阳，阳气也。委阳穴，意指膀胱经的天部阳气在此聚集。本穴物质为委中穴传来的水湿之气，至本穴后因吸热而化为天部阳气，阳气在本穴为聚集之状，故名委阳。

三焦经合穴：本穴的气血物质为天部的阳气，富含水湿，其性同于三焦经气血之性，且聚集于穴内，故为三焦经合穴。

委中

【穴位一找准】委中穴位于人体的腘横纹中点，当股二头肌腱与半腱肌肌腱的中间。

【解剖】在腘窝正中，有腘筋膜，在腓肠肌内、外头之间；布有腘动、静脉；有股后皮神经、胫神经分布。

【功效】理血泄热，舒筋活络。

【主治】

1. 腰背痛、下肢痿痹等腰及下肢病证。

2. 腹痛，急性吐泻。

3. 小便不利，遗尿。

4. 丹毒。

【刺灸法】直刺 1 ~ 1.5 寸，或用三棱针点刺腘静脉出血。针刺不宜过快、过强、过深，以免损伤血管和神经。

穴位详解

委中穴，又名郄中，是针灸四大要穴之一，又为足太阳膀胱经之合穴，足太阳经为少气多血之经，是刺血较为理想的穴位，故《针灸大成》称为血郄。别名腘中，郄中，血郄。气血物质为湿热水气，亦即是血的气态物，大部分散热冷降后归于此部，小部分吸热后上行委阳穴。

委中：委，堆积也。中，指穴内气血所在为天人地三部的中部也。该穴意指膀胱经的湿热水气在此聚集。本穴物质为膀胱经膝下部各穴上行的水湿之气，为吸热后的上行之气，在本穴为聚集之状，故名。

腘中：指本穴所在部位为腘窝横纹处中点，故名。

郄中：郄，孔隙也。中，指穴内气血所在为天人地三部的中部也。郄中，意指膀胱经气血在此聚集，出入缓慢。本穴物质为膀胱经膝下部各穴上行的水湿之气，在本穴为聚集之状，气血的输出输入皆较缓慢，如从孔隙中出入一般，故名郄中。

血郄：血，指委中穴的气血物质为受热后变成的红色液体也。郄，孔隙也。血郄，意指本穴气血为膀胱经水湿吸热后的气化之气，亦即是血的气态物。

膀胱经合穴本穴物质为膀胱经气血汇合而成，故为膀胱经合穴。

现代常用于治腰痛：配肾俞、阳陵泉、腰阳关、志室、太溪；治便血：配长强、次髎、上巨虚、承山主治便血。

古有"腰背委中求"之语，出自《四总穴歌》，初录于明代针灸学家徐凤编着的《针灸大全》，

"腰背委中求"是指凡腰背部病症都可取委中治疗；此穴具有舒筋通络、散瘀活血、清热解毒等作用，故马丹阳用于治疗鹤膝风；杨继洲用于治疗丹毒、痛疽；《医宗金鉴》又用于治疗流注。委中穴可疏通太阳经气，泄脏腑之里热，刺络出血可治伤暑、霍乱、吐泻；清热泻火、引火下行、凉血止血而止鼻衄。点刺拔罐出血；又能泄血分之热邪，清热利湿除风疹；疏阳邪火毒，除血分积热，解毒祛痰疗疔疮、且能舒筋活血痹痛。此外，临床上还常用于治疗下肢痿弱、偏枯、酸楚、肿痛，小腿拘急疼挛等症。

急性腰扭伤所致的腰痛，常为跌仆、闪挫，损伤筋脉所致，气血凝滞不通而作痛。刺委中血郡浮络出血治疗急性腰痛，早在《内经》就有记载。《素问刺腰痛》篇曰："足太阳脉令人腰痛，引项脊民背如重状，刺其郄中太阳正经出血"，此后《千金》、《外台》、《铜人》、《大全》、《大成》直到《金鉴》，皆言委中主治腰痛。如《席弘赋》云："委中专治腰间痛"、《灵光赋》也云："五般腰痛委中安"等。

委中为膀胱经之合穴，考膀胱经脉从头至足，其中直行经脉夹行脊柱两侧，直达腰部，沿脊内深入内腔联络肾脏入属膀胱，复从腰部分出，夹脊柱穿过臀部直下膝窝之胭窝中。另一支经过肩胛夹脊柱下行过髀枢部；沿大腿外侧后缘下行，与前支会合于委中穴。委中穴位于两条支脉的相合处，有疏调经气，达到通则不痛、强腰健膝的作用。故根据"经脉所过，主治所及"的循经取穴规律，这就决定了其治疗急性腰痛等病症的功能。

从解剖学来看，委中穴布有股后皮神经，深层有胫神经和胭动脉、胭静脉，刺激本穴针感通过感受器及传入神经，引起中脑中缝核对丘脑束旁核痛敏细胞放电的影响，及内啡呔的释放，从而提示痛阈和耐痛阈，有较好的镇痛作用。

取刺委中穴主要是用于治疗由于跌仆损伤等原因所致的急性腰痛。若因房劳过度、肾虚亏损所致的腰痛绵绵，隐隐作痛等肾虚腰痛，治当补肾培元，不宜点刺本穴出血更虚其脉，正如《类经图翼》所说："虚者不宜刺，慎之。"

按摩方法：

俗话说"腰背疼痛最难当，起步艰难步失常"。腰酸背痛严重影响着人们的生活质量，尤其是老年人患腰背疼痛，更是痛苦难堪。发作时不妨按摩一下委中穴，腰背疼的症状就会缓解。

委中穴是治疗腰背疼痛的要穴。中医学认为，委中穴具有舒筋通络、散瘀活血、清热解毒之功效。刺激委中穴可用于治疗腰脊强痛、股膝挛痛、风湿痹痛、小便不利以及头痛身热、呕吐泄泻、咽喉疼痛等病症。

按摩的具体方法如下：

1. 用两手拇指端按压两侧委中穴，力度以稍感酸痛为宜，一压一松为 1 次，连做 10 ~ 20 次。

2. 两手握空拳，用拳背有节奏地叩击该穴，连做 20 ~ 40 次。

3. 用两手拇指指端置于两侧委中穴处，顺、逆时针方向各揉 10 次。

4. 摩手至热，用两手掌面上下来回擦本穴，连做 30 次。

此外，膀胱经最活跃的时候是下午 3 点到 5 点，在这段时间刺激委中效果更好。

除委中穴外，承山穴和昆仑穴也是治疗腰背疼痛的常用穴位，进行正确地按摩，也能很好地解除腰背的酸痛。

需要注意的是，委中穴的委中刺血纯属泻法，临床应用治分虚实寒热，实热证宜取，虚寒证当忌。操作必须熟练轻巧恰到好处。体位多取俯卧位，对于急性腰扭伤或下肢疔毒瘀血疼痛较剧者，或采用站立位。

委中刺血法放血量应视病情而定，一般约 1 ~ 5 毫升，色浓紫者以转红为度。若出血太多或本为血虚之体，可导致气随血脱。另外，误伤胭动脉或胭静脉引起血肿，易致感染，实为针家之戒，临床上不可轻易使用，对于体质素虚、精血不足、病久体衰、孕妇、贫血、一切虚脱之症和习惯性流产、失血、易于出血的病人禁用。

附分

【穴位一找准】在背部，当第二胸椎棘突下，旁开 3 寸俯卧位，平第二胸椎棘突下，督脉旁开 3 寸，当肩胛骨脊柱缘处取穴。

【解剖】穴下为皮肤、皮下组织、斜方肌、菱形肌、上后锯肌、骶棘肌。皮肤由第一、二、三

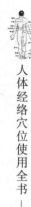

胸神经后支的内侧支分布。颈横动脉发自甲状颈干。在肩胛提肌的前缘分为升、降支。降支由肩胛提肌内侧至肩胛骨的内侧，角与肩胛背神经伴行，在菱形肌的深面，沿肩胛骨脊柱缘下降，达该骨下角。该动脉发肌支至附近诸肌，并与肩胛上、下动脉，旋肩胛动脉及肋间动脉互相吻合。

【功效】舒筋活络，疏风散邪。

【主治】

1.运动系统疾病：颈椎病，颈部肌肉痉挛；

2.精神神经系统疾病：肋间神经痛，副神经麻痹；

3.其他：肺炎，感冒。

【刺灸法】

刺法：斜刺 0.5 ~ 0.8 寸，局部酸胀；不可深刺，以防气胸。

灸法：艾炷灸 3 ~ 5 壮，艾条灸 5 ~ 10 分钟。

寒则补之或微灸之，热则泻针出气。可灸。

穴位详解

手、足太阳经之交会穴。脏腑外输脊背的气血物质在此构成膀胱经经脉的附属分支。气血物质为干热风气，循膀胱经上输头颈。运化膀胱经水湿上行天部。

附分至秩边各穴所在的膀胱经经脉与紧邻脊骨的膀胱经经脉相比较，此为分支，紧邻脊旁的膀胱经为正经。分支中各穴比正经中对应的各穴气血偏于阳热干性，正经则水湿稍重，分支气血稍弱，正经则气血较强。从功能作用看，分支作用于肩背外侧强，而正经作用上下前后部强，分支与正经对应各穴功用又大体相似。

附，随带、附带也。分，分开、分出也。附分，意指膀胱经的气血物质在此形成一条经脉的附属分支。

魄户

【穴位一找准】在背部，当第三胸椎棘突下，旁开 3 寸。俯卧位，平第三胸椎棘突下，身柱（督脉）旁开 3 寸，当肩胛骨脊柱缘处取穴。

【解剖】穴下为皮肤、皮下组织、斜方肌、菱形肌、骶棘肌。皮肤由第二、三、四胸神经后支的内侧支重叠分布。

【功效】理气降逆，舒筋活络。

【主治】

1.呼吸系统疾病：感冒，支气管炎，哮喘，肺结核，肺不张；

2.其他：胸膜炎，肋间神经痛，肩背上臂部疼痛或麻木。

【刺灸法】

刺法：斜刺 0.5 ~ 0.8 寸，局部酸胀；不可深刺，以防气胸。

灸法：艾炷灸 3 ~ 5 壮，艾条灸 5 ~ 10 分钟。

寒则补之灸之，热则泻之。可灸。

穴位详解

别名魂户。肺脏的阳热之气由此外传于膀胱经。气血物质为天之天部的阳热之气，循膀胱经横向上行。

魄户：魄，肺之精也，气也。户，出入的门户也。魄户，意指本穴出入的气血为来自肺脏的阳热之气。本穴物质和肺腧穴一样，皆为来自肺脏的外输之气，但因本穴与肺腧穴相比处于更外更高处，气血物质为比肺腧穴更为干燥的阳热之气，属于肺之精气，故名魄户。

魂户：魂，肝之精也，风气也。户，出入的门户也。魂户名意本穴出入的气血为横行的风气。本穴物质为肺脏外输的干热阳气，所处为天之天部，其运行为横向上行，表现出风木的特性，故名魂户。

膏肓腧

【穴位一找准】在背部，当第四胸椎棘突下，旁开 3 寸。俯卧位，两手抱肘，平第四胸椎棘突下，督脉旁开 3 寸，当肩胛骨脊柱缘处取穴。

《千金要方》："正坐曲脊，申（伸）两手，以臂著膝前……从胛骨上角摸索至胛骨下头，其间当有四肋三间，灸中间，依胛骨之里肋间空，去胛骨容侧指许。""求穴大较，以右手从右肩上住，指头表所不及者是也；左手亦然。……其穴近第五椎相准。"《铜人腧穴针灸图经》："在第四椎下两旁相去各三寸。"《动功按摩秘诀按摩劳伤诸穴》："在背四椎骨下，五椎骨上，两旁各开三寸，去饭匙骨（肩胛骨）可容侧指，平身坐，手按两膝头，开肩骨陷，穴自见也。"

【解剖】穴下为皮肤、皮下组织、斜方肌筋膜、斜方肌、菱形肌、第四肋间隙。皮肤由第三、四、五胸神经后支内侧支分布（参看心腧等穴）。

【功效】补虚益损，调理肺气。

【主治】

1. 呼吸系统疾病：肺结核，支气管炎，哮喘；

2. 泌尿生殖系统疾病：阳痿，遗精；

3. 其他：慢性胃炎，胃出血，神经衰弱，胸膜炎，乳腺炎，贫血。

4. 本穴为各种慢性虚损性疾病的常用穴。

《千金要方》："膏之下，肓（膈）之上，针药所不能及者，此穴是也。"意指此穴能治虚损重症，故名。

【刺灸法】刺法：斜刺 0.5～0.8 寸，局部酸胀，针感可向肩胛部放散；不可深刺，以防气胸。

穴位详解

饮食中的营养，经过阳明胃肠的消化，有些通过三焦的气化功能，转化成膏肓。固体的膏肓蓄积能量，能保温从而保护脏器。膏肓液化，充盈骨髓脑髓，营养心脑;气化的膏肓，转变成能量，温养脏器。膏肓的代谢，直接隶属于心包和三焦，心包的背腧穴、三焦的背腧穴外侧，就是膏肓腧和肓门。由于普通人奇经八脉不通，靠三焦通行元气，因此膏肓与元气的关系也十分密切。一般来讲，元气元阳不足的时候，人体就肥厚，反之就精瘦干练。三焦气化功能弱的时候，消化吸收脂肪的功能就差，三焦功能亢进的时候，膏肓分解得快，甚至会出现骨髓枯槁的情况。

具体分析,肓算是半成品,质地柔软,在皮下相对较浅。膏的质地相对坚硬,包裹脏器,位置较深。如何把肓转化成膏，进而营养骨髓，是我们面临的问题。

膏的原穴是鸠尾，也就是调节膏的合成和分解的反应点，位于胸骨柄剑突下，无剑突的人在胸骨下 1 寸。"膏之下"也可以理解成膏的原穴之下，就是心的募穴巨阙，此穴解剖位置下面是肝脏左叶，历来禁针。

肓的原穴是气海，也就是调节肓的合成和分解的反应点，在脐下一寸半。肓之上也可以理解成肓的原穴之上，就是阴交和神阙。《素问腹中论篇》："帝曰：人有身体髀股皆肿，环齐而痛，是为何病？岐伯曰：病名伏梁，此风根也。其气溢于大肠而着于肓，肓之原在齐下，故环齐而痛也，不可动之，动之为水溺之病。"针刺气海也需要谨慎，免得伤及膀胱、大肠而导致排便异常。

现代人以瘦为美，不惜节食、抽脂，其实这是残害自身、引邪入膏肓的典型行为。人之所以要长脂肪，一则为了贮存能量，二则为了保温取暖。当人的脏器寒冷的时候，不由得会吸收、合成脂肪，形成膏肓来包裹、覆盖脏器。可是当人一意孤行，拒绝摄入或武断吸出脂肪的时候，就是暴露心脏和其他重要脏器于外，招灾惹祸。据统计，做过吸脂手术的人，多数会反弹，少数没有反弹的，大多陷入深深的抑郁之中，甚至以自杀结束生命。

临床常用配伍：

虚劳：百劳、膏肓腧。

自汗：大椎、膏肓腧、复溜。

久病体弱：膏肓腧、关元、足三里。

神堂

【穴位一找准】位于人体的背部，当第五胸椎棘突下，旁开 3 寸。

【解剖】脊柱缘，有斜方肌，菱形肌，深层为髂肋肌；有第五肋间动静脉背侧支及颈横动脉降支；布有第四、五胸神经后支。

【功效】宽胸理气，宁心定喘。

【主治】咳嗽，气喘，胸闷，脊背强病。

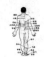

【刺灸法】斜刺 0.5 ~ 0.8 寸。寒则补之灸之，热则泻针出气。可灸。

穴位详解

经穴名出自《针灸甲乙经》。心室的阳热之气由此外输膀胱经。堂为阳、室为阴。该穴意指心室的阳热之气由此外输膀胱经。气血物质为阳热之气。循膀胱经上传。

神，心神也，心气也。堂，古指宫室的前面部分，前为堂、后为室。

譩譆

【穴位一找准】在背部，当第六胸椎棘突下，旁开 3 寸。俯卧位，平第六胸椎棘突下，灵台（督脉）旁开 3 寸，当肩胛骨脊柱缘处取穴。

【解剖】穴下为皮肤、皮下组织、斜方肌、菱形肌、第六肋间隙。皮肤由第五、六、七胸神经后支的内侧支重叠分布。

【功效】宣肺理气，通络止痛。

【主治】

1. 精神神经系统疾病：肋间神经痛，腋神经痛；

2. 其他：感冒，心包炎，哮喘，疟疾，腰背肌痉挛，膈肌痉挛。

【刺灸法】

刺法：斜刺 0.5 ~ 0.8 寸，局部酸胀；不可深刺，以防气胸。

灸法：艾炷灸 3 ~ 5 壮，艾条灸 5 ~ 10 分钟。

寒则补之灸之，热则泻之。可灸。

穴位详解

本穴气血物质为纯阳之气，循膀胱经上行，外散体内之热。

譩譆：譩譆者，压按本穴病者呼出之声也，无他意。

五胠腧：五，五脏六腑之代称。胠，古战阵右翼的名称也。腧，输也。五胠腧，意指体内的纯阳之气由此外输膀胱经。本穴物质为督脉外传的阳热之气，而督脉的阳热之气由五脏六腑的精微物质所生化，本穴所受的纯阳之气也即是五脏六腑的纯阳之气，故名五胠腧。

可用本穴配大椎、肩外腧治肩背痛。

膈关

【穴位一找准】在背部，当第七胸椎棘突下，旁开 3 寸。俯卧位，平第七胸椎棘突下，至阳（督脉）旁开 3 寸，当肩胛骨脊柱缘处取穴。

【解剖】穴下为皮肤、皮下组织、斜方肌、背阔肌、骶棘肌。皮肤由第六、七、八胸神经后支的外侧支分布（参看膈腧等穴）。

【功效】宽胸理气，和胃降逆。

【主治】肋间神经痛，膈肌痉挛，胃出血，肠炎。

【刺灸法】

刺法：斜刺 0.5 ~ 0.8 寸，局部酸胀；不可深刺，以防气胸。

灸法：艾炷灸 3 ~ 5 壮，艾条灸 5 ~ 10 分钟。可灸。

寒则补而灸之或点刺出血，热则泻针出气或水针。

穴位详解

膈膜中的阳气由此外输。气血物质为阳热之气，富含水湿（即为血的气态物），外散之热循膀胱经上行，冷降之液循膀胱经下行。

膈，心之下、脾之上也。关，关卡也。膈关，意指膈膜中的阳气由此上输膀胱经。

魂门

【穴位一找准】在背部，当第九胸椎棘突下，旁开 3 寸。俯卧位，平第九胸椎棘突下，筋缩（督脉）旁开 3 寸处取穴。

【解剖】穴下为皮肤、皮下组织、背阔肌、骶棘肌。皮肤由第八、九、十胸神经后支的外侧支重叠分布。

【功效】疏肝理气，降逆和胃。

【主治】

1. 消化系统疾病：肝炎，胆囊炎，胃炎，胃痉挛，食道狭窄，消化不良；

2. 精神神经系统疾病：肋间神经痛，神经症，癔病；

3. 其他：心内膜炎，胸膜炎，肌肉风湿病。

【刺灸法】

刺法：斜刺 0.5 ~ 0.8 寸，局部酸胀；不可深刺，以防气胸。

灸法：艾炷灸 3 ~ 5 壮，艾条灸 5 ~ 10 分钟。

风湿则补而灸之，风热则泻针出气。可灸。

穴位详解

肝脏的阳热风气由此外输膀胱经。气血物质为阳热风气，循膀胱经上行。

魂，肝之神也，阳热风气也。门，出入的门户也。魂门，意指肝脏的阳热风气由此外输膀胱经。

阳纲

【穴位一找准】在背部，当第十胸椎棘突下，旁开 3 寸。俯卧位，平第十胸椎棘突下，中枢（督脉）旁开 3 寸处取穴。

【解剖】穴下为皮肤、皮下组织、背阔肌、下后锯肌、骶棘肌。皮肤由第九、十、十一胸神经后支的外侧支重叠分布（参看胆腧穴）。

【功效】疏肝利胆，健脾和中。

【主治】

1. 消化系统疾病：胃炎，消化不良，胃痉挛，肝炎，胆囊炎；

2. 其他：心内膜炎，肌内风湿病，蛔虫性腹痛。

【刺灸法】

刺法：斜刺 0.5 ~ 0.8 寸，局部酸胀；不可深刺，以防气胸。

灸法：艾炷灸 3 ~ 5 壮，艾条灸 5 ~ 10 分钟。

风湿则补而灸之，风热则泻针出气。可灸。

穴位详解

本穴气血物质为阳热风气，所处为天之天部，由本穴散输于肩背各部，散热降火。

阳，阳气也。纲，网上之总绳也。阳纲，意指胆腑的阳气由此外输膀胱经。阳纲穴与胆腧穴相对，气血物质皆来自胆腑，胆腑气血处半表半里，而本穴又在背外之侧，穴内物质为胆腑外输的阳热风气，此阳热风气即是脏腑外输的阳气汇聚而成，有对体内外输的阳气抓总提纲作用，故名阳纲。

意舍

【穴位一找准】在背部，当第 11 胸椎棘突下，旁开 3 寸。俯卧位，平第十一胸椎棘突下，脊中（督脉）旁开 3 寸处取穴。

【解剖】穴下为皮肤、皮下组织、背阔肌、下后锯肌、骶棘肌。皮肤由第十、十一、十二胸神经后支的外侧支重叠分布（参看脾腧穴）。

【功效】健脾和胃，利胆化湿。

【主治】

1. 泌尿生殖系统疾病：消化不良，肠炎，胃扩张，肝炎，食道狭窄；

2. 其他：腹直肌痉挛，胸膜炎，糖尿病，进行性肌营养不良。

【刺灸法】

刺法：斜刺 0.5 ~ 0.8 寸，局部酸胀；不可深刺，以防刺伤内脏。

灸法：艾炷灸 3 ~ 5 壮，艾条灸 5 ~ 10 分钟。

寒则补而灸之，热则泻针出气。可灸。

穴位详解

脾脏的热燥阳气由此外输。气血物质为热燥的阳气，循膀胱经上行，外散脾脏之热。意，脾之神也，脾气也。

舍，来源也。意舍，意指脾脏的热燥阳气由此外输膀胱经。

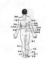

胃仓

【穴位一找准】在背部，当第十二胸椎棘突下，旁开3寸。俯卧位，平第十二胸椎棘突下，督脉旁开3寸处取穴。

【解剖】穴下为皮肤、皮下组织、背阔肌、下后锯肌、骶棘肌。皮肤由第十一、十二胸神经和第一腰神经后支的外侧支重叠分布（参看胃腧穴）。

【功效】和胃健脾，消食导滞。

【主治】

1.消化系统疾病：胃炎，胃痉挛，胃溃疡，肠炎，习惯性便秘；

2.其他：腰背部软组织疾患。

【刺灸法】

刺法：斜刺0.5～0.8寸，局部酸胀；不可深刺，以防损伤内脏。

灸法：艾炷灸3～5壮，艾条灸5～10分钟。

寒湿则点刺出血或补而灸之，湿热则泻针出气或水针。可灸。

穴位详解

胃腑的湿热阳气由此外输。气血物质为湿热阳气，由穴内向穴外缓慢扩散，外散胃腑之热。

胃，胃腑也。仓，存贮聚散之所也。胃仓，意指胃腑的湿热阳气由此外输膀胱经。本穴物质为来自于胃腑的湿热阳气，至本穴后，因受人体重力场的作用，湿重而热的阳气既不能上行又不能下行，湿热阳气屯留于本穴之中，故名胃仓。

肓门

【穴位一找准】在腰部，当第一腰椎棘突下，旁开3寸。俯卧位，平第一腰椎棘突下，悬枢（督脉）旁开3寸处取穴。

【解剖】穴下为皮肤、皮下组织、背阔肌、下后锯肌、骶棘肌。皮肤由第十二胸神经和第一、二腰神经后支的外侧支重叠分布（参看三焦腧穴）。

【功效】理气和胃，清热消肿。

【主治】消化系统疾病：胃痉挛，胃炎，便秘、乳腺炎，腰肌劳损。

【刺灸法】

刺法：直刺0.8～1寸，局部酸胀；不可深刺，以防刺伤肾脏。

灸法：艾炷灸3～5壮，艾条灸5～10分钟。

寒则灸之，热则泻之。可灸。

穴位详解

经穴名出自《针灸甲乙经》。天部气血中夹带的膏脂物质在此冷降。气血物质为冷凝后的膏脂，膏脂之物由天部冷降归于地部。

肓，心下膈膜也，指穴内调节的物质对象为膏肓穴外传的膏脂之物。门，出入的门户也。肓门，意指天部气血中夹带的膏脂物质在此冷降。本穴与膏肓穴相对应，膏肓穴为膏脂之物的输出之处，而本穴则为膏脂之物的回落之处，故名肓门。

志室

【穴位一找准】位于腰部，当第二腰椎棘突下，旁开3寸。寻找此穴位时通常采用俯卧的姿势。

【解剖】有背阔肌、髂肋肌；有第二腰动、静脉背侧支；布有第十二胸神经后支外侧支，第一腰神经外侧支。

【功效】益肾固精，壮腰强身。

【主治】遗精，阳痿，小便不利，水肿，腰脊强痛。指压该穴道，可以影响副肾分泌的与脂肪代谢有关的荷尔蒙，可除去现有脂肪，治疗腹部赘肉。此外，还可以强化夫妻性生活，对阳痿、早泄、遗精、阴囊湿疹、腰痛等病都很有效。

【刺灸法】斜刺0.5～0.8寸。寒湿则点刺出血或先泻后补或补之灸之，干热则泻针出气或水针。可灸。

穴位详解

别名精宫，肾脏的寒湿水气由此外输膀胱经。气血物质为凉湿水气，少部分吸热后循膀胱经上行，大部分冷降归于地部并循膀胱经下行，内散肾脏之热，外降体表之温。

志室：志，肾之精也，肾气也。室，房屋之内间也，与堂相对，堂在前、室在后，亦指穴内气血为肾脏外输寒湿水气。志室，意指肾脏的寒湿水气由此外输膀胱经。

精宫：精，肾之所藏也，肾之精气也。宫，宫殿也。精宫，意指肾脏水液气化的精微之气由此外输膀胱经。本穴物质为肾脏之水的气化之气，肾脏水液的气化之气大部分冷降归于地部，只有少部分清气吸热后上行至本穴，本穴物质为肾气精微所化，故名精宫。

本穴可配命门穴治遗精。

胞肓

【穴位一找准】在臀部，平第二骶后孔，骶正中嵴旁开 3 寸。俯卧位，平第二骶后孔，督脉旁开 3 寸处取穴。

【解剖】穴下为皮肤、皮下组织、臀大肌、髂翼骨膜。皮肤由第一、二、三腰神经后支的外侧支分布。皮下筋膜内含有丰富的脂肪，纤维组织致密和臀大肌共同形成臀部隆凸的轮廓。臀肌筋膜发达，它发出纤维束深入到臀大肌肌束内，所以该层筋膜和肌肉结合非常牢固而不易分离。

【功效】补肾强腰，通利二便。

【主治】

1. 泌尿生殖系统疾病：膀胱炎，尿道炎，尿潴留，睾丸炎；

2. 消化系统疾病：肠炎，便秘；

3. 其他：坐骨神经痛，腹直肌痉挛，腰背部软组织疾患。

【刺灸法】

刺法：直刺 0.8 ~ 1 寸，局部酸胀，针感可向臀部放散；

灸法：艾炷灸或温针灸 3 ~ 5 壮，艾条灸 5 ~ 10 分钟。可灸。

穴位详解

胞宫中的膏脂之物由此外输膀胱经。胞，包裹胎儿的膜质囊也。肓，心下膈膜也。胞肓，意指胞宫中的膏脂之物由此外输膀胱经。本穴物质为来自胞宫中的膏脂之物，它与心下膈膜中外输的膏脂之物同性，故名胞肓（胞肓穴膀胱腧穴相对应，气血物质的来源相同，按前面的穴位分析来推导，本穴物质应该是膀胱腧气化的干燥气态物，何以本穴物质为膏脂之类呢？这是因为本穴与膀胱腧二穴的气血物质并非只来自膀胱腧，而是来自膀胱腧与胞宫。从人体重力场来看，膀胱与胞宫皆处于同一层次，坐标位置的高度相同，气血物质的特性相同，气血物质亦由相同的出口外输膀胱经，只不过胞宫外输的气血物质中脂质成分偏多而膀胱外输的气血物质中水湿成分偏多罢了。但在人体重力场中，由于膀胱腧与胞肓穴所处的坐标位置不同，因此此二穴外输的气血物质才表现出不同的气血特征，这就是胞肓穴的气血物质是以脂质为主而非以干燥水气为主的原因所在）。

秩边

【穴位一找准】在臀部，平第四骶后孔，骶正中嵴旁开 3 寸。俯卧位，胞肓直下，在骶管裂孔旁开 3 寸处取穴。

【解剖】穴下为皮肤、皮下组织、臀大肌。皮肤由第一、二、三腰神经后支形成的臀上皮神经分布。针由皮肤、皮下筋膜穿臀肌浅膜，经臀大肌直刺梨状肌或其下方的结构。梨状肌起于骶前孔外侧，经坐骨大孔，在臀大肌深面，向外止于股骨大转子。该肌将坐骨大孔分成梨状肌上、下孔。在梨状肌下孔内，穿经该孔的结构由外向内依次为：坐骨神经、股后皮神经、臀下神经、臀下动静脉、阴部内动静脉和阴部神经。

【功效】舒筋活络，强壮腰膝，调理下焦。

【主治】

1. 运动系统疾病：急性腰扭伤，梨状肌损伤综合征，下肢瘫痪；

2. 精神神经系统疾病：坐骨神经痛，脑血管病后遗症；

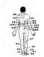

3.泌尿生殖系统疾病：膀胱炎，生殖器疾病；

4.其他：痔疮，脱肛。

古代记述：腰痛不能俯仰、尻重不能举、阴痛、大小便不利、小便赤涩、遗尿、痔肿、腿叉风疼、遗精、带下。

【刺灸法】

刺法：

1.直刺 1.5 ~ 3 寸，局部酸胀，有麻电感向下肢放散，用以治疗下肢痿痹，坐骨神经痛等；

2.斜刺 2.5 ~ 4 寸，针尖向前阴方向呈 80 度角，针感向少腹及前阴方向放散，治疗前阴及少腹疾病；

3.斜刺 1.5 ~ 2 寸，针尖向肛门方向呈 70 度角，针感向肛门方向放散，以治疗痔疮，脱肛。

灸法：艾炷灸或温针灸 7 ~ 9 壮，艾条灸 10 ~ 20 分钟。

寒则先泻后补或补之灸之，热则泻之或水针。可灸。

穴位详解

臀部外散的水湿之气由此传于膀胱经。气血物质为天部的水湿之气，性凉湿，散热冷降为水液后循膀胱经下行。

秩，古指官吏的俸禄也，此指穴内物质为肺金之气。本穴所在为膀胱经，五行之水当值为官，其俸禄者金气也。边，旁也，侧也。秩边，意指臀部外散的水湿之气由此传于膀胱经。本穴物质为来自腰臀部肌肉层中气化的水湿之气，至本穴后散热冷缩并循膀胱经而行，冷降之气补充了膀胱经的地部经水，故名秩边。

合阳

【穴位一找准】在小腿后面，当委中与承山的连线上，委中下 2 寸。俯卧或正坐垂足位，在委中直下 2 寸，当委中与承山的连线上取穴。

【解剖】穴下为皮肤、皮下组织、小腿三头肌、跖肌、腘肌。皮肤由股后皮神经分布。皮下筋膜内，小隐静脉经外踝后下方升至小腿后面，穿腘筋膜注入腘静脉。小腿三头肌由腓肠肌的内、外侧头和比目鱼肌相结合形成。前肌内、外侧头起于股骨的内、外侧髁，两头在小腿中上部互相汇合，向下移行于腱膜，汇合处表面凹陷，即为该穴取穴的标志。比目鱼肌位于腓肠肌的深面，起于胫、腓骨的后面，肌束向下移行于腱。庐肌腱与腓肠肌腱膜合成跟腱，止于跟骨后面的跟结节。小腿三头肌使足跖屈（上提足跟），对维持人体直立姿势起重要作用。

【功效】舒筋通络，调经止带，强健腰膝。

【主治】

1.妇产科系统疾病：功能性子宫出血，月经不调，子宫内膜炎；

2.泌尿生殖系统疾病：睾丸炎，前列腺炎；

3.其他：脑血管病后遗症，肠出血，疝痛，腓肠肌痉挛。

【刺灸法】

刺法：直刺 0.8 ~ 1 寸，局部酸胀，针感可向足底放散；

灸法：艾炷灸或温针灸 3 ~ 5 壮，艾条灸 5 ~ 10 分钟。可灸。

穴位详解

合，会合、会集也。阳，阳热之气也。该穴意指膀胱经吸热上行的阳热之气在此聚集。本穴物质为膀胱经膝下部各穴上行的阳气聚集而成，故名。

承筋

【穴位一找准】在小腿后面，当委中与承山的连线上，腓肠肌肌腹中央，委中下 5 寸。俯卧或正坐垂足位，在合阳与承山之，间腓肠肌肌腹中央取穴。

【解剖】穴下为皮肤、皮下组织、小腿三头肌、胫骨后肌。皮肤由股后皮神经分布。胫神经在腘窝上角处由坐骨神经分出，然后垂直下降至腘窝下角，在腘窝内的位置最浅，即在腘动、静脉的浅层。神经和血管穿比目鱼肌腱弓，进入小腿深、浅两群肌肉之间。神经由腘动脉的后方，渐至动脉外侧下降，沿途发出若干分支，支配小腿后肌群、膝关节及小腿皮肤。胫神经和腘动脉的体表投影在股骨内、外侧髁连线中点，至内踝与跟腱连线中点的连线。

【功效】舒筋活络，强健腰膝，清泄肠热。

【主治】

1. 运动系统疾病：急性腰扭伤，腓肠肌痉挛或麻痹；

2. 其他：脱肛，痔疮，便秘。

【刺灸法】

刺法：直刺 0.5 ~ 1 寸，局部酸胀，针感可向足底放散；

灸法：艾炷灸或温针灸 3 ~ 5 壮，艾条灸 5 ~ 10 分钟。

穴位详解

别名腨肠，直肠。膀胱经的上行阳气在此化风而行。

承筋：承，承受也。筋，肝所主的风也。承筋，意指膀胱经的上行阳气在此化风而行。本穴物质为膀胱经足下部各穴上行的阳热之气，至本穴后为风行之状，故名承筋。

腨肠：腨肠者，直肠也。腨肠，意指本穴的气血物质与大肠经的气血物质特性相同。本穴物质为膀胱经足下部各穴吸热上行的阳热之气，富含水湿，性温热，与大肠经气血同性，故名腨肠。

承山

【穴位一找准】在小腿后面正中，委中与昆仑之间，当伸直小腿或足跟上提时腓肠肌肌腹下出现尖角凹陷处。俯卧位，下肢伸直，足趾挺而向上，其腓肠肌部出现人字陷纹，于其尖下取穴。或者直立，两手上举按着墙壁，足尖着地，在腓肠下部出现人字陷纹，当人字尖下取穴。

【解剖】穴下为皮肤、皮下组织、小腿三头肌、（姆）长屈肌、胫骨后肌。皮肤由腓肠神经和股后皮神经重叠分布。前神经由胫神经发出的腓肠内侧皮神经，走在腓肠肌内外侧头之间的沟内，约在小腿中部穿出深筋膜，接受来自腓总神经发出的腓肠外侧皮神经的交通支，组成腓肠神经。腓肠神经伴随小隐静脉，经外踝与跟骨之间，行于足背外侧缘。腓肠肌的内、外侧头汇合，向下形成腱膜。腱膜处皮肤表面形成一凹陷，作为取穴的体表标志。

【功效】理气止痛，舒筋活络，消痔。

【主治】

1. 运动系统疾病：腰肌劳损，腓肠肌痉挛，下肢瘫痪；

2. 肛肠科疾病：痔疮，脱肛；

3. 精神神经系统疾病：坐骨神经痛，小儿惊风；

4. 其他：痛经。

【刺灸法】

刺法：直刺 0.7 ~ 1 寸，局部酸胀，针感可向足底放散；

灸法：艾炷灸或温针灸 5 ~ 7 壮，艾条灸 10 ~ 15 分钟。

寒湿则先泻后补或补之灸之，风热则泻之或水针。可灸。

此外还有点承山的方法：承山穴在小腿背侧正中线上，伸小腿或上提足跟时，可以看到在小腿背侧中间肌肉（腓肠肌）收缩时会形成一个人字形的分叉，承山穴就在这个人字形沟的顶点处。施治者拇指翘立，用力点按承山穴，尽量用力，并坚持点住不要放松，直至肌肉痉挛缓解为止。

穴位详解

别名：鱼腹，肉柱，伤山，鱼肠，肠山，鱼腹山，玉柱，鱼腰穴。随膀胱经经水下行的脾土微粒在此固化。气血物质为地部脾土及天部上行的风气，风气循膀胱经上行，脾土则屯固于穴周。

承山：承，承受、承托也。山，土石之大堆也，此指穴内物质为脾土。承山，意指随膀胱经经水下行的脾土微粒在此固化。本穴物质为随膀胱经经水上行而来的脾土与水液的混合物，行至本穴后，水液气化而干燥的脾土微粒则沉降穴周，沉降的脾土堆积如大山之状，故名承山。

鱼腹：此是从类象的角度来言穴内气血的特性的。本穴物质为随膀胱经经水冲涮下行的脾土，在穴内为堆积之状，如同鱼之腹部丰满的肌肉，故名鱼腹。鱼腹山、鱼肠、鱼腰名意与鱼腹近同。

肉柱。肉，脾主之土也。柱，支柱也。肉柱，意指膀胱经气血中的脾土物质在此堆积。本穴物质为随膀胱经经水冲涮下行的脾土微粒，性干燥，在穴内为堆积之状，有较大的承重能力，故名肉柱。玉柱名意与肉柱同。

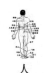

伤山：伤，伤害也。山，土石之大堆也。伤山，意指膀胱经上行的阳热风气对穴内固化的脾土微粒有较大的伤害。本穴物质为干燥的脾土微粒，而膀胱经上行的阳热风气又从本穴经过，脾土微粒中水湿不足则将被上行的风气吹散伤害，故名伤山。

现代常用承山穴于治疗坐骨神经痛、腓肠肌痉挛、痔疮、脱肛等。配环跳、阳陵泉主治下肢痿痹；配长强、百会、二白治疗痔疾。用六寸长的毫针，条口穴透承山穴治疗肩周炎有奇效。为什么条山穴能治肩周炎呢？条口和承山一属足阳明胃经，一属足太阳膀胱经。足阳明胃经在肩部的走向路过缺盆而络督脉的大椎，与足太阳膀胱经相交于肩部。两穴经气上行同交于肩，所以治疗肩周炎有奇效。经常敲击能防止腿部积存废物，使腿部线条柔美，并能消除长久站立、行走所造成的疼痛。

飞扬

【穴位一找准】在小腿后面，当外踝后，昆仑穴直上7寸，承山外下方1寸处。正坐垂足，在承山穴外下方，当昆仑上7寸处取穴。

【解剖】穴下为皮肤、皮下组织、小腿三头肌、胫骨后肌。皮肤由腓总神经的分支腓肠外侧皮神经分布。小隐静脉起自足背静脉网的外侧部，经外踝后下方，至小腿后面中线上行，与腓肠神经伴行。

【功效】清热安神，舒筋活络。

【主治】风湿性关节炎，痔疮，膀胱炎，癫痫，眩晕等。

【刺灸法】

刺法：直刺0.7～1寸，局部酸胀，针感可向下肢放散；

灸法：艾炷灸或温针灸3～5壮，艾条灸5～10分钟。

穴位详解

别名：厥阳，厥阴，厥扬，足太阳经之络穴。膀胱经气血在此吸热后向上飞扬。

飞扬：飞，指穴内物质为天部之气也。扬，指穴内物质扬而上行也。飞扬，意指膀胱经气血在此吸热上行。本穴物质为膀胱经跗阳至至阴各穴吸热上行的水湿之气，在本穴的变化为进一步的吸热蒸升，故名飞扬。

厥阳：厥，厥通掘，乃翘起、掘起之意。阳，阳气也。厥阳，意指膀胱经气血在此掘起上扬。理同飞扬名解。厥阴、厥扬名意与厥阳近同，阴表示本穴上扬的气血物质为膀胱经的寒湿水气而非为真正的阳热之气。

膀胱经络穴：本穴气血为吸热上行的水湿之气，它不光膀胱经上行，同时亦向外扩散于与膀胱经相表里的少阴肾经，故为膀胱经络穴。

长时间站、坐或步行，都会引起腿脚的疲劳和肿胀，刺激飞扬穴能够缓解症状。另外上火、鼻塞、流鼻涕时刺激这个位置也会觉得舒服一些。

感冒特效飞扬穴：

飞扬穴是足太阳膀胱经的络穴，膀胱经承接着小肠经的脉气，起于睛明穴，自头先行至足，所以飞扬穴的疗效可以上达目部。络穴大多适用于清热开郁，所以本穴是治头面五官部热病的有效穴。而上病下取的远导针法，主要是为了引火下降，因此对感冒、鼻塞、头痛、发热者每刺必效，没有条件针刺的指压也可起效。

另外，小儿感冒发热，只需用伤湿膏贴涌泉、飞扬二穴，无需服药，十愈七八。

"邪之所凑，其气必虚"。感冒初期乃多因正气亏虚外邪乘虚而入，正邪交争于"表"之"太阳病"。运行气血之通路受阻，不通则痛。阳虚畏寒，阴虚发热。足太阳经筋"起于足小趾之端，上头下额，结于鼻。"其气血不足，筋失所养，则鼻塞清涕，或干燥热痛。飞扬穴压痛为经络反映病侯之功能。取之，可传导感应，调整虚实而治本经病。针刺过程中，针感的传导和症状的转化，明显地体现了手、足太阳相通的关系。发扬为"络穴"，可在踹内、小趾、肾腧穴等部位与足少阴肾经相通。肾气"从肾上贯肝、膈、入肺中。"肺气得以宣发，推动着进行了"气体交换"的新鲜血气，"从肺出，络心、注胸中。"继而输注全身。气血活而旺盛，故使身热汗出，热邪得以外泻，经络疏通，阴阳平衡，诸症消失。驱邪以扶正为基础。"正气存内，邪不可干。"本法治愈后，复发者甚少。

本法与传统针法相比，取穴少而精。不论风寒、风热，均取飞扬。手法应随症状转化而随机应变。

身后取穴可避免畏针心理。本法简便易学，人人可自治，便于及时处理，可防止延误治疗时机而邪气内传。便于推广普及。不受条件限制，随时随地可治。

跗阳

【穴位一找准】在小腿后面，外踝后昆仑穴直上 3 寸。正坐垂足或俯卧位，在足外踝后方，昆仑直上 3 寸处取穴。

【解剖】穴下为皮肤、皮下组织、腓骨短肌、（蹞）长屈肌。皮肤由腓肠外侧皮神经分布。该神经为腓总神经自腘窝内发出，向下走行于小腿后区外侧，并沿途发出分支，分布于小腿外侧的皮肤。腓肠外侧皮神经发交通支，于小腿中、下 1/3 交界处与腓肠内侧皮神经会合成腓肠神经，伴小隐静脉向下外方行至足背外侧缘。曲张的小隐静脉和皮神经可以反复交叉。

【功效】舒筋活络，退热散风。

【主治】

1. 运动系统疾病：急性腰扭伤，下肢瘫痪，腓肠肌痉挛；

2. 精神神经系统疾病：面神经麻痹，三叉神经痛，头痛等。

【刺灸法】

刺法：直刺 0.5 ～ 1 寸，局部酸胀，针感可向足底放散；

灸法：艾炷灸或温针灸 3 ～ 5 壮，艾条灸 5 ～ 10 分钟。

寒则补之灸之，热则泻针出气。可灸。

穴位详解

足少阳、足阳明经的阳气在此带动足太阳经的气血上行。《千金要方》作付阳，《素问气穴论》王冰注作附阳，别名外阳、阳跷。属足太阳膀胱经，阳跷之郄穴。气血物质为阳热之气，循膀胱经上传于飞扬穴。

跗阳：跗，脚背也。阳，阳气也。跗阳，意指足少阳、足阳明二经的阳气在此带动足太阳经的气血上行。膀胱经足部上行的阳气至本穴后散热而化为湿冷的水气，由于有足少阳、足阳明二经上行的阳气为其补充热量，足太阳膀胱经的水湿之气才得以继续上行。本穴水湿之气的上行是依靠足背上行的阳气才得以上行的，故名跗阳。付阳、附阳名意与跗阳同（何以足少阳、足阳明经的气血交会于本穴，而经书却不言本穴为足三阳之会呢？这是因为本穴在人体重力场中是处于肌肉隆起的高地势，所以足少阳、足阳明二经的上行阳气会交于本穴，阳者向上、向外而行也。但是，足少阳、足阳明二经上行至本穴的阳气有名无实，只是虚热之气，热多而气少，故此经书不言此穴为足三阳经之会）。

阳跷脉郄穴：郄，孔隙也。本穴物质为足三阳经上行的阳气构成，气血之性同于阳跷脉。但由于膀胱经上行至此的阳气较为寒湿，即使有足少阳、足阳明的阳气带动足太阳的阳气上行，由本穴上输的阳气量亦较少，如从孔隙中输出一般，故为阳跷脉郄穴。

昆仑

【穴位一找准】在外踝后方，当外踝尖与跟腱之间的凹陷处。

【解剖】有腓骨短肌；布有小隐静脉及外踝后动、静脉；有腓肠神经经过。

【功效】清热镇痉，通络催产。

【主治】

1. 后头痛，项强，腰骶疼痛，足踝肿痛。

2. 癫痫。

3. 滞产。

【刺灸法】直刺 0.5 ～ 0.8 寸。孕妇禁用，经期慎用。寒湿则点刺出血或先泻后补或补之灸之，风热则泻针出气或水针。

穴位详解

气血物质为天部的水湿之气，吸热后循膀胱经上行天之天部。

昆仑：昆仑，广漠无艮也。昆仑，意指膀胱经的水湿之气在此吸热上行。本穴物质为膀胱经经水的气化之气，性寒湿，由于足少阳、足阳明二经的外散之热作用，寒湿水气吸热后亦上行并充斥于天之天部，穴内的各个层次都有气血物存在，如广漠无艮之状，故名昆仑。上昆仑名意与昆仑同。

膀胱经经穴：经，经过也，动而不居也。本穴物质为天部的水湿之气，其运行变化为吸热上行，动而不居，故为膀胱经经穴。

本穴属火。属火，指本穴气血运行变化表现出的五行属性。本穴物质原本为天之下部的水湿之气，在本穴的变化为吸热后上行天之天部，表现出火的炎上特征，故其属火。

现代常用本穴配风池、天柱、肩中腧、后溪治疗项强；配太溪、丘墟、三阴交治疗足跟痛。

仆参

【穴位一找准】在足外侧部，外踝后下方，昆仑直下，跟骨外侧，赤白肉际处。正坐垂足着地或俯卧位，在外踝后下方，昆仑直下，当跟骨凹陷处赤白肉际取穴。

【解剖】穴下为皮肤、皮下组织、跟腓韧带。外踝后区的皮肤活动性大，角化层较小腿为厚，神经由腓肠神经分布。皮下筋膜疏松，小隐静脉起于足背静脉网的外侧，经跟腓韧带的浅面上升。踝后区的深筋膜在踝与跟骨之间形成韧带。在外侧形成外侧韧带，该韧带起自外踝，以三束分别止于距骨前外侧成，距骨后方和跟骨外侧面，三束集中总称外侧韧带。此韧带较内侧薄弱，故损伤机会亦多。跟腱两侧的脂肪增多。跟结节周围的动脉称跟网，其形成包括外、内踝网的分支，即胫后动脉的跟内侧支和腓动脉的跟外侧支。穴位结构则由该网的外侧部血液供应。

【功效】舒筋活络，强壮腰膝。

【主治】

1.运动系统疾病：足跟痛，膝关节炎，下肢瘫痪；

2.其他：尿道炎，癫痫，鼻出血。

【刺灸法】

刺法：直刺0.3～0.5寸，局部酸胀。

灸法：艾炷灸3～5壮，艾条温灸5～10分钟。

寒湿则点刺出血或先泻后补或补之灸之，风热则泻针出气。可灸。

穴位详解

别名安邪，安耶，安邦。湿之气在此有少部分吸热上行。气血物质为水湿之气，吸热后由天之下部上行天之天部。

仆参：仆参者奴仆参拜也。仆参，意指膀胱经的水湿之气在此有少部分吸热上行。本穴所在为膀胱经，穴内物质为寒湿水气，水为主，火为仆，穴外传来的火热之气仅能使较少部分的水湿之气气化上行于天，火热之气相对于本穴的寒湿水气来说就如奴仆一般，故名仆参。

安邪：安，安定也。邪，邪气也。安邪，意指穴内的火热之为弱小之势。本穴物质为寒湿水气，穴外传入穴内的火热之气是为邪气，但穴外传入的火热之气不足以改变穴内气血的寒湿之性，故名安邪。安耶、安邦名意与安邪同。

申脉

【穴位一找准】在足外侧部，外踝直下方凹陷中。正坐垂足着地或俯卧位，在外踝正下方凹陷处取穴。

【解剖】穴下为皮肤、皮下组织、腓骨肌下支持带、腓骨长、短肌。皮肤由腓肠神经分布。深筋膜形成腓骨肌下支持带，限制腓骨长、短肌（腱）于外踝下方的踝沟内。二肌腱穿经支持带的内面时，有一总腱鞘包绕，以减少肌腱在运动过程的摩擦。二肌由腓浅神经支配。血液供应来自外踝前后动脉、跗外侧动脉、腓动脉的跟外侧支，以及足底外侧动脉的分支等形成的外踝网供应。

【功效】清热安神，利腰膝。

【主治】

1.精神神经系统疾病：头痛，内耳性眩晕，失眠，癫痫，精神分裂症，脑血管病后遗症；

2.运动系统疾病：腰肌劳损，下肢瘫痪，关节炎，踝关节扭伤。

【刺灸法】

刺法：直刺或略向下斜刺0.2～0.3寸，局部酸胀。

灸法：艾炷灸 3 ~ 5 壮，艾条温灸 5 ~ 10 分钟。可灸。

穴位详解

八脉交会穴之一，通于阳跷脉。别名鬼路，阳跷。膀胱经气血在此变为凉湿之性。气血物质一为经部经水，其量少，二为天部的湿热之气，经水循膀胱经下行，阳气循膀胱经上行。

申脉：申，八卦中属金也，此指穴内物质为肺金特性的凉湿之气。脉，脉气也。申脉，意指膀胱经的气血在此变为凉湿之性。本穴物质为来自膀胱经金门以下各穴上行的天部之气，其性偏热（相对于膀胱经而言），与肺经气血同性，故名申脉。

鬼路：鬼，与天相对，指穴内的气血物质为地部经水。路，道路。鬼路，意指穴内气血为地部经水。本穴物质一是金门以下各穴上行的水湿之气，二是昆仑穴下行而至的地部经水，鬼路名意旨在强调穴内气血的经水部分，故名鬼路。

阳跷：阳，阳气也。跷，跷脉也。本穴物质中既有天部的阳气，又有地部的经水，气血物质性同跷脉之性，故名跷脉。

足太阳、阳跷脉之会：同阳跷名解。

临床上常用本穴配翳风、太冲治疗内耳性眩晕；配金门治疗头风头痛；配后溪治疗癫痫。

"腰背曲强腿痛"是明显的膀胱经感受寒邪之气后的受凉之象。因为阳跷通膀胱经，而申脉本身就是膀胱经的一个重要穴位。所以申脉穴是阳中至阳，用这个穴位既能散除体内寒邪，又能使阳气通达巅顶，对人体不仅起到平衡的作用，还可以使人步履轻健矫捷。配上小青龙汤服用，表里互解起到事半功倍的作用。使患者体内的寒邪在短时间内排出体外，又能恢复自身的阳气。也可以说它是一个祛寒回阳的妙穴。

灸法是一种非常简单实用的自我保健治疗方法，可以不拘时间、场地随时随地进行调养，及时补充我们耗损的阳气，同时祛除体内的寒邪、湿邪。

人体受到寒邪之后会缩成一团，瑟瑟发抖，这在中医里叫做"拘急收引"，而申脉穴有伸展脉络之意，可以快速调动人体阳气，阳气足则寒邪自散。

平时我们可以用艾条熏灸或者用手指点揉刺激申脉穴，点按时会感觉到微微的酸胀。灸的时候，以感觉此部位微微发热即可，有时能明显感觉到有一股暖流自脚下缓缓升起，瞬间人就会舒展许多。秋冬交替的季节，温差变化很大，也是流感高发的季节，建议大家买一些艾条回去，灸一灸申脉穴，既可预防流感，还可以增强免疫力，尤其是老人或者体质偏寒的人更应经常地灸一灸此穴。

人老腿先衰，实际上就是阳气不能通达人体末端的表现，申脉穴通畅可以有效地延缓这一过程，有回阳保命之功。做儿女的可以有很多方法来孝敬父母，这个方法既安全又简单，回家后静心给父母灸上一灸，一家其乐融融，比吃什么灵丹妙药都实惠。荀子说："不积跬步，无以至千里。"这看似平常的一个穴位，如果我们能够时常用心来呵护它，时间长了，一定会得到意想不到的回报。

值得提示的一点是：当身体受了风寒，点按申脉穴的时候会感觉有点酸胀，熏灸时身上有些微微出汗，是身体阳气升发祛除风寒的表现。

很多时候，人们并不是不关爱自己的身体，而是缺少关爱自己身体的方法。如果你身边的亲人体质虚弱，畏惧寒冷，腰酸背痛……那就用你手中的艾条来帮助他们开启这温暖身体的源泉吧！

下面介绍的按摩法是缓解寒冷的快速有效方法，以下四个穴位指压时，请把大口吸的气缓慢吐出，每 6 秒钟按压一次。

全身寒冷的情况，可按压气海穴，以直线联结肚脐与耻骨上方，将其分为 10 等分，从肚脐 3/10 的位置，做 6 次。

治疗脚部寒冷的穴位是梁丘穴。伸展膝盖用力时，筋肉凸出处的凹洼，从膝盖骨右端，约三个手指左右的上方就是该穴。做 20 次。

肩膀及手腕寒冷的情况，治疗上半身寒冷，可按压申脉穴。该穴在脚踝根的凹洼处。做 20 次。

腰部寒冷的情况。可按压腰阳关穴，该穴在第四腰椎与第五腰椎间的凹洼，做 10 次。

指压百会穴和申脉穴对做任何事情都会感到厌烦这种没有耐性的人很有效。它能使这类型的人增加稳定感，集中精力做事，具有耐性。

百会穴位于头顶之上，"申脉"位于脚外踝中央下端 1 厘米凹处。指压时一面缓缓吐气一面用手掌慢慢劈打，每次打 10 下，每天打 3 次。

申脉穴指压时，尽可能将一次所吸之气一边缓缓长吐，一边重复 2 次，指压数日，可使容易厌倦之性格大变。

金门

【穴位一找准】金门穴位于人体的足外侧部，当外踝前缘直下，骰骨下缘处。在腓骨长肌腱和小趾外展肌之间；有足底外侧动、静脉；布有足背外侧皮神经，深层为足底外侧神经。

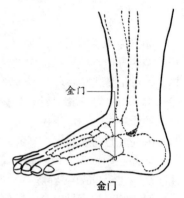

金门

【解剖】在腓骨长肌腱和小趾外展肌之间；有足底外侧动静脉；布有足背外侧皮神经，深层为足底外侧神经。

【功效】补阳益气，疏导水湿。

【主治】头痛，癫痫，小儿惊风，腰痛，下肢痿痹，外踝痛。

【刺灸法】直刺 0.3 ~ 0.5 寸。不灸。

穴位详解

经穴名出自《针灸甲乙经》。别名关梁。属足太阳膀胱经。足太阳之郄穴。气血物质为水湿之气，吸热后循膀胱经上行。

金门：金，肺性之气也。门，出入的门户也。金门，意指膀胱经气血在此变为温热之性。本穴物质为膀胱经下部经脉上行的阳气，性温热，与肺金之气同性，故名金门。

关梁：关，关卡也。梁，屋顶之横梁也。关梁，意指膀胱经的天部之气由此上行。本穴向上传输的为膀胱经下部经脉吸热蒸升的阳热之气，膀胱经滞重和寒湿水气则被关卡于下，故名关梁。梁关名意与关梁同。

膀胱经郄穴：郄，孔隙也。本穴物质为天部的水湿之气，性寒湿，只有少部分水湿气态物吸热上传并成为膀胱经经脉中的气血，此上传之气如从孔隙中传出一般，故为膀胱经郄穴。

本穴配太阳穴、合谷穴治头痛。配跗阳、委中、环跳等穴，可提高痛阈、麻醉止痛。

京骨

【穴位一找准】在足外侧，第五跖骨粗隆下方，赤白肉际处。正坐垂足着地或俯卧位，在足跗外侧，第五跖骨粗隆下，赤白肉际处取穴。

【解剖】穴下为皮肤、皮下组织、小趾展肌、第五跖骨（骨膜）。皮肤由足背外侧皮神经分布（参看金门穴）。

【功效】清热止痉，明目舒筋。

【主治】
1. 精神神经系统疾病：脑膜炎，脑溢血，癫痫，小儿惊风，头痛；
2. 其他：心肌炎，佝偻病，疟疾等。

【刺灸法】
刺法：直刺 0.3 ~ 0.5 寸，局部酸胀，针感可向足背部扩散。
灸法：艾炷灸 3 ~ 5 壮，艾条温灸 5 ~ 10 分钟。
寒湿则点刺出点或温灸，热则泻针出气。可灸。

穴位详解

经穴名出自《灵枢本输》，属足太阳膀胱经原穴。膀胱经的湿冷水湿在此聚集。气血物质为天部的寒湿水气，吸热后循膀胱经上行。

京骨：京，古指人工筑起的高丘或圆形的大谷仓也。骨，水也。京骨，意指膀胱经的湿冷水气在此聚集。本穴物质为膀胱经吸热蒸升的水湿之气，性寒凉，在本穴为聚集之状，如同储存谷物的大仓，故名京骨。

膀胱经原穴：本穴物质为天部的寒凉水气，气血场范围大，最能体现膀胱经的气血之性，为膀胱经寒湿水气的输出之源，故为膀胱经原穴。

束骨

【穴位一找准】在足外侧，足小趾本节（第五跖趾关节）的后方，赤白肉际处。正坐垂足着地或俯卧位，在足跗外侧，第五跖骨小头后下方，赤白肉际处取穴。

【解剖】穴下为皮肤、皮下组织、小趾展肌、小趾短屈肌、第五跖骨骨膜。皮肤由足背外侧皮神经分布。腓肠神经沿跟腱外侧缘下降，经外踝与跟骨之间，在外踝下方转向前行，改称为足背外侧皮神经，沿足及小趾外侧缘，达小趾末节基底部。

【功效】通经活络，清头明目。

【主治】

1. 精神神经系统疾病：神经性头痛，头晕，癫痫，精神病；

2. 五官科系统疾病：耳聋，眼结膜炎，泪管狭窄；

3. 其他：高血压，腓肠肌痉挛，疔疮，肛门手术后疼痛。

【刺灸法】

刺法：直刺 0.3 ~ 0.5 寸，局部酸胀，针感可向足背部扩散。

灸法：艾炷灸 3 ~ 5 壮，艾条温灸 5 ~ 10 分钟。

寒湿则点刺出点或温灸，热则泻针出气。可灸。

穴位详解

经穴名出自《灵枢本输》。属足太阳膀胱经原穴。五输穴之输穴，五行属木。气血物质为天部的寒湿水气，吸热后循膀胱经上行。

京骨：京，古指人工筑起的高丘或圆形的大谷仓也。骨，水也。京骨，意指膀胱经的湿冷水气在此聚集。本穴物质为膀胱经吸热蒸升的水湿之气，性寒凉，在本穴为聚集之状，如同储存谷物的大仓，故名京骨。

膀胱经原穴：本穴物质为天部的寒凉水气，气血场范围大，最能体现膀胱经的气血之性，为膀胱经寒湿水气的输出之源，故为膀胱经原穴。

足通谷

【穴位一找准】在足外侧，足小趾本节（第五跖趾关节）的前方，赤白肉际处。正坐垂足着地或俯卧位，在第五跖趾关节前下方凹陷处，赤白肉际处取穴。

【解剖】穴下为皮肤、皮下组织、趾短、长屈肌腱、小趾近节趾骨骨膜。皮肤为足背和足底皮肤移行部位，皮厚，由足背外侧皮神经和足底外侧神经的浅支重叠分布。皮下筋膜内，足趾的浅静脉注入足背静脉网的外侧，并有纤维束连于皮肤和足筋膜。针由皮肤、皮下筋膜穿足底深筋膜，在小趾近节趾骨下方,经趾骨和趾长、短肌（腱）之间,该肌由胫后神经及其分支足底外侧神经支配。

【功效】清热安神，清头明目。

【主治】

1. 精神神经系统疾病：头痛，哮喘，精神病，癫痫；

2. 其他：颈椎病，慢性胃炎，功能性子宫出血。

【刺灸法】

刺法：直刺 0.3 ~ 0.5 寸，局部胀痛。

灸法：艾炷灸 3 ~ 5 壮，艾条温灸 5 ~ 10 分钟。

寒则点刺出血或先泻后补或灸之，热则补之。可灸。

穴位详解

五输穴之荥穴，五行属火。膀胱经经气在此散热冷降。气血物质为天部的水湿之气，大部分水湿冷降归地后回流至阴穴，小部分吸热后上行天之天部。

足通谷：通，通道、通行也。谷，肉之大会也，两山中间的空旷之处也。足通谷，意指膀光经经气在此冷降归地。本穴物质一为膀胱经上部经脉下行的寒湿水气，二为至阴穴上传于此的天部湿热水气，二气交会后的运行变化主要是散热缩合冷降，冷降之水循膀胱经回流至阴穴，故名足通谷。

膀胱经荥穴：荥，极小的水流也。本穴物质为天部的水湿之气，其变化主要为散热冷降，冷降的地部经水极为细小，故为膀胱经荥穴。

本穴属水。属水，指本穴气血表现出的五行属性。本穴物质为天部的水湿之气，其变化为散热冷降，表现出水的润下特征，故其属水。

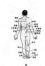

至阴

【穴位一找准】在足小趾末节外侧，距趾甲角 0.1 寸（指寸）。正坐垂足着地或俯卧位，在足小趾外侧，距趾甲角 0.1 寸处取穴。

【解剖】穴下为皮肤、皮下组织、骨膜。皮下筋膜致密，由纤维束和脂肪组织形成。小趾端的动脉来自第四跖背动脉在跖趾关节附近分出的趾背动脉；跖骨底动脉在跖趾关节底面分出的趾底动脉以及弓状动脉发出至小趾的趾背动脉，在趾端这些动脉与对侧同外动脉互相吻合，而形成丰富而密集的血管网。

【功效】正胎催产，理气活血，清头明目。

【主治】

1. 妇产科系统疾病：胎位不正，难产，胎盘滞留；

2. 精神神经系统疾病：脑溢血，神经性头痛，脑血管病后遗症；

3. 泌尿生殖系统疾病：尿潴留，遗精；

4. 五官科系统疾病：眼结膜充血，角膜白斑，鼻塞。

【刺灸法】

刺法：

1. 浅刺 0.2 寸，局部胀痛；

2. 三棱针点刺放血。

灸法：艾炷灸 3 ~ 5 壮，艾条温灸 10 ~ 20 分钟。寒则深刺闭孔出针，莫留针，热则浅刺出气。可灸。

穴位详解

至阴，五输穴之井穴，五行属金。体内膀胱经的寒湿水气由此外输体表。气血物质为天部的温热水气，散热冷缩并交于足通谷穴。

至阴：至，极也。阴，寒也，水也。至阴，意指体内膀胱经的寒湿水气由此外输体表。本穴物质为来自体内膀胱经的寒湿水气，它位于人体的最下部，是人体寒湿水气到达的极寒之地，故名至阴。

膀胱经井穴：井，地部孔隙也。本穴有地部孔隙与体内相通，为膀胱经体内与体表的气血交换处，故为膀胱经井穴。

本穴属金。属金，指本穴气血物质运行变化表现出的五行属性。本穴物质主要是体内输出的温热水气，出体表后散热而凉，表现出肺金之气的秋凉特征，故其属金。

在中国古代，妇女生育是一件很危险的事情。因为当时没有现代的医疗设备、医疗技术，正常怀孕生产的女子尚且可能因为感染等原因导致死亡，何况异位妊娠的呢？但是劳动人民在与自然斗争的过程中，也发明了很多绝招，灸至阴穴就是能使产妇正常生产的方法之一。这一古老的方法，虽然目前对它的原理研究还不透彻，但临床实践证明了它的科学性。

至阴穴是足太阳膀胱经穴，《医宗金鉴》里记载这个穴位可以用于治疗因为胎位不正造成的难产。据实验观察发现，艾灸至阴穴可促进肾上腺皮质激素的分泌，从而增加子宫活动，同时胎儿活动也增强，这有助于胎位的自动转正。

艾灸至阴穴可通过促肾上腺皮质激素分泌增加子宫活动，同时胎儿活动也增强，这些动力学因素，均有助于胎位的自动转正。

其他妇科疾病如月经不调、崩漏、带下、痛经、更年期综合征及乳痈、乳癖等，在至阴穴采用灸法治疗也很有效，因此，至阴穴是一个妇科要穴。

不过，艾灸至阴穴的方法虽好，并非人人适合。一般来说，产妇如发现胎位不正，应先咨询大夫是否可以使用艾灸来纠正胎位，有些情况特殊如产道狭窄的孕妇就不宜使用这种方法，因此应该在产科大夫的指导下选择。而可以选择这种方法的产妇也应等到满 8 个月后，因为在 8 个月以前，胎儿比较小，在子宫里的活动空间还比较大，即使艾灸正了胎位，胎儿也有可能又转回去。

艾灸时找准穴位，可由家人来操作，每天灸 20 分钟，一周去产科检查一次。如果孕妇自己早早就有了感觉，也可尽早去检查。在胎位被纠正过来之后，产科医生会采取一些必要的措施，以确保胎位不会发生变化。

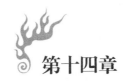

第十四章

足少阴肾经——滋养脏腑，人的先天之本

足少阴肾经总述

　　足少阴肾经为人体十二经脉之一,简称肾经。循行部位起于足小趾下面,斜行于足心(涌泉穴)出行于舟骨粗隆之下,沿内踝后缘,分出进入足跟,向上沿小腿内侧后缘,至腘内侧,上股内侧后缘入脊内(长强穴),穿过脊柱,属肾,络膀胱。本经脉直行于腹腔内,从肾上行,穿过肝和膈肌,进入肺,沿喉咙,到舌根两旁。本经脉一分支从肺中分出,络心,注于胸中,交于手厥阴心包经。

　　本经脉腧穴有:涌泉、然谷、太溪、大钟、水泉、照海、复溜、交信、筑宾、阴谷、横骨、大赫、气穴、四海、中注、肓腧、商曲、石关、阴都、通谷、幽门、步廊、神封、灵墟、神藏、彧中、腧府,共二十七穴,左右合五十四穴。

　　本经主要治疗妇科、前阴、肾、肺、咽喉病证。如月经不调、阴挺、遗精、小便不利、水肿、便秘、泄泻,以及经脉循行部位的病变。

足少阴肾经穴位详解

涌泉

　　【穴位一找准】取穴时,可采用正坐或仰卧、跷足的姿势,涌泉穴位于足前部凹陷处,第二、三趾趾缝纹头端与足跟连线的前 1/3 处。

　　【解剖】有趾短屈肌腱,趾长屈肌腱,第二蚓状肌,深层为骨间肌;有来自胫前动脉的足底弓;布有足底内侧神经支。

　　【功效】益肝调便,平肝熄风。

　　【解剖】神经衰弱、精力减退、倦怠感、妇女病、失眠、多眠症、高血压、晕眩、焦躁、糖尿病、过敏性鼻炎、更年期障碍、怕冷症、肾病等。穴道指压法治疗脑溢血后的复原、穴道按摩治疗膀胱炎、指压法治疗白发等等。

　　【刺灸法】直刺 0.5 ~ 0.8 寸;可灸。

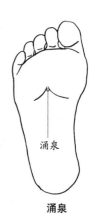

涌泉

涌泉

穴位详解

　　足少阴肾经穴,别名地冲穴,体内肾经的经水由此外涌而出,气血物质为天之下部的温热水气,由天部横向传于然谷穴。我国现存最早的医学著作《黄帝内经》中说:"肾出于涌泉,涌泉者足心也。"意思是说:肾经之气犹如源泉之水,来源于足下,涌出灌溉周身四肢各处。所以,涌泉穴在人体养生、防病、治病、保健等各个方面有着重要作用。

　　涌泉:涌,外涌而出也。泉,泉水也。该穴意指体内肾经的经水由此外涌而出体表。本穴为肾经经脉的第一穴,它联通肾经的体内体表经脉,肾经体内经脉中的高温高压的水液由此外涌而出体表,故名。

地冲：地，地部也。冲，冲突也。地冲，意指体内肾经的经水由此外涌而出体表。理同涌泉名解。

肾经井：井，地部孔隙也。本穴气血运行是体内经水由地部孔隙外出体表，涌泉穴故为肾经井穴。

本穴属木。属木，指本穴气血运行变化表现的五行属性。本穴物质为体内外出体表的高温水液，出体表后水液大量气化为天部的水湿之气，此气因其湿重不能上行天部的更高层次，而是蒸升到天部的较低层次，只表现出木的生发特征，故其属木。

临床上常有以下配伍：

1. 配然谷穴治喉痹；

2. 配阴陵泉穴治热病挟脐急痛，胸胁满；

3. 配水沟穴、照海穴治癫痫；

4. 配太冲穴、百会穴治头项痛。

推搓涌泉穴俗称"搓脚心"，它是我国流传已久的自我养生保健按摩疗法之一。

推搓涌泉穴之所以能防治各种疾病，尤其是老年性的哮喘、腰腿酸软、便秘等病效果较明显，是因为：

1. 中医的经络系统是运行全身气血，联络脏腑肢节，沟通上下内外的通路。而腧穴是人体脏腑组织气血输注于体表的部位，它与脏腑、经络有着密切的关系。它可以反应病症，协助诊断和接受各种刺激，从而达到防治疾病的目的。通过推搓涌泉穴，可以达到对肾、肾经及全身起到由下到上的整体性调节和整体性治疗的目的。

2. 人类的足底部含有丰富的末梢神经网，以及毛细血管、毛细淋巴管等器官，它与人体各个系统、组织、器官有着密切的联系。

通过对涌泉穴的推搓可以加强它们之间的相互联系，有效地改善局部毛细血管、毛细淋巴管的通透性，和有节律的运动性，从而促进了血液、淋巴液在体内的循环，调整人体的代谢过程。

3. 推搓摩擦出现的热感，就是一种良性的刺激。加之在推搓过程中本身就是一种自我的形体导引运动和身心的修养过程。

利用刺激涌泉穴养生、保健、防病治病的方法有很多，归结起来可分为三类：一是用药物烘烤、熏洗；二是用灸疗、膏贴；三是用各种按摩手法或其他的物理性方法。

下面是几种临床常用的治疗方法：

1. 用热盐水浸泡双侧涌泉穴。热水以自己能适应为度，加少许食盐，每日临睡觉前浸泡15～30分钟。

2. 用艾灸或隔药物灸，每日一次，至涌泉穴有热感上行为度。

3. 用按摩手法推搓、拍打涌泉穴。

4. 在床上取坐位，双脚自然向上分开，或取盘腿坐位。然后用双拇指从足跟向足尖方向涌泉穴处，做前后反复的推搓；或用双手掌自然轻缓地拍打涌泉穴，最好以足底部有热感为适宜。

5. 取自然体位、仰卧位或俯卧位，用自己双脚作相互交替的对搓动作，可也用脚心蹬搓床头或其他器械。

俗话说："若要老人安，涌泉常温暖。"据临床应用观察，如果每日坚持推搓涌泉穴，可使老人精力旺盛，体质增强，防病能力增强。据统计，推搓涌泉穴疗法可以防治老年性的哮喘、腰腿酸软无力、失眠多梦、神经衰弱、头晕、头痛、高血压、耳聋、耳鸣、大便秘结等五十余种疾病。

涌泉穴的主治疾病及操作方法：

1. 慢性咽炎：取吴茱萸30克、生附子6克、麝香0.3克，共研细末，加少许面粉与醋调和，做成面饼，将药饼蒸微热敷双侧涌泉穴，敷后安睡3小时。若半夜脚心发热，则火气下行。每天一次，10次为一疗程。

2. 急性扁桃腺炎：取黄连30克、吴茱萸20克，共研细末，混匀贮瓶备用，贴敷时取上药适量，加火醋调成糊膏状，晚上睡前敷于双侧涌泉穴，然后用纱布覆盖，胶布固定。第二天早晨取下，每晚贴敷一次，3次为一疗程。

3. 牙龈炎：生附子30克，研为细末，用时取上药适量，加水调成糊膏状，敷于双侧涌泉穴，纱布覆盖，胶布固定，每天换药一次。本方对肾阴亏损型牙龈炎疗效较好。

4. 小儿腹泻：取苦参、苍术各30克，共研为细末，用时取上药适量，加米醋调成糊状，敷于双侧涌泉穴，以纱布覆盖，胶布固定，每日换药一次，10次为一疗程。本方用于湿热型小儿腹泻疗效较好。

5. 高血压病：取吴茱萸 100 克，龙胆草 60 克，土硫黄 20 克，朱砂 15 克，明矾 30 克，将上药共研细末，每次用上药适量，加米醋调成糊状，贴敷于双侧涌泉穴，覆盖纱布，胶布固定，两日一换，1 月为一疗程。

6. 风热感冒：取白芥子 9 克、鸡蛋清 1 个，将白芥子研成细粉，然后用蛋清调匀，分成两份，敷于双侧涌泉穴，1 小时后取下。本方有较好的退热效果，适用于高热者。

7. 病毒性结膜炎：取黄连 30 克，研成细末，用时取上药适量，用冷开水调成糊状，敷于双侧涌泉穴，覆盖纱布，胶布固定，每日一次。

8. 口疮：取吴茱萸 30 克，研成细末，贮瓶备用，每次取上药适量，用醋调成膏状，敷于双侧涌泉穴，再以纱布覆盖，胶布固定，每日换药一次。

9. 经行吐衄：取黄柏、丹皮、山栀、广郁金各 15 克，大蒜适量，共捣烂做成饼状，敷贴于双侧涌泉穴，以纱布覆盖，胶布固定，每日一次。

10. 小儿流口水：制南星 30 克，生蒲黄 12 克，老醋适量。用法：前 2 味药研细末，以老醋调成糊饼，包敷足心涌泉穴，男左女右，12 小时易之。小儿流口水，中医称为小儿滞颐，多因脾胃湿热，廉泉不约或脾胃虚寒，不能收摄津液所致。本方可平调脾胃寒热，包敷涌泉穴，乃上病下取之意。

11. 治疗阳痿：取巴戟天、补骨脂、仙茅各 10 克。制法：将上药共研细末，加入适量食醋调成稀糊状，分成 2 份。用法：将调好的药膏贴敷于双足的涌泉穴上，外以纱布覆盖，胶布固定。每天换药一次，连续用药 5 ～ 7 天。功效：温阳补肾，适用于肾阳虚所致的阳痿。

12. 治疗遗精：取龙骨、牡蛎、芡实、沙苑蒺藜各 30 克，五味子、龟板各 20 克，菟丝子 15 克。制法：将上药共研细末，调匀，装瓶备用。用法：每次取药末适量，加入食醋调成稀糊状，贴敷于双足的涌泉穴上，外以纱布覆盖，胶布固定。每天换药一次，7 天为一个疗程。功效：补肾固精，适用于遗精、早泄、腰酸耳鸣、倦怠乏力等。

13. 治疗前列腺肥大：取水仙头 1 个，大麻子 30 粒。制法：将大麻子去壳，与水仙头一起捣烂成泥糊样。用法：取调配好的药膏贴敷于双足的涌泉穴上，外以纱布覆盖，胶布固定。每天换药一次，连续用药 7 ～ 10 天。功效：通络利湿，适用于老年性前列腺肥大。

14. 治疗副睾肿大：取吴茱萸、蜂蜜、黄酒各适量。制法：将吴茱萸放入锅内以文火翻炒，炒至药物呈灰白色或白色时将锅移开，冷后研末。每次取吴茱萸末 30 克，加入适量的黄酒、蜂蜜调成稀糊状。用法：将调配好的药膏贴敷于双足的涌泉穴和腹部的中极穴（脐下 4 寸）上，药膏厚度约 5 毫米，外以软塑料膜覆盖，胶布固定。这样可以保持湿润，增强药效。隔天换药一次，5 次为一个疗程，停药 3 ～ 5 天，再进行下一个疗程。一般用药 3 ～ 5 周疼痛消失。功效：温经散寒，活血止痛。

然谷

【穴位一找准】足内侧缘，足舟骨粗隆下方，赤白肉际。

【解剖】下为皮肤、皮下组织、展肌、长屈肌。皮肤由隐神经的小腿内侧皮支分布。该处为足底与足背皮肤移行部位。展肌由足底内侧神经支配，长屈肌由胫神经的肌支支配。

【功效】气固肾，清热利湿。

【主治】

1. 泌尿生殖系统疾病：膀胱炎，尿道炎，睾丸炎，精液缺乏，遗尿；

2. 五官科系统疾病：咽喉炎，扁桃体炎；

3. 妇产科系统疾病：月经不调，不孕症；

4. 其他：心肌炎，阴痒，糖尿病，精神病。

【刺灸法】

刺法：直刺 0.3 ～ 0.5 寸，局部胀痛，针感可向足底部扩散。

灸法：艾炷灸或温针灸 3 ～ 5 壮，艾条温灸 5 ～ 10 分钟。

寒则补之，热则泻之。

穴位详解

足少阴肾经穴，五输穴之荥穴，五行属火，出《灵枢本输》，别名龙渊。气血物质为湿热水气，

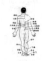

大部分散热冷降，小部分吸热蒸升。

然谷：然，燃也。谷，两山所夹空隙也。该穴意指肾经外涌的地部经水在此大量气化。本穴物质为肾经涌泉穴传来的地部经水，性温热，至本穴后水液大量气化水湿，经水如同被燃烧蒸发一般，故名。

龙渊：龙，变幻莫测之物也，此指本穴地部经水的各种变化。渊，深渊也，范围大也。龙渊，意指肾经经水在此由液化气，范围巨大。理同然谷名意。龙泉名意与龙渊同。

肾经荥：荥，极小的水流也。本穴物质为肾水气化的天部之气，在本穴的变化为散热冷降，冷降之液在地部形成极小的水流，故为肾经荥穴。

本穴属火。属火，指本穴气血运行变化表现出的五行属性。本穴物质为天之下部的水湿之气，其变化为散热冷降，所散之热直冲天之天部，有火的炎上特征，故其属火。

临床上常有以下配伍：配肾腧，太溪，关元，三阴交治月经不调；配肾腧，志室，气海治遗精；配中极，血海，三阴交治阴痒。

生活中，我们很多人在伤心、生气、紧张或者生病的时候都不想吃东西，感觉不到饿，这是一种病理反应，因为这个时候，人的脾胃功能很弱，胃气消耗也往往比平时更大。越不吃，脾胃更没有东西可以运化成气血，身体就会更受损，这时怎么办呢？最好的办法就是开胃，让人产生饥饿感。有了饥饿感，就说明肠胃已开始恢复了正常功能。

很多上班族没有饥饿感，他们早饭一般不吃，中午 12 时吃午饭，晚上很少在家里吃，经常去餐馆跟朋友同事大吃一顿。饮食如此不规律，久而久之，脾胃不出问题才怪。如何改变这种习惯呢？最好的办法就是让人产生饥饿感，使人到了该吃饭的时间就马上想吃饭。只有让饥饿感正常，肠胃才能恢复应有的敏感。

此外，还有很多类似的问题：暴饮暴食，吃多了，撑得不行，怎么办？老人有病，小孩挑食，这也不吃，那也不吃，怎么办？回答都是一样的：要赶紧想办法让他们的身体产生饥饿感！

然谷穴是人体产生饥饿感的要穴。在我们的脚内侧，足弓弓背中部靠前的位置，可以摸到一个骨节缝隙，这就是然谷穴。"然"字就是"燃"的本字；"谷"表示这个穴的位置在足内踝前起大骨间，这个位置精气埋藏得特别深。之所以叫"然谷"，也就是有火在人体深深的溪谷中燃烧的意思。

然谷，也就是"燃谷"，还有"燃烧谷物"的意思。谷物就是我们吃进胃里的食物，燃烧就是消化。然谷穴就是增强脾胃功能、促进胃里食物更好消化的一个穴。推拿然谷，可以让人很快产生饥饿感，同时还能治疗过度饮食后的不适，具有双向调节的功能。总之，每天坚持推拿然谷，能让人的胃口大开、肠道常清。

推拿然谷是很有讲究的：首先要准确地找到然谷穴，用大拇指用力往下按，按下去后马上放松。当大拇指按下去的时候，穴位周围乃至整个腿部的肾经上都会有强烈的酸胀感，但随着手指的放松，酸胀感会马上消退。等酸胀感消退后，再按上面的方法按，如此重复 10～20 次。双脚上的然谷穴都要按。如果是自己给自己做，则两个穴位可以同时进行。

为什么要用这种手法？因为针灸里有"补"和"泻"的手法，推拿也一样。一般来说，快速的、强烈的刺激为泻法，柔和的、缓慢的刺激为补法。一个穴位，用补法与用泻法进行推拿，效果是不一样的，甚至相反。我们对然谷这个穴，用的是泻法。要把这个手法做对，才有明显的效果，不然，如果只是随便按一按、揉一揉，效果虽说仍然会有，但就要大打折扣了。

刚才我们说到重复按 10～20 次，到底是 10 次还是 20 次呢？那就要看你是否按到火候了。当你感觉酸胀感越来越难以退去，最后再也不退的时候，火候就算到了。这也是检测你这套开胃推拿动作做得是否到位的一个标准，做得到位，10 次就足够了，做得不到位，20 次以上恐怕也不行。当然，即使没到火候，效果总还是会有一些的。

推拿然谷后，我们会很快感到嘴里唾液腺兴奋，唾液分泌得多了。20 分钟后，人会产生饥饿感。这时候，可以吃东西了。不过这时千万不要暴饮暴食，吃到八分饱就可以了。平常体弱多病的中老年人和素来胃口不好的孩子尤其要注意，"物壮则老"，任何事情都不可过度，人生如此，养生亦如斯！

然谷穴还可以有效治疗糖尿病、烦躁口干、咽喉肿痛、遗尿、遗精。

1. 糖尿病：这个穴非常实用，尤其是对糖尿病很有效。古人称糖尿病为消渴，其实消渴和糖尿病是有一定区别的，二者只是类似，然谷穴是专门治消渴症的。然谷穴是肾经的荥穴。荥穴属火，肾经属水，然谷穴的作用就是平衡水火。如果心火太大，就拿这个水给浇一浇，使身体不致太热也不致太冷。如果总想喝水，心老起急，就是心火较旺，一揉然谷穴，就可以用肾水把心火降下来。

2. 烦躁口干：然谷穴是肾经的荥穴。荥穴属火，肾经属水，然谷穴的作用就是平衡水火。如果心火太大，就拿这个水给浇一浇，使身体不致太热也不致太冷。如果总想喝水，心老起急，就是心火较旺，一揉然谷穴，就可以用肾水把心火降下来。

如果夜里心烦睡不着觉，伴口干，然谷穴就派上用场。在睡觉之前揉揉然谷穴，不一会就会感觉嘴里有了好多唾液，不那么想喝水，也没那么烦躁了，自然也就能睡得踏实了。

所以然谷穴相当于专治阴虚火旺的中药大补丸。其实，中成药大补阴丸的补阴效果不是特别强，只是去火的效果还行。不过人的岁数越大，越不能去火，因为他就仗着这点火气，他这个火全是虚火，所以用穴位来灭虚火就行了。

3. 咽喉肿痛：心烦的时候，针灸容易上火，有时候会喉咙肿痛、发炎、不能咽唾液。这时候按然谷穴同样有效。肾经是通着喉咙的，虽然经络图上到腧府穴就结束了，但肾经"上咽喉辖舌本"，所以咽喉、舌头的问题它全管。当你突然失音，说不出话来，有两种情况：一种是咽喉特别干燥，另一种是有气无力。然谷穴适合第一种情况。

4. 遗尿、遗精、小便短赤：然谷穴还能治疗男科的专病——遗尿、遗精。对小便短赤（即尿少、很热、颜色发黄）等症状治疗效果也特别好。

然谷穴专治糖尿病（消渴）、咽喉肿痛、烦躁口干、小便短赤的机理，就在于然谷穴是肾经的荥穴，荥穴属火，肾经属水，然谷穴的作用就是平衡水火，专治阴虚火旺。

胃为肾之关门。胃属土，肾属水，土有克水之能，如果肾水要具有较好的流动性，它要输布全身的话，那肾水就一定要冲破土对它的克制、制约，如此水才能更好地输布全身。如果这样理解，从道理上来说是成立的，但人体的五行之中不光只有一个胃属土，还有一个脾也属土，若按上面的理解，那就不止是一个胃独为肾之关门，同样的道理，脾也可以成为肾之关门，可经书上却无此论述。从上述的分析可以得出，经书所言"胃为肾之关门"，然谷穴为荥穴、属火，它最大的特点是蒸化水湿，使地部之水蒸化为天部之气。肾水蒸化多了，肾经上行的气血也就多，所过之处也就寒，在穿行胃经之时会使胃经气血更多的降温。胃经气血降温多，它就会导致胃经和胃腑向寒转化，胃腑寒了，胃痛这个毛病也就产生了。当用逆经推按然谷穴后，肾经之火得以泻了，上行的肾水少了，胃经及胃腑不需要支付太多的热能去抵消肾经气血带来的寒，胃腑又回到了其正常的寒热状态，故其胃痛得以消。

太溪

【穴位一找准】取穴时，可采用正坐，平放足底或仰卧的姿势，太溪穴位于足内侧，内踝后方与脚跟骨筋腱之间的凹陷处。

【解剖】有胫后动、静脉；布有小腿内侧皮神经，当胫神经之经过处。

【功效】益肾纳气，培土生金。

【主治】头痛目眩，咽喉肿痛，牙痛，耳聋，耳鸣，咳嗽，气喘，胸痛咳血，消渴，月经不调，失眠，健忘，遗精，阳痿，小便频数，腰脊痛，下肢厥冷，内踝肿痛。

【刺灸法】直刺 0.5 ~ 0.8 寸；可灸。寒则点刺出血或泻而多灸，热则水针或泻针出气。

穴位详解

足少阴肾经穴，别名大溪穴，吕细穴。肾经水液在此形成较大的溪水，气血物质为地部经水及其气化之气，经水循肾经而传，气化之气吸热后上行天部。

太溪：太，大也。溪，溪流也。该穴意指肾经水液在此形成较大的溪水。本穴物质为然谷穴传来的冷降之水，至本穴后，冷降水液形成了较为宽大的浅溪，故名。大溪名意与此穴同。

吕细：吕，古代音乐十二律中的阴律也，总称六吕，此指穴内物质为纯阴之液。细，弱也、小也。吕细，意在形容穴内流行的地部经水水面宽大而流动缓慢，故名。

肾经腧：腧，输也。本穴为肾经经水的传输之处，故为肾经腧穴。

肾经原：原，本源、根源也。本穴输出的地部经水真正表现出肾经气血的本源特性，故为肾经原穴。

本穴属土。属土，指本穴气血运行变化表现出的五行属性。本穴物质为地部流行的经水，其变化为进一步的气化散热，表现出土的长养特征，故其属土。

临床上常有以下配伍：配然谷穴主治热病烦心，足寒清，多汗；配肾俞穴治肾胀；配支沟穴、然谷穴治心痛如锥刺。

凡是寒凉体质的人，都不妨通过常灸太溪穴，让温暖的生机进入寒体之内，让"体内的冰雪"变成春天的涓涓细流……大家不妨试一下！

太溪穴为肾经输穴、原穴，长于滋阴补肾、通调三焦，可用于治疗阴虚之消渴、咯血、吐血、衄血、咽喉肿痛、耳鸣、耳聋、口中热、咽干、唾痰如胶、牙龈肿痛、尿黄、便秘、肺肾两虚之咳喘，肾阳不足之遗精、阳痿、小便频数、失眠、腰酸、妇女不孕、先兆流产、习惯性流产、月经不调、绝经前后诸症。历代文献和临床未见有明显的禁忌症。

取太溪穴时，须令患者卧位或坐式，放松全身肌肉，并将袜子褪至露出足跟部。术者用定位的手拇指用力均匀地在内踝与跟腱之间反复仔细地按压，寻找患者感觉酸、痛、胀最为明显且为凹陷的地方，即为此穴的准确位置。一般多用捻转补法，即术者用同侧持针的手，左侧太溪用左手，右侧太溪用右手持1.5寸毫针垂直刺入约1寸深，待有酸、胀、麻等感觉时，施以拇指向前、食指向后同时微微向下按压针身，捻转幅度小于90度，频率大于180次/分的捻转补法。一般留针30分钟为宜，并在留针过程中嘱患者意念施针处，每10分钟行针一次，令针感向足跟、内踝或胫骨内侧放散。

太溪穴的日常保健需要注意四点事项：

1. 按揉太溪穴前后各喝300～500毫升的温热白开水；

2. 按揉力度不宜过大（太轻也不行），以感到穴位处有酸、麻、胀感即可；

3. 如果你没有痛感，而且刚按就陷下去了，说明你体质较虚弱，所以你要把它揉痛；一按就痛的，你要每天坚持，揉到它不痛，以后1～3天按揉一次也可；

4. 平时应尽量避免如房事过滥、腰背部着凉等。

大钟

【穴位一找准】正坐或仰卧位，在足内侧，内踝后下方，当跟腱附着部的内侧前方凹陷处。

【解剖】穴下为皮肤、皮下组织、跖肌腱和跟腱的前方、跟骨。皮肤由隐神经的小腿内支分布。皮下组织疏松，其内的浅静脉向前注入大隐静脉，跟腱前及两侧脂肪组织较多。在跟腱前，有胫后动、静脉和胫神经。针经皮肤、皮下筋膜穿小腿深筋膜刺入跟腱和胫神经干之间，或刺于神经干上，神经的前方即是与该神经伴行的胫后动脉和静脉。

【功效】益肾平喘，调理二便。

【主治】

1. 精神神经系统疾病：神经衰弱，精神病，痴呆，癔病；

2. 泌尿生殖系统疾病：尿潴留，淋病；

3. 其他：哮喘，咽痛，口腔炎，食道狭窄，便秘，疟疾。

【刺灸法】

刺法：直刺0.5～0.8寸，局部酸胀。

灸法：艾炷灸或温针灸3～5壮，艾条温灸5～10分钟。可灸。

穴位详解

脑的营养来自两条动脉：颈内动脉和椎动脉。大脑半球前2/3和部分间脑由颈内动脉供应。大脑半球后1/3以及部分间脑、脑干和小脑由椎动脉供应。进入中年后，随着年龄的增加，动脉管壁弹性下降，管腔狭窄，或受外界因素压迫（如颈椎骨质增生，使穿行在颈椎横突孔内上行的椎动脉受压），导致脑部血流量减少，出现头晕、目眩、耳鸣、记忆力减退等症状。

古人曰："天柱、大钟按摩宽，便是醒神腱脑丸。"坚持按摩天柱穴、大钟穴，再加上头顶按摩，可改善脑部血液循环，通畅气血，调和百脉，收到健脑防病之功效。

按摩大钟穴：大钟穴位于足内踝后五分的太溪穴下部与后跟腿侧边的交点。用大拇指指腹按压在该穴上，每侧由上而下按摩20次。

大钟穴是治疗多种慢性疾病的保健大穴。大钟穴是肾经的络穴，络膀胱经，主要的功效是排毒和御寒。它位于人体的足内侧，内踝下方，当跟腱附着部的内侧前方凹陷处，肾气不足的时候按下去肯定很痛。

所谓大钟，大，巨大也；钟，古指编钟，为一种乐器，其声浑厚洪亮。该穴意指肾经经水在此如瀑布从高处落下，声如洪钟，因此而得名"大钟"。大钟穴有益肾平喘、通调二便的功效。由于肾经连络气管，所以大钟穴能治疗支气管哮喘方面的疾病。此穴还有强腰壮骨、清脑安神的功效。

我们知道，络穴是治疗慢性病的，大钟穴也不例外。下面就为大家介绍几种慢性病的治疗方法。

1. 治疗失声：如果你的嗓子总是说不出话来，那么这一定是肾气不足或肾阴不足引起的。按揉大钟穴就管用。钟不敲不鸣，它是专门治疗失声的，一失声就不鸣了，敲敲大钟又能出声了。

2. 治疗恐惧：恐惧，俗话说就是底气不足。恐惧是肾上的慢性病之一。而络穴就是专治慢性病的。当然，恐惧不是一天两天就形成的，还可能会伴随人的一生，有人从小就胆小怕事，到老了也改不了，这主要就是肾虚、气不足造成的。所以，一旦意识到自己有恐惧情绪，要赶紧多揉大钟穴。

3. 治疗无精打采：有些人总想睡觉，还整天没精神，无精打采的，这些都是肾精不足的表现。所以要想精气神好，就得先从补肾开始。而补肾，平常就要多揉大钟穴。还有一些人心里想得都挺好，可老没劲做事情，或坚持不了多长时间，心有余而力不足，很多人会认为这些是没有意志力的表现，其实不然，这些同样是因为肾气不足引起的。只有把肾精补足了，才会有精神做自己想做的事。

4. 治疗足跟痛：肾主骨，所以凡是骨痛都和肾经有关，如足跟痛等。大钟穴就是治疗足跟痛的一个要穴。经常按揉此穴，对治疗足跟痛很有帮助。

此外，大钟穴配太溪穴、神门穴可以治心肾不交之心悸、失眠；配行间穴治虚火上炎之易惊善怒；配鱼际穴治虚火上炎之咽痛。总之，很多慢性病都可以用大钟穴治好。

水泉

【穴位一找准】正坐垂足或仰卧位，在足内侧，内踝后下方，当太溪直下1寸（指寸），跟骨结节的内侧凹陷处。

【解剖】穴下为皮肤、皮下组织、屈肌支持带、踝管及其内容。皮肤由隐神经的小腿内侧支分布。皮下组织内的浅静脉流向大隐静脉，向后外方则归流小隐脉。深筋膜发达，局部增厚，在内踝与舟骨、距骨、跟骨内侧面之间形成屈肌支持带，韧带和跟骨之间形成隧道似的踝管。管又由韧带深面的纤维向跟骨面发出间隔，将通过管内的肌腱之间和血管神经束分开。在踝管内，自前向后排列纤维鞘的内容有：胫骨后肌（腱）、趾长屈肌（腱）、胫后动静脉及胫神经、（踇）长屈肌（腱）。胫后动脉和胫神经在未入踝管前，发出跟内侧动脉和神经布于跟骨内侧面。

【功效】清热益肾，通经活络。

【主治】

1. 妇产科系统疾病：月经不调，闭经，月经过少，子宫脱垂，不孕症；

2. 其他：近视眼，膀胱痉挛。

【刺灸法】

刺法：直刺0.5 ~ 0.8寸，局部酸胀。

灸法：艾炷灸或温针灸3 ~ 5壮，艾条温灸5 ~ 10分钟。可灸。

穴位详解

对于女人来说，水泉穴可是个有用的穴位，女人一旦痛经就可以找身体里的利水大药——水泉穴。

具体方法是：痛经时用拇指按住水泉穴，先做向心方向推按，再顺时针方向揉按，按摩时以出现酸胀、麻痛的感觉为好，按5 ~ 10分钟即可。

那为什么按摩穴位有效呢？那是因为水泉穴是本经的郄穴，郄穴相当于人体的灭火器，是我们人体自带的专门用于急救的大药。这个穴位有活血通经之功效，止痛效果非常神奇。因此，对于痛经患者来说，发作时按揉水泉穴往往就可以起到很好的止痛效果。

水泉穴，顾名思义和"水"有关。一切与水液代谢失常有关的问题，比如女性经期肚子胀、月经不调，或男性膀胱炎、前列腺炎等，都可找水泉穴这位"利水大药"来调治。可见，此穴也

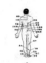
并非女性朋友的专利。

水泉穴是专门消水肿，治疗小便不利的。小便不利就是刚上完厕所，还没两分钟又想上，每次就撒一点。这是典型的肾气不足。西医通常诊断为泌尿系统感染。老年男性一般都有前列腺问题。每天要坚持多揉水泉穴。

水泉穴还有活血通经的作用。它通月经的效果很好，尤其是女性月经量特少，肚子胀得特别难受，但经血就是下不来，这时要赶紧揉水泉穴。

照海

【穴位一找准】该穴位于人体的足内侧，内踝尖下方凹陷处。外来经水屯于穴内，气化之气上行天之天部。

【解剖】在拇指外展肌止点；后方有胫后动、静脉；布有小腿内侧皮神经，深部为胫神经本干。

【功效】调阴宁神，通调二便。

【主治】咽喉干燥，痫证，失眠，嗜卧，惊恐不宁，目赤肿痛，月经不调，痛经，赤白带下，阴挺，阴痒，疝气，小便频数，不寐，脚气。

【刺灸法】直刺0.5～0.8寸；可灸。寒则点刺出血，热则补之灸之。

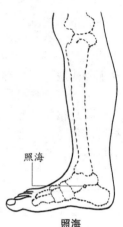

照海

穴位详解

足少阴肾经穴。见《针灸甲乙经》卷三，为足少阴、阴跷脉交会穴，别名阴跷穴，漏阴穴。肾经经水在此大量蒸发，气血物质为地部经水及其蒸发的水气。

照海：照，照射也。海，大水也。该穴意指肾经经水在此大量蒸发。本穴物质为水泉穴传来的地部经水，至本穴后形成一个较大水域，水域平静如镜，较多地接受天部照射的热能而大量蒸发水液，故名。

阴跷：阴跷，乃穴内气血有地部的经水和天部的阳气，气血特性体现了阴急而阳缓的阴跷脉特性，故名阴跷。

漏阴：漏，漏失也。阴，阴水也。漏阴，意指肾经经水在此漏失。本穴物质为地部经水，因受天部照射之热，经水气化蒸发如漏失一般，故名漏阴。

临床上常有以下配伍：配列缺穴、天突穴、太冲穴、廉泉穴治咽喉病症；配神门穴、风池穴、三阴交穴治阴虚火旺之失眠症。

该穴不但能缓解胸闷、嗓子干痛、声音嘶哑、慢性咽炎等症状，还对肩周炎、失眠有辅助作用，配肾俞、关元、三阴交等穴位，还可以主治月经不调。此外，如果你有失眠证，也可以借助照海穴来缓解。睡前揉几分钟照海穴，不仅可以滋阴降火、补肾益气，而且还可以让你舒舒服服地睡个好觉。

照海穴是咽痛和失眠者的福音。很多朋友可能会有这样体会，随着现代生活水平的提高，人们所处的环境也发生了翻天覆地的变化，高楼大厦，名庭别院，依山傍水，不仅居住环境舒适优雅，更重要的是家里高科技配置齐全，家电样样不缺，比如说夏天有空调，冬天有暖气。殊不知这种舒适环境背后对人体所造成的伤害。我们感官上冬天不冷了夏天也不怕热了，虽然人自觉舒适，可是我们自身对外界的适应能力却越来越薄弱。所以一到季节变化的时候，很多人身体就会出现不适症状，如咳嗽，咽喉肿痛，嗓子嘶哑等等，这种情况比比皆是。

治疗咳嗽，咽喉肿痛，嗓子嘶哑我们可以选用肾经上的照海穴。照海穴治疗嗓子嘶哑为什么有这么好的效果？早在孙思邈《千金要方》里就有记载，称此穴为"漏阴"意思是说如果这个穴出现问题，人的肾水减少，就会造成肾阴的亏损，引起虚火上升。如嗓子干疼，慢性咽炎，声音嘶哑等症状。另外，照海穴在奇经八脉中属于阴跷脉，与足少阴肾经交会，为八脉交会的要穴之一，具有滋肾清热之功效。经常揉按这个穴不仅能够调理阴跷脉还可以调理肾经。

中医专家在临床中也有发现，肾经上的照海穴不仅可以治疗咽喉肿痛嗓子嘶哑，还能改善失眠。因为"照海"和奇经八脉的阴跷脉相通，阴跷脉与眼睛相连，主管睡眠，因此照海可以用来滋阴安神，对于阴虚火旺导致的心神不安，难以入睡，照海是首选穴位。中医认为失眠是阴不入阳，除了吃得过饱或者太饿都会让人难以入睡外，其他原因引起的失眠也可以选用照海来治疗。

所以建议被失眠困扰的朋友，在睡觉前不妨摁摁照海穴，不仅可以滋阴降火，补肾益气，还可以让你舒舒服服地睡个好觉。

经常用嗓子工作的人，在每次赶场演出前或熬夜演出后，如果感觉嗓子不舒服，都可以用手揉摁照海穴来进行预防和治疗嗓子干痛。

睡前揉几分钟照海穴，不仅可以滋阴降火、补肾益气，而且还可以让你舒舒服服地睡个好觉，经常失眠的人可以多利用它。

照海穴是足少阴肾经上的重要穴位，也是八脉要穴之一，它位于人体的足内侧，内踝尖下方凹陷处。通阴跷脉，具有滋肾清热、通调三焦的功能。

复溜

【穴位一找准】正坐垂足或仰卧位，在小腿内侧，太溪直上2寸，跟腱的前方。

【解剖】穴下为皮肤、皮下组织、趾长屈肌、胫骨后肌。皮肤由隐神经的小腿内侧支分布。

【功效】补肾益阴，通调水道。

【主治】

1. 泌尿生殖系统疾病；

2. 精神神经系统疾病：小儿麻痹后遗症，脊髓炎；

3. 其他：功能性子宫出血，腹膜炎，痔疮，腰肌劳损。

【刺灸法】

刺法：直刺0.8～1寸，局部酸胀，有麻电感向足底放散。

灸法：艾炷灸或温针灸3～5壮，艾条温灸5～10分钟。可灸。

穴位详解

足少阴肾经穴，出《灵枢本输》，别名昌阳、伏白、外命，本经（金）穴。气血物质为天部之气，性温热，与肺金之气同性，散热后循肾经横传于交信穴。

复溜：复，再也。溜，悄悄地散失也。复溜，意指肾经的水湿之气在此再次吸热蒸发上行。本穴物质为照海穴传输来的寒湿水气，上行至本穴后因其此再次吸收天部之热而蒸升，气血的散失如溜走一般，故名复溜。

伏白：伏，隐藏、埋伏也。白，肺性之气也。伏白，意指本穴吸热溜散的水气隐伏着肺金之气的凉湿之性。本穴物质为照海穴传来的寒湿水气，在本穴吸热后温度上升而变为肺金之性的凉湿之气，故名伏白。

昌阳：昌，昌盛繁荣也。阳，阳气也。昌阳，意指肾经阳气至本穴后才变为昌盛繁荣之状。本穴物质为照海穴传来的寒湿水气，在本穴吸热后变为了天部的阳气，肾经阳气在此变得繁荣昌盛，故名昌阳。

肾经经穴：经，经过也，动而不居也。本穴物质为吸热上行的天部阳气，经过本穴动而不居，故为肾经经穴。

本穴属金。属金，指本穴气血运行变化表现出的五行属性。本穴物质为肾经的天部阳气，性温热，与肺金之气同性，故其属金。

交信

【穴位一找准】交信穴位于人体的小腿内侧，当太溪穴直上2寸，复溜穴前0.5寸，胫骨内侧缘的后方。

【解剖】在趾长屈肌中；深层为胫后动、静脉；布有小腿内侧皮神经，后方为胫神经本干。

【功效】益肾调经，通调二阴。

【主治】月经不调，崩漏，阴挺，泄泻，大便难，睾丸肿痛，五淋，疝气，阴痒，泻痢赤白，膝、股内廉痛。

【刺灸法】直刺0.5～1寸；可灸。寒则先泻后补或补之灸之，热则泻之。

穴位详解

足少阴肾经穴，阴跷脉的郄穴，别名内筋穴、竹柳穴，肾经经气由此交于三阴交穴，气血物质为水湿之气，吸热后横向外走三阴交穴。

交信：交，交流、交换也。信，信息也。该穴意指肾经经气由此交于三阴交穴。本穴物质为复溜穴传来的水湿之气，因其吸热扬散而质轻，因此从本穴外走脾经气血所在的天部层次，故名。

内筋：内，与外相对，指本穴交于三阴交穴的气血物质来自于肾经所处的内部。筋，肝风也。内筋，意指本穴气血以风气的形式由内向外传输。理同交信名解。

阴跷脉郄穴。郄，孔隙也。本穴既为肾经之穴同时又为阴跷脉之穴，但由于本穴气血为凉湿水气，外传脾经的气血是吸热后的气血，量不多，如从孔隙中外出一般，故为阴跷脉郄穴。

临床上常有以下配伍：配关元穴、三阴交穴治妇科疾患之月经不调；配太冲穴、血海穴、地机穴治崩漏；配中都穴治疝气；配阴陵泉穴治五淋；配中极穴治癃闭；配关元穴治阴挺。

筑宾

【穴位一找准】正坐或仰卧位，在小腿内侧，当太溪与阴谷的连线上，太溪上5寸，腓肠肌肌腹的内下方。

【解剖】穴下为皮肤、皮下组织、小腿三头肌、趾长屈肌。皮肤由隐神经的小腿内侧支分布。在皮下组织内，穴位后外侧，由胫神经在腘窝分出的腓肠内侧皮神经，与小隐静脉伴行于腓肠肌内、外侧头之间；腓肠外侧皮神经，由腓总神经分出，向下走行于小腿后区的外侧。在小腿中部，腓肠内、外侧皮神经合成腓肠神经，伴小隐静脉，继续向下外方走行，至足外侧缘。该穴下的小腿三头肌、趾长屈肌等由胫神经的肌支支配。

【功效】调理下焦，宁心安神。

【主治】

1. 精神神经系统疾病：精神病，癫痫；

2. 泌尿生殖系统疾病：肾炎，膀胱炎，睾丸炎；

3. 其他：神经性呕吐，小儿胎毒，腓肠肌痉挛。

【刺灸法】

刺法：直刺0.5～0.8寸，局部酸胀，针感向上扩散至大腿，向下可扩散至足底。

灸法：艾炷灸或温针灸3～5壮，艾条温灸5～10分钟。

寒则补之灸之，热则泻之。可灸。

穴位详解

足少阴肾经穴，阴维脉的郄穴，气血物质为天部的凉湿水气，散热后横向下行阴谷穴。

筑宾：筑，通祝，为庆祝之意。宾，宾客也。该穴意指足三阴经气血混合重组后的凉湿水气由此交于肾经。本穴物质为三阴交穴传来的凉湿水气（足三阴经气血在三阴交穴混合后既无热燥之性亦无寒冷之性），性同肺金之气，由此传入肾经后为肾经所喜欢，本穴受此气血如待宾客，故名。

阴维脉郄穴：郄，孔隙也。本穴既为肾经之穴，同时又为阴维脉之穴，而三阴交穴传入本穴的气血较为细少，如从孔隙中传来一般，故为阴维脉郄穴。

筑宾穴的主要功效是清热利湿、化痰安神、理气止痛。

在人体内，毒素最喜欢生长在有湿、瘀血、痰浊多的地方，而筑宾穴就是一个去毒的要穴。筑宾穴最能排除像烟毒及油漆味等污染空气的气毒，还可以解吃药后瘀积在体内的毒素。

太冲穴也是一个解毒的穴位，但它是从肝上解毒，即把肝毒排给肾脏，所以需要再解毒。揉筑宾穴就可以再解一遍毒，把体内毒素统统排出去，不让毒素损伤肝肾。当你把种种毒素排走了，脏血被过滤了，新鲜血液才能产生，这样才叫真正打通肾经，才是真正的补肾。

阴谷

【穴位一找准】该穴位于腘窝内侧，屈膝时，当半腱肌肌腱与半膜肌肌腱之间。

【解剖】在半腱肌腱和半膜肌腱之间；有膝上内侧动、静脉；布有股内侧皮神经。

【功效】益肾补阳，调理月经。

【主治】阳痿，疝痛，月经不调，崩漏，小便难，阴中痛，癫狂，膝股内侧痛。

【刺灸法】直刺0.8～1.2寸。寒则点刺出血或灸之或泻之，热则水针或补之。

穴位详解

肾经合穴，肾经的水湿之气在此汇合并形成大范围的水湿云气场，气血物质为天之下部的高浓度冷湿水气，部分冷降归于地部，小部分吸热后循肾经上行。

阴谷：阴，阴性水湿也。谷，肉之大会也，两山所夹空隙也。该穴意指肾经的水湿之气在此汇合并形成大范围的水湿云气常本穴物质为筑宾穴传来的水湿之气，行至本穴后聚集为水湿云气，水湿云气性寒冷，故名。

肾经合：阴谷合，汇合也。本穴为肾经的水湿之气汇合之处，故为肾经合穴。

本穴属水。属水，指本穴气血物质运行变化表现出的五行属性。本穴物质为天之下部的水湿云气，性寒冷，表现出水的润下特征，故其属水。

临床上常有以下配伍：配照海穴、中极穴治癃闭；配大赫穴、曲骨穴、命门穴治寒疝、阳痿、早泄、月经不调、崩漏。

身体因能够保持一定的体温，所以在气温非常高时，体温也会升高。于是，为了保持正常的体温，身体便会流汗，流汗乃是为调节体温。在剧烈运动之后也是同样，由于大脑中枢神经的命令，使分布在全身皮肤的汗腺打开而发汗。

但是，有些人只要热一点就流汗，没有活动也无缘无故的出汗，这种症状称为"多汗症"。但是，在工作及学习时，汗流浃背实在叫人难受。另外，与人会面时，满脸及整个身体都是汗，不仅自己觉得不舒服，也会带给对方不好的印象。而且流汗总会有异味，难免会带给人不卫生的感觉。自己汗流浃背，却看到对方滴汗不流，一副凉爽的样子，一定会很羡慕吧！

还有一种多汗症的人，白天不出汗，到了晚上却流个不停。这是所谓的睡汗，无疑是一种不正常的流汗。多汗症的原因有水分摄取过多，或生病等等。

还有因排尿作用不正常，在尿很难排出的情况下，体内的水分只有借助从汗腺出来的方法，而流出不必要的水分。然而，若是一般的多汗症，只要汗腺与中枢神经没有异常，用穴道指压法则能完全治愈。

汗是由肾经与膀胱经支配。所以，称为阴谷（即在膝盖关节内侧5厘米左右上方）的穴道与称为肾腧（即在第2腰椎左右2厘米处）的穴位，对治疗多汗症非常有效。阴谷能够缓和冲击肉体性、精神性的变化，更是有助于回复的穴位，肾腧穴是对因泌尿系统等不正常所引起的疾病，具有治疗效果的穴道。

一边缓缓吐气，一边同时用力按压这些穴6秒钟，至发痛为止。每天需有耐心做此穴位指压30次。如此，多汗可治愈。

横骨

【穴位一找准】在下腹部，当脐中下5寸，前正中线旁开0.5寸。仰卧位，在耻骨联合上际，当曲骨穴（任脉）旁开0.5寸处取穴。

【解剖】穴下为皮肤、皮下组织、腹直肌鞘前层、锥状肌、腹直肌、腹股沟镰（联合腱）、腹横筋膜、腹膜下筋膜。皮肤由髂腹下神经的前皮支分布。皮下组织由疏松结缔组织和脂肪组织构成。可分为脂性层和纤维层。两者在中线附着于腹白线，两侧向下，在腹股沟韧带下方约一横指处，附着在股前区的阔筋膜，但在耻骨联合与耻骨结节间的浅筋膜纤维层与阴囊（阴唇）、会阴浅筋膜相连。脂性层的个体差异与性别差异较大。两层之间有皮神经、浅静脉等经过。髂腹下神经的前皮支在耻骨结节上3厘米处，穿腹外斜肌腱膜，布于耻骨区的皮肤。其腹腔内对应器官是膀胱、小肠、乙头结肠下端。空虚的膀胱，其顶部不应超出耻骨联合上缘。

【功效】益肾助阳，调理下焦。

【主治】

1. 泌尿生殖系统疾病：尿道炎，尿潴留，遗尿，遗精，阳痿，睾丸炎；

2. 妇产科系统疾病：盆腔炎，附件炎，闭经，月经不调；

3. 其他：角膜炎。

【刺灸法】

刺法：直刺0.8～1.2寸，局部酸胀，针感可放散至小腹及外生殖器。注意针刺之前应排空膀胱，以免刺伤膀胱。

灸法：艾炷灸或温针灸3～5壮，艾条温灸10～15分钟。

寒则先泻后补或泻之或灸，热则补之。

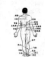
穴位详解

足少阴肾经穴，本经与冲脉之交会穴。气血物质为天部的水湿云气，受热后循肾经上传大赫穴及输散腹部各处。

横骨：横，指穴内物质为横向移动的风气也。骨，指穴内物质中富含骨所主的水液。该穴意指肾经的水湿云气在此横向外传。本穴物质为阴谷穴横行传至的冷湿水气，至本穴后，因吸热胀散并横向传于穴外，外传的风气中富含水湿，故名。

下极：下，指本穴位于胸腹的最下部。极，屋顶之意，指穴内物质为天部之气。下极，意指肾经气血在本穴达到了它所能上行的最高点。本穴物质为阴谷穴传来的寒湿水气，因其寒湿滞重要靠不断地吸热才能上行，而本穴则是肾经下部经脉气血上行所能到达的最高点，故名下极。

屈骨：屈，亏缺之意。骨，阴性水液也。屈骨，意指肾经气血由于本穴的向外散失而处于亏缺之状。本穴物质为阴谷穴传来的寒湿水气，量不大，至本穴后因受热而胀散并散失肾经之外，肾经气血因此更加亏缺，故名屈骨。屈骨端名意与屈骨近同，端指肾经吸热上行的气血在此到达顶端。

曲骨端：曲，隐秘也。骨，肾主的水液也。端，极点、尽头也。曲骨端，意指肾经吸热上行的水湿至此已到尽头。理同屈骨名解。

大赫

【穴位一找准】仰卧位，在下腹部，当脐中下4寸，前正中线旁开0.5寸。

【解剖】穴下为皮肤、皮下组织、腹直肌鞘前层、腹直肌腹横筋膜、腹膜下筋膜。皮肤由髂腹下神经的前皮支分布。腹腔内相对应的器官为小肠、乙状结肠。

【功效】益肾助阳，调经止带。

【主治】

1. 泌尿生殖系统疾病：遗精，早泄，阳痿，睾丸炎；

2. 妇产科系统疾病：月经不调，盆腔炎。

【刺灸法】

刺法：直刺0.8～1.2寸，局部酸胀，有时针感可向上传至胸腹部，向下传至会阴部。注意针刺之前应排空膀胱，以免刺伤膀胱。

灸法：艾炷灸或温针灸3～5壮，艾条温灸5～10分钟。

寒则补之灸之，热则泻针出气。可灸。

穴位详解

足少阴肾经穴，本经与冲脉之交会穴，别名阴维穴，阴关穴，体内冲脉的高温高湿之气由本穴外传肾经，气血物质为强劲的高温高压之气，循肾经上传。

大赫：大，大也、盛也。赫，红如火烧十分显耀也。大赫，意指体内冲脉的高温高湿之气由本穴而出肾经。本穴物质为体内冲脉外出的高温高压水湿之气，因其高温而如火烧一般显耀，因其高压而气强劲盛大，故名大赫。

阴维：此名是从本穴的特定功能上而言的。本穴物质为冲脉外传的高温高压水气及横骨穴传来的寒湿水气，在冲脉强劲之气的带动下，横骨穴传来的寒湿水气由此输布胸腹各部，有维护胸腹阴面阴液的作用，故名阴维。

阴关：阴，阴液也。关，关卡也。阴关，意指冲脉外输的强劲热只能带动本穴天部的水湿之气上行，而对穴内流行的地部经水则无此作用，阴性水液只能循肾经下行。

冲脉、足少阴之会：理同大赫名解。

临床上常有以下配伍：配阴交穴、肾腧穴、带脉穴、大敦穴、中极穴治阳痿、遗精、带下；配命门穴、肾腧穴、志室穴、中极穴、关元穴治男科病、不育症。

气穴

【穴位一找准】仰卧位，在横骨上2寸，在下腹部，当脐中下3寸，前正中线旁开0.5寸。

【解剖】穴下为皮肤、皮下组织、腹直肌鞘前层、腹直肌、腹横筋膜、腹膜下筋膜。皮肤由第十一、十二胸神经前支和第一腰神经的前皮支分布。腹腔内相应的器官为大网膜、小肠等。

【功效】调理冲任，益肾暖胞。

【主治】

1. 泌尿生殖系统疾病：尿路感染，遗精，阳痿，阴茎痛，肾炎，膀胱麻痹；

2. 妇产科系统疾病：月经不调，不孕症；

3. 其他：腹泻，角膜炎。

【刺灸法】

刺法：直刺 0.8 ~ 1.2 寸，局部酸胀，针感可放散至小腹。

灸法：艾炷灸或温针灸 3 ~ 5 壮，艾条温灸 10 ~ 15 分钟。

寒则补之灸之，热则泻针出气。可灸。

穴位详解

足少阴肾经穴，本经与冲脉之交会穴，肾经冲脉气血在此变为和缓的热气，气血物质为热性水气，循肾经上传及散输小腹各部。

气穴：穴内物质为气态物也。本穴物质为大赫穴传来的高温高压水气，至本穴后，快速强劲的高温高压水气势弱缓行并扩散为温热之性的气态物，故而得名。

胞门：胞，胞宫也。门，出入的门户也。胞门，意指胞宫的外输气血由此外出冲脉。本穴物质为天部的温热之气，此气来源于胞宫，在本穴开始向冲脉以外传输，是冲脉气血外出的主要门户，故名胞宫。子户名意与胞宫同。

冲脉、足少阴之会：本穴物质既有肾经气血又有冲脉气血，故为冲脉、足少阴之会。

四满

【穴位一找准】在下腹部，当脐中下 2 寸，前正中线旁开 0.5 寸。

【解剖】在腹内、外斜肌腱膜，腹横肌腱膜及腹直肌中；有腹壁下动、静脉肌支；布有第十一肋间神经。

【功效】调经利水。

【主治】月经不调，崩漏，带下，不孕，产后恶露不尽，小腹痛，遗精，遗尿，疝气，便秘，水肿。

【刺灸法】直刺 0.8 ~ 1.2 寸，可灸。先泻后补或点刺出血或灸之，热则水针或补之。可灸。

穴位详解

冲脉、足少阴之会，别名髓府，髓中，髓海，"海"为汇聚之处。四海是髓海、血海、气海、水谷之海的合称。脑为髓海，冲脉为血海，膻中为气海，胃为水谷之海。肾经冲脉气血在此散热冷凝，气血物质为天部的寒湿水气，散热冷降下行于中注穴。

四满：四,四面八方也。满，充斥、充满也。四满，意指肾经冲脉气血在此散热冷凝、充斥穴内各个空间。本穴物质为气穴传来的热性水气，水气上行至此后热散冷凝化为雾状水滴并充满穴周，故名四满。

髓府:髓,肾之精也,寒性水湿之气也。府,府宅也。髓府,意指肾经冲脉气血在此化为寒湿水气。本穴物质为气穴传来的热性水气，至本穴后热性水气散热冷凝而变为寒性水气，故名髓府。髓中、髓海名意与髓府同。

冲脉、足少阴之会：本穴物质既有肾经气血又有冲脉气血，故为冲脉、足少阴之会。

中医认为四海即髓海、血海、气海、水谷之海的总称，为人体气血精髓等精微物质汇聚之所。"海"是江河之水归聚之处。经络学说认为十二经脉内流行的气血像大地上的水流一样，如百川归海，故《灵枢海论》指出："人有髓海，有血海，有气海，有水谷之海，凡此四者，以应四海也。"

四海的部位与气街的部位类似，髓海位于头部，气海位于胸部，水谷之海位于上腹部，血海位于下腹部，各部之间相互联系。

四海主持全身的气血、津液，其中脑部髓海为元神之府，是神气的本源，脏腑经络活动的主宰；胸部为气海，宗气所聚之处，贯心脉而行呼吸；胃为水谷之海，是营气、卫气的化源之地，即气血生化之源;冲脉为十二经之海，起于胞宫，伴足少阴经上行，为十二经之根本，三焦原气之所出，乃人体生命活动的原动力，又称"血海"。

四海理论进一步明确了经气的组成和来源。四海病变，主要分为有余、不足两大类，临床上可据此辨证施治。

四海的部位与气街的划分有相似之处。《灵枢海论》篇以胃、冲脉、膻中、脑四个部位，分别称为水谷之海、血海、气海、髓海，并指出了四海各有输注的腧穴。《灵枢海论》篇说："胃者，水谷之海，其输上在气街（气冲穴），下至三里；冲脉者，为十二经之海，其输上在于大杼，下出于巨虚之上下廉；膻中者，为气之海，其输上在于柱骨之上下，前在于人迎；脑为髓之海，其输上在于盖，下在风府"。其中柱骨之上下，是指颈项部；髓海之输上在于盖，是指头顶的百会穴。

中注

【穴位一找准】该穴位于人体的下腹部，当脐中下 1 寸，前正中线旁开 0.5 寸。

【解剖】在腹内、外斜肌腱膜，腹横肌腱膜及腹直肌中；有腹壁下动、静脉肌支；布有第十肋间神经。

【功效】调和月经，通调腑气。

【主治】月经不调，腰腹疼痛，大便燥结，泄泻，痢疾。

【刺灸法】直刺 0.8 ~ 1.2 寸；可灸。寒则通之或点刺出血或先泻后补或灸之，热则补之或水针。

穴位详解

足少阴肾经穴。中注穴，出《针灸甲乙经》，冲脉、足少阴之会，肾经冲脉经水由此注入体内，气血物质为地部经水，由地之表部注入地之地部。

中注：中，与外相对，指里部。注，注入也。该穴意指肾经冲脉的冷降经水由此注入体内。本穴物质为四满穴传来水津湿气，至本穴后则散热冷降为地部经水并由本穴的地部孔隙注入体内，故名。

冲脉、足少阴之会：本穴物质既有肾经气血又有冲脉气血，故为冲脉、足少阴之会。

临床上常有以下配伍：配肾腧穴、委中穴、气海穴腧穴治腰背痛；配血海穴、肾腧穴、太冲穴、三阴交穴、阴交穴、中极穴治妇科病、月经不调、卵巢炎、睾丸炎、附件炎。

肓腧

【穴位一找准】该穴位于人体的腹中部，当脐中旁开 0.5 寸。

【解剖】在腹内、外斜肌腱膜，腹横肌腱膜及腹直肌中；有腹壁下动、静脉肌支；布有第十肋间神经。

【功效】理气止痛，润燥通便。

【主治】腹痛绕脐，呕吐，腹胀，痢疾，泄泻，便秘，疝气，月经不调，腰脊痛。

【刺灸法】直刺 0.8 ~ 1.2 寸；可灸。寒则补之灸之，热则深刺而泻。

穴位详解

足少阴肾经穴，别名肓腧穴，子户，冲脉、足少阴会穴，胞宫中的膏脂之物由此外输体表，气血物质为膏脂之物，散热冷凝并输散于腹表各部。

肓腧：肓，心下膈膜也，此指穴内物质为膏脂之类。腧，输也。该穴意指胞宫中的膏脂之物由此外输体表。本穴物质来自胞宫中的膏脂之物，膏脂之物由本穴的地部孔隙外输体表，故而得名（何以知本穴物质来自胞宫？其理如下：本穴位居脐旁，而脐则为人体胸腹部体表的重力场中心，本穴外输的气血物质必定是来自与之全息对应的体内重力场中心附近脏器。体内的重力场中心为二肾，相邻的脏器有胞宫和膀胱，但本穴位于冲脉，这就决定了本穴的气血物质是来自胞宫而非膀胱）。

肓腧：肓，昏暗之意，指穴内外输的气血物质为膏脂，混浊不清，有别于肾经经水应有的清也。腧，输也。肓腧穴，意指本穴气血为胞宫外传的膏脂之物。理同肓腧名解。子户名意与肓腧穴同。

冲脉、足少阴之会。本穴物质既有肾经气血又有冲脉气血，故为冲脉、足少阴之会。

临床上常有以下配伍：配天枢穴、足三里穴、大肠腧穴治便秘、泄泻、痢疾；配中脘穴、足三里穴、内庭穴、天枢穴治胃痛、腹痛、疝痛、排尿、尿道涩痛等症。

商曲

【穴位一找准】仰卧位，在上腹部，当脐中上 2 寸，前正中线旁开 0.5 寸。

【解剖】穴下为皮肤、皮下组织、腹直肌鞘及鞘内腹直肌、腹横筋膜、腹膜下筋膜。皮肤由第八、

九、十肋间神经的前皮支分布。腹直肌鞘前、后层在腹直肌内侧缘合，向内移行腹白线。穴位深部，腹腔内相对应器官有大网膜、小肠，胃充盈时，可达此穴深面。

【功效】健脾和胃，消积止痛。

【主治】消化系统疾病：胃炎，胃痉挛，胃下垂，肠炎，痢疾，便秘。

【刺灸法】

刺法：直刺 0.5～0.8 寸，局部酸胀，针感可放散至上腹。

灸法：艾炷灸或温针灸 3～5 壮，艾条温灸 10～15 分钟。

寒则点刺出血或先泻后补，热则补之。可灸。

穴位详解

足少阴肾经穴，本经与冲脉之交会穴，别名高曲穴，商谷穴，肾经冲脉气血在此吸热后缓慢上行，气血物质为温性水气，循肾经横传石关穴。

商曲：商，漏刻也。曲，隐秘也。该穴意指肾经冲脉气血在此吸热后缓慢上行。本穴物质为肓腧以下各穴上行的水湿之气，至本穴后散热冷缩，少部分水气吸热后特经上行，如从漏刻中传出不易被人觉察，故名。

高曲：高，高处也，天部之气也。曲，隐秘也。高曲，意指肾经冲脉的水气在此吸热后缓慢上行。理同商曲名解。

商谷：商，漏刻也。谷，两山所夹空隙也。商谷，意指本穴周范围内的寒湿水气吸热后皆由本穴上行。

冲脉、足少阴之会：本穴物质既有肾经气血又有冲脉气血，故为冲脉、足少阴之会。

这个穴位具有清热降温的功效；按摩这个穴位，对腹痛、泄泻、便秘、肠炎、腹中积聚等不适症状，具有显著疗效；配中脘穴、大横穴，治疗腹痛、腹胀；配支沟穴，治疗便秘；配大肠腧穴、天枢穴，治疗泄泻、痢疾。

石关

【穴位一找准】该穴位于人体的上腹部，当脐中上 3 寸，前正中线旁开 0.5 寸。

【解剖】在腹直肌内缘，有腹壁上动、静脉分支；布有第九肋间神经。

【功效】攻坚消满，补肾种子。

【主治】呕吐，腹痛，便秘，产后腹痛，妇人不孕，膈肌痉挛。

【刺灸法】直刺 0.5～0.8 寸；可灸。寒则点刺出血或先泻后补或灸之，热则水针或补之。

穴位详解

足少阴肾经穴，出《针灸甲乙经》。《太平圣惠方》作右关。别名石阙。属足少阴肾经。冲脉、足少阴之会，肾经冲脉气血在此冷降为地部水液，气血物质为天部的水湿之气及地部的冷降经水，水湿之气少部分吸热后循肾经上行，大部分散热后冷降归地，地部经水则循肾经下行。

石关：石，肾所主的水也。关，关卡也。该穴意指肾经冲脉气血在此冷降为地部水液。本穴物质为商曲穴传来的水湿之气，至本穴后散热冷降为地部水液，地部水液不能循肾经上行，故名。石门名意与石关同。

石阙：石，肾所主之水也。阙，牌坊标记之意。石阙，意指肾经冲脉的冷降水液在此停止不能前行。理同石关名解。

食关：食，胃所受之五谷也，此指脾土物质。关，关卡也。食关，意指随冲脉气血上扬的脾土尘埃在此冷降不能上行。理同石关名解。

冲脉、足少阴之会：本穴物质既有肾经气血又有冲脉气血，故为冲脉、足少阴之会。

临床上常有以下配伍：配中脘穴、内关穴治胃痛、呕吐、腹胀；配三阴交穴、阴交穴、肾腧穴治先兆流产和不孕症。

阴都

【穴位一找准】仰卧位，在上腹部，当脐中上 4 寸，前正中线旁开 0.5 寸。

【解剖】穴下为皮肤、皮下组织、腹直肌鞘及鞘内腹直肌、腹横筋膜、腹膜下筋膜。皮肤由第七、八、九肋间神经的前皮支重叠分布（参看商曲、肓腧穴）。

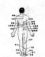

【功效】调理胃肠，宽胸降逆。

【主治】

1. 呼吸系统疾病：支气管炎，哮喘，肺气肿；

2. 五官科系统疾病：结膜炎，角膜白斑；

3. 其他：胸膜炎，疟疾。

【刺灸法】

刺法：直刺0.5～0.8寸，局部酸胀，针感可放散至上腹。不可深刺，以免刺伤胃。

灸法：艾炷灸3～5壮，艾条温灸10～15分钟。寒则点刺出血或先泻后补或灸之，热则补之或水针。可灸。

穴位详解

足少阴经与冲脉之交会穴，别名食宫穴，通关穴，不宫穴，肾经冲脉的上行水气在此集散，气血物质为凉湿水气，大部分冷降后下走腹通谷穴，小部分吸热后上行天部。

阴都：阴，阴凉水湿也。都，都市也。该穴意指肾经冲脉的上行水气在此集散。本穴物质为石关穴吸热上行的水湿之气，至本穴后为云集之状，穴外气血不断地聚集本穴同时又不断地向外疏散，本穴如有都市的聚散作用，故名。

食宫：食，胃所受之五谷也，此指脾土物质。宫，宫殿也，大的居住地也。食宫，意指随肾经冲脉气血上行的脾土尘埃在此冷降归地。本穴物质为石关穴吸热上行的水湿之气，至本穴后散热冷降归于地部，随冲脉气血上扬的脾土尘埃亦回落地部，如同回到脾土应有的居住之地，故名食宫。

通关：通，通过也。关，关卡也。通关，意指肾经冲脉的水湿之气在此仍有部分吸热上行。本穴物质为石关穴传来的水湿之气，性寒湿，其变化主要是散热冷降，因此寒湿水气大部分不能循肾经继续上行，只有小部分水气吸热后循肾经上行并保持肾经气血的流畅传递，此部分上行气血如闯关而行一般，故名通关。

不宫：不，否定词，否定之意。宫，宫殿也。不宫，意指本穴冷降于地的脾土尘埃不能存留穴内。如食宫之名解，本穴天部的脾土尘埃冷降归地后，由于肾经上部经脉有经水经本穴下传，本穴的降地脾土无法存留穴内，故名不宫。

冲脉、足少阴之会：本穴物质既有肾经气血又有冲脉气血，故为冲脉、足少阴之会。

临床上常有以下配伍：配巨阙穴治心中烦满；配三阴交穴、血海穴治闭经；配中脘穴、天枢穴、足三里穴、四缝穴治纳呆及小儿疳积。

通谷

【穴位一找准】该穴位于人体的足外侧，足小趾本节（第五跖趾关节）的前方，赤白肉际处。

【解剖】有趾跖侧动、静脉；布有趾跖侧固有神经及足背外侧皮神经。

【功效】健脾和胃，宁心安神。

【主治】腹胀，腹痛，呕吐，心悸，胸痛，头痛，项强，目眩，鼻出血，癫狂。

【刺灸法】直刺0.5～0.8寸。可灸。寒则点刺出血或先泻后补或灸之，热则补之。

穴位详解

足太阳膀胱经穴位，膀胱经经气在此散热冷降，气血物质为天部的水湿之气，大部分水湿冷降归地后回流至阴穴，小部分吸热后上行天之天部。

足通谷：通，通道、通行也。谷，肉之大会也，两山中间的空旷之处也。该穴意指膀胱经经气在此冷降归地。本穴物质一为膀胱经上部经脉下行的寒湿水气，二为至阴穴上传于此的天部湿热水气，二气交会后的运行变化主要是散热缩合冷降，冷降之水循膀胱经回流至阴穴，故名。

膀胱经荥穴：荥，极小的水流也。本穴物质为天部的水湿之气，其变化主要为散热冷降，冷降的地部经水极为细小，故为膀胱经荥穴。

本穴属水。属水，指本穴气血表现出的五行属性。本穴物质为天部的水湿之气，其变化为散热冷降，表现出水的润下特征，故其属水。

临床上常配大椎穴治项强。

幽门

【穴位一找准】该穴位于人体的上腹部，当脐中上 6 寸，前正中线旁开 0.5 ~ 0.7 寸。

【解剖】在腹直肌内缘，有腹壁上动、静脉分支；布有第七肋间神经。

【功效】健脾和胃，降逆止呕。

【主治】腹痛，呕吐，善哕，消化不良，泄泻，痢疾，胃痉挛，慢性胃炎等。

【刺灸法】直刺 0.5 ~ 0.8 寸，不可深刺，以免伤及内脏；可灸。寒则先泻后补或点刺出血或灸，热则补针。

穴位详解

足少阴肾经穴，冲脉、足少阴之会，别名上门穴，上关穴，幽关穴，肾经冲脉的寒湿水气在此吸热后极少部分循经上行，气血物质为寒湿水气，大部分寒湿水气散热冷降，小部分则吸热循经上行。

幽门：幽，深长、隐秘或阴暗的通道。门，出入的门户。该穴意指肾经冲脉的寒湿水气在此吸热后极少部分循经上行。本穴物质为腹通谷穴传来的寒湿水气，因其性寒湿滞重，至本穴后，在外部传入之热的作用下只有极少部分水湿循经上行，肾经冲脉气血从此由寒湿之性转而变温热之性，故名。幽关名意与幽门同。

上门穴：上，上行也。门，出入的门户也。上门，意指肾经冲脉的寒湿水气在此吸热上行。

冲脉、足少阴之会。本穴物质既有肾经气血又有冲脉气血，故为冲脉、足少阴之会。

临床上常有以下配伍：配玉堂穴治烦心呕吐；配中脘穴、建里穴治胃痛、噎嗝、呕吐；配天枢穴治腹胀、肠鸣、泄泻。

步廊

【穴位一找准】在胸部，当第五肋间隙，前正中线旁开 2 寸。

【解剖】穴下为皮肤、皮下组织、胸大肌、肋间外膜、肋间内肌、胸横肌、胸内筋膜。皮肤由第四、五、六肋间神经的前皮支重叠分布。穴位下胸腔内相应器官有：右侧第五肋间隙深面的胸内筋膜相邻于肺前缘及其表面的胸膜，其深面是心脏右侧。缘左侧第五肋间隙深面的胸内筋膜除相邻于肺与胸膜外，由于肺前缘有心切迹，心及其外面包裹的心包膜直接贴于胸前壁，心尖最远在第五肋间隙的投影可距胸前正中线约 7 ~ 9 厘米。该穴不能深刺。

【功效】宽胸理气，止咳平喘。

【主治】

1. 呼吸系统疾病：支气管炎，哮喘；

2. 精神神经系统疾病：肋间神经痛，嗅觉减退；

3. 其他：胸膜炎，鼻炎，胃炎，腹直肌痉挛。

【刺灸法】

刺法：斜刺或平刺 0.5 ~ 0.8 寸，局部酸胀，针感可放散至上腹。不可深刺，以免造成气胸。

灸法：艾炷灸 3 ~ 5 壮，艾条温灸 10 ~ 15 分钟。

寒则补之灸之，热则泻针出气。可灸。

穴位详解

足少阴肾经穴，别名步郎，肾经上传的湿冷水气在此吸热后化风上行，气血物质为水湿风气及脾土微粒，循肾经向上传输。

步，步行也。廊，走廊也。该穴意指肾经上传的湿冷水气在此吸热后化风上行。本穴物质为幽门穴传来的寒湿水气，至本穴后，水气吸热胀散化风而行，风气吹刮地部的脾土微粒滚动向上，如人在走廊中行走一般，故名。步郎名意与步廊同。

临床上常有以下配伍：配定喘、列缺穴治外感和内伤喘咳；配心腧穴、内关穴治胸痹、心悸怔忡。

冲脉气血与肾经并行，何以自本穴起单为肾经气血而无冲脉气血？这是因为，冲脉气血为高温高压高湿的水气，它自大赫穴起一直带动肾经的寒湿水气上行，至本穴后，冲脉气血原有的高温高压高湿特性已无，气血物质只剩下肾经的寒湿之性，故自本穴起，气血物质单属肾经。

神封

【穴位一找准】在胸部，当第四肋间隙，前正中线旁开2寸。

【解剖】穴下为皮肤、皮下组织、胸大肌、肋间外膜、胸横肌、胸内筋膜等。皮肤由第三、四、五肋间神经的前皮支重叠分布。穴位下，胸腔内相应器官有：右侧与肺及胸膜相对应；左侧在第四肋间隙与胸内筋膜的深面是心脏及其表面包裹的心包膜。心的左侧界在该穴下，距胸前正中线5～6厘米，其前面有不同程度地被胸膜及肺覆盖，不宜深刺。

【功效】宽胸理肺，降逆止呕。

【主治】

1. 呼吸系统疾病：肺炎，支气管炎，哮喘；

2. 其他：肋间神经痛，胸膜炎，心动过速，乳腺炎，腹直肌痉挛。

【刺灸法】

刺法：斜刺或平刺0.5～0.8寸，局部酸胀。不可深刺，以免刺伤心、肺。

灸法：艾炷灸3～5壮，艾条温灸10～15分钟。

寒则补而灸之，热则泻针出气。可灸。

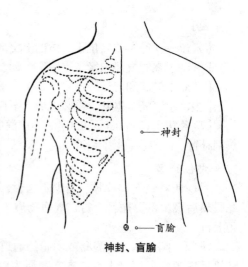

神封、盲腧

穴位详解

足少阴肾经穴，肾经经气在此散热冷缩，气血物质为天部之气，大部分散热冷缩后循肾经下行，少部分吸热上行。

神，与鬼相对，指穴内的物质为天部之气。封，封堵也。该穴意指肾经吸热上行至此的经气在此散热冷缩。本穴物质为步廊穴传来的水湿风气，至本穴后，水湿风气势弱缓行并散热冷缩，大部分冷缩之气不能循经上行，如被封堵一般，故名。

临床上常配阳陵泉穴、支沟穴治胸胁胀痛。

很多人可能都认为咳嗽是小问题，不足为虑，所以对此并不在意，即使自己在经常不断地咳嗽，也懒得理会。其实，恰恰正是像咳嗽这种不起眼的小疾，更有可能诱发隐藏在人体中的大病。

神封穴里的"神"，与鬼相对，指穴内物质为天部之气；封，封堵的意思。"神封"的意思是指肾经吸热上行的经气在这里散热冷缩。本穴物质为步廊穴传来的水湿风气，到达本穴后，水湿风气势弱缓行，并散热冷缩，大部分冷缩之气不能循经上行，就像被封堵了一样，所以名为"神封"。

中医艾灸认为这个穴位主治：

1. 具有降浊升清的作用；

2. 长期按揉或艾灸这个穴位，对咳嗽、气喘、呕吐、不嗜饮食等疾患，具有良好的治疗效果；

3. 配阳陵泉穴、支沟穴，治疗胸胁胀痛；配肺腧穴、太渊穴，有宣肺理气、止咳平喘的作用，能够治疗咳嗽；配肝腧穴、阳陵泉，有疏肝利胆、镇静止痛的作用，

灵墟

【穴位一找准】灵墟穴位于人体的胸部，当第三肋间隙，前正中线旁开2寸。

【解剖】穴下为皮肤、皮下组织、胸大肌、肋间外膜、肋间内肌、胸内筋膜。皮肤由第二、三、四肋间神经的前皮支重叠。分布在第三肋间隙深面，胸内筋膜后面有胸膜、肺、心脏及其外面的心包膜。心脏在该左侧间隙距胸前正中线为3～4厘米。胸廓内动脉起于锁骨下动脉，在肋软骨及其之间的肋间结构的后方，和胸内筋膜、胸横肌前方下，降距胸骨两侧缘1～2厘米处下行，并有同外静脉伴行。沿途分支至肋间隙，和胸主动脉的肋间后动脉相互吻合。膈神经位于动脉的后方下降，经肺根前面下降至膈肌、胸膜壁层、心包及膈下腹膜。

【功效】疏肝宽胸，肃降肺气。

【主治】咳嗽，气喘，痰多，胸胁胀痛，呕吐，乳痈。

【刺灸法】斜刺或平刺0.5～0.8寸；可灸。寒则补而微灸，热则深刺泻针出气。

穴位详解

足少阴肾经穴，肾经经气在此吸热蒸升，穴内气血空虚，气血物质为稀薄的干热之气，由穴内向经穴外部扩散。

灵，神灵也，与鬼相对，所指为天部之气。墟，土丘或故城遗址，指穴内物质空虚荒无。本穴物质为神封穴传来的极少水气，至本穴后因受热而蒸升于上，穴内气血如同废墟一般，故名。

临床上常有以下配伍：配足三里穴、中脘穴、内关穴治呕吐、纳呆；配神门穴、神藏穴治失眠健忘。

神藏

【穴位一找准】该穴位于人体的胸部，当第二肋间隙，前正中线旁开 2 寸。

【解剖】在胸大肌中，有肋间外韧带及肋间内肌；有第二肋间动、静脉；布有第二肋间神经前皮支，深层正当第二肋间神经。

【功效】宽胸理气，化痰止咳。

【主治】咳嗽，气喘，胸痛，烦满，呕吐，不嗜食。

【刺灸法】斜刺或平刺 0.5 ~ 0.8 寸；可灸。寒则补针或灸，热则泻针出气。

穴位详解

足少阴肾经穴，出《针灸甲乙经》，经穴之外天部的寒湿水气由此汇入肾经，气血物质为天部的寒湿之气，由穴外的天部汇入本穴。

神，与鬼相对，所指为天部之气。藏，收藏也，指气血物质由穴外汇入穴内。

本穴为肾经之穴，所处为肾经的北方寒湿之地，由于肾经部经脉无物传至本穴，经穴之外天部的冷缩水气因之汇入穴内，本穴如同神气的收藏之地，故名。

临床上常有以下配伍：配天突穴、内关穴、太冲穴治梅核气；配心腧穴、玉堂穴治胸痹、噎膈、冠心病、心肌梗死。

彧中

【穴位一找准】取穴时，可采用正坐或仰卧的姿势，该穴位于人体胸部，在腧府穴正下方，下一肋间隙中。

【解剖】在胸大肌中，有肋间外韧带及肋间内肌；有第一肋间动、静脉；布有第一肋间神经前皮支，深层为第一肋间神经，皮下有锁骨上神经前支。

【功效】宽胸顺气，止咳平喘。

【主治】咳嗽，气喘，痰壅，胸胁胀满，不嗜食。

【刺灸法】斜刺或平刺 0.5 ~ 0.8 寸；可灸。寒则补针多留或灸，热则泻针出气。

穴位详解

足少阴肾经，别名或中穴，肾经的寒湿水气在此化为天部阳气，气血物质为天部的阳气，循肾经上传于腧府穴。

彧，茂盛的样子。中，与外相对，指穴之内部。彧中，意指肾经的寒湿水气在此吸热后化为充盛的阳气。本穴物质为神藏穴上传的水气，至本穴后，水气吸热而化为充盛于穴内的阳气，肾经气血在此重又恢复其茂盛之状，故名彧中。或中名意与彧中同，"或"为"彧"之讹传。

临床上常有以下配伍：配风门穴、肺腧穴治外邪袭肺；配天突穴、间使穴、华盖穴治咽喉肿痛。

腧府

【穴位一找准】在胸部，当锁骨下缘，前正中线旁开 2 寸。

【解剖】穴下为皮肤、皮下组织、胸大肌、锁骨下肌。皮肤由锁骨上神经的前皮支分布。锁骨下肌起于第一肋，向上外方而止于锁骨的肩峰端，由臂丛的锁骨下神经支配。膈神经由颈丛发出以后，在颈根部走行于胸膜顶的前内侧、锁骨下动静脉之间、迷走神经的外侧进入胸腔，在胸廓内动脉的后方下降，经肺根前面下至膈肌。除支配膈肌外，其感觉纤维还分布到胸膜、心包膜及膈下腹膜等。

【功效】止咳平喘，和胃降逆。

【主治】

1. 呼吸系统疾病：支气管炎，哮喘，呼吸困难；

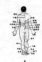

2. 消化系统疾病：神经性呕吐，食欲不振；

3. 其他：胸膜炎。

【刺灸法】

刺法：斜刺或平刺 0.5 ~ 0.8 寸，局部酸胀，针感可放散至胸部。

灸法：艾炷灸 3 ~ 5 壮，艾条温灸 10 ~ 15 分钟。

寒则通之或点刺出血或灸之或先泻后补，热则补之。可灸。

穴位详解

足少阴肾经穴，别名腧中穴，气血物质为冷降的地部经水，由体表注入体内脏腑。

腧府。腧，输也。府，体内脏腑也。该穴意指肾经气血由此回归体内。本穴是肾经体内经脉与体表经脉在人体上部的交会点，或中穴传来的湿热水气在本穴散热冷凝归降地部后由本穴的地部孔隙注入肾经的体内经脉，气血的流注方向是体内脏腑，故名。腧中者，其意与腧府同，中指内部。

此穴为人体足少阴肾经上的主要穴道之一，主治疾病为：气喘突然发作的时候，可以指压胸骨旁的"腧府"及"或中"可达到效果，穴道指压法治疗气喘发作．

有些人总是饿了也不想吃饭，或是总感觉倒不上气来，经常按揉腧府穴能调动肾经的气血，解决这些问题。

生活中，有些人总是饿了也不想吃饭，或是总感觉倒不上气来，觉得老打嗝儿，就是老有逆气上来。这些都是肾不纳气造成的，需要及时把气血调上来。经常按揉此穴，就可以调动肾经的气血到上边来。

肾经的气血物质运行变化是体内气血由涌泉穴外出体表，自涌泉穴外出体表后是经水气化而上行，自大钟穴之后则是寒湿水气吸热上行，自大赫穴始则是受冲脉外传之热而水湿之气散热上行，自幽门穴始是受胸部外传之热而上行，在灵墟穴肾经气血达到了温度的最高点，自灵墟至腧府的经脉气血是降温吸湿而下行。

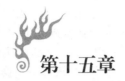

第十五章

手厥阴心包经——守护心主，替心受邪

手厥阴心包经总述

手厥阴心包经起于胸中，出属心包络，向下穿过膈肌，络于上、中、下三焦。其分支从胸中分出，出胁部当腋下3寸处天池穴，向上至腋窝下，沿上肢内侧中线入肘，过腕部，入掌中，沿中指桡侧至末端中冲穴。另一分支从掌中分出，沿无名指尺侧端行，经气于关冲穴与手少阳三焦经相接。

该经脉腧穴为天池、天泉、曲泽、郄门、间使、内关、大陵、劳宫、中冲，共九穴，左右合十八穴。

该经发生病变，主要表现为手心热，肘臂屈伸困难，腋下肿，胸胁胀闷，心痛，心烦，面红，目黄，嬉笑无常等。

手厥阴心包经穴位详解

天池

【穴位一找准】胸部，当第四肋间隙，乳头外1寸，前正中线旁开5寸。

【解剖】在胸大肌外下部，胸小肌下部起端，深层为第四肋间内、外肌；有胸腹壁静脉，胸外侧动、静脉分支；布有胸前神经肌支及第四肋间神经。

【功效】宽胸理气，通经活络。

【主治】胸闷，咳嗽，气喘，胁肋胀痛，瘰疬，乳痈。

【刺灸法】斜刺或平刺0.5～0.8寸。本穴正当胸腔，内容心、肺，不宜深刺。

穴位详解

手厥阴心包经穴，手厥阴、足少阳之会穴。

临床上常有以下配伍：配列缺、丰隆治咳嗽；配内关治心痛；配支沟治胁肋痛。

人的上腭有两个小窝，称为"天池"，修炼的真气会从此处外泄，需要用舌顶住。还有个功效是：一般打坐，舌一顶上腭之后，小舌自然就打开了，喉腔扩大了，呼吸就畅通了，不容易昏沉，舌顶上腭不容易昏沉，你要真正舌顶上腭，打坐一般不会昏沉，因为他呼吸空气具足，氧气具足，人昏沉的时候，就是脑血氧不足了，氧不足就发木，一发木头就昏，神经系统就失去控制了。

正确的舌抵上腭是，口中发"而"声，舌尖所抵之处就是。

舌抵上腭即柱舌，古名为"搭鹊桥"，是内功"调身"中最基本的内容之一，在道家内功修炼中有重要作用。

内功修炼，重在调心。心乃"君主之官"、"五脏六腑之大王"，而"舌为心之苗"，故舌抵上腭不仅有利于调心，而且对五脏六腑均有一定的调节作用。任脉经穴，下起于会阴，上终于承浆（位于下颏唇沟的中点）；督脉经穴，下起于长强而上止于龈交（位于上唇系带与齿龈连接处），舌抵上腭，可以上承督脉之龈交而下接任脉之承浆，对于沟通任督二脉气血的运行、形成"周天运转"起着极其重要的作用，故古人将舌抵上腭形象地称为"搭鹊桥"。那么舌抵上腭该如何操作呢。按正宗的传授，并非是有意地将舌头卷起抵住上腭，否则将"差之毫厘，谬以千里"。其正确的操作方法是：

把口唇轻闭、牙齿扣拢，舌尖即会自然地抵在上腭与上牙龈之间（实为龈交穴内侧），舌体宜直不宜卷，宜轻不宜重，因其上通脑髓，恐其往下泄气，用舌顶住天池穴，引真气由玄膺穴下降丹田，生有甘露，顺归气管，过十二重楼闭口藏舌，舌顶上腭的做法，从前是要把舌尖反卷过来成90度，以舌尖底面顶到上腭部位。因在人之上腭有两个小窝，叫做"天池穴"。故上腭是天池穴所在，位置在上牙床内寸许凹陷处，口念"而"字舌尖所触部位。闭天池，一是为了开玄膺（玄膺穴在巧舌之后），玄膺一开，真息往来畅通无阻。再则闭天地易生津。舌根下有生津两穴，左为金井，右为石泉。静坐往往有津液满口的现象，并感清而甜。此时应用吞律法将津液吞入腹内。即舌顶上腭不动，将津液咽至舌根待欲喷呛时引颈吞下并"汨汨"有声。据说这样引吞能直接入任脉化为阴精，是造精之捷径，健身之妙法。

天泉

【穴位一找准】 该穴位于人体的臂内侧，当腋前纹头下2寸，肱二头肌的长、短头之间。

【解剖】 在肱二头肌的长短头之间；有肱动、静脉肌支；为臂内侧皮神经及肌皮神经分布处。

【功效】 宽胸理气，散瘀止痛。

【主治】

1. 循环系统疾病：心绞痛，心动过速，心内膜炎；

2. 精神神经系统疾病：肋间神经痛，膈肌痉挛；

3. 其他：支气管炎，上臂内侧痛，视力减退等。

【刺灸法】 直刺0.5～0.8寸；可灸。寒则先泻后补或补之灸之，热则泻之。

穴位详解

手厥阴心包经穴，别名天温穴。心包经的下行经水在此大量气化，气血物质为下行的温热经水及经水外散的温热水气，经水循心包经下行并向天部散发水气，天部的温热水气散热后冷降为水液亦循心包经下行于曲泽穴。

天泉：天，天部也。泉，泉水也。该穴意指心包经的下行经水是从高处飞落而下。本穴物质为天池穴传来的地部温热经水，由天池穴上部传至本穴时是从高处落下，气血物质如同由天而降，故名。

天温：天，天部也。温，温热也。天温，意指心包经的下行经水向经穴外部传递温热之气。

临床上常有以下配伍：配内关穴、通里穴治心痛、心悸；配肺腧穴、支沟穴治咳嗽、胸胁痛；配侠白穴、曲池穴、外关穴治上肢痿、痹、瘫、痛。

有好多人长期感到胸闷气短，到医院一查说是心脏供血不足，这时每天就要坚持揉天泉穴。

天泉穴还可以专门治疗那种声音重浊，觉得是从胸里面憋出来的胸闷咳嗽。

总之，天泉穴不仅有给心脏补血之效，还具备理气化痰通经络之功。

曲泽

【穴位一找准】 正坐或仰卧，在肘横纹中，当肱二头肌腱尺侧缘。

【解剖】 在肱二肌腱的尺侧，深层有旋前圆肌，肱肌；布有正中静脉、贵要静脉、肱动静脉、尺侧返动、静脉的掌侧支与尺侧下副动静脉前支构成的静脉网；布有前臂内侧皮神经正中神经的本干。有旋前圆肌，肱肌；有贵要静脉，尺侧上下副动脉，尺返动脉；布有前臂内侧皮神经，外前方有正中神经。穴下为皮肤、皮下组织、肱肌。皮肤由臂外侧皮神经分布。皮下组织内有头静脉和臂外侧皮神经经过。针由皮肤、皮下组织，在肱二头肌外侧沟内头静脉外后方，深进肱肌。该肌与肱二头肌之间有肌皮神经经过，并发肌支支配该二肌。

【功效】 宁心清热，和中降逆。

【主治】

1. 心痛，心悸，胸痛。

2. 呕吐，胃痛，中暑，泄泻。

3. 热病，瘾疹。

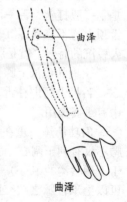

曲泽

4.肘臂痛

【刺灸法】

刺法：直刺 0.8 ～ 1 寸，或者用三棱针点刺放血。

灸法：可灸。

穴位详解

临床上常有以下配伍：曲泽配内关、大陵治疗心胸痛，曲泽配神门、鱼际治疗呕血，曲泽配委中、曲池治疗高热中暑，曲泽配内关、中脘、足三里治疗呕吐，胃痛。

现代常用于治疗急性胃肠炎、中暑等。治长期堵闷、急性胃痛、急性胃肠炎，按揉曲泽穴。

曲泽是心包穴的合穴，合至内腑，能很好地调节心包经的整个脏器。如果一揉就痛，说明心包经相对来说比较通畅，有很多人揉到曲泽穴已经不痛了，但瘀滞点还比较痛，说明都在瘀滞点这块儿瘀着呢。这时候一定要把瘀滞点打通，打通以后曲泽穴就开始通了。

郄门

【穴位一找准】仰掌，微屈腕，在腕横纹上 5 寸，当曲泽穴与大陵穴的连线上，于掌长肌腱与桡侧腕屈肌腱之间取穴。

【解剖】穴下为皮肤、皮下组织、桡侧腕屈肌、指浅屈肌、正中神经、指深屈肌、前臂骨间膜。皮肤由前臂内、外侧皮神经双重分布。在皮下组织内除上述皮神经外，前臂正中静脉上行，注入肘正中静脉。针由皮肤、皮下筋膜穿前臂深筋膜后，依序入肌层，直抵其深面的骨间膜。所经诸肌，除指深屈肌尺侧半由尺神经支配外，其他均由正中神经支配。该神经的体表投影在：上肢外展 90 度，掌心向上时，从锁骨中点，经肱骨内上髁与肱二头肌腱连线中点和腕前远纹中点的连线，该线由大圆肌下缘至腕前远纹中点的一段为该神经的体表投影。

【功效】宁心安神，清营止血。

【主治】

1. 循环系统疾病：心绞痛，心肌炎，风湿性心脏病，心悸；

2. 精神神经系统疾病：膈肌痉挛，癔病，精神病；

3. 其他：乳腺炎，胸膜炎，胃出血等。

【刺灸法】

刺法：直刺 0.5 ～ 1 寸，局部酸胀，针感可向指端放散。

灸法：艾炷灸 3 ～ 5 壮，艾条温灸 10 ～ 20 分钟。可灸。

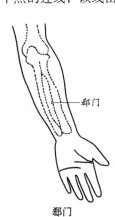

郄门

穴位详解

临床上常有以下配伍：配尺泽、肺腧，有清营止血的作用，主治咳血。配神门、心腧，有宁心安神的作用，主治心悸，心绞痛。配膈腧，有宽胸利膈的作用，主治膈肌痉挛。

郄门穴是治心动过速、心绞痛一味妙药。我们会常常遇到心动过速、心绞痛等心胸疾患突然发作的病人，这里我们可以取患者左手手厥阴心包经上的郄穴——郄门穴，这个穴会很痛。我们可用左手拇指按定该穴，右手握住患者左手向内侧转动 45 度再返回，以一分钟 60 下的速度重复该动作，一分钟左右，患者大多能缓解症状，给去医院救治赢来时间。

患者自救时，也可用右手拇指按定左手郄门穴，然后左手腕向内转动 45 度再返回，以一分钟 60 下的速度重复该动作，一分钟左右即可缓解症状。

郄门穴在腕横纹正中直上 5 寸的两筋间，有宁心、理气、活血的功效。可治胸痛、胸膜炎、痫证、神经衰弱、乳腺炎、心悸、心动过速、心绞痛等症。有心动过速和心绞痛的患者记住这个穴，发病时它可用于急救，平常多点按还有很好的治疗作用。急病不要忘了用郄穴。

人体上擅长治心脏病的有三个"穴"：中冲穴，内关穴，神门穴。

1. 按内关穴：端坐位，将右手按于左手臂内关穴（前臂内侧，腕横纹上 2 寸，两筋间），用力按揉 30 次，然后用左手按揉右内关穴 30 次。

2. 按郄门穴：将右手按于左手臂郄门穴（前臂内侧，腕横纹上 5 寸，两筋间），用力按揉 30 次，然后用左手按揉右郄门穴 30 次。

3. 揉心前区：将左手放于左胸心前区，右手压于左手之上，顺时针旋转按摩 30 次，再逆时针旋转按摩 30 次。有疏通气血，调养心脏，增强心脏功能的作用。

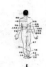

间使

【穴位一找准】在前臂掌侧，当曲泽与大陵的连线上，腕横纹上3寸，掌长肌腱与桡侧腕屈肌腱之间。

【解剖】穴下为皮肤、皮下组织、指浅屈肌、指深屈肌、旋前方肌、前臂骨间隙。皮肤由前臂内、外侧皮神经双重分布，前臂浅筋膜内除上述神经外，还有前臂正中静脉行经。针由皮肤、皮下筋膜穿前臂筋膜，在掌长肌和桡侧腕屈肌之间，入指浅屈肌，穿正中神经，或经该神经的两侧，深进指深屈肌，经前臂屈肌后间隙入旋前方肌。除指深屈肌的尺侧半由尺神经支配外，其他均由正中神经的分支支配。

【功效】宽胸和胃，清心安神，疟疾。

【主治】

1. 循环系统疾病：风湿性心脏病，心绞痛，心肌炎，心脏内外膜炎；

2. 精神神经系统疾病：癫痫，癔病，精神分裂症，脑血管病后遗症；

3. 其他：感冒，咽喉炎，胃炎，疟疾，荨麻疹，子宫内膜炎等。

【刺灸法】

刺法：直刺0.5～1寸，深刺可透支沟穴，局部酸胀，针感向指端放散。

灸法：艾炷灸或温针灸3～7壮，艾条温灸5～10分钟。可灸。

穴位详解

手厥阴心包经穴，五输穴之经穴，五行属金。别名鬼营穴。心包经经水在此蒸发凉性水气，气血物质为地部流行的经水和经水气化的凉湿水气，经水循经下传于内关穴，凉湿水气则汇入天部的肺气之中。

间使：间，间接也。使，指使、派遣也。该穴意指心包经经水在此蒸发凉性水气。本穴物质为郄门穴传来的地部经水，行至本穴后，经水逐步降温，生发出心火所克的肺金特性的凉性水气，如被它物间接的指使一般，故名。

鬼路：鬼，与天相对，指穴内物质为地部经水。路，通行的道路。鬼路，意指心包经的经水由本穴流行通过。本穴物质为郄门穴传来的地部经水，经水在本穴只是流行通过，故名鬼路。

心包经经穴。经，动而不居也。本穴物质为地部经水，在本穴只是流行通过，动而不居，故为心包经经穴。

本穴属金。属金，指本穴气血运行变化表现出的五行属性。本穴物质为地部经水，在本穴的变化为散热化气，所化之气性凉，表现出肺金的秋凉特征，故其属金。

临床上常有以下配伍：配支沟穴治疟疾；配尺泽穴治反胃、呕吐、呃逆。配水沟穴、太冲穴治癔病。配腰奇治癫痫。配心腧，有益心气，宁神志的作用，主治心悸。配大杼，有宣阳解表、驱邪截疟的作用，主治疟疾。配三阴交，有活血化瘀的作用，主治月经不调，经闭。

穴位掐压与按摩防治老年心肌缺血

患者伸平前臂，掌心向上放于舒适位置，手下垫平。取大陵穴、内关穴、间使穴。先用拇指侧掐压穴位，待患者感觉麻胀时抬起如鸡啄食样掐压5分钟，然后自大陵经内关至间使按摩2分钟。一般可在2～3分钟内生效。

大陵、内关、间使均为手厥阴心包经穴位。掐压与按摩以上三穴可以改善急性心肌缺血，其机理可能是通过调整微循环，增加血流量，改善能量代谢而实现的。大陵和内关穴均具宁心安神作用，对改善心悸心痛效果明显；间使穴有宽胸解郁、宁心降逆作用，主治心悸心痛、烦躁等症。本法可在短时间内生效，无任何副作用，且易于掌握。患者可以自行操作，亦可由家属学会后施术，不失为即时缓解心肌缺血的好方法。

内关

【穴位一找准】位于前臂正中，腕横纹上2寸，在桡侧屈腕肌腱同掌长肌腱之间取穴。

【解剖】在桡侧腕屈肌腱与掌长肌腱之间，有指浅屈肌，深层为指深屈肌；有前臂正中动、静脉，深层为前臂掌侧骨间动、静脉；布有前臂内侧皮神经，下为正中神经掌皮支，最深层为前臂掌侧骨间神经。

【功效】宁心安神，疏肝和胃，止痛。

【主治】心痛、心悸、胸闷气急、呃逆、胃痛、失眠、孕吐、晕车、手臂疼痛、头痛、眼睛充血、恶心想吐、胸肋痛、上腹痛、心绞痛、月经痛、呃逆、腹泻、精神异常等。

【刺灸法】直刺 0.5 ~ 1 寸；可灸。

穴位详解

手厥阴心包经穴，别名：阴维穴，常用针灸穴位。属手厥阴心包经，是络穴、八脉交会穴之一。内关，内在之关要，在《灵枢经脉》中又称为"两筋间"。经气至此分行到表里相属的手少阳三焦经，故穴如关隘，与阳经相连。

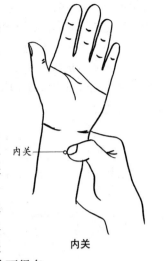

内关

内关：内，内部也。关，关卡也。内关，意指心包经的体表经水由此注入体内。本穴物质为间使穴传来的地部经水，流至本穴后由本穴的地部孔隙从地之表部注入心包经的体内经脉，心包经体内经脉经水的气化之气无法从本穴的地部孔隙外出体表，如被关卡阻挡一般，故而得名。

阴维：阴，阴液也。维，维持也。阴维，意指本穴有维护与调节人体内外经脉阴液的作用。本穴物质为间使穴传来的地部经水，其运行是从体表注入体内，当体表经水空虚之时，心包经体内经脉的高温高湿水气会由本穴外出体表，外出体表的高湿水气则能生发地部的经水，而在体表经水过剩时它则能起疏导排泄的作用，也就是本穴有维护与调节人体内外阴液的使之趋于正常的作用，故名阴维。

手厥阴、阴维之会：理同阴维名解。

临床上常有以下配伍：配公孙穴治肚痛；配膈腧治胸满肢肿；配中脘穴、足三里穴治胃脘痛、呕吐、呃逆；配外关穴、曲池穴治上肢不遂、手震颤。配患侧悬厘穴治偏头痛；配建里穴除胸闷。

内关穴可以疏通经络治疗心包经及前臂诸疾，心主血脉，又主神明，心包与心本同一体其气相通、心包为心之外膜、络为膜外气血通行的道路，心包络是心脏所主的经脉、心不受邪，由心包代心受邪而为病，凡邪犯心包影响心脏的神志病和气滞脉中心络瘀阻所致病征皆取本穴。情志失和、气机阻滞而致肺气上逆，胃气上逆以及气滞经络，气滞血瘀等病征亦属本穴主治范围，内关通于阴维脉，阴维脉联系足太阴、少阴、厥阴经并会于任脉还与阳明经相合，以上经脉都循行于胸脘胁腹，故内关又善治胸痛、胁痛、胃痛、心痛、结胸、反胃、胸脘满闷、胁下支满、腹中结块以及疟疾等。

内关为常用特定穴，亦是全身强壮要穴之一，其穴络属于厥阴心包经，对心、胸、胃、神经性疾病均有效。能宁心安神、宣痹解郁、宽胸理气、宣肺平喘、缓急止痛、降逆止呕、调补阴阳气血、疏通经脉等。在平日的养生保健中，可以经常按压，舒缓疼痛症状，解除疲劳。

按摩方法：用左手的拇指尖按压右内关穴上，左手食指压在同侧外关上，按捏 10 ~ 15 分钟，每日 2 ~ 3 次；再用右手按压左侧的穴位，反复操作即可。

内关防治疾病甚广，是多功能、高效用、适应范围广的重要腧穴。

对呼吸系统疾病的效果：内关治疗哮喘急性发作甚效。

对循环系统疾病的效果：治冠心病及心绞痛：当心绞痛发作时，用双内关，较强刺激可使心绞痛很快缓解。治心律失常：内关对心动过速，心动过缓及心律不齐均有良效。治高血压病及对高血脂病人均有一定效果。

对消化系统疾病的效果：治呕吐有良效，尤以神经性呕吐有效率为 97.5%。治胃肠疾病，对急慢性胃炎、肠炎、胃溃疡、急性肠梗阻均有效。

对神经及精神系统疾病的效果：治神经衰弱、失眠、癔病、癫狂、痫症。治中风及后遗症。

对其他疾病的治疗：治疟疾，急性咽炎，落枕，手指麻木，昏厥抽搐，肋间神经痛，痛经，更年期综合征等均有效果。

内关穴是治疗胃肠疾病的主要穴位之一，对胃痛、恶心、呕吐等胃肠症状有确切的疗效，针刺可以直刺 0.5 ~ 1 寸，用手按压同样有效。按时要用力，否则就难以达到治疗作用，同时，还要揉，揉按如同针刺的行针，以加强刺激，增强效果。每次按压的时间在 15 ~ 30 分钟。按压时间太短也会影响疗效。通过按揉内关穴治疗急性胃疼，能起到立竿见影的效果，平时经常按揉内关穴，能对胃起到保养作用，完全符合针灸学的原理，简便易学，值得推广。

一旦感觉胃不舒服，就轮流用左右手的拇指按揉另一只胳膊的内关穴，经常是在胃疼得要命的时候，通过按揉内关穴，便能起到立竿见影的效果。其实，保养胃其实特别简单，就是经常按揉内关穴。可以利用坐车或者看电视的时间按揉内关穴。

大陵

【穴位一找准】大陵穴位于人体的腕掌横纹的中点处，当掌长肌腱与桡侧腕屈肌腱之间。

【解剖】在掌长肌腱与桡侧腕屈肌腱之间，有拇长屈肌和指深屈肌腱；有腕掌侧动、静脉网；布有前臂内侧皮神经，正中神经掌皮支，深层为正中神经本干。

【功效】宁心安神，宽胸和胃。

【主治】痛，心悸，胃痛，呕吐，惊悸，癫狂，痫证，胸胁痛，腕关节疼痛，喜笑悲恐。

【刺灸法】直刺0.3 ~ 0.5寸；悬灸大陵穴可治疗"喜笑悲恐"情志所伤。

穴位详解

手厥阴心包经穴，出自《灵枢本输》，《针灸甲乙经》作太陵。别名鬼心。心包经输穴、原穴，气血物质为水土的混合物，水湿渗流于经穴之外，脾土固化于穴周并生发干热水气。

大陵：大，与小相对，大也。陵，丘陵也、土堆也。该穴意指随心包经经水冲涮下行的脾土物质在此堆积。本穴物质为内关穴下传的经水与脾土的混合物，至本穴后，脾土物质堆积如山，如丘陵一般，故名大陵。

心主：心，心包经的气血也。主，主帅也。心主，意指穴内气血以气为主。心包经中运行的物质以气为其主，以血为其副，而内关穴传至本穴的物质当中，地部经水稀少，且从脾土中渗流于经穴之外，穴内物质则以脾土的气化之气为主，气为血之帅、为血之主，故名心主。

鬼心：鬼，与天相对，指地部。心，中心内部也。鬼心，意指脾土中的水湿在此气化为天部之气。本穴物质为内关穴传来的地部经水与脾土的混合物，至本穴后，经水渗流经穴之外，脾土固化于穴周，而由于本穴所在为南方热燥之地，脾土中的水湿因而大量气化为天部之气，此气化之气如同来自鬼所处的地心，故名鬼心。

心包经腧：腧，输也。本穴向外输出的是脾土中的气化之气，为心包经经气的重要输出之地，故为心包经腧穴。

心包经原穴：原，本源也。本穴脾土中生发的干热之气性同心包经气血，为心包经气血的重要输出之源，故为心包经原穴。

本穴属土。属土，指本穴气血物质运行变化表现出的五行属性。本穴物质为内关穴传来的水土混合物，至本穴后其变化为燥湿生气，表现出土的长养特征，故其属土。

临床上常有以下配伍：配外关穴、支沟穴治腹痛、便秘；配水沟穴、间使穴、心腧穴、丰隆穴治癫、狂、痫、惊悸。

大陵，意为"大土山"，前面我们说过此穴生土最多。五行中的土指脾脏。此穴为心包经的腧土穴，心包属火，自然是"火生土"了。由此可见，大陵为健脾要穴。大陵穴善治口臭，口臭源于心包经积热日久，灼伤血络，或由脾虚湿浊上泛所致。大陵穴最能泻火祛湿。火生土则火自少，脾土多则湿自消。一穴二用，自身能量转化，最是自然之道。

大陵穴具有清热宁神，宽胸和胃，通经活血之功效。踝关节扭伤，跟骨骨刺，足跟痛，趾骨骨折痛时，可针刺大陵穴。

劳宫

【穴位一找准】在手掌心，当第二、三掌骨之间偏于第三掌骨，握拳屈指时中指尖处。

【解剖】穴下为皮肤、皮下组织、第二蚓状肌、拇收肌（横头）、骨间肌。掌部皮肤厚而坚韧，无汗毛及皮脂腺，但汗腺丰富。穴位皮肤由正中神经的掌皮支分布。皮纹处的皮肤直接与深筋膜连而不易滑动。皮下筋膜在掌心处非常致密，由纤维隔将皮肤和掌腱膜紧密相连，将皮下筋膜分成许多小隔样结构，其间穿行有浅血管、淋巴管和皮神经。当手掌的浅静脉与淋巴管受压时，除掌正中一小部血液与淋巴流向前臂外，大部分流向手背，并经指蹼间隙与深层的静脉与淋巴管相通。

针由皮肤、皮下组织穿掌腱膜后，经桡侧两条指浅、深屈肌腱之间的第二蚓状肌，入拇收肌的横头，直抵第二、三掌骨之间的骨间肌。第二蚓状肌由正中神经支配；拇收肌、骨间肌由尺神经支配。

【功效】清心泄热，开窍醒神，消肿止痒。

【主治】

1. 精神神经系统疾病：脑血管意外，昏迷，中暑，癔病，精神病，小儿惊厥，吞咽困难；

2. 消化系统疾病：黄疸，食欲不振；

3. 五官科系统疾病：口腔炎，齿龈炎；

4. 其他：手癣，手指麻木，高血压等。

【刺灸法】

刺法：直刺 0.3 ~ 0.5 寸，局部胀痛，针感可扩散至整个手掌。

灸法：艾炷灸 3 ~ 5 壮，艾条灸 5 ~ 10 分钟。可灸。

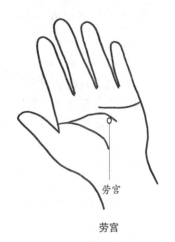

劳宫

穴位详解

手厥阴心包经穴，五输穴之荥穴，五行属火。出《灵枢本输》。别名五里、掌中、鬼路。属手厥阴心包经。荥（火）穴。

劳宫：劳，劳作也。宫，宫殿也。该穴意指心包经的高热之气在此带动脾土中的水湿气化为气。本穴物质为中冲穴传来的高温干燥之气，行至本穴后，此高温之气传热于脾土使脾土中的水湿亦随之气化，穴内的地部脾土未受其气血之生反而付出其湿，如人之劳作付出一般，故名。

五里：五里，指穴内气血场的覆盖范围如五里之广也，无他意。

鬼路：鬼，与天相对，指地部。路，道路也。鬼路，意指穴内气血来自于地部。本穴物质主要为脾土中所含水湿的气化之气，气血物质是来自地部，故名鬼路。

掌中：掌中名意一指本穴位于手掌，二指穴内气血来自掌中。理同劳宫名解。

心包经荥：荥，极小的水流也。本穴的气血变化不光是脾土中的水湿气化为气，天部的水湿之气亦同时散热冷降，冷降之液形成极小的水流，故为心包经荥穴。

本穴属火。属火，指本穴气血运行变化表现出的五行属性。本穴气血的主要变化是脾土中的水湿气化为气，此气性干燥，随中冲穴传来的热燥之气直上天之天部，表现出火的炎上特征，故其属火。

劳宫穴，最初称"五里"，后又名"掌中"，最后因"手任劳作，穴在掌心"而定名为劳宫穴。劳宫穴有内外之分，属手厥阴心包经穴，为心包经之"荥穴"。配五行属火，火为木子。所以，取劳宫穴治疗可清心热，泻肝火。故由肝阳上亢、化生风和上挠心所造成的中风，或心神志病症均可治疗。劳宫穴治疗风火牙痛疗效甚捷。劳宫穴有凋血润燥、安神和胃、通经祛湿、熄风凉血之功效。

劳宫穴在手掌心，当第二、三掌骨之间偏于第三掌骨，握拳屈指时，位于中指和无名指指尖处。在手掌有两条比较大的掌纹相交成"人"字形，沿中指中线向手掌方向延伸，经过"人"字相交点的下方区域，这个重合的地方即是劳宫穴。

劳宫穴五行属火，具有清心火、安心神的作用，用于治疗失眠、神经衰弱等症。劳宫还具有治疗手掌多汗症的作用，汗为心之液，而在手掌心主要有两个穴位，一个是少府穴，握拳时，小指指尖处，属于手少阴心经，五行也属火。另一个就是劳宫穴，这两个穴位分属心经和心包经，而心包经的症状其实也是心经的症状，心脏一共有两条经脉可能与心为五脏六腑之大主有关。汗液为心火动心阴，在手掌蒸腾而出，人在紧张、焦虑时，手心出汗明显，在中医属于心神不安，心火妄动，因此劳宫和少府穴具有缓解出汗症，刺激时以拇指按压与劳宫穴，其余四指置于手背处，拇指用力按压揉动，约 1 分钟即可，少府穴操作方式相同。

心火妄动，心神不安，往往是阴虚火旺的表现，即肾阴不足，导致阴虚火旺，有的病人表现为阴虚内热，最常见的症状之一是五心烦热，心烦不安，心情难以平静下来，手心脚心发热感，有人有向外冒火的感觉。晚上睡觉的时候，天冷的时候也喜欢放在被子的外面。手心加脚心再加心，称之为五心。五心烦热的时候除劳宫和少府外还得再加上脚心的涌泉穴。

经常按压手心劳宫穴，有强壮心脏的作用。其方法是：用两手拇指互相按压，亦可将两手顶于桌角上按劳宫穴，时间自由掌握，长期坚持可使心火下降。促进睡眠法：中医认为失眠多是心肾不交，水火不济所致。平均每晚临睡前半小时，先擦热双手掌，右掌按摩左涌泉，左掌按摩右涌泉各 36 次，可促进睡眠，使心火下降，肾水上升，则水火既济，心肾相交。

现代常用于治疗昏迷、中暑、癔病、口腔炎等；配水沟、十宣、曲泽、委中治疗中暑昏迷；配金津、玉液、内庭治疗口疮、口臭。

中冲

【穴位一找准】在手中指末节尖端中央。

【解剖】有指掌侧固有动、静脉所形成的动、静脉网；中为正中神经之指掌侧固有神经分布处。

【功效】开窍清心泻热。

【主治】中风昏迷、中暑、舌强不语、昏厥、小儿惊风、热病、舌下肿痛等急症。

【刺灸法】浅刺 0.1 寸；或用三棱针点刺出血。寒则点刺出血（血必黑或稀淡），热则泻针出气（莫出血）。

穴位详解

手厥阴心包经穴。中冲穴是手厥阴心包经的井穴，体内心包经的高热之气由此冲出体表，气血物质为高热水气，急速散热降温而行于天之中下部。

中冲：中，与外相对，指中冲穴内物质来自体内心包经。冲，冲射之状也。该穴意指体内心包经的高热之气由此冲出体表。本穴物质为体内心包经的高热之气，在由体内外出体表时是冲射之状，故名。

心包经井穴：井，地部孔隙也。本穴物质是来自体内心包经的高热之气，且由本穴的地部孔隙而出，故为心包经井穴。

中冲穴属木。属木，指本穴气血运行变化表现出的五行属性。本穴物质为体内心包经外出体表的高热之气，此气外出体表后急速散热降温，所行为天之中下部而不能上行天之天部，表现出木的生发特性，故其属木。

临床上常有以下配伍：配内关穴、水沟穴治小儿惊风、中暑、中风昏迷等；配金津穴、玉液穴、廉泉穴治舌强不语、舌本肿痛；配商阳穴治耳聋时不闻音。

中冲穴位于双手中指尖，是手厥阴心包经的一个穴位。掐按中冲穴，常用于心绞痛、昏迷、严重痛经等症的急救。临床发现，便秘时用拇指指端掐按点压中冲穴，有缓解紧张、促进排便的作用。掐按中冲穴此法也可用于预防便秘，特别适用于老年人。

人双手中指的指尖是中医经络学上的中冲穴。中医认为，此穴对疼痛较为敏感。人们若在困倦时揉捏此穴，能起到醒脑提神的功效。

方法：先用左手揉捏右手的中冲穴 1 分钟，再用右手揉捏左手的中冲穴 1 分钟，然后比较一下两只手的疼痛感。哪一只手的疼痛感较明显，就再揉捏那只手的中冲穴（那只手中冲穴的疼痛感明显，说明这一侧的肢体较疲劳），直到双手的疼痛感相等时停止揉捏。

从经络穴位讲，中冲穴是心包经井穴，而心包可以保护和辅佐心脏部分功能，心为君主之官，主血脉，故捻动中冲穴有调理气血、疏通经络之功能，气血调畅、各守其位，起到治愈疾病的效果。中医的整体观念很强，人体表面各部位都与内脏有密切关系，"有形诸内，必形与诸外"，中冲穴可治疗诸多疾病，能起到纲举目张的统帅作用，但必须配以相应脏腑穴位，才能获得最佳疗效。

酷夏应防热中风：按摩双手中冲穴可清心泄热

夏至也是阳气最旺的时节，养生要顺应夏季阳盛于外的特点，注意保护阳气，着眼于一个"长"字。精神养生方面，切忌懈怠厌倦，恼怒忧郁，平时多注意"暑易伤气"。饮食方面，讲究吃"补食"，原因是夏至后有三伏天，它是一年中最炎热的时期，人容易食欲不振，所以要学会偷闲消夏，注意饮食补养。

气温高警惕"热中风"

夏至为一年中阳极阶段及气升之极的时期。这个时期，酷热多雨，空气湿度大，如果不能顺应气候变化，体内阴阳失调，很容易导致疾病发生。"热中风"就是其中一种。中风不仅会发生在气温低的冬季，夏季也是中风的高发季节。因此，这一节气我们（尤其是患有高血压、冠心病、高脂血症的"三高"老人）一定要警惕夏季的"热中风"。

老年人体内水分相对较少，如果夏季出汗过多，更易损耗阴津，致心火炽盛，肾阴不足。《景岳全书非风》中指出："多以素不能慎，或七情内伤，或酒色过度，先伤五脏之真阴。"而空调、电风扇以及生冷食物又会损伤人体的阳气，这些都会增加发生中风的机会。总之，中风病症无论病因如何，都是气血相搏，血气留滞于脑，经气瘀滞，导致气血运行受阻，肌肤筋脉失于濡养，阴阳互不维系所致。

老年人一定要注意，如出现头昏、头痛、半身麻木酸软、肢体无力、视物模糊、频繁打哈欠等都是中风前的症状，俗称小中风。此时应该立即就医，以免造成更大的危害。

夏天补水是预防热中风的关键。老年人生理反应迟钝，应该"不渴也喝水"，采取少量频饮的方法，多喝白开水，多喝汤。如做法简单又清热解暑的冬瓜荷叶汤：以冬瓜500克，鲜荷叶一张，煮汤，可清热解暑、利尿除湿、生津止渴。

另外，也可以喝点绿豆汤，多吃一些容易消化的食物，像新鲜蔬菜、水果、鱼和豆类食物，醋、山楂也能降血脂、软化血管，对老人夏季养生非常有帮助。

夏季防中风也可采用穴位疗法，手厥阴心包经上的中冲穴有苏厥开窍、清心泄热的功效，为常用穴之一。如果搭配内关穴、水沟穴，还能治小儿惊风、中暑、中风昏迷等。方法：以左手手指甲掐按右手上的中冲穴，约1分钟即可，再换右手按摩左手中冲穴1分钟，可轮换进行。按摩中冲穴可疏通经络、调和阴阳。

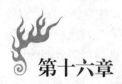

第十六章

手少阳三焦经——坚决捍卫耳力

手少阳三焦经总述

手少阳三焦经为十二经脉之一，该经起自无名指尺侧端，上出于四、五两指之间，沿手背至腕部，向上经尺、桡两骨之间通过肘尖部、沿上臂后到肩部，在大椎穴处与督脉相会；又从足少阳胆经后，前行进入锁骨上窝，分布在两乳之间，脉气散布联络心包，向下贯穿膈肌，统属于上、中、下三焦。其分支从两乳之间处分出，向上浅出于锁骨上窝，经颈至耳后，上行出耳上角，然后屈曲向下至面颊及眼眶下部。另一支脉从耳后进入耳中，出行至耳前，在面颊部与前条支脉相交，到达外眼角。脉气由此与足少阳胆经相接。该经发生病变主要表现为耳聋，耳鸣，咽喉肿痛，外眼角痛，汗出，腮肿，耳后、肩、肘、臂部本经脉过处疼痛等。

本经腧穴：关冲、液门、中渚、阳池、外关、支沟、会宗、三阳络、四渎、天井、清冷渊、消泺、臑会、肩髎、天髎、天牖、翳风、瘈脉、颅息、角孙、耳门和髎、丝竹空，共二十三穴，左右合四十六穴。

本经的主要病候有：脏腑病：胃脘痛，腹胀，呕恶，嗳气，食不下，黄疸，小便不利，烦心，心痛，失眠。经脉病：舌本强，股膝内肿、厥，足大趾不用，身体皆重。

手少阳三焦经穴位详解

关冲

【穴位一找准】在手无名指末节尺侧，距指甲根角 0.1 寸处。俯掌，沿无名指尺侧缘和基底部各作一平线，相交取穴。

【解剖】穴下为皮肤、皮下筋膜、指甲根。皮肤薄，由尺神经指掌侧固有神经的指背支分布。皮下筋膜薄而疏松，并有纤维束连于皮肤和骨膜。手指的静脉多位于背侧。浅淋巴管与指腱鞘、指骨骨膜的淋巴管相通。手的动脉每指有 4 条，即 2 条指掌侧固有动脉和 2 条指背动脉分别与同名神经伴行。均位于指掌、背面与侧面的交界线上。因指背血管及神经较细短，所以指的掌侧及末二节指背侧皮肤和深层结构，均分布有掌侧的血管和神经。

【功效】泻热开窍，清利喉舌，活血通络。

【主治】为急救穴之一。

1. 头面部疾病：头痛，喉炎，结膜炎，角膜白斑等症。

2. 其他疾病：脑血管病、热病、小儿消化不良等。

【刺灸法】

刺法：

1. 浅刺 0.1 ~ 0.3 寸，局部胀痛。

2.用三棱针点刺出血。

灸法：艾炷灸 3 ~ 5 壮，艾条灸 5 ~ 10 分钟。斜刺 0.1 ~ 0.2 寸，或点刺出血。艾炷灸 1 ~ 3 壮；或艾条灸 5 ~ 10 分钟。

寒则点刺出血或先泻后补，热则补之。

穴位详解

手少阳三焦经穴，出《灵枢本输》，本经之井穴，五行属金。

关冲:关，关卡也。冲，冲射之状也。该穴意指三焦经体内经脉的温热水气由此外冲体表经脉，阴性水液被关卡于内。本穴物质为来自三焦经体内经脉外冲而出的温热水气，而液态物由于压力不足不能外出体表，如被关卡一般，故名。

三焦经井：井地部孔隙也。本穴为三焦经体内与体表经脉的交接处，气血物质是由本穴的地部孔隙而连通，故为三焦经井。

本穴属金。属金，指本穴气血物质运行变化表现出的五行属性。本穴物质为三焦经体内经脉外出的温热水气，此气出体表后散热而变为凉性水气，表现出肺金的凉冷特性，故其属金。

临床上常有以下配伍：配少商、少泽，有泄热利咽的作用，主治咽喉肿痛；配人中、劳宫，有泄热开窍的作用，主治中暑；配风池、商阳，有退热解表的作用，主治热病无汗。

液门

【穴位一找准】在手背部，第四、五指间赤白肉际处。微握拳，掌心向下，于第四、五指间缝纹端，即赤白肉际处取穴。

【解剖】穴下为皮肤、皮下筋膜、手背深膜、骨间背侧肌。手背皮薄，有毛及皮脂腺，富有弹性。该穴皮肤由尺神经的指背神经分布。在皮下筋膜内，手背浅静脉非常丰富，互相吻合成网状。手的血液回流是以手背静脉为主。手背的浅淋巴管与浅静脉伴行，手掌远侧的浅淋巴管网，经指蹼处也汇入手背的浅淋巴管。在手背，伸指肌腱之间有腱束相连，称腱联合。伸指时，使其动作协同而相互牵拉，尤以中、环、小指的腱联合更为明显。针由皮肤、皮下筋膜，穿手背深筋，经伸肌腱第三与第四跟腱之间的腱联合，达深层尺神经支配的骨间肌。

【功效】清头目，利三焦，通络止痛。

【主治】

1.头面部病症：头痛、咽喉炎、耳疾、齿龈炎、角膜白斑等。

2.其他病症：疟疾、前臂肌痉挛或疼痛，手背痛，颈椎病，肩关节周围炎，精神疾患等。

3.可治口干舌燥，夜里口渴。

【刺灸法】

刺法：

1.直刺 0.3 ~ 0.5 寸，局部胀痛，可扩散至手背。

2.针尖略向上，不断运针，针感可沿三焦经脉循行向上至肘。

灸法：艾炷灸或温针灸 3 ~ 5 壮，艾条灸 5 ~ 10 分钟。

寒则点刺出血或先泻后补，热则补之。

穴位详解

手少阳三焦经穴，五输穴之一，本经之荥穴，五行属水，气血物质为天部的凉湿水气及地部的经水，运行规律是天部之气大部分冷降为地部水液，小部分吸热后上行天之天部，地部经水则回流关冲穴。

液门:液，液体也，经水也。门，出入的门户。该穴意指三焦经经气在此散热冷降化为地部经水。本穴物质为关冲穴传来的凉湿水气，凉湿水气至此之后则快速散热冷却，冷却后的水湿归降地部，故名。

三焦经荥穴：荥，极小的水流也。本穴物质为关冲穴传来的凉湿水气，至本穴后散热冷降为地部经水，所生之水量极小，故为三焦经荥穴。

本穴属水。属水，指本穴气血物质运行变化表现出的五行属性。本穴物质为关冲穴传来的凉湿水气，在本穴的变化为散热冷降，表现出水的润下特征，故其属水。

液门穴就是一个这样的穴位，是一个消炎的药库，如果我们能善用它，很多疾病能当下见效。液门，顾名思义:液体之门。人身的血液，精液，津液，关节液，小便，包括痰液，唾液都是液体，液体属性为阴，液体在人身经络脉管之中循经而行，各行其道，液通气行，相安无事，何病之有？人体有时表现的上火，并不完全是人体火多了，或者说水少了，很多时候，是液体循行的道路不通畅了，有堵塞了，表现在堵塞的局部有病痛了，这时要想办法疏通液体循行的道路，液门穴当仁不让，我们可以用指压按摩，或针灸治疗，都会有效的，不少上火的症状能完全消失。

液门穴为我们打开液体之门，天干物燥不再害怕。有很多朋友一到冬天就感觉特别干，皮肤干、眼干、嘴干、嗓子干，总是口干舌燥，喝多少水都不管用，也不知道是怎么回事，搞得心情也很烦躁，工作上也是频频出错。这是不是由于天气的原因呢？

的确，这种病叫做干燥症，是有季节性的，一般来说比较容易发生在冬春交际之时，明显的症状就是口干舌燥、双目干涩、甚至嘴唇起皮、皮肤干裂、肌肉消瘦，或心烦不能入睡。

干燥症，西医认为是由内分泌失调、植物神经功能紊乱引起的。不过中医里认为，燥是无形之邪，但凡身体阴虚、气虚的人，很容易产生虚热。热易伤津。气候干燥的时候，本来就阴虚的人，内外燥热互为结合，对体内的津液消耗较重，就会导致体内水火平衡失调、更没有过多的津液来滋润皮肤、"灌溉"我们的身体，于是就会出现皮肤干燥和口干、眼干的症状了。

干燥症不是什么大毛病，但是如果不及时治疗，也会加重病情，也就是说阴虚内热的干燥现象会更加严重，出现头昏目涩、口苦咽干、皮肤干燥、脸色晦暗、腰膝酸软的症状，男性阳痿、早泄，女性经量少、闭经都和这个有一定的关系。所以，感觉身体干燥难受的时候，千万不要以为多喝点水就可以解决了。

按揉液门穴对治疗干燥症有很好的功效。

液门穴位于无名指和小指的指缝间，它顶着无名指的骨头，因此揉的时候比较痛。咱们听听它的名字，液门穴，是不是听起来就"水分十足"呢？液门，不就是液体之门吗，揉按它也就相当于打开了液体之门，液体就会随着"门口"流出，灌溉到我们身体的各个部位，眼睛干涩、嘴巴干，当然也就统统不会有了。如果你每天晚上临睡觉前按揉手上的液门穴3～5分钟，马上就会觉得嘴里面和眼睛里有液体出来，当然也就没有干涩的感觉了，不用几天的工夫，眼干、口干的症状就会大有好转，身体状况也会较以前大不一样。

在生活中，我们熬夜太多时会出现眼睛干涩、眼结膜发红；饮食过于辛辣时，有时会出现口干、口腔溃疡、口中异味；感冒时出现咽喉疼痛，扁桃体发炎；天气炎热时，皮肤上会生疖肿，生疮；吃了辣椒，有时小便也辣痛辣痛的，大便出血；有些人天生就有心跳快，房性或室性早搏的疾病；大发脾气时会气血会往上涌，严重时会出现脑溢血中风等疾病；其实这都是上火的表现，是身体局部经络不通畅，不通则痛，不通则病。从西医的角度讲，可以说是与炎症有关。

有时觉得口里特别干燥，按揉一下液门穴就会马上产生唾液，立竿见影，这种情形，按揉承浆穴也有此效。身体疾病来临之前不会告诉我们，我们身上也不一定会带着药，即使带了药，药物都有适应证，也不能随便吃，否则对身体会造成更大的伤害。这个时候，如果你能熟知一个或几个消炎的穴位，能随时随地自己帮自己，自己当自己的保健医生。

中渚

【穴位一找准】在手背第四、五掌指关节后方凹陷中，液门穴直上1寸处。

【解剖】穴下为皮肤、皮下筋膜、手背深筋膜、第四骨间背侧肌。皮肤由尺神经的指背神经分布。皮下筋膜内的静脉网由接受由手指、手掌浅层和深部的静脉。手背深筋膜可分为浅深两层。浅深两层筋膜在指蹼处相互结合，并在掌骨底以纤维膈相连。针由皮肤、皮下筋膜，穿过第四三、四伸肌腱之间，深达第四掌骨间隙的骨间肌。

【功效】清热通络，开窍益聪。

【主治】

1.头面部病症：神经性耳聋、聋哑症、头痛头晕、喉头炎、角膜白斑、喉痹；

2.运动系统病症：肩背部筋膜炎等劳损性疾病、肋间神经痛、肘腕关节炎等；

3.其他病症：疟疾。

【刺灸法】

刺法：

1.直刺0.3～0.5寸，局部酸胀，并有麻窜感向指端放散。

2.向上斜刺 0.5 ～ 1.0 寸，其酸胀感可向腕部放散。

灸法：艾炷灸或温针灸 3 ～ 5 壮，艾条灸 5 ～ 10 分钟。

穴位详解

临床上常有以下配伍：配八邪、外关，有舒筋活络的作用，主治手指不能屈伸。配听宫、翳风，有开窍聪耳的作用，主治耳鸣，耳聋。配外关、期门，有疏肝理气、活络止痛的作用，主治肋间神经痛。

有的人突然从蹲下到站立时，或者突然回头，就会有头晕目眩，这都称为目眩，头晕眼花。发生这种情况的时候是比较危险的，一般明智的做法就是蹲下。这里可以介绍一种常用的方法：在你突然觉得头昏眼花的时候用手按住中渚穴（或者用食指和大拇指夹住手掌），深呼吸后按压，大约 6 秒后，缓慢吐气再按压，左右交替，各做 5 次，这样效果很明显。经常头晕目眩的人士请一定记住。

阳池

【穴位一找准】在腕背部横纹中，指伸肌腱的尺侧凹陷处。俯掌，于第三、四掌骨间直上与腕横纹交点处凹陷中取穴；或于腕关节背部指总伸肌腱和小指固有伸肌腱之间处取穴。

【解剖】穴下为皮肤、皮下组织、腕背侧韧带、三角骨（膜）。皮肤由前臂后皮神经和尺神经的手背支双重分布。皮下筋膜致密，手背静脉网的尺侧部和小指的指背静脉渐汇成贵要静脉的起始部。深筋膜增厚并形成韧带。针由皮肤、皮下筋膜穿过深筋膜，在小指伸肌和指伸肌腱之间，直抵三角骨面。以上二肌（腱）均包裹有腱鞘，由桡神经支配。

【功效】清热通络，通调三焦，益阴增液。

【主治】

1.五官科疾病：耳聋、目红肿痛，喉痹。

2.运动系统疾病：手腕部损伤，前臂及肘部疼痛，颈肩部疼痛。

3.其他疾病：流行性感冒，风湿病，糖尿病等。

【刺灸法】

刺法：直刺 0.3 ～ 0.5 寸，深刺可透大陵，局部酸胀，可扩散至中指。平刺 0.5 ～ 1.0 寸，向左向右平刺，局部酸胀，可扩散至整个腕关节。

灸法：艾炷灸或温针灸 3 ～ 5 壮，艾条灸 5 ～ 10 分钟。不宜瘢痕灸。

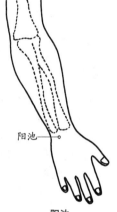

阳池

穴位详解

手少阳三焦经穴，本经之原穴。

据医学家介绍，有 54% 的女性都有身上发冷的现象，也就是说每两个女性中就有一个患有发冷证，可见这种病症的比例有多大。实际上，每到入秋至冬季期间，总有大批的女性患者到医院看手、脚冰冷，以及腰寒等疾病。

刺激阳池穴，最好是慢慢地进行，时间要长，力度要缓。最好是两手齐用，先以一只手的中指按压另一手的阳池穴，再换过来用另一只手的中指按压这只手上的阳池穴。这种姿势可以自然地使力量由中指传到阳池穴内，还用不着别人帮忙。

消除发冷证除了按摩阳池穴外，还可以将关冲、命门两穴以及"手心"配合起来加以刺激，更能收到好的效果。

手脚发冷的女性，一般只要坚持刺激阳池穴，便可不为冬天的来临而发愁。当然，手脚冰冷证也叫惧冷证，往往是女性的专利，但也有不少男性为此病所苦。

每个人都有这样的体会，做完运动或吃完饭后，体温就会升高，这是为什么呢？这是因为上焦和中焦发挥了功能。排完尿后为什么会情不自禁打起轻微的哆嗦呢？这是下焦放出热量的缘故。

对三焦经失调可发挥神奇力量的就是阳池。阳池这个名字就意味着囤聚太阳的热量。刺激这个穴位可以恢复三焦经的功能，将热能传达到全身。另外，它也联系着经络中与重要的内脏器官相对应的穴位。

中医穴位治疗的奇妙之处就在于，只要刺激一个穴位，就能将刺激通过经络传到有关的内脏器官。阳池穴不仅可以治惧冷证，还可以调节内脏器官的功能，因此对感冒、气喘、胃肠病、肾功能失调等疾病都有助益，与合谷穴一起称得上是"万能穴位"，值得大家牢记在心上。

刺激阳池穴的方法非常简单，只要以此穴为中心，互相搓揉手背就可以。在手背摩擦生热的

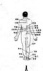

同时，阳池穴就会得到充分的刺激，从而达到温暖全身的效果。因为患惧冷证而无法入睡的人，睡觉前应使用以上方法，然后立刻盖上棉被，身体很快就会暖和起来。

人的关节是身体中活动最多的地方，也是最容易磨损的地方，尤其是手腕。如用力不当或过度，会导致手腕酸痛、疲劳，甚至关节肿痛，影响生活质量。

中医认为，阳池穴是腕关节保健的重要穴位，经常按揉阳池穴，能缓解其劳损。所谓阳池，是指阳气生发之池，位于手腕部位，腕背横纹中，前对中指、无名指指缝的凹陷处。

对于经常面对电脑工作的白领们，可以在闲暇之余多按按阳池穴，如饭后或打电话时。如果手腕已经出现酸痛症状，最好在早晨和睡前洗手后，按揉阳池穴 5 ~ 10 分钟，缓解后减少到 5 分钟左右即可。值得注意的是，当手腕已经出现肿痛，甚至关节变形，建议到医院就诊。

外关

【穴位一找准】在手背腕横纹上 2 寸，尺桡骨之间，阳池与肘尖的连线上。取此穴位时应让患者采用正坐或仰卧，俯掌的姿势，外关穴位于前臂背侧，手脖子横皱纹向上三指宽处，与正面内关相对（或当阳池与肘尖的连线上，腕背横纹上 2 寸，尺骨与桡骨之间）。

【解剖】穴下为皮肤、皮下组织、小指伸肌、指伸肌、示指伸肌。皮肤由桡神经发出的前臂后皮神经分布。此处皮肤及皮下筋膜较掌侧厚而松弛，桡神经的浅支与头静脉起始部伴行，尺神经的手背支和贵要静脉起始部伴行。针由皮肤、皮下筋膜穿前臂深筋膜，经小指伸肌的桡侧入小指伸，深进在拇长伸肌的尺侧入示指伸肌，以上诸肌（腱）均由桡神经肌支支配。

【功效】清热解表，通经活络。

【主治】头面五官科疾病：目赤肿痛，耳鸣耳聋，鼻衄牙痛，开窍醒脑。运动系统疾病：上肢关节炎，桡神经麻痹，急性腰扭伤，踝关节扭伤，颞颌关节功能紊乱，落枕等。消化系统疾病：脘腹胀痛，大便秘结，肠痈霍乱。其他病症：热病，感冒，高血压，心脑血管病，偏头痛，失眠，脑血管后遗症，遗尿。

【刺灸法】

刺法：

1. 直刺 0.5 ~ 1.0 寸，或透内关穴，局部酸胀，有时可扩散至指端。

2. 向上斜刺 1.5 ~ 2.0 寸，局部酸胀，向上扩散至肘、肩部。治疗肘肩及躯干疾病。

3. 向阳池方向斜刺运针，治疗腕关节疾病。

灸法：艾灸内关穴，有开窍醒脑之功，治疗偏瘫和心脑血管病。

寒则补之灸之，热则泻针出气。

穴位详解

手少阳三焦经穴，本经络穴。八脉交经（会）穴之一；交阳维脉。气血物质为阳气。运行规律一是循三焦经上传于支沟穴，二是别走心包经，三是上行于天部并交于阳维脉。

外关：外，外部也。关，关卡也。该穴意指三焦经气血在此胀散外行，外部气血被关卡不得入于三焦经。本穴物质为阳池穴传来的阳热之气，行至本穴后因吸热而进一步胀散，胀散之气由穴内出于穴外，穴外的气血物质无法入于穴内，外来之物如被关卡一般，故名。

外关穴乃手少阳、阳维之会：本穴物质为吸热后的胀散之气，此气外出本穴后交于阳维脉所在的天部层次，故为手少阳、阳维之会。

支沟

【穴位一找准】手背腕横纹上 3 寸，尺骨与桡骨之间，阳池与肘尖的连线上。伸臂俯掌，于手背腕横纹中点直上 3 寸，尺骨与桡骨之间，与间使穴相对取穴。

【解剖】穴下为皮肤、皮下组织、小指伸肌、拇长伸肌、前臂骨间膜。皮肤由前臂后皮神经分布。皮下组织内有贵要静脉和头静脉的属支。针由皮肤、皮下筋膜穿前臂深筋膜，入小指伸肌，深抵其下面的拇长伸肌。前臂后区的血管神经束由桡神经深支（骨间背侧神经）和骨间背侧动脉及两条静脉组成。在前臂后区的下段，拇长伸肌的深面，有骨间掌侧动脉的穿支，穿过骨间膜的下缘，进入前臂前区。

【功效】清利三焦，通腑降逆。

【主治】针麻常用穴之一。多用于治疗胁痛，习惯性便秘等。头面五官疾病：暴喑，咽肿，耳聋耳鸣，目赤目痛。消化系统疾病：习惯性便秘，呕吐泄泻。妇科疾病：经闭，产后血晕不省人事，产后乳汁分泌不足。运动系统疾病：上肢麻痹瘫痪，肩背部软组织损伤，急性腰扭伤。其他疾病：肋间神经痛，胸膜炎，肺炎，心绞痛，心肌炎，急性舌骨肌麻痹。

【刺灸法】

刺法：直刺 0.5 ～ 1.0 寸，局部酸胀，针感可向上扩散至肘部，有时有麻电感向指端放散。

灸法：艾炷灸或温针灸 3 ～ 5 壮，艾条灸 10 ～ 20 分钟。可灸。

穴位详解

手少阳三焦经穴，五输穴之一，本经经穴，五行属火。

便秘是由于大肠传导功能失常，粪便在肠内停留时间过久，水分被吸收，导致粪便干燥坚硬不易排出。支沟穴为手少阳三焦经穴，既能疏理少阳之气，又为通便之特效穴。按摩指压支沟穴能宣通三焦气机，通调水道，使三焦腑气得通，津液得下，大肠传导功能恢复正常，便秘得愈。

便秘者可以每天早晨于排便前，用拇指分别按摩指压双侧支沟穴，由轻到重，按摩指压处有酸麻胀痛感，按摩 20 分钟后患者即感肠蠕动加强而产生便意，即可顺利排便。若 1 次效果不佳，可继续进行直到排便，坚持 10 天即可。

对于老人便秘和术后便秘可用灸疗，选用小艾炷灸或隔物灸，每次灸 5 ～ 7 壮，或雷火灸条灸 30 分钟左右。每天或隔天一次，10 次为一疗程。选用艾绒直接或间接在穴位处燃烧，借艾的药力与火的热力给机体以温热刺激，通过经络腧穴作用，达到防病治病目的的一种常用疗法。

胸胁为少阳经分野，胁下作痛，经取少阳为古训。支沟为少阳经穴，同气协调，泻之能和解少阳、清热化湿、疏肝调气而镇痛。可以用一侧拇指指腹按住支沟穴，轻轻揉动，以酸胀感为宜，每侧 1 分钟，共 2 分钟，每日一次直到疼痛缓解。

支沟穴为三焦经之火穴，为宣气机、散郁结的重要穴位。急性腰扭伤，乃气机受阻，气滞血瘀，不通则痛。故选用支沟穴宣通气机，疏通经络，配合拔火罐法，活血化瘀，使通则不痛而产生治疗效果。

会宗

【穴位一找准】手少阳三焦经穴。本经的郄穴。出《针灸甲乙经》。在前臂背侧，当腕背横纹上 3 寸，支沟穴的尺侧，尺骨的桡侧缘取穴。

【解剖】穴下为皮肤、皮下组织、尺侧伸腕肌、示指伸肌、前臂肌间膜。皮肤由桡神经发出的前臂后皮神经分布。皮下组织内有贵要静脉、头静脉等血管。其深层有前臂骨间后动、静脉的分支，以及前臂骨间后神经的分支。

【功效】清利三焦，安神定志，疏通经络。

【主治】头面五官疾病：耳聋耳鸣。神经系统疾病：癫痫。其他疾病：气滞喘满，上肢肌肤痛。

【刺灸法】

刺法：直刺 0.5 ～ 1.0 寸，局部酸胀。多用泻法。

灸法：艾炷灸或温针灸 3 ～ 5 壮，艾条灸 5 ～ 10 分钟。

穴位详解

会宗：会，会合也。宗，祖宗也，为老、为尊、为长也，此指穴内物质为天之天部的阳气。该穴意指三焦经的阳气在天之天部会合。本穴物质为三焦经的天部阳气会合而成，所处为天之天部，如宗气之所汇，故名。

三焦经郄穴：郄，孔隙也。本穴物质为天之天部的阳热之气，水湿稀少，有名而无实，外传的实质物质如从孔隙中传出一般，故为三焦经郄穴。

三阳络

【穴位一找准】在前臂背侧，手背腕横纹上 4 寸，尺骨与桡骨之间。

【解剖】穴下为皮肤、皮下组织、指伸肌、拇长展肌、拇短伸。皮肤由桡神经发出的前臂后皮神经的属支分布。针由皮肤、皮下组织穿前臂的深筋膜，入指伸肌腱，深进经拇长展肌和深面的拇短伸肌，直达前臂骨间膜，以上诸肌由桡神经深支发出的肌支支配。

【功效】舒筋通络，开窍镇痛。

【主治】为肺切除手术针麻常用穴之一。

1. 头面五官疾病：暴喑卒聋，龋齿牙痛。

2. 运动系统疾病：挫闪腰痛，手臂痛不能上举。

3. 其他疾病：恶寒发热无汗，内伤，脑血管后遗症，眼病，失语。

【刺灸法】

刺法：直刺 0.5 ~ 1.0 寸，局部酸胀，可扩散至肘部。斜刺 2.0 ~ 3.0 寸，透郄门穴，前臂感觉麻胀，并向指端传导。

灸法：艾炷灸或温针灸 3 ~ 5 壮，艾条灸 10 ~ 20 分钟，揉拨腕部"三阳穴"治疗腕管综合征。可灸。

穴位详解

三阳络：三阳，指手三阳经的气血物质。络，联络之意。该穴意指手三阳经的气血物质在此交会。本穴由于会宗穴传来的气血为由阳变阴的寒湿之气，穴内温压呈下降之状，手阳明少阳的天部阳气因而汇入穴内，本穴有联络手三阳经气血的作用，故名。

通门：通，通道也。门，门户也。通门，意指手阳明少阳的天部阳气由此汇入穴内。理同三阳络名解。通间名意与通门同，间指间隙。

手三阳经之会：本穴为手三阳经的阳气交会之所，故为手三阳经之会。

四渎

【穴位一找准】在前臂背侧，肘尖下方 5 寸，当阳池与肘尖的连线上，尺骨与桡骨之间。

【解剖】穴下为皮肤、皮下组织、尺侧伸腕肌、骨间后血管神经束、拇长伸肌。皮肤由桡神经发出的前臂后皮神经分布。皮下组织内有头静脉和贵要静脉的属支。针由皮肤、皮下组织穿前臂后面深筋膜，经尺侧伸腕肌和小指伸肌的交界部深进，穿经骨间后血管神经束，直抵深面拇长伸肌和前臂骨间膜的背面。血管神经束由桡神经深支（又称骨间背侧神经）和骨间背侧动脉以及两条伴行静脉，被前臂筋膜包裹而形成。行于前臂后区内浅层与深层肌之间，血管神经的分布营养并支配前臂后区的所有结构。

【功效】开窍聪耳，清利咽喉。

【主治】五官科疾病：耳聋牙痛，咽喉痛。其他疾病：偏头痛、上肢麻痹瘫痪、神经衰弱、眩晕、肾炎等。

【刺灸法】

刺法：直刺 0.5 ~ 1.0，局部酸胀，右向肘部和手背部放散。

灸法：艾炷灸或温针灸 3 ~ 5 壮，艾条灸 5 ~ 10 分钟。可灸。

穴位详解

四，数量词。渎，小沟渠也。该穴意指三焦经气血在此冷降为地部经水。本穴物质为三阳络穴传来的水湿云气，在本穴的变化为部分水湿冷降归地，降地之水形成向穴外流溢的数条小沟渠之状，故名。

天井

【穴位一找准】在上臂外侧，屈肘时，肘尖直上 1 寸凹陷处。

【解剖】穴下为皮肤、皮下组织、肱三头肌。皮肤由桡神经发出的臂后神经分布。肘后皮肤较厚，移动性很大。在皮肤深面，相当于鹰嘴窝的高度，有一黏液囊，称鹰嘴滑囊，该囊与关节腔不相通。深筋膜与骨膜紧密相连。肱三头肌腱抵止于鹰嘴，腱下有鹰嘴腱下囊。鹰嘴外侧有起始于外上髁的伸肌，内侧在内上髁与鹰嘴之间尺神经经过。在肘部可摸到肱骨内、外上髁和鹰嘴。当肘关节伸直时，这三个骨性标志位于一条横线上；如屈肘至 90 度时，在者则成为尖朝下的等腰三角形。此三点的位置关系，有助于鉴别肘关节脱位和肱骨髁上骨折。针由皮肤、皮下组织鹰嘴滑囊穿肘后深筋膜，入肱三头肌的肌腱，直抵肱骨后面下端的骨膜。肱三头肌由桡神经支配。

【功效】行气散结，安神通络。

【主治】

1. 五官科疾病：眼睑炎、扁桃腺炎、外眼角红肿、咽喉疼痛。

2. 神经系统疾病：中风、忧郁症、精神分裂症。

3. 呼吸系统疾病：支气管炎、颈淋巴结核。

4 心血管疾病：心痛、胸痛。

5. 其他疾病：偏头痛、颈项痛、肘关节及上肢软组织损伤、落枕。

【刺灸法】

刺法：直刺 0.5 ～ 1.0 寸，局部酸胀。

灸法：艾炷灸或温针灸 3 ～ 5 壮，艾条灸 10 ～ 20 分钟。

穴位详解

手少阳三焦经穴，五腧穴之一，本经之合穴，五行属土。

古人说：读书三年，以为天下无病不可治，待到治病三年，才发现竟然无方可治病。给大家看一则古代的例子：刘叟艮宅，天井砖面破碎，间杂怪石。余见令撤净或补满，易云"坤为腹"，不整平恐小儿多腹疾。此时家无一孩，怠缓不改。后孙子个个肚疼，妇因产后血冲，痞块满腹，诸医无效。余择吉扶命，严促修理，不一月母子咸安。自此清吉康壮，永无腹疡。

这个例子来自于一本风水书，说的是一个人家天井里的砖破了还夹有怪石，这导致了这家人的孙子肚子疼，而这家的妇人腹部有痞块，医生治疗都没有效果，最后整改环境后才痊愈。

这个例子后的解释说，"天井也作明堂，作用在于聚气和通气。"看到这个例子的时候，大家会不会突然想起人体的一个穴位——天井穴。古人给人体的穴位命名，多数都是很有深意的，就如这天井穴，它的含义与古代居家的这个天井的含义是一致的。

很多卵巢囊肿患者的右侧天井穴按着即很酸痛，而这些患者都有一个共同的特征，或者在右手的无名指上戴有戒指，影响了手少阳三焦经的运行；或者因为感觉紧张、压力等等，也影响了人体气机的运行。

天井穴还是治疗淋巴结核的首选要穴。淋巴结核就是中医所说的瘰疬，即脖子、腋窝上长出的好多疙瘩的东西，中医管这个叫气结血瘀，就是里面就瘀血、浊气，搅在一起了。此病跟爱生气有很大的关系，如果你是一个爱生气的人，就赶紧找天井穴解决吧。

清冷渊

【穴位一找准】在臂外侧，屈肘，当肘尖直上 2 寸，即天井上 1 寸。

【解剖】有中侧副动、静脉末支。分布着臂背侧皮神经和桡神经肌支。

【功效】清利湿热。

【主治】肩痛臂不举，偏头痛。现多用于肝炎，肠炎等。

【刺灸法】直刺 0.3 ～ 0.5 寸。可灸。

穴位详解

手少阳三焦经穴。

清冷渊穴是去火的穴位，当你着急上火，嗓子痛，牙也痛，眼睛也痛，眼红目赤的时候，揉清冷渊穴火气马上就会降下去。尤其是当头痛、头胀、发热、心里烦躁时，揉外关穴不管用，可以揉清冷渊穴和天井穴，效果立竿见影。

临床上常有以下配伍；配肩髃、曲池，有行气通络的作用，主治肩臂痛；配太阳、率谷，有疏风通络的作用，主治头痛；配内关、期门，有舒肝止痛的作用，主治胁痛。

消泺

【穴位一找准】在臂外侧，当清冷渊与臑会连线中点处。

【解剖】在肱三头肌肌腹的中间；有中侧副动、静脉；布有臂背侧皮神经及桡神经。

【功效】清热安神，活络止痛。

【主治】头痛，颈项强痛，臂痛，齿痛，癫疾。

【刺灸法】直刺 0.8 ～ 1 寸；可灸。

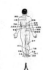

穴位详解

消泺：消，溶解、消耗也。泺，水名，湖泊之意。该穴意指三焦经经气在此冷降为地部经水。本穴物质为清冷渊穴传来的滞重水湿云气，至本穴后，水湿云气消解并化雨降地，降地之雨在地之表部形成湖泊，故名。

臑窌：臑，动物的前肢，前为阳、后为阴，此指穴内气血为天部之气。窌，地窖也。臑窌，意指穴内的天部之气在此化为地部经水。理同消泺名解。

臑交：臑，动物的前肢也，此指穴内气血为天部之气。交，交会也。臑交，意指穴外臂部的天部阳气交会于本穴。本穴物质为天之下部的水湿云气，其性寒湿，其变化为冷降，穴内气血对穴外天部的阳气有收引作用，臂部外散的阳气因而汇入穴内，故名臑交。臑腧穴名意与臑交同，腧指穴外阳气向本穴输入。

临床上常配肩髎、肩髃、臑会、清冷渊治肩臂痛、上肢不遂、肩周炎。

臑会

【穴位一找准】在臂外侧，当肘尖与肩髎穴的连线上，肩髎穴下 3 寸，三角肌的后缘。

【解剖】穴下为皮肤、皮下组织、肱三头肌。皮肤由桡神经的臂后皮神经分布。深层有桡神经，肱深动、静脉。

【功效】化痰散结，通络止痛。

【主治】瘰疬瘿气，目疾，肩胛疼痛，腋下痛等。

【刺灸法】

刺法：直刺 1.0 ~ 1.5 寸，局部酸胀，可扩散至肩部，或有麻电感向下放散。

灸法：艾炷灸或温针灸 3 ~ 5 壮，艾条灸 10 ~ 20 分钟。可灸。

穴位详解

手少阳三焦经穴，《素问·气府论》王注作手阳明、少阳二络气之会。《针灸聚英》作手少阳、阳维之会。

上肢先用贴片贴在双肩肩井穴上，用触头在前肩穴和肩贞穴上定做几分钟。在肩髃穴和臑会穴上定做几分钟。用一只触头定在肩髃穴上，一只触头从臂臑穴下滑至商阳穴，往返 5 ~ 10 次。一只触头定在肩髎穴上，一只触头从臑会穴下推滑至关冲穴，往返 5 ~ 10 次。一只触头定在极泉穴上，一只触头从肩贞穴下滑至少泽穴，往返 5 ~ 10 次。

肩髎

【穴位一找准】在肩部，肩髃后方，当肩关节外展时于肩峰后下方呈现凹陷处。位于肩膀大关节后侧约一半肩高附近所生成的凹陷处的穴位。手背抵住背部，直接向上提升。此时触摸肩膀前端后侧，会摸到凹陷处，就是肩髎。

【解剖】本穴下为皮肤、皮下组织、三角肌（后部）、小圆肌、大圆肌、背阔肌。皮肤由腋神经发出的臂外侧皮神经分布。三角肌深面的血管神经束有旋肱前、后血管和腋神经。腋神经为臂丛后束的分支，与旋肱后动脉一起通过四边孔，在三角肌后缘中点，紧靠肱骨外科颈后面走行。所以肱骨外科颈骨折或肩关节脱位时，都可以影响腋神经而导致三角肌麻痹和三角肌区域感觉消失。针由皮肤、皮下组织穿三角肌筋膜，入腋神经支配的三角肌后部和小圆肌。经旋肱后动、静脉及腋神经等形成的血管神经和肱骨外科颈之间。深抵肩胛下神经支配的大圆肌和胸背神经支配的背阔肌。

【功效】祛风湿，通经络。

【主治】荨麻疹，肩关节周围炎，脑血管后遗症，胸膜炎，肋间神经痛等。

【刺灸法】

刺法：

1.直刺 1.0 ~ 3.0 寸，臂外展，沿肩峰与肱骨大结节之间进针，深刺右透极泉，酸胀可扩散至整个关节腔，可有麻电感向下扩散。

2.向下斜刺 2.0 ~ 3.0 寸，退针至浅层，再依次向两旁斜刺，即"合谷刺"，酸胀感可扩散至肩部，或麻电感放散至手指。

灸法：艾炷灸或温针灸 3 ~ 7 壮，艾条灸 5 ~ 15 分钟。可灸。

穴位详解

手少阳三焦经穴。

肩髎穴在肩部；髎，孔隙的意思。"肩髎"的意思是指三焦经经气在此穴位化雨冷降归于地部。本穴物质为臑会穴传来的天部阳气，到本穴后，因散热吸湿化为寒湿的水湿云气，水湿云气冷降后归于地部，冷降的雨滴就像从孔隙中漏落一样，故名"肩髎"。

当我们手持重物或进行激烈运动之际，会产生肩膀举不起来或疼痛、手臂困倦的症状，此乃因肩膀的三角肌轻度发炎之故。三角肌，就是我们将手臂举到正侧面的重要肌肉。肩膀即担任调整肌肉机能的作用。本穴位可调整肱三头肌的状况。如果长期持续手持重物，会产生连手肘都无法伸直的症状，此乃因肱三头肌过度伸展，致使血液循环恶化所造成的。

肩膀有重压感而使手臂抬不起或肘痛等的症状时，刺激肩髎，可得到效果。治疗时，除了指压本穴位外，同时刺激肩髃、臂臑，更可发挥治疗效果。另外，也用于因脑中风所造成的半身不遂。

肩周炎为肩关节周围肌肉、肌腱及关节囊等部位的无菌性炎症。由于肩关节的滑膜组织丰富，尤其在关节囊下方折叠下垂之松弛部分及肱二头肌滑膜鞘内，均容易在炎症产生之后发生粘连，使肩关节功能受限。以痛点为主穴作穴位注射，辅以肌腱处注射、神经阻滞及运动疗法，治疗效果好，大大缩短了肩周炎的病程。

当归、川芎、红花等中药具有活血化瘀、调节血流量及微循环作用，从而提高组织的血氧浓度，加快代谢产物的清除；磁贴通过电磁诱导，能扩张局部血管，改善微循环，水解或转化组胺与 5 ~ 羟色胺等致痛物质，起到协同治疗作用。

天髎

【穴位一找准】在肩胛部，肩井穴与曲垣穴的中间，当肩胛骨上角处。

【解剖】本穴下为皮肤、皮下组织、斜方肌、冈上肌。皮肤有颈丛锁骨上神经的外侧支分布，皮肤较厚，与致密的皮下筋膜紧密相连。分布于冈上、下肌的血管神经束包括肩胛上血管和肩胛上神经。血管经肩胛横韧带的上方，神经穿过韧带和肩胛切迹围成的孔，然后进入冈上窝，再绕肩胛颈，进入冈下窝。针由皮肤、皮下筋膜穿斜方肌筋膜，入斜方肌，在冈上肌表面血管神经束内侧，入肩胛上神经支配的冈上肌。勿深刺。

【功效】祛风除湿，通经止痛。

【主治】颈项强痛，缺盆中痛，肩臂痛，胸中烦满，热病无汗，发热恶寒等。伤科疾病：颈椎病，落枕，冈上肌腱炎，肩背部疼痛。

【刺灸法】

刺法：直刺 0.5 ~ 0.8 寸，局部酸胀，可扩散至肩胛部。

灸法：艾炷灸 3 ~ 5 壮，艾条灸 5 ~ 10 分钟。

寒则补之灸之，热则泻针出气。可灸。

穴位详解

手少阳三焦经穴，交会穴之一，手足少阳、阳维之会（《针灸甲乙经》）；《素问·气府论》王注作手足少阳、阳维之会。《外台秘要》作足少阳、阳维之会。气血物质为阳维脉传入的阳气及冷降后的地部经水。三焦经吸热上行的水气在此散热冷降。阳气由穴外汇入穴内后散热冷降为地部经水。

天髎：天，指穴内物质所在为天部。髎，孔隙也。该穴意指三焦经吸热上行的水气在此散热冷降。本穴物质为肩髎穴传来的水湿之气，至本穴后，水湿之气散热而化雨冷降为地部经水，冷降的雨滴如从孔隙中漏落一般，故名。

手少阳、阳维之会：本穴因其位处肩胛，穴内气血所在的层次为天部，但其气血的变化为收引冷降，气血冷降后天部层次就为空虚之状，阳维脉的气血则随之汇入本穴，故本穴为手少阳、阳维之会。

天牖

【穴位一找准】在颈侧部，当乳突的后方直下，平下颌角，胸锁乳突肌的后缘。

【解剖】本穴下为皮肤、皮下组织、头夹肌、头半棘肌。皮肤由耳大神经和枕小神经双重分布。

皮肤厚而致密。皮下筋膜由脂肪组织和致密的结缔组织形成。其结缔组织的纤维形成纤维刺，连于皮肤病与深筋（项筋膜）。针由皮肤、皮下筋膜致密的项筋膜，在斜方肌和胸锁乳突肌之间，针由深层的头夹肌，在颈深动、静脉升支的后方，入头半棘肌。头夹肌和头半棘肌均由颈神经后支支配。

【功效】清头明目，通经活络。

【主治】

1. 头面五官疾病：头痛头晕，目痛面肿，暴聋耳鸣，视神经炎，鼻衄喉痹。

2. 其他疾病：颈肩背部痉挛强直，瘰疬多梦。

【刺灸法】

刺法：直刺 0.5 ~ 1.0 寸，局部酸胀。

灸法：艾炷灸 3 ~ 5 壮，艾条灸 5 ~ 10 分钟。可灸。

穴位详解

天牖穴，天指上部，牖指窗口。穴在耳后乳突后下方，胸锁乳突肌后缘，主治"暴聋气蒙、耳目不明"（《灵枢寒热》篇），耳目诸窍似天部之窗牖，故而得名。《腧穴命名汇解》云："天牖，天指上、指头，牖指户，有头窍的意思，该穴主治头风耳聋，目中痛不明诸疾，因名天牖"。

天牖穴属手少阳三焦经，为颈项的八要穴之一。该穴的主要作用是清头聪耳、通窍散瘀，古代医家多用于治疗头风、耳目疾患。如《针灸大成》云："主暴聋气，目不明，耳不聪……"头风、面肿，项强不得回顾、目中痛。"近人发挥较少，也多用于治疗耳目疾患、颈项肩背痛以及治疗颈源性头痛。

天牖穴属手少阳三焦经，该经在肩部和头部与胆经和小肠经相交，一旦出现经气运行不畅，则一经受患，其相交之经感传受阻，气血瘀滞，不通则痛。从解剖生理学看，若寰枢椎半脱位，抑或 1 ~ 4 颈椎后关节错位，可导致颈动脉及其进入枕骨大空处受压，从而供血不足，亦可导致枕小神经和耳大神经受压，乃是头痛之因。指压天牖穴，可疏调三焦经气，局部气血运行通畅，通则不痛。故可治疗颈源性头痛。

按压天牖穴治颈源性头痛：

治疗方法：患者取卧位，用 10 厘米高的枕头垫在前胸，使头低下靠床，医生双手中指沿手少阳三焦经在颈项段循行路线上，左右对照查找具有凸起顶手的压痛点，一般多在乳突后下方，胸锁乳突肌后缘，约平下颌角的天牖穴触到，然后用钢笔画上符号。医生在三焦经颈段轻轻推拿，接着用拇指尖对准顶手的天牖穴向健侧同名穴顶推，若压痛点消失，表明指针成功，若压痛点仍在，可再施指针 1 次，或者在手太阳小肠经的天容穴和阿是穴辅以指针亦可奏效。手法可分弱、中、强三种，因人体质而异，隔日 1 次，1 ~ 3 次即可痊愈。

颈源性头痛，是指颈椎的损伤或骨质增生，以及软组织损伤而导致椎动脉及其进入枕骨大孔处受压，从而脑供血不足，亦可导致枕小神经和耳大神经受压，而引起头痛。天牖穴属于手少阳三焦经，为颈项八要穴之一，该经在肩和头部与胆经和小肠经相交，一旦颈椎受损，三焦经的经气运行不畅，一经受阻，则相交经感传受阻，不通则痛，是颈源性头痛的病因。指压天牖穴以疏通经气，调畅气血，以达到止痛的目的。经此法治疗颈源性头痛疗效高，见效快，可一次即愈。

翳风

【穴位一找准】取正坐或侧伏，耳垂微向内折，在耳垂后，当乳突与下颌骨之间凹陷处。

【解剖】本穴下为皮肤、皮下组织、腮腺。皮肤由耳大神经分布。皮下组织疏松，耳后静脉面后静脉汇合成颈外（浅）静脉，在胸锁乳突肌浅面向下后斜行，至该肌后缘，锁骨上约 2.5 厘米处，穿深筋膜汇入锁骨下静脉。沿颈外静脉排列的淋巴结称为颈淋巴结，针由皮肤、皮下筋膜穿腮腺咬肌筋膜，在乳突肌与胸锁乳突肌前缘，继而进达腮腺的下颌后突部，可深抵起于基突的肌肉。

【功效】聪耳通窍，散内泄热。

【主治】头面五官科疾病：耳聋耳鸣，头痛牙痛，腮腺炎，下

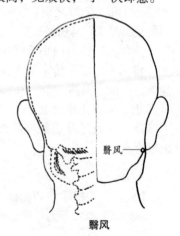

翳风

颌关节炎，口眼歪斜，笑肌麻痹，甲状腺肿，面神经麻痹。神经系统疾病:痉病，狂疾，膈肌痉挛。

【刺灸法】

刺法：

1. 直刺 0.8 ～ 1.2 寸，耳后酸胀，可扩散至舌前部及半侧面部，以治面瘫、腮腺炎等。

2. 向内前下方斜刺 1.5 ～ 2.0 寸，局部酸胀，可向咽部扩散，咽部有发紧发热感，以治聋哑。

灸法：艾炷灸或温针灸 3 ～ 5 壮，艾条灸 5 ～ 10 分钟。

穴位详解

手少阳三焦经穴，交会穴之一，手足少阳之会（《针灸甲乙经》）。

按按翳风穴有提神放松功效。

随着时代的进步，人们的生活、劳动方式发生了巨大变化，长期从事脑力劳动，伏案工作，尤其是长时间面对电脑工作的人越来越多。但是，随之而来的是脖子僵硬、头晕、头痛、视力模糊、眼胀、耳鸣、睡眠不好等症状。这就是你的颈椎在报警了。要有效缓解病情，不妨试试一个保健的小偏方——按摩翳风穴。

翳风穴是颅后窝部位的重要穴位，属手少阳三焦经。它位于耳垂后方耳后高骨和下颌角之间的凹陷中。中医学认为，翳风穴具有活血祛风通络，通窍醒神之功效。刺激翳风穴可用于治疗头晕、头痛、耳鸣、耳聋、口眼歪斜等病症。按摩要领如下：

用双手拇指或食指缓缓用力按压穴位，缓缓吐气；持续数秒，再慢慢放手，如此反复操作，或者手指着力于穴位上，做轻柔缓和的环旋转动。在自我按摩时，可根据自身情况把两种技法组合起来，每次按摩 10 ～ 15 分钟为宜。此法适用于各种人群，且操作不拘于时，一天之中择方便的时候做 1 ～ 2 次即可。

除翳风穴外，风池穴和完骨穴也是提神醒脑、改善大脑供血的特效穴位。

风池穴在项后枕骨之下，胸锁乳突肌与斜方肌上端之间的凹陷中。完骨穴在头部，耳后乳突的后下方凹陷处。

翳风这个穴，一看名字就知道和中医的"风"有关，中医上讲的"风"分为"内风"和"外风"。"内风"多是由于人体阴阳不协调、阳气不能内敛而生，而且多为"肝阳上亢"，动则生风，导致"肝风内动"而发生突然昏倒，相当于西医中的突发脑血管病。而"外风"则是由于外界即自然界的不合乎正常时节的风，或者是正常的风但由于人的体质弱、免疫力下降致病。"内风"常导致中风、偏瘫等疾病，"外风"则易导致伤风感冒。

翳有"遮盖、掩盖"的意思，顾名思义，翳风能够对一切"邪风"导致的疾病有效，即"善治一切风疾"。它不但可以用来治疗，还可以用来预防和诊断疾病以及判断病情的加重与否。

首先说预防，自己坚持按揉翳风穴可以增加身体对外感风寒的抵抗力，也就是说能减少伤风感冒的概率。再说治疗，在受了风寒感冒后我们如果按揉翳风，头痛、头昏、鼻塞等症状一会儿就没了。治疗面瘫时，翳风也是一个非常重要的穴位，不管是中枢性面瘫还是周围性的面瘫，都可以拿来用。

还有就是判断病情。有人研究过，周围性面瘫发作前在翳风穴上有压痛，好多人一觉醒来之后发现嘴歪了，或者是前一天晚上睡觉时一直吹风扇，第二天早上刷牙时发现嘴角漏水，照镜一看，嘴歪眼斜，这时你会发现在翳风穴确实存在压痛。而且在治疗几天后，如果用同样的力量来按压穴位，如果感觉疼痛减轻，病情一般较轻，反之，则病情较重。

作为日常的保健常识，当我们从外面的风天雪地里回到屋子里面后，一定要先按揉翳风 3 分钟。另外，天热时一定不要让后脑勺一直对着空调或电风扇吹，因为这样后患无穷。

瘈脉

【穴位一找准】头部，耳后乳突中央，当角孙至翳风之间，沿耳轮连线的中、下 1/3 的交点处。正坐或侧伏，于耳后发际与外耳道口平齐处取穴。

【解剖】穴下为皮肤、皮下组织、耳后肌。皮肤由耳大神经的耳后支分布。皮下组织后，除颈丛的耳大神经的分布外，还有耳后动、静脉经过。针由皮肤穿皮下筋膜，该处无深筋膜，所以直入耳后肌，该肌由面神经的耳后支支配。

【功效】风解痉，活络通窍。

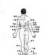

【主治】

1. 头面五官科疾病：耳聋耳鸣，视物不清。

2. 消化系统疾病：呕吐泄泻。神经系统疾病：小儿惊痫，惊恐，瘛疭。

3. 其他疾病：头痛等。

【刺灸法】

刺法：

1. 平刺 0.3 ~ 0.5 寸，局部酸胀。

2. 用三棱针点刺出血。

灸法：艾炷灸 3 ~ 5 壮，艾条灸 5 ~ 10 分钟或用灯草灸。可灸。

穴位详解

手少阳三焦经穴。出《针灸甲乙经》。别名：资脉，体脉，资生。

瘛脉：瘛，指犬的发狂之状，此指穴内气血为急速运行之状。脉，脉气也，经脉中的气血也。瘛脉，意指三焦经冷缩收引的

下行水气在此急速胀散。本穴物质为颅息穴下传而来的水湿之气和翳风穴上传的阳热风气，二者相会后，水湿之气吸热并急速胀散冲出穴外，气之外冲如犬发狂时的狂奔之状，故名瘛脉。

资脉：资，供给、资助也。脉，脉气也，经脉中的气血也。资脉，意指三焦经有名无实的经气在此得到资助。本穴物质本应由翳风穴提供，而翳风穴传来的为阳热风气，气性干燥，有名而无实，但因有颅息穴下行的水气本穴的气血才得到充实，如同被资助一般，故名资脉。资生名意与资脉同。

体脉：体身体也。脉，经脉中的气血也。体脉，意指三焦经经气在此得到充实，身体的经脉气血才得以连贯畅通。理同资脉名解。

颅息

【穴位一找准】在头部，当角孙至翳风之间，沿耳轮连线上的上、中 1/3 交点处。正坐或侧伏位，于耳后发际，当瘛脉与角孙沿耳轮连线的中点处取穴。

【解剖】本穴下为皮肤、皮下组织、枕额肌。皮肤由耳大神经分布。皮内含有大量有毛囊、汗腺和皮脂腺。皮肤筋膜由致密的结缔组织和脂肪组织构成，其内除上述皮神经外还有耳后动、静脉经过，针由皮肤、皮下筋膜刺入枕额肌的肌腹，该肌腹由面神经的耳后支支配。

【功效】通窍聪耳，泄热镇惊。

【主治】头面五官科疾病：耳鸣耳聋，耳肿流脓，中耳炎，头痛，视网膜出血。神经系统疾病：小儿惊风，瘛疭，呕吐涎沫。呼吸系统疾病：喘息哮喘。

其他疾病：身热，胁肋痛不得转侧。

【刺灸法】

刺法：平刺 0.3 ~ 0.5 寸，局部酸胀。

灸法：艾炷灸 3 ~ 5 壮，艾条灸 5 ~ 10 分钟。

穴位详解

手少阳三焦经穴。出《针灸甲乙经》。别名颅囟。属手少阳三焦经。

颅息：颅，头盖骨也、肾主之水也，此指天部的冷降水气。息，停息也。该穴意指三焦经的天部之气在此收引冷降。本穴物质为角孙穴传来的天部水湿之气，至本穴后其变化为进一步的散热冷降，如风停气止之状，故名。

颅囟：颅，头盖骨也、肾主之水也，此指天部的冷降水气。囟，同囟，囟为连合胎儿或新生儿颅顶各骨间的膜质部，亦即间隙也。颅囟，意指天部的水湿之气在本穴由天之上部降至天之下部。理同颅息名解。

角孙

【穴位一找准】角孙穴位于人体的头部，折耳郭向前，当耳尖直上入发际处。正坐或侧伏，以耳翼向前方折曲，当耳翼尖所指之发际处。若以手按着使口能合，其处牵动着取穴。

【解剖】穴下为皮肤、皮下组织、耳上肌、颞筋膜、颞肌。皮肤由下颌神经的耳颞神经分布，皮下筋膜内除上述神经外，还有颞浅动、静脉，无深筋膜。针由皮肤、皮下筋膜穿由颞神经支支

配的耳上肌（皮肌），继经颞筋膜入颞肌，直抵骨膜。颞肌属咀嚼肌，由颞深前、后神经支配。

【功效】清热散风，清肿化瘀。

【主治】耳部肿痛，目赤肿痛，目翳，齿痛，唇燥，项强，头痛。

【刺灸法】

刺法：平刺0.3～0.5寸，局部酸胀，可扩散至耳周。

灸法：艾炷灸3～5壮，艾条灸5～10分钟或用灯草灸。

寒则补之灸之，热则泻针出气。可灸。

穴位详解

手少阳三焦经穴，交会穴之一，手足少阳、手阳之会（《针灸甲乙经》）；《素问·气府论》王注作手太阳，手、足少阳三脉之会。《铜人腧穴针灸图经》作手足少阳之会。

角孙：角，耳也，肾也，此指穴内物质为天部的收引之气。孙，火也，角为之水，则孙为之火也（肾之子为肝，肝之子为火），此指穴内物质为天之天部的气态物。该穴意指天之天部的收引冷降之气由此汇入三焦经。本穴为三焦经经脉中的最高点，三焦经无气血传至本穴，本穴气血为空虚之状，足太阳膀胱经外散的寒湿水气夹带着足少阳胆经的外散水湿风气因而汇入穴内，穴内气血既处火所在的天之天部又表现出肾水的润下特征，故名。

角孙穴烟火灸配紫金锭外敷治疗痄腮

痄腮，相当于现代医学的流行性腮腺炎。是由风温毒邪引起发热、耳下腮部漫肿疼痛为临床主要特征病症。取角孙穴用灯火灸法治疗，即将该穴周围头发剪去，露出皮肤，以棉签蘸麻油点于穴上，然后以灯芯草点燃，迅速触点该穴，可听到"叭"的声响为度。再以紫金锭1支，用醋调后敷于腮腺肿大部位及对侧腮腺部，1日2次，连敷3日。若高热及扁桃体、颌下淋巴结肿大严重，加服退热药，及双黄连口服液、抗生素等，以加强抗菌、抗病毒等作用。

角孙穴与率谷穴配合治疗偏头痛

角孙和胆经上的率谷穴配合，可以很好地治疗偏头痛。角孙和率谷都运行于耳朵两旁，可想而知，治疗的是少阳经的头痛。可以将双手抱住头，然后用大拇指在耳后来回按摩，摩到头皮发热发胀就可以了。

耳门

【穴位一找准】人体耳门穴位于面部，当耳屏上切迹的前方，下颌骨髁状突后缘，张口有凹陷处。定位此穴道时通常让患者采用正坐或仰卧、仰靠的取穴姿势，以便实施者能够准确地找寻穴道和顺利地实施相应的按摩手法。耳门穴位于人体的头部侧面耳前部，耳珠上方稍前缺口陷中，微张口时取穴。在听宫的稍上方。

【解剖】有颞浅动、静脉耳前支；布有耳颞神经，面神经分支。

【功效】聪耳，利牙关。

【主治】耳聋，耳鸣，聤耳，牙痛，颈颌痛，唇吻强。耳鸣、聋哑、牙痛，以及其他常见的耳部疾病等，该穴是治疗多种耳疾重要的首选穴位之一。

【刺灸法】直刺0.5～1寸；可灸。寒则先泻后补或补之灸之，热则泻针出气。

穴位详解

手少阳三焦经穴。三焦经经气中的滞重水湿在此冷降后由耳孔流入体内，气血物质为天部的凉湿水气和冷降的地部经水，大部分水气冷降为地部经水，小部分水气吸热后循三焦经上行禾髎穴，经水则下行并循耳孔流入体内。

耳，穴内气血作用的部位为耳也。门，出入的门户也。耳门，意指三焦经经气中的滞重水湿在此冷降后由耳孔流入体内。本穴物质为角孙穴传来的水湿之气，至本穴后，水湿之气化雨冷降为地部经水并循耳孔流入体内，本穴如同三焦经气血出入耳的门户，故名耳门。

临床上常配丝竹空穴治牙痛；配兑端穴治上齿龋。

和髎

【穴位一找准】该穴位于人体的头侧部，当鬓发后缘，平耳郭根之前方，颞浅动脉的后缘。

【解剖】有颞肌和颞浅动、静脉；布有耳颞神经分支，面神经颞支。

【功效】聪耳通窍。

【主治】头重痛，耳鸣，牙关拘急，颔肿，鼻准肿痛，口渴。

【刺灸法】斜刺0.3～0.5寸；可灸。寒则补之灸之，热则泻针出气。

穴位详解

和髎，手、足少阳，手太阳的交会穴，三焦经经气及穴外汇入的寒湿水气在此化雨冷降，气血物质为天部的水湿之气，性寒冷，由天部冷降后归于地部。

禾髎：禾，五谷之代称也，此指气血中的脾土微粒。髎，孔隙也。禾髎，意指三焦经经气及穴外汇入的寒湿水气在此化雨冷降。本穴物质中一方面是耳门穴传来的水湿之气，其量少，其性收引，另一方面是足少阳胆经和手太阳小肠经传入本穴的湿冷水气，两气交会后在本穴的变化为化雨冷降，所降之雨如从孔隙中漏落一般，故而得名。

手、足少阳、手太阳之会：理同禾髎名解。

临床上常配养老穴、完骨穴治耳聋。

丝竹空

【穴位一找准】该穴位于人体的面部，当眉梢凹陷处。

【解剖】有眼轮匝肌；颞浅动、静脉额支；布有面神经颧眶支及耳颞神经分支。

【功效】开窍泻热，消肿利舌。

【主治】头痛，目眩，目赤痛，眼睑跳动，齿痛，癫痫。

【刺灸法】平刺0.5～1寸。宜补不宜泻，禁灸，灸则不幸，目小而盲。

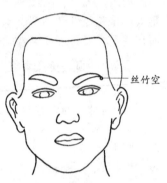

丝竹空

穴位详解

手少阳三焦经穴，出《针灸甲乙经》。别名巨窌穴，目窌穴。穴外天部的寒湿水气由此汇入三焦经后冷降归地，气血物质为天部的寒湿水气，从穴外汇入穴内后化雨冷降为地部水液。

丝竹空：丝竹，古指弦乐器，八音之一，此指气血的运行有如声音飘然而至。空，空虚也。丝竹空穴，意指穴外天部的寒湿水气在此汇入三焦经后冷降归地。本穴为三焦经终点之穴，由于禾髎穴传至本穴的气血极为虚少，穴内气血为空虚之状，穴外天部的寒湿水气因而汇入穴内，穴外的寒水水气如同天空中的声音飘然而至，故名。

巨窌穴：巨，巨大也。窌，地窖也，此指穴内气血为地部水液。巨窌，意指本穴天部大范围的水湿之气皆化雨冷降。本穴物质为穴外天部层次中的寒湿水气汇合而成，在本穴的变化为化雨冷降，所降之雨覆盖的范围巨大，故名巨窌。目窌名意与巨窌同，目指本穴位于目旁。

丝竹空去除鱼尾纹

在眉梢处的丝竹空穴可以很好地去除鱼尾纹。我们可以用大拇指从眉头，沿着眉毛一直按揉到眉梢，然后顺势按揉到太阳穴入发际的位置。沿着眼周这样按摩一圈，不仅可以去除鱼尾纹，对于我们明目、舒缓紧张、调整自主神经都有帮助。眼周的皮肤很薄嫩，所以在按揉的时候动作要轻柔一点，可以抹一点眼霜，效果会更好。

丝竹空穴祛除眼角皱纹

双眉的眉尾处向下凹陷的部位就是丝竹空穴，用两手中指轻轻按压并反复重复该动作。这个穴位不仅能祛除眼角皱纹，对于因血液循环不畅通而造成的色素沉着及色斑有效。

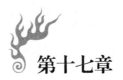

第十七章

足少阳胆经——输送气血

足少阳胆经总述

足少阳胆经起于眼外角（瞳子髎），向上达额角部，下行至耳后（风池穴），由颈侧，经肩，进入锁骨上窝。直行再走到腋下，沿胸腹侧面，在髋关节与眼外角支脉会合，然后沿下肢外侧中线下行。经外踝前，沿足背到足第四趾外侧端（窍阴穴）。有三分支；一支从耳（风池穴）穿过耳中，经耳前到眼角外；一支从外眼角分出，下走大迎穴，与手少阳三焦经会合于目眶下，下经颊车和颈部进入锁骨上窝，继续下行胸中，穿过膈肌，沿胁肋到耻骨上缘阴毛边际（气冲穴），横入髋关节（环跳穴）；一支从足背沿第一、二跖骨间到大拇指甲后（大敦穴），交与足厥阴肝经。

本经脉腧穴有：瞳子髎、听会、上关、颔厌、悬颅、悬厘、曲鬓、率谷、天冲、浮白、头窍阴、完骨、本神、阳白、头临泣、目窗、正营、承灵、脑空、风池、肩井、渊液、辄筋、日月、京门、带脉、五枢、维道、居髎、环跳、风市、中渎、膝阳关、阳陵泉、阳交、外丘、光明、阳辅、悬钟、丘墟、足临泣、地五会、侠溪、足窍阴，共四十四穴，左右合八十八穴。

本经病症主要有：口苦，目眩，疟疾等。经脉病：目外眦痛，缺盆部肿痛，腋下肿，胸、胁、股及下肢外侧痛，足外侧发热等证。

足少阳胆经穴位详解

瞳子髎

【穴位一找准】位于面部，目外眦旁，当眶外侧缘处。取穴时可以采用正坐或仰卧的姿势，该穴位于面部，眼睛外侧1厘米处（目外眦旁，当眶外侧缘处）。

【解剖】从浅到深依次为皮肤，皮下组织，眼轮匝肌，颞筋膜，颞肌；浅层布有颧神经的颧面支与颧颞支。深层有颞深前、后神经和颞深前、后动脉的分支。

【功效】降浊祛湿。

【主治】头痛，目赤，目痛，怕光羞明，迎风流泪，远视不明，眼内障，目翳。指压此穴，可以促进眼部血液循环，治疗常见的眼部疾病，并可以去除眼角皱纹。

【刺灸法】向后刺或斜刺0.3～0.5寸；或用三棱针点刺出血。寒则先泻后补或补之，热则泻针出气。

穴位详解

瞳子髎别名太阳穴，前关穴，后曲穴。手太阳，手、足少阳之会，穴外天部的寒湿水气在此汇集后冷降归地，气血物质为天部的寒湿水气，大部分寒湿水气散热后化雨冷降地部，小部分循胆经下传于听会穴。《甲乙经》："手太阳，手、足少阳之会。"《铜人》："治青盲目无所见，远视疏疏，目中肤翳，白膜，目外眦赤痛。"《图翼》："一云兼少泽，能治妇人乳肿。"

瞳子髎：瞳子，指眼珠中的黑色部分，为肾水所主之处，此指穴内物质为肾水特征的寒湿水气。髎，孔隙也。该穴意指穴外天部的寒湿水气在此汇集后冷降归地。本穴为胆经头面部的第一穴，胆及其所属经脉主半表半里，在上焦主降，在下焦主升，本穴的气血物质即是汇集头面部的寒湿水气后从天部冷降至地部，冷降的水滴细小如从孔隙中散落一般，故名。

太阳：太，大也。阳，天部的阳气也。太阳穴，意指穴内物质为天部之气。本穴为胆经第一穴，位处头面的天部，而胆经气血所处为半表半里，胆经体内经脉无物外传本穴，穴内气血为空虚之状，穴外的天部之气因而汇入本穴，本穴物质来自天之上部，故名太阳穴。

前关：前，与后相对，指人头面的前面部分，前为阴、后为阳，此指穴内气血为寒湿之性。关，关卡也。前关，意指穴内的寒湿水气被关卡于内，不得吸热外行。理同瞳子髎名解。

后曲：后，与前相对，指人头面的后面部分，后为阳、前为阴，此指穴内气血为阳热之性。曲，隐秘也。后曲，意指穴内外散的阳热之气隐而不见。本穴物质为穴外天部的寒湿水气汇集而成，气血的运行变化主要是散热冷降，而在穴内同时进行的吸热蒸发则如隐而不见，故名后曲。

手太阳手足少阳之会。由穴外汇集本穴的气血物质主要为手太阳经上行外散的阳热之气、手少阳经向外飘散的湿冷之气，故本穴为手太阳手足少阳之会。

俗云："眼可传神。"人的性格或思想，都可用眼神表达出来。谈到没有自信之事，眼神会暗淡无光，谈到有信心的事时，眼内精光逼人。和蔼的眼光、恐怖的眼光、暗淡的眼光——它都是告诉别人自己的心意。

如果在美丽眼睛附近产生许多小皱纹，那么会使魅力减半。尤其是黄色人种眼窝浅、脂肪厚、眼皮容易肿胀，就在眼睛附近会产生小皱纹。古人曾说："眼乃心之窗。"这也就是说眼睛会将喜怒哀乐等情绪以及自己的内心完全表现出来。美丽的瞳孔可使女性更具有诱惑力，男性更具有魅力。在说服别人、沟通意见以及与异性交往，并不一定全靠语言，也可靠眼睛的力量。

为了提高按摩效果，必须先将双手搓热，然后用搓热的手掌在眼皮上一边吐气一边轻抚，上下左右各6次。其次再以同样要领将眼球向左右各转6次。再指压可除去眼角部皱纹的瞳子髎穴。

瞳子髎位于眼睛外侧1厘米处，一边吐气一边按压6秒钟，如此重复6次。除去眼角皱纹的方法还有一种是全脸按摩。除去眼肿方法可用冷水在眼睛附近轻轻拍打。如果这些方法和指压法配合运用，效果更高。

临床上常配合谷穴、临泣、睛明穴治目生内障；配少泽穴治妇人乳肿；配养老穴、肝腧穴、光明穴、太冲穴治疗视物昏花。

听会

【穴位一找准】该穴位于人体的面部，当耳屏间切迹的前方，下颌骨髁突的后缘，张口有凹陷处。取正坐或侧卧位，在屏间切迹前方，张口有凹陷处取穴。

【解剖】有颞浅动脉耳前支，深部为颈外动脉及面后静脉；布有耳大神经，皮下为面神经。

【功效】清降寒浊。

【主治】耳鸣，耳聋，流脓，齿痛，下颌脱臼，口眼歪斜，面痛，头痛。

【刺灸法】直刺0.5寸；可灸，艾条灸5～10分钟。寒则点刺出血或先泻后补或补之，热则泻针出气。

穴位详解

足少阳胆经穴。出《针灸甲乙经》。别名听呵、听河、后关，气血物质为天部的寒湿水气，胆经经气在此化雨冷降，散热冷降后由本穴的地部孔隙流入耳腔。

听会：听会者即耳能听闻声音也，此指穴内的天部气血为空虚之状，无物阻隔声音的传递也。本穴物质为瞳子髎穴下传的天部寒湿水气，至本穴后，此气吸附了更多的天部寒湿水气并化雨冷降于地，天部气血因而变得虚静，如远处声音听亦能明，故名（除上述解释之外另有一解，此即是从阴阳的角度来解释听会之名。听的感官过程为耳朵接收外部声音，也就是从外入内、从阳入阴。由于声音传递的这一过程是从阳入阴，因此，它要求耳部的气血运行变化也要与此同步，表现出由阳向阴的变化转变，如此，人体外部的声音之阳才能进入体内的阴部，声音感受器才能听之而会）。

耳门穴：耳，穴在耳部也。门，出入的门户也。耳门穴，意指胆经气血由此进入耳腔。如听会之解，本穴的气血变化为气态物散热冷降并化为地部经水，经水则循本穴的地部孔隙进入耳腔，本穴如同胆经气血出入耳的门户，故名耳门穴。

听呵：听，闻也。呵，大声呵斥之意，此指体表外部的声场强度大于体表内部。听呵，意指体表外部的声场强度要大于体表内部耳朵才能听受。听诃名意与听呵同，诃为呵的异体字。

后关：后，指头的后部，前为阴、后为阳，此指阳气。关，关卡。后关，意指穴外的阳热之气不能进入穴内。理同听会名解。

临床上常有以下配伍：配颊车穴、地仓穴治中风口眼歪斜；配迎香穴治耳聋气痞；配耳门穴、听宫穴治下颌关节炎。

在临床上，常常会听见有人说耳鸣的现象，耳鸣常常影响人的生活质量，特别是夜间休息的时候。老年人常说听见耳朵里面有什么在响，有时候像蝉一样的声音，其实这就是耳鸣。耳鸣可以取的穴位很多，最简单的就是取听会了。

听会者即耳能听闻声音也，胆经经气在此化雨冷降，此指穴内的天部气血为空虚之状，无物阻隔声音的传递也。本穴物质为瞳子髎穴下传的天部寒湿水气，至本穴后，此气吸附了更多的天部寒湿水气并化雨冷降于地，天部气血因而变得虚静，如远处声音听亦能明，故名。除上述解释之外另有一解，此即是从阴阳的角度来解释听会之名。听的感官过程为耳朵接收外部声音，也就是从外入内、从阳入阴。由于声音传递的这一过程是从阳入阴，因此，它要求耳部的气血运行变化也要与此同步，表现出由阳向阴的变化转变，如此，人体外部的声音之阳才能进入体内的阴部，声音感受器才能听之而会。

上关

【穴位一找准】位于耳前，下关直上，当颧弓的上缘凹陷处。寻找此穴道时要让患者采用正坐或仰靠的取穴姿势，位于头部侧面，在戴眼镜脸侧中央骨洼处即是此穴（又名上关穴）。

【解剖】在颞肌中；有颧眶动、静脉；布有面神经的颧眶支及三叉神经小分支。

【功效】升清降浊。

【主治】头痛，耳鸣，耳聋，聤耳，口眼㖞斜，面痛，牙痛，惊痫，瘛疭。

【刺灸法】直刺 0.5 ~ 0.8 寸；可灸。寒则补之灸之，热则泻针出气。

穴位详解

足少阳胆经穴，别名上关穴，手少阳、足阳明之会，胆经的清阳之气由此上行，气血物质为天部的凉湿水气，大部分凉湿水气冷降下行交于听会穴，小部分凉湿水气吸热上行。

客主人：客，宾客也。本穴为少阳胆经之穴，风气为主，肾气为客，此指穴内气血为肾水之性的寒湿水气。主人，指穴内气血。该穴意指穴内气血为肾水之性的寒湿水气。本穴物质为听会穴传来的弱小水气，在上行至本穴的过程中，外部的寒湿水气亦汇入其中，至本穴后气血则变为肾水特性的寒湿水气，故名。

临床上常有以下配伍：配肾腧穴、翳风穴、太溪穴、听会穴治老年人肾虚耳鸣耳聋；配耳门穴、合谷穴、颊车穴治下颌关节炎、牙关紧闭。

颔厌

【穴位一找准】该穴位于人体的头部鬓发上，当头维穴与曲鬓穴弧形连线的上 1/4 与下 3/4 交点处。

【解剖】在颞肌中；有颞浅动、静脉额支；布有耳颞神经颞支。

【功效】推动足阳明气血的传递。

【主治】头痛，眩晕，目外眦痛，齿痛，耳鸣，惊痫。

【刺灸法】直刺 0.3 ~ 0.4 寸；可灸。

穴位详解

颔厌穴，手少阳、足阳明之会，胆经气血在此以风行之状输向头之各部，气血物质为天部的阳热风气，循胆经下传于悬颅穴并输向头之各部。

颔厌：颔，下巴也，为任脉及足阳明经所过之处，此指足阳明的气血。厌，厌倦也。该穴意指胆经气血在此以风行之状输向头之各部。本穴物质为上关穴传来的弱小水气，行至本穴后，水气吸热胀散化风而行并由此输向头之各部，足阳明经头维穴输供头部的精微物质因而受到损害，本穴气血为足阳明所厌恶，故名。

手少阳、足阳明之会：本穴外传的阳热风气并入足阳明经头维穴外输的气血当中，故为手少阳、足阳明之会。

临床上常有以下配伍：配悬颅穴治偏头痛、透悬颅穴、悬厘穴；配外关穴、风池穴治眩晕，取穴悬颅、颔厌、行间、风池、太冲。

足厥阴肝经行于前额，会于巅顶，取足少阳胆经行于额角部，肝胆互为表里，取悬颅、颔厌为近部取穴，针感直达病所，用泻法有平肝、清热、镇痛之效。《百症赋》曰：悬颅、颔厌之中，偏头痛止。太冲为肝经之原穴，即脏腑元气经过和留止的部位，肝经有疾，泻之原穴可泻肝火、平肝阳，行间为肝之荥穴，和太冲穴相配以加强平肝之力，风池为胆经之穴，和诸穴协同加强疗效。

悬颅

【穴位一找准】该穴位于人体的头部鬓发上，当头维穴与曲鬓穴弧形连线的中点处。

【解剖】在颞肌中；有颞浅动、静脉额支；布有耳颞神经颞支。

【功效】降浊除湿。

【主治】偏头痛，面肿，目外眦痛，齿痛。

【刺灸法】向后平刺 0.5 ~ 0.8 寸；可灸。寒则先泻后补或灸之或点刺出血，热则泻针出气。

穴位详解

足少阳胆经穴，别名髓孔穴，髓中穴，米啮穴经穴名，出《灵枢寒热病》。属足少阳胆经。手足少阳、阳明三脉交会，胆经的天部之气在此散热后吸附水湿，气血物质为天部的寒湿水气，大部分化雨冷降，小部分循胆经下传悬厘穴。

悬颅：悬，吊挂也。颅，古指头盖骨，此指穴内气血为寒湿水气。颅颅，意指胆经的天部之气在此散热后吸附水湿。本穴物质为颔厌穴传来的温热风气，至本穴后散热冷缩并吸附天部中的寒湿水气，穴内气血如同天部中的水湿云层一般，故名。

髓孔穴：髓，骨之所主也，此指穴内气血为寒湿水气。孔，孔隙也。髓孔，意指胆经天部的寒湿水气在此化雨冷降。如悬颅名解，本穴物质为天部的寒湿水气，其变化为化雨冷降，所降之雨如从孔隙中落下一般，故名髓孔。髓中名意与髓孔同。

米啮穴：米，微小之物也，此指穴内气血为天部中聚集的水滴。啮，咬或缺口之意。米啮，意指穴内的天部水湿云气化雨冷降，如不断地咬缺一般。理由髓孔名解。

临床上常有以下配伍：配颔厌穴、治偏头痛；配曲池穴、合谷穴治热病头痛；配风池、外关，有祛风止痛的作用，主治偏头痛；配丝竹空、太阳、风池，有疏风明目的作用，主治目外眦痛；配人中，有通经消肿的作用，主治面肿。

悬厘

【穴位一找准】该穴位于人体的头部鬓发上，当头维穴与曲鬓穴弧形连线的上 3/4 与下 1/4 交点处。

【解剖】在颞肌中；有颞浅动、静脉额支；布有耳颞神经颞支。

【功效】降浊分清。

【主治】偏头痛，面肿，目外眦痛，耳鸣，上齿痛。

【刺灸法】向后平刺 0.5 ~ 0.8 寸；可灸，间接灸 3 ~ 5 壮，艾条灸 5 ~ 10 分钟。寒则先泻后补或补之灸之或点刺出血，热则泻针出气。

穴位详解

足少阳胆经穴。经穴名。出《针灸甲乙经》。属足少阳胆经。手足少阳、阳明之会。胆经气血在此降浊分清，气血物质为天之中部的凉湿水气，大部分循胆经下传曲鬓穴，小部分飘散于天之中部。

悬厘：悬，吊挂也。厘，治理也。该穴意指胆经气血在此降浊分清。本穴物质为悬颅穴冷降下传的水湿之气，至本穴后，滞重的寒湿水气进一步下行，小部分清气则由本穴外输头之各部，本穴对天部的水湿风气有治理的作用，故名。

手、足少阳、阳明之会：在本穴汇集的气血当中，既有手少阳的上行之气又有足阳明的下行之气，故本穴为手、足少阳、阳明之会。

临床上常有以下配伍：配鸠尾穴治热病偏头痛引目外眦；配束骨穴治癫痫。

曲鬓

【穴位一找准】在头部，当耳前鬓角发际后缘的垂线与耳尖水平线交点处。正坐仰靠或侧伏，在耳前上方入鬓发内，约当角孙穴前一横指处取穴。

【解剖】同颔厌穴。

【功效】清热止痛，活络通窍。

【主治】

1. 精神神经系统疾病：三叉神经痛，偏头痛，面神经麻痹；

2. 五官科系统疾病：颞肌痉挛，牙痛，视网膜出血及其他眼病。

【刺灸法】

刺法：向后平刺 0.5 ~ 0.8 寸，局部酸胀。

灸法：间接灸 3 ~ 5 壮，艾条灸 5 ~ 10 分钟。

穴位详解

曲鬓出自《针灸甲乙经》，别名曲发，属足少阳胆经，足太阳、少阳之会。在头部，当耳前鬓角发际后缘的垂线与耳尖水平线交点处。布有耳颞神经颞支和颞浅动、静脉顶支。主治偏头痛，齿痛，颔颊肿，口眼歪斜等。

曲鬓：曲，隐秘也。鬓，鬓发也，既为肾气所主之物又为血之余，此指穴内气血为水湿而性温热。该穴意指胆经经气在此化雨而降。本穴物质为悬厘穴传来的天部寒湿水气，在本穴的变化为化雨而降，所降之雨虽与天部气血相比而为寒湿，但仍为温热之性，故名。

足太阳、少阳之会：本穴虽为胆经之穴，但其气血的运行变化是受膀胱经外散的寒湿之气而表现为冷降收引，故为足太阳、少阳之会。气血物质为天之下部的寒湿水气，性温热。《大成》：主颔颊肿引牙车不得开，急痛，口禁不能言，颈项不得回顾，脑两角痛为颠风，引目眇。

率谷

【穴位一找准】该穴位于人体的头部，当耳尖直上入发际 1.5 寸，角孙穴直上方。正坐或侧伏，在耳郭尖上方，角孙穴之上，入发际 1.5 寸处取穴。

【解剖】在颞肌中；有颞动、静脉顶支；布有耳颞神经和枕大神经会合支。皮肤、皮下组织、耳上肌（提耳肌）、颞筋膜、颞肌。皮肤由下颌神经的耳颞神经分布。耳上肌是皮肌，起自帽状腱膜而止于耳郭软骨，其作用可上提耳郭，受面神经分支支配。在皮下组织内，有颞浅动、静脉和耳颞神经。

【功效】收降湿浊。

【主治】头痛，眩晕，呕吐，小儿惊风。偏头痛，三叉神经痛，面神经麻痹，眩晕；顶骨部疼痛，胃炎，小儿高热惊厥。

【刺灸法】

刺法：平刺 0.5 ~ 1 寸，局部酸胀，可扩散至颞侧头部。

灸法：间接灸 3 ~ 5 壮，艾条灸 5 ~ 10 分钟。可灸。

穴位详解

足少阳胆经穴，别名蟀谷穴，率谷穴，率角穴，蟀容穴，出《针灸甲乙经》。《银海精微》作率骨。《外台秘要》作蟀谷。别名耳尖。属足少阳胆经。足太阳、少阳之会。胆经的阳热之气在此吸湿冷降，气血物质为天部的水湿之气，散热吸湿后循胆经下行。

率谷：率，古指捕鸟的网或带领，用网捕鸟时网是从上罩下，此指胆经的气血在此开始由阳变阴。谷，两山所夹空隙也。该穴意指胆经的水湿之气在此吸热后化为阳气而上行天之上部。本穴物质为曲鬓穴传来的弱小凉湿水气，吸热上行至本穴后达到了其所能上行的最高点，水湿之气开始吸湿并发生冷降的变化，如捕鸟之网从高处落下一般，故名。蟀谷、率骨、率角、率容名意与率骨同。其中，蟀通率，骨指穴内气血表现出肾水的收引特性，角指本穴位于耳角部位，容则指本穴容纳外部传入穴内的寒湿水气。

临床上常有以下配伍：配印堂穴、太冲穴、合谷穴治小儿急慢惊风、眩晕、耳鸣；配合谷穴、足三里穴治流行性腮腺炎。

《济生方头痛论治》中说："夫头者上配于天，诸阳脉之所聚。凡头痛者，气血俱虚，风寒暑湿之邪，伤于阳经，伏留不去者，名曰厥头痛。"头痛就是我们今天所说的偏头痛，主要是体内气血虚弱引起的。治疗偏头痛一定要找准原因，调理头部气血。头部主要分布的是肝胆二经，头的两侧是胆经，头顶是肝经，如果这两条经络不通的话，气血上达不到头部，头痛也就在所难免了。所以，治疗的关键就是疏通经络，气血顺畅运行了，自然也就没有头痛的烦恼了。

倘为偏头痛患者，可将艾条点燃，对准患侧率谷穴（耳郭尖上方，入发际1.5寸处）灸之。每天灸1次，每次20分钟，10次为1疗程。另嘱患者保持心情舒畅，切忌过劳，忌烟酒和辛辣刺激性食物，尽量避免风寒。

天冲

【穴位一找准】该穴位于人体的头部，当耳根后缘直上入发际2寸，率谷穴后0.5寸。

【解剖】有耳后动、静脉；布有耳大神经支。

【功效】益气补阳。

【主治】头痛，齿龈肿痛，癫痫，惊恐，瘿气。

【刺灸法】平刺0.5～1寸；可灸。寒则补之灸之，热则泻针出气。可灸。

穴位详解

足少阳胆经穴，经穴名，别名天衢穴，出《针灸甲乙经》。《千金要方》作天衢。属足少阳胆经。足太阳、少阳之会，胆经经气在此吸热后胀散并冲于经穴之外的头之天部，气血物质为阳热之气，由穴内输向天之各部。

天冲：天，天部气血也。冲，气血运行为冲射之状也。该穴意指胆经经气吸热后胀散并由本穴冲射于天之各部。本穴物质为率谷穴传来的水湿之气，至本穴后，因受穴外传入之热，水湿之气胀散并冲射于胆经之外的天部，故名。

天衢：天，天部气血也。衢，指四通八达的道路或树枝交错而出之貌，此指穴内气血向外的输出状态。天衢，意指胆经气血由此向天之各部传输。理同天冲名解。

临床上常配目窗穴、风池穴治头痛。

寻找可改善肩关节运动范围的经穴按压头部穴位。发现按压百会、右目窗、右天冲穴有显著改善。在效果最佳的右天冲穴施灸15壮后，前举可达160度，外展150度，系腰带动作可至第三腰椎。其后，在家中每日在天冲穴自行施灸15壮，1个月后右肩活动范围基本恢复正常。

浮白

【穴位一找准】在头部，当耳后乳突的后上方，天冲与完骨的弧形连线的中1/3与上2/3交点处。正坐或侧伏，在耳后乳突后上方，当天冲穴与头窍阴穴的弧形连线的中点处取穴。

【解剖】皮肤、皮下组织、耳上肌、颞筋膜、颞肌。在胸锁乳突肌的乳突止点肌腱的外侧，与耳郭背面基底部之间，有耳后动、静脉与其伴行的耳大神经经过。

【功效】散风止痛，理气散结。

【主治】

1. 五官疾病：头痛，牙痛，耳鸣，耳聋，甲状腺肿；

2. 呼吸系统疾病：支气管炎，扁桃体炎；

3. 其他：中风后遗症。

【刺灸法】

刺法·平刺0.5－0.8寸，局部酸胀。

灸法：间接灸3～5壮，艾条灸5～10分钟。

寒则先泻后补或补之灸之，热则泻针出气。可灸。

穴位详解

足少阳胆经穴，足太阳、少阳经之交会穴，气血物质为温热的水湿云气，散热吸湿后循胆经下行头窍阴穴。

浮，飘浮也。白，肺之色也，此指穴内气血为肺金之性的温热水湿云系。该穴意指胆经的阳热风气在此化为温热之性的水湿云系。本穴物质为天冲穴传来的阳热风气，至本穴后风气势弱缓行，散热吸湿后化为肺金之性的温热水气，如同云气飘浮于天部，故名。

临床上常有以下配伍：配风池、行间治偏头痛、目赤肿痛；配听会、中渚治耳鸣、耳聋；配肾俞、太溪、耳门治耳鸣、耳聋。

头窍阴

【穴位一找准】该穴位于人体的头部，当耳后乳突的后上方，天冲穴与完骨穴的弧形连线的中1/3与下1/3交点处。

【解剖】有耳后动、静脉之支；布有枕大神经和枕小神经会合支。

【功效】降浊去寒。

【主治】头痛，眩晕，颈项强痛，胸胁痛，口苦，耳鸣，耳聋，耳痛。

【刺灸法】平刺0.5～0.8寸；可灸。寒则先泻后补或灸之或点刺出血，热则补之或水针。

穴位详解

足少阳胆经穴，别名窍阴穴，枕骨穴。《针灸甲乙经》名窍阴；《圣济总录》名首窍阴；《针灸资生经》名头窍阴。别名枕骨。属足少阳胆经。足少阳、太阳之会。胆经气血在此化为天之下部的滞重水湿云气，气血物质为天之下部的寒冷水气，冷降并循胆经下传完骨穴。

既然头是五脏开窍之处，也就是说头是开启五脏精髓之门，其金钥匙就是头窍阴穴。

头窍阴：头，指所处的部位在头部。窍，孔穴、空窍之意。阴，指穴内物质为阴湿水气。该穴意指胆经气血在此化为天之下部的滞重水湿云气。本穴物质为浮白穴下传的水湿云气，在下行本穴的过程中，水湿云气不断散热吸湿，至本穴后则化为天之下部的滞重水湿云气，天之上部如同空窍一般，故名。

枕骨穴：枕，睡眠时头部的最低点也，此指本穴所在的部位。骨，肾主之水也，此指穴内气血为润下特性的寒湿水气。枕骨，意指胆经气血在枕骨部位化为了天之下部寒冷特性的水湿云气。理同头窍阴名解。

临床上常有以下配伍：配强间穴治头痛；配支沟穴、太冲穴、风池穴治肝胆火盛之偏头痛或巅顶痛。

头窍阴穴是头部胆经上的腧穴。头窍阴穴位于耳后1.5寸处与玉枕穴水平，系胆经、膀胱经、三焦经在头部的交会穴，有通络清热之功。

因为五脏主藏精，为阴液之所，其窍都开在人体的头面部，头窍阴是指肝、心、脾、肺、肾之五个重要脏器共同的窍所。所以，头窍阴穴可以解决肝、心、脾、肺、肾的异常而出现其对应开窍的五官问题。例如：肝开窍于目，由于肝的藏血与疏泄功能异常时，就会开窍不利，表现出眼干、眼涩、眼痛及视力问题。那么，我们就应拿起开窍的金钥匙，也就是认真的疏通头窍阴穴，就可以缓解眼睛的不适。再如，心开窍于舌，舌为心之苗，当心火浮炎，心火盛时，舌尖就会发红、起泡等改变。当心气虚时，舌尖就会变得瘦小，甚至出现舌尖处的凹缺，当左心功能低下时，左侧舌尖处就会缺凹等。心主血脉，心主神志，当脑血栓即将发生时，舌尖已歪向一侧。所以经常观察舌的变化，可以及时发现心脑血管的异常，及时开启头窍阴穴，刮痧、按摩都有一定的防治效果。又如肺开窍于鼻，鼻头红了，就证明有肺热了。热就是火，二火就成炎，所以一定要在第一时间刮肺的腧、募之穴与肺经，以防治由于肺热所阴发的上呼吸道感染。肾开窍于耳，耳的大小形态及听力的异常，也是说明了肾出现了问题，头窍阴穴也可以解决耳聋、耳鸣等问题。

完骨

【穴位一找准】该穴位于头部，当耳后乳突的后下方凹陷处。完骨穴找法：触摸耳垂后面，有称为"乳突"的凸骨，从此骨下方沿后缘，触摸上方的骨头，有一浅凹。一压，即有震动感，这就是此穴。

【解剖】在胸锁乳突肌附着部上方，有耳后动、静脉之支；布有枕小神经本干。

【功效】疏导水液。

【主治】头痛，颈项强痛，颊肿，喉痹，龋齿，口眼歪斜，癫痫，疟疾。失眠、三叉神经痛、偏头痛、颈部酸痛等。该穴为人体足少阳胆经上的重要穴道之一。

【刺灸法】斜刺 0.5 ～ 0.8 寸；可灸。寒则点刺出血或泻之灸之，热则补之或水针。可灸。

穴位详解

指耳后颞骨乳突，足少阳胆经穴。《灵枢骨度》："耳后当完骨者，广九寸。"出《素问气穴论》，属足少阳胆经。

完，完全、全部也。骨，肾主之水也。该穴意指胆经气血在此完全冷降为地部水液。本穴物质为头窍阴穴传来的寒湿水气，至本穴后天部的寒湿水气全部冷降为地部的水液，故名。

临床上常有以下配伍：配风池穴、大杼治疟疾；配风池穴治癫疾僵仆；配风池穴、合谷穴治风热上犯喉痹、牙痛、痄腮、口歪。

治疗落枕时，可刺激天柱穴、大杼穴、大椎穴、完骨穴、肩井穴，即可见效。尤其管用的是天柱穴。治疗落枕时，用绑好的 5、6 支牙签连续刺激这些穴道即可。或用食指指腹，或圆珠笔头（注意不是笔尖）按在此穴上，稍微用力刺激它，落枕的脖子便会变得轻松多了。

本神

【穴位一找准】在头部，当前发际上 0.5 寸，神庭旁开 3 寸，神庭与头维连线的内 2/3 与外 1/3 的交点处。

【解剖】皮肤、皮下组织、枕额肌、帽状腱膜下结缔组织、骨膜（额骨）。皮肤由额神经的眶上神经分布。在皮下组织内除分布神经外，还有额动、静脉及其分支。额腹是枕额肌的前部，起自帽状腱膜（该膜分两层，包绕额腹的止部）肌纤维向前下方，止于眉部皮肤，并和眼轮匝肌纤维相互交错。其深面的筋膜，则止于眶上缘的上部。该肌由面神经的颞支支配。

【功效】祛风定惊，安神止痛。

【主治】

1. 精神神经系统疾病：神经性头痛，眩晕，癫痫；

2. 其他：胸胁痛，脑卒中，中风后遗症。

【刺灸法】

刺法：平刺 0.5 ～ 0.8 寸，局部酸胀。

灸法：间接灸 3 ～ 5 壮，艾条灸 5 ～ 10 分钟。

穴位详解

足少阳胆经穴，足少阳、阳维之交会穴。

本，人之根本也，气也，此指穴内物质为天部之气。神，在天为风也，指穴内物质的运行为风气的横向运动。该穴意指头之天部的冷凝水湿在此汇合后循胆经传输。

本穴因其位处头角上部，为人之外侧，在人体坐标系中它和头顶的百会穴一样皆处于最高最外位置（本神穴与百会穴二穴如同二座不同的山之山顶）。由于胆经无循经传来的气血交于本穴，穴内气血处于空虚之状，穴外天部的冷凝水湿因而汇入穴内，穴内气血纯为天部之气，且其运行为横向下传阳白穴，故而得名。

阳白

【穴位一找准】该穴位于前额部，当瞳孔直上，眉上 1 寸。取穴时患者一般采用正坐或仰靠、仰卧的姿势，阳白穴位于面部，瞳孔直上方，离眉毛上缘约 2 厘米处。

【解剖】在额肌中；有额动、静脉外侧支；布有额神经外侧支。

【功效】生气壮阳。

【主治】头痛，目眩，目痛，外眦疼痛，雀目。对于三叉神经痛、眼睛疲劳等病征的治疗都有显著的效果。

【刺灸法】平刺 0.5 ～ 0.8 寸；可灸。寒则点刺出血或补之灸之，热则泻针出气。

穴位详解

足少阳胆经穴，足太阳、阳维之会，胆经的湿冷水气在此吸

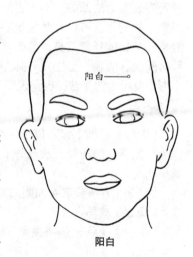

阳白

热后胀散，气血物质为干爽的阳气，一是循胆经上传头临泣穴，二是外走阳维脉。

阳白：阳，天部也，气也。白，明亮清白也。该穴意指胆经的湿冷水气在此吸热后胀散。本穴物质为本神穴传来的天部湿冷水气，由于在下行的过程中不断吸热，水湿之气还未进入本穴就已受热胀散化为阳热风气并传输于头之各部，穴内的天部层次变得明亮清白，故名。

足少阳、阳维之会：本穴吸热胀散的阳热风气不光上传本经的头临泣穴，同时亦外走阳维脉，故本穴为足少阳、阳维之会。

临床上配太阳穴、睛明穴、鱼腰穴治目赤肿痛、视物昏花、上睑下垂。

该穴为多气多血的穴位，刺激后可加速新陈代谢，对于三叉神经痛、眼睛疲劳等病症的治疗都有显著的效果，还可以使面部红润，气色好。按摩方法：用双手拇指指腹分置于阳白穴处，按下时吸气（以略有酸、胀感为度），呼气时还原，重复 50 ~ 60 次。

头临泣

【穴位一找准】该穴位于人体的头部，当瞳孔直上入前发际 0.5 寸，神庭穴与头维穴连线的中点处。

【解剖】在额肌中；有额动、静脉；布有额神经内、外支会合支。

【功效】降浊升清。

【主治】头痛，目眩，目赤痛，流泪，目翳，鼻塞，鼻渊，耳聋，小儿惊痫，热病。

【刺灸法】平刺 0.5 ~ 0.8 寸；可灸。寒则点刺出血或灸之，热则泻针出气或水针。

穴位详解

足少阳胆经穴，别名临池。《针灸甲乙经》名临泣；《圣济总录》名目临泣；《针灸资生经》名头临泣。属足少阳胆经。足太阳、足少阳、阳维之会，胆经经气在此冷降为寒湿水气并由天部降落地部，气血物质为天部的水湿之气，大部分化雨冷降归地，小部分吸热后循胆经上行目窗穴。

头临泣：头，指本穴在头部，有别于足临泣之穴。临，居高位而朝向低位也，此指穴内气血的运行变化为由上而下。泣，泪水也。该穴意指胆经经气在此冷降为寒湿水气并由天部降落地部。穴内水湿从天部滴落于地部。本穴物质为阳白穴上传的阳热风气，至本穴后散热吸湿而化为寒湿的降水云气，雨滴由天部降于地部，如泪滴从上落下，故名。临池名意与头临泣同，池指本穴气血为天部的降水云气，富含水液。

临床上常有以下配伍：配阳谷穴、腕骨穴、申脉穴治风眩；配肝腧穴治白翳；配大椎穴、腰奇、水沟穴、十宣治中风、昏迷、癫痫；配大椎穴、间使穴、胆腧穴、肝腧穴治疟疾。

目窗

【穴位一找准】目窗穴位于人体的头部，当前发际上 1.5 寸，头正中线旁开 2.25 寸。

【解剖】在帽状腱膜中；有颞浅动、静脉额支；布有额神经内、外侧支会合支。

【功效】补气壮阳。

【主治】头痛，目眩，目赤肿痛，远视，近视，面浮肿，上齿龋肿，小儿惊痫。

【刺灸法】平刺 0.5 ~ 0.8 寸。可灸。寒则补之灸之，热则泻针出气。

穴位详解

足少阳胆经穴，别名至荣穴、至宫穴，出《针灸甲乙经》，属足少阳胆经。足少阳、阳维之会，胆经气血在此吸热后化为阳热风气，气血物质为阳热风气，运行规律一是循胆经上行正营穴，二是外走阳维脉。

目窗：目，肝之所主也，此指穴内物质为肝木之性的风气。窗，气体交换的通道也。该穴意指胆经气血在此吸热后化为阳热风气。本穴物质为头临泣穴传至的弱小水湿之气，至本穴后，因受穴外所传之热，弱小的水湿之气吸热胀散并化为阳热风气传于穴外，故名。

至荣：至，最也，极也。荣，植物的茂盛之状，此指穴内的阳热风气充实饱满。至荣，意指胆经气血在此为充实饱满之状。理同目窗名解。

至宫：至，最也，极也。宫，古代房屋的通称，又有屏障之意，此指穴内气血为饱满的卫外之气。至宫，意指穴内气血为饱满的卫外阳气。理同目窗名解。

足少阳、阳维之会：本穴气血为饱满的阳热风气，它一方面循胆经上行正营穴，另一方面则

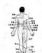

上行并交于阳维脉所在的天部层次，故为足少阳、阳维之会。

临床上常有以下配伍：配关冲穴、风池穴治头痛；配陷谷穴治面目浮肿。

正营

【穴位一找准】该穴位于人体的头部，当前发际上2.5寸，头正中线旁开2.25寸。

【解剖】在帽状腱膜中；有颞浅动、静脉顶支和枕动、静脉吻合网；布有额神经和枕大神经的会合支。

【功效】吸湿降浊。

【主治】头痛，头晕，目眩，唇吻强急，齿痛。

【刺灸法】平刺0.5～0.8寸；可灸。寒则补之灸之，热则泻针出气。

穴位详解

足少阳胆经穴，足少阳、阳维之会，胆经的阳热风气在此散热缩合，气血物质为天部阳气，吸湿冷降循胆经下传承灵穴。

正营：正，正当也。营，军队驻扎的营地，有建设、营救之意。该穴意指胆经的阳热风气在此散热缩合并化为天部的阳气。本穴物质为目窗穴传来的阳热风气，至本穴后，阳热风气散热缩合并化为阳气，阳热风气没有因冷缩而变为寒湿之气，本穴起到了正当维持天部气血运行变化的作用，故名。

足少阳、阳维之会：本穴的气血变化为阳热风气散热缩合，随着穴内气血的收引变化，阳维脉的气血亦汇入穴内，故本穴为足少阳、阳维之会。

临床上常配阳白穴、太冲穴、风池穴治疗头痛、眩晕、目赤肿痛。

针刺正营穴与风池穴治疗行经头痛。

穴取风池、正营。用30号2寸毫针。风池穴针向鼻尖方向进针1.2寸深，行捻转泻法，要求针感直达病所或者针感达同侧眉棱骨处。正营穴：眉毛中点直上入发际2.5寸处取穴，向后平刺1.5寸，行捻转泻法。单侧痛取患侧，双侧痛取双侧穴。经前或经期头痛发作开始时治疗。

承灵

【穴位一找准】承灵穴位于人体的头部，当前发际上4寸，头正中线旁开2.25寸。

【解剖】在帽状腱膜中；有枕动、静脉分支；布有枕大神经之支。

【功效】吸湿降浊。

【主治】头晕，眩晕，目痛，鼻渊，鼻出血，鼻窒，多涕。

【刺灸法】平刺0.5～0.8寸；可灸。寒则先泻后补或补之灸之，热则泻针出气。可灸。

穴位详解

足少阳胆经穴，足少阳、阳维之会，头之天部的寒湿水气由此汇入胆经，气血物质为天部的凉湿水气，散热吸湿冷降并交于脑空穴。

承灵：承，承受也。灵，神灵也，天部之气也。该穴意指头之天部的寒湿水气由此汇入胆经。本穴物质为正营穴传来的天部阳气，至本穴后，此气散热并吸湿冷降，头之天部的寒湿之气亦随之汇入穴内，本穴如有承受天部寒湿水气的作用，故名。

足少阳、阳维之会：本穴的气血变化为吸湿冷降，阳维脉满溢之气随之汇入穴内，故本穴为足少阳、阳维之会。

临床上常配风池穴、风门穴、后溪穴治鼻出血。

脑空

【穴位一找准】脑空穴位于人体的头部，当枕外隆凸的上缘外侧，头正中线旁开2.25寸，平脑户穴。

【解剖】在枕肌中；有枕动、静脉分支；布有枕大神经之支。

【功效】降浊分清。

【主治】头痛，颈项强痛，目眩，目赤肿痛，鼻痛，耳聋，癫痫，惊悸，热病。

【刺灸法】平刺0.5～0.8寸；可灸。寒则先泻后补或补之灸之或点刺出血，热则泻针出气。可灸。

穴位详解

足少阳胆经穴，出《针灸甲乙经》。别名颞颥，足少阳、阳维之会，胆经经气在此冷降归地，天部气血为空虚之状，气血物质为天之下部的降水云气，大部分水气化雨冷降，小部分水气下传风池穴。

脑空：脑，首也，首为阳，尾为阴，此指穴内的天之上部。空，空虚也。该穴意指胆经经气在此冷降归地，天部气血为空虚之状。本穴物质为承灵穴传来的水湿之气，至本穴后，水湿之气化雨冷降归于地部，穴内的天部层次气血为空虚之状，故名。

颞颥：颞颥皆指颅骨之一，此指穴内气血为寒湿水气，其运行变化亦为润下特征的冷降变化。理同脑空名解。

临床上常有以下配伍：配大椎穴、照海穴、申脉穴治癫狂病证；配风池穴、印堂穴、太冲穴治头痛、目眩；配悬钟穴、后溪穴治颈项强痛。

风池

【穴位一找准】人体风池穴位于项部，当枕骨之下，与风府穴相平，胸锁乳突肌与斜方肌上端之间的凹陷处。

【解剖】在胸锁乳突肌与斜方肌上端附着部之间的凹陷中，深层为头夹肌；有枕动、静脉分支；布有枕小神经之支。

【功效】壮阳益气。

【主治】有松弛肌肉，缓解肌肉僵紧的作用。对头痛，眩晕，颈项强痛，目赤痛，目泪出，鼻渊，鼻出血，耳聋，气闭，中风，口眼歪斜，疟疾，热病，感冒，瘿气，落枕。

【刺灸法】寒则点刺出血或先泻后补或灸之，热则泻针出气。

穴位详解

足少阳胆经穴，风池穴别名热府穴，胆经气血在此吸热后化为阳热风气，气血物质为受热胀散的阳热风气，循胆经输向头之各部及外走阳维脉。

风池：风，指穴内物质为天部的风气。池，屯居水液之器也，指穴内物质富含水湿。风池，意指有经气血在此化为阳热风气。本穴物质为脑空穴传来的水湿之气，至本穴后，因受外部之热，水湿之气胀散并化为阳热风气输散于头颈各部，故名风池。

热府：热，指本穴气血性热温高。府，府宅也。热府，意指本穴气血的变化为受热膨胀。

临床上常有以下配伍：配合谷穴、丝竹空穴治偏正头痛；配脑户穴、玉枕穴、风府穴、上星穴治目痛不能视；配百会穴、太冲穴、水沟穴、足三里穴、十宣治中风。

风池最早见于《灵枢热病》篇，"风为阳邪，其性轻扬，头顶之上，惟风可到，风池穴在颞颥后发际陷者中，手少阳、阳维之会，主中风偏枯，少阳头痛，乃风邪蓄积之所。"风，指穴内物质为天部的风气。池，屯居水液之器也，指因受外部之热，水湿之气胀散并化为阳热风气输散于头颈各部，故名风池。风池是足少阳胆经的穴位，位于头项之交界处，是正好要进入头部的地方。它的作用就像是一道护城河，把头部护卫起来，不让风邪入侵，因为巅高之上，唯风可到。

按揉风池穴，具有祛风解表、平肝熄风、清热明目、健脑通络的功能。对感冒、颈项强痛、落枕、头痛眩晕、失眠健忘、高血压、眼睛疲劳、耳鸣、口眼歪斜的人都有疗效。下面逐一介绍：

颈椎病、颈部酸痛：用拇指指腹或食指、中指两指并拢，用力环行揉按风池穴，同时头部尽力向后仰，以局部出现酸、沉、重、胀感为宜。每次按揉10分钟，早晚各按揉一次，急性期时可增加按摩次数。急性发病时取同侧风池穴，采用重揉重按，慢性发作及预防性治疗取双侧风池穴，采用轻揉轻按刺激。

头痛、眩晕：《胜玉歌》有"头风头痛灸风池"的记载，《资生经》有："风池疗脑痛"的记载。

祛风止痛：风池穴在项部，位于斜方肌与胸锁乳头肌上端之间凹陷处，是足少阳胆经的重要穴位，也是胆经与阳维脉的交会穴。风池为风邪聚集的要塞，故以风池名之。风邪在此易化热，又称热府，善用风池可治疗风病，有疏风解表、平抑肝阳、舒筋通脉、活血止痛、清利头目的功能，临床上还常用于治疗、偏头痛、眼睛疲劳、鼻渊、鼻衄等。

眩晕："诸风掉眩皆属于肝"，眩晕多属肝旺脾虚、痰湿中阻、气逆犯窍所致。肝经为风木所寄，与胆经相表里。实证时刺风池、太冲、内关，用泻法，风池配太冲清肝泻火、平抑肝阳，眩晕得平。

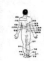

虚证取风池、百会、肝腧、肾腧等穴位益气养血以定眩。

偏头痛：中医认为偏头痛的发生多与情志、风火痰浊有关。情志不遂，肝失疏泄，肝阳化火或肝阳上亢，风火循胆经上冲头部，或素有痰湿，随肝阳上冲留滞于头部少阳经脉。治疗取风池、太冲、率谷等穴，清泻肝胆之火，祛痰湿以止痛。

紧张性头痛：本病的发生与工作紧张、精神压力大，眼过度疲劳有关。紧张可以导致肝失疏泄，眼过度疲劳会导致头部气血运行不畅，针刺或按揉风池能通脉活血、通络止痛，解除头痛。

感冒：初冬季节，稍不注意就会感冒，虽属小病，但对人体健康危害极大。所以预防感冒是保健强身的当务之急。防治感冒方法很多，在此特别介绍一种简便易行的方法———按摩风池穴。

根据中医经络学说，风池穴属足少阳胆经，位于颈部耳后发际下凹窝内，主治感冒、头痛、头晕、耳鸣等。每天坚持按摩双侧风池穴，能十分有效地防治感冒。依经验，无感冒先兆时，按压酸胀感不明显。酸胀感若很明显，说明极易感冒，此时就要勤于按摩，且加大按摩力度。当出现感冒症状，如打喷嚏、流鼻涕时，按摩也有减缓病情的作用。

操作方法：双手十指自然张开，紧贴枕后部，以两手的大拇指按压双侧风池穴，用力上下推压，稍感酸胀。每次按压不少于 32 下，多多益善，以自感穴位处发热为度。

由于（风池穴）进针方向不同，针刺感传将随之而异，所获效果亦不相同，换言之，即是对不同的适应证，要达到不同的治疗效果，必须要采用不同的进针方向，如治目疾，如何验证是否达到治疗之要求，则需通过"气至病所"的客观反映，方能获得验证。由此可见，为了取得该穴的某一主治功能，必须采取与该主治功能相适应的进针法，包括适宜的角度、方向和深度，使之气至病所，方能取得满意的疗效。

肩井

【穴位一找准】在肩上，前直乳中，当大椎穴与肩峰端连线的中点上。

【解剖】皮肤、皮下组织、斜方肌筋膜、斜方肌、肩胛提肌、上后锯肌。皮肤由第四、五、六颈神经后支重叠分布。肩胛提肌，位于颈椎横突和肩胛骨内侧角与脊柱缘上部之间，由肩胛脊神经支配。上后锯肌在前肌的深面稍下方，由第六、七颈椎和第一、二胸椎棘突第二到五肋角的外面，该肌由第一至第四胸神经后支支配。针由皮肤、皮下筋膜穿斜方肌筋膜及其下方斜方肌，在颈横动脉的内侧，深进肩胛提肌、上后锯肌。

【功效】祛风清热，活络消肿。

【主治】

1. 循环系统疾病：高血压，脑卒中；

2. 精神神经系统疾病：神经衰弱，副神经麻痹；

3. 妇产科系统疾病：乳腺炎，功能性子宫出血；

4. 运动系统疾病：落枕，颈项肌痉挛，肩背痛，中风后遗症，小儿麻痹后遗症。

【刺灸法】

刺法：直刺 0.5 ～ 0.8 寸，局部酸胀。深部正当肺尖，慎不可深刺，以防刺伤肺尖造成气胸。

灸法：艾炷灸 3 ～ 5 壮，艾条灸 10 ～ 20 分钟。可灸。

穴位详解

足少阳胆经穴。出《针灸甲乙经》。别名膊井、肩解。属足少阳胆经。手足少阳、阳维之会。

肩井：肩，穴在肩部也。井，地部孔隙也。肩井穴，意指胆经的地部水液由此流入地之地部。本穴物质为胆经上部经脉下行而至的地部经水，至本穴后，经水由本穴的地部孔隙流入地之地部，故名肩井穴。

肩解穴：肩，指穴在肩部。解，散也。肩解，意指胆经的地部经水在此散解分流。本穴物质为胆经上部经脉下行而至的地部经水，至本穴后，经水一是循本穴的地部孔隙流入地之地部，二是未能流入地之地部的经水循地之表部溢流胆经之外，经水在此如同散解一般，故名肩解。

膊井穴：膊，膀子，大肉块之意。井，地部孔隙也。膊井，意指胆经下行至此的经水一部分渗入脾土肌肉之中。本穴位于肩上肌肉丰满之处，为人体局部重力场的最高点，脾土中的水湿容易渗流外出，穴内的肌肉层中水湿因而稀少，由胆经上部经脉下行至此的地部经水也就不断地渗入其中，故名膊井。

手少阳、阳维之会：本穴气血为地部经水，气血主要集中在地之表部，天部层次气血因而处于空虚之状，阳维脉的气血及手少阳经天髎穴吸热上行的气血因此汇入穴内，故本穴为手少阳、阳维之会。

肩井可以作为日常保健穴位

1. 按摩：按揉肩井穴时先以左手食指压于中指上，按揉右侧肩井穴 5 分钟，再以右手按揉左侧肩井穴 5 分钟，力量要均匀，以穴位局部出现酸胀感为佳。每日早晚各 1 次。

2. 温灸：滴大林经络通穴位按摩油，持扶阳罐温灸该穴位，时间为 3 ~ 5 分钟，让罐体的红外线及磁场刺激该穴位，可预治肩酸痛、头酸痛、肩部僵硬、落枕等肩部疾病。

人体与自然近似，躯体如大地，血管神经如水道。当水道瘀塞时，土地无法灌溉，当血管神经不畅通，就会产生疾病。"百病皆起于瘀"。经过扶阳罐的温刮，无痛刮痧，畅通血脉，使瘀塞直接排出，就达到了治病养生的疗效。

渊液

【穴位一找准】在侧胸部，举臂，当腋中线上，第四肋间隙中。

【解剖】皮肤、皮下组织、胸深筋膜、前锯肌、第四肋间结构、胸内筋膜。皮肤由第三、四、五肋间神经外侧支重叠分布。针由皮肤、皮下筋膜在胸腹壁静脉的外侧，穿胸部深筋膜，入前锯肌，该肌由胸长神经支配。再深进肋间外肌和肋间内肌，注意其间的血管神经关系达胸腔壁内面的胸内筋膜。胸腔内相对应的器官是肺和胸膜，不宜深刺。

【功效】理气宽胸，消肿止痛。

【主治】

1. 精神神经系统疾病：胸肌痉挛，肋间神经痛；

2. 其他：胸膜炎，颈及腋下淋巴结炎，肩臂痛。

【刺灸法】

刺法：斜刺 0.5 ~ 0.8 寸，局部酸胀。

灸法：艾炷灸 3 ~ 5 壮，艾条灸 5 ~ 10 分钟。可灸。

穴位详解

经穴别名。即渊腋.经穴名。出《灵枢·经脉》。别名泉液。属足少阳胆经。

"渊"有深的意思，"腋"指腋部，穴处腋下深处，故名。"腋"又作"液"，或作"掖"，三字通用。《备急千金要方》因避唐高祖李渊讳，作"泉腋"。

渊腋，意指胆经的地部经水在此循胸侧肋部从上落下。本穴内物质为肩井穴溢流而至的地部经水，至本穴后，水液在地球重力场的作用下由胸侧上部直落腰侧下部，经水如同落入无底深渊一般，故名渊腋。

辄筋

【穴位一找准】在侧胸部，渊腋前 1 寸，平乳头，第四肋间隙中。

【解剖】浅层有第三、四、五肋间神经外侧皮支和胸外侧动静脉的分支或属支；深层有第四肋间神经和第四肋间后动、静脉。

【功效】清肝明目，疏散风热

【主治】胸满，胁痛，气喘。现多用于腋下淋巴结炎，肋间神经痛，胃炎等。

【刺灸法】斜刺 0.3 ~ 0.5 寸。可灸。

穴位详解

足少阳胆经穴。《铜人》：治胸中爆满，不得卧，喘息也。《图翼》：太息多唾善悲，言语不正，四肢不收，呕吐宿汁吞酸，胸中爆满不得卧。

临床上常有以下配伍:配阳陵泉、支沟，有宽胸行气止痛的作用，主治胸胁疼痛;配肺腧、定喘、孔最，有降逆平喘的作用，主治喘息不得卧。

日月

【穴位一找准】位于人体上腹部，当乳头直下，第七肋间隙，前正中线旁开 4 寸。

【解剖】有肋间内、外肌，肋下缘有腹外斜肌腱膜，腹内斜肌，腹横肌；有肋间动、静脉；布有第七或第八肋间神经。

【功效】收募胆经气血。

【主治】胁肋疼痛，胀满，呕吐，吞酸，呃逆，黄疸，还可以防止肌肉老化，增强性能力的指压穴道之一。

【刺灸法】斜刺0.5 ~ 0.8寸；可灸。寒则补之或灸，热则泻针出气。可灸。

穴位详解

足少阳胆经穴，别名神光，足太阴、少阳之会。胆经募穴，胆经气血在此位于天之人部，气血物质为天之人部的水湿风气，循胆经下传京门穴。

日月：日，太阳穴也，阳也。月，月亮也，阴也。日月，意指胆经气血在此位于天之人部。本穴物质一为辄筋穴传来的弱小寒湿水气，所处为半表半里的天之人部，即是天部之气的阴阳寒热分界之处，故名日月。

胆经之募：乃本穴的气血物质性寒收引，穴外的天部水气因而汇入穴内并循胆经而传，本穴有收募充补胆经气血的作用，故为胆经募穴。

临床上常有以下配伍：配胆腧穴治胆虚；配内关穴、中脘穴治呕吐、纳呆；配期门穴、阳陵泉穴治胆石症；配支沟穴、丘墟穴治胁胀痛；配胆腧穴、腕骨穴治黄疸。

京门

【穴位一找准】侧腰部，第十二肋游离端下方凹陷处，前距章门约1.8寸，后略平志室。在侧腰部，章门后1.8寸，当十二肋骨游离端的下方。《针灸甲乙经》："在监骨下（上），腰中挟脊，季胁下（后）一寸八分"。《备急千金要方》："在监骨腰中季胁本，挟脊。"《循经考穴编》："一头齐神阙，一头齐命门，折中是穴。"可供参考。找京门穴的时候，最好用敲打法把它敲出来，用手指骨节硌侧面那个位置，如果很敏感就是该穴。但是要记住，此穴是在骨头的边缘，不在肉上，在对应着大腿两侧的高点处。

【解剖】有腹内、外斜肌及腹横肌；有第十一肋间动、静脉；布有第十一肋间神经。

【功效】健腰，利水，消胀。

【主治】古代记述：腹胀，小腹痛，里急，洞泄，水道不通，溺黄，腰痛，骨痹痛引背。肠鸣，泄泻，腹胀，腰胁痛。

【刺灸法】斜刺1 ~ 1.5寸。艾炷灸3 ~ 5壮，艾条温灸10 ~ 15分钟。斜刺0.5 ~ 0.8寸；可灸。

穴位详解

足少阳胆经穴，肾脏募穴，出《脉经》。别名气府、气腧。属足少阳胆经。肾之募穴。

临床上常有以下配伍：配行间治腰痛不可久立仰俯；配身柱、筋缩、命门治脊强脊痛。

京门穴虽然在胆经上，但它是肾的募穴，肾气很容易在这里会聚。所以肾虚、肾气不足的人，如腰酸。腰痛的人，平时要多揉揉这个穴。揉的时候要用指节骨头来揉，揉之前如果怕找不准穴位，就先敲一下这个位置，一敲就能找到，然后使劲揉，把这个痛点给揉散。治前列腺疾患、便秘、偏头痛.乳腺增生，妇科病：斜推腹、敲带脉。

带脉、五枢、维道、居髎这几个穴位没有一个是好找的。像带脉穴在与肚脐眼相平的腰侧位置，有的肥胖者根本找不着，而且它很不敏感，按它的时候只是按在了皮上。

至于五枢穴、维道穴、居髎穴就不用找了，因为既不好找也不好揉。但有一个方法可以把它们的作用全发挥出来，这就是推腹法。要侧着推，往中间推，往大腿根部推。有前列腺病的人，从斜的方向多推是最好的。

对京门穴、带脉穴、五枢穴、维道穴、居髎穴这一块儿。还有"敲带脉"的一招可以全部搞定。晚上睡觉前平躺着放松，想象身体如烂泥一样，你就敲肋下两边，除了京门穴边上的骨头敲一敲，肋骨以下、胯骨以上有赘肉的地方（也就是俗称"草帽圈"和"游泳圈"的地方）也要敲。每次敲两三百下，手一酸、浑身都累了，也就想睡了。

"敲带脉"一法年轻人特别感兴趣，通常敲两周以后就能看出有明显的减肥效果，原来裤子挺紧的，现在可以塞个拳头进去了。

对于老年人来说，"敲带脉"可增强大肠蠕动，治疗便秘。因为按解剖学来讲，带脉的位置一边是升结肠、一边是降结肠，一敲就能振动大肠使蠕动加快，而且这几个穴位都在胆经上，敲打它们，胆汁分泌得就多，就能够增强代谢，使大便通畅，原来两天一次大便，现在变成一天两次大便了。

如果长期便秘，敲带脉穴还有一个即时的效果，就是当你因中气不足而满头大汗、半天也解不出大便时，你就马上开始敲，头两天不会感觉有什么效果，等敲1周以后，敲出一种条件反射来，再敲时大便就会很通畅了，这是老年人防治大便不通的最简捷方法。

带脉区上边通着乳房，把此处敲通了，上边的瘀阻就化解开了，所以敲带脉可以让人心情舒畅，防治乳腺增生。敲带脉治妇科病也非常见效，可以改善痛经、月经不调等很多女士的难言之隐。

敲带脉穴还可以马上缓解偏头痛。

带脉

【穴位一找准】在侧腹部，章门下1.8寸，当第十一肋游离端下方垂线与脐水平线的交点上。

【解剖】有肋下动、静脉。分布着肋下神经。

【功效】固精、强肾、壮阳

【主治】月经不调，闭经，赤白带下，腹痛，疝气，腰胁痛。现多用于子宫内膜炎，附件炎，盆腔炎，带状疱疹等。

【刺灸法】直刺0.5～0.8寸。可灸。

穴位详解

临床上常有以下配伍：配白环腧、阴陵泉、三阴交，有健脾渗湿止带的作用，主治带下病；配中极、地机、三阴交，有行气活血，去瘀止痛的作用，主治痛经，闭经；配血海、膈腧，有通经活血的作用，主治月经不调。

带脉穴和我们人体上的一条经脉同名，那就是奇经八脉之一的带脉。带脉在人体的腰部围一圈，是一条横向的经脉。人体上其他的经脉都是纵向的，这条经脉就好像一条绳子将所有的经脉系在一起，所以称为带脉。

说简单点，带脉就像是我们的腰带。现在大家都知道，晚上睡觉的时候，一定要放松腰带，换上宽松的睡衣，这里的养生原理就是让经络放松。为了让裤子不松弛，都会在腰部系上一条紧紧的腰带。那么我们的带脉呢，也有这个作用。带脉穴的力量不够强，不能约束腰部赘肉的生长，赘肉就会"噌噌"地长出来。

很多人会在不知不觉中发现，自己腰部的赘肉越来越多。尤其是男士，不知道哪天就长起了一个将军肚。其实，这只说明一个道理，那就是带脉的力量不够强，不能约束腰部赘肉的生长。就好像我们的腰带坏了，没有办法扎紧裤腰一样，赘肉就会地长出来。

所以，腰部赘肉很多、有将军肚的朋友，一定要注意我们的带脉和它的核心穴位——带脉穴，带脉穴在腰侧两旁。以肚脐为中心划一横线，以腋下为起点划一条竖线，两条线的交点就是带脉穴。每天晚上睡觉前，沿着带脉横向敲击30～50圈，重点在带脉穴上敲击50～100下，对于恢复带脉的约束能力、减除腰腹部的脂肪，作用是无与伦比的。

敲"带脉"还有哪些神奇功效呢？

推敲带脉的方法可以让经络气血运行加快，对于腰部冰凉而常常感觉酸疼和痛经的人都有帮助。了有疏通血脉的效果以外，推带脉可以强壮肾脏，敲带脉还可以增强肠道蠕动，对于便秘的人有很好的通便效果，如果腰腹有赘肉的"游泳圈"，还有利于脂肪的代谢，减少赘肉的产生，在保养带脉的同时，有瘦身的效果。不过准妈妈可千万不能这么做。

早在一千多年前，医圣张仲景就已经认识到了带脉对于女性健康的重要性，认为带脉是治疗妇科病的"万能穴"，现代医学也证明，和带脉息息相关的白带不正常、月经不调这些问题，都可以通过养护带脉来起到辅助治疗的作用。其实带脉的养护一点也不复杂，除了注意保暖和规律生活习惯以外，还有一些简单的小方法来维护带脉健康。

痛经的时候，双手叉腰，两个大拇指按压在肚脐左右两边各5厘米处，也就是带脉穴的位置，可以立竿见影地减轻疼痛感。

最简单的就是用推敲的办法来按摩带脉。推带脉法：以肚脐为中点向左右两侧推抚数次，再在后腰部用手掌来回推抚，推时用力适度，不要过轻或过重，手下有内脏推动感最好。

敲带脉法：躺在床上，用手轻捶自己的左右腰部，100下以上就可以。不过准妈妈可千万不能这么做。推敲带脉的方法可以让经络气血运行加快，对于腰部冰凉而常常感觉酸疼和痛经都有帮助。除了有疏通血脉的效果以外，推带脉可以强壮肾脏，敲带脉还可以增强肠道蠕动，对于便秘的人有很好的通便效果，如果腰腹有赘肉的"游泳圈"，还有利于脂肪的代谢，减少赘肉的产生，在保养带脉的同时，有瘦身的效果。

艾灸是传统中医学的一种疗法，操作起来也非常简单易行，就是用中药艾叶制成的艾绒或艾条在皮肤表面的穴位熏烤，借助药物温热的刺激，通过经络的传导，就起到温通气血，扶正祛邪的作用。可以去药店买来艾条，点燃，手持艾条在距离皮肤5厘米左右的地方进行熏烤，皮肤有温热感而无灼痛为标准，在带脉穴的位置熏10～20分钟。不方便用艾灸，或是不喜欢艾草烟味的人，也可以用吹风机对着穴位吹热风来取代。

这个方法其实已经超越了日常保健的范畴，而是一种中医的治疗，所以比较适合各种的妇科炎症、严重的痛经或者月经不调、腰腹水肿等带脉严重受损的状况。

五枢

【穴位一找准】在侧腹部，当髂前上棘的前方，横平脐下3寸处。

【解剖】有旋髂浅深动、静脉。分布着髂腹下神经。

【功效】调带脉，理下焦。

【主治】赤白带下，腰胯痛，少腹痛，疝气，便秘。现多用于子宫内膜炎，睾丸炎等。

【刺灸法】直刺0.5～1.0寸。可灸。

穴位详解

足少阳胆经穴。出《针灸甲乙经》。属足少阳胆经。足少阳、带脉之会。

临床上常有以下配伍：配气海、三阴交，有调气温阳，散寒止痛的作用，主治少腹痛；配太冲、曲泉，有疏肝理气的作用，主治疝气。

维道

【穴位一找准】在侧腹部，当髂前上棘的前下方，五枢前下0.5寸。

【解剖】皮肤、皮下组织、腹部深筋膜、腹外斜肌、腹内斜肌、腹横筋膜、腹膜下筋膜。皮肤由肋下神经和髂腹下神经的外侧皮支分布。皮下组织内旋髂浅动脉有同名静脉伴行，该静脉汇入大隐静脉。

【功效】调理冲任，利水止痛。

【主治】

1. 妇产科系统疾病：子宫内膜炎，肾炎，附件炎，盆腔炎，子宫脱垂；

2. 消化系统疾病：肠炎，阑尾炎，习惯性便秘；

3. 其他：肾炎，疝气，髋关节疼痛。

【刺灸法】

刺法：

1. 向前下方斜刺0.8～1.5寸，局部酸胀；

2. 深刺可及子宫圆韧带治疗子宫下垂，局部酸胀可扩散至小腹和外阴部。

灸法：艾炷灸或温针灸3～5壮，艾条灸10～20分钟。

穴位详解

足少阳胆经穴，足少阳、带脉之交会穴。

维，联结；道，道路。穴为足少阳与带脉之会，带脉维系一身，故名维道。

临床上常配百会、气海穴、足三里穴、二阴交穴治气虚下陷之阴挺或带下症；配五枢、带脉穴、中极穴、太冲穴、三阴交治卵巢囊肿、闭经；配横骨、冲门、气冲、大敦治疝气。配巨髎，有活血止痛的作用，主治腰胯痛；配脾腧、阴陵泉、关元，有调经止带的作用，主治月经不调，带下病等。

居髎

【穴位一找准】在髋部，当髂前上棘与股骨大转子最凸点连线的中点处。

【解剖】皮肤、皮下组织、阔筋膜、阔筋膜张肌、臀中肌。皮肤由股外侧皮神经分布。阔筋膜张肌以短腱起于髂前上棘，约在股骨中上 1/3 处移行于髂胫束，束的下端止于胫骨外踝，被阔筋膜包裹。阔筋膜张肌和臀中肌均由臀上神经和血管支配与供应。

【功效】舒筋活络，益肾强健。

【主治】

1. 消化系统疾病：阑尾炎，胃痛，下腹痛；

2. 泌尿生殖系统疾病：睾丸炎，肾炎，膀胱炎；

3. 妇产科系统疾病：月经不调，子宫内膜炎，白带多；

4. 运动系统疾病：腰痛，腿痛，髋关节及周围软组织诸疾患等。

【刺灸法】

刺法：直刺或斜刺 1.5 ~ 2 寸，局部酸胀可扩散至整个髋关节、臀部和腹外侧。

灸法：艾炷灸或温针灸 5 ~ 7 壮，艾条灸 10 ~ 20 分钟。

穴位详解

居髎，阳跷、阳维、足少阳之交会穴。

临床上常有以下配伍：配环跳、肾俞、委中，有舒筋活络，宣痹止痛的作用，主治腰腿痹痛；配大敦，中极，有疏肝理气止痛的作用，主治疝气。

环跳

【穴位一找准】侧卧屈股，股骨大转子最凸点与骶管裂孔连线的外 1/3 与中 1/3 交点处。

【解剖】皮肤、皮下组织、臀肌筋膜、臀大肌、坐骨神经、闭孔内肌（腱）与上下孖肌。皮肤由髂腹下神经的外侧支和臀上皮神经的双重分布。皮下筋膜发达，富有纤维和脂肪组织，臀部的后下部有肥厚而致密脂肪形成脂肪垫。在臀大肌深面，坐骨神经由骨盆出闭孔内肌上方的梨状肌下孔。该点的体表定位在髂后上棘与坐骨结节连线的中点；向下则投影在坐骨结节与股骨大转子连线中点稍内侧。坐骨神经的内侧有股后皮神经、臀下神经，血管及阴部神经、血管等。神经下方的闭孔内肌腱及其上下方的上下肌均由骶丛的肌支支配。

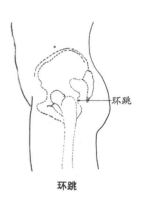

环跳

【功效】健脾益气。

【主治】腰胯疼痛、下肢痿痹等腰腿病证。

【刺灸法】

1. 针尖略向下方斜刺 2.0 ~ 3.0 寸，局部酸胀，有麻电感向下肢放散，以治疗坐骨神经及下肢疾患；

2. 针尖斜向外生殖器及少腹方向刺 2.0 ~ 3.0 寸，麻胀感可达外生殖器，治疗外生殖器及少腹疾患；

3. 针尖向髋关节直刺 2.0 ~ 2.5 寸，局部酸胀感，治疗髋关节疾患。灸法：艾炷灸或温针灸 5 ~ 7 壮，艾条灸 10 ~ 20 分钟。

寒则补之灸之，热则泻针出气或水针。

穴位详解

足少阳胆经穴，又称髋骨、环谷、髀厌、髀枢、枢中、枢合中。穴名之意的"环"为圆形、环曲；"跳"，跳跃；穴在臀部。主下肢动作，指下肢屈膝屈髋环曲跳跃时。足跟可触及此穴，故名。同时经此穴治疗可使下肢疾病好转，做环曲跳跃运动。

环跳：环，一种圆形而中间有孔的玉器或一串连环中的一节，此指穴内物质为天部肺金特性的凉湿之气。跳，跳动也，阳之健也，指穴内阳气健盛。环跳，意指胆经水湿在此大量气化为天部阳气。本穴物质为居髎穴传来的地部水湿，至本穴后，水湿渗入穴内丰满的肌肉之中并气化为天部的阳气，穴内阳气健盛使人在如，故名环跳。

髌骨：髌，膝盖骨也。骨，肾气也。髌骨，意指本穴地部的生发之气旺盛，使人体的活动如膝关节般运转自如。理同环跳名解（古有髌刑，即切去膝盖骨使之不能行者，而穴名之髌者取义

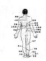

则正相反）。髋骨名意与膑骨同。

分中：分，分而散之也。中，与外相对，指内部。分中，意指穴内气血在此分而散之。本穴物质为居髎穴传来的地部水湿，至本穴后地部水湿气化并散于穴外，本穴如同胆经气血的分流之处，故名分中。

环各：环同上解，指穴内物质为肺金特性的凉性水气。各，指穴周各部。环各，意指胆经的凉性水气在此输向髋之各部。理同环跳名解。

髀枢：髀，通脾，指穴内的肌肉部位。枢，门户的转轴也。髀枢，意指穴内的肌肉层次中大量气化阳气并输向穴外各部。理同环跳名解。

髀厌：髀，通脾，指穴内脾土。厌，厌恶也。髀厌，意指胆经上部经脉下传的水湿太过则为穴内的脾土所不喜，故名髀厌。

现代常用于治疗坐骨神经痛、下肢瘫痪、腰骶髋关节及周围软组织疾患等。配殷门、阳陵泉、委中、昆仑主治下肢痿痹；配风池、曲池主治风疹。

环跳穴又称髀厌、髀枢、环谷、枢中等，为足少阳、太阳二脉之会，它是治疗腰腿疾病重要的穴位，要想取得理想的疗效，取穴准确与否，针感能否传导至足至关重要。《灵枢经络篇》曰："胆足少阳之脉……绕毛际，横入髀厌中。"在这里的髀厌即环跳穴，后虽经历代医学家的系统整理，但对环跳穴仍无准确的定点，均曰此穴在髀枢中。针刺环跳要想获得理想针感就应该视病痛部位不同而采用不同的体位，形体的胖瘦有异，取穴亦应该有别，如此求实方能使针感传导至足而获得良好的效果。

针刺拔罐环跳穴治疗睾丸疼痛

针法：环跳穴取 3 寸毫针，垂直进针 2.5 寸，其余穴均用 2 寸毫针，垂直 1.5 寸，皆强刺激，留针 30 分钟，去针后拔火罐 10 分钟，每日 2 次。功可温经散寒止痛。10 天为 1 个疗程。主治睾丸疼痛。

针刺按摩环跳穴治疗痹症

环跳穴具有利腰腿、通经络之功效，常为坐骨神经痛、下肢麻痹、半身不遂等病证的首选穴位，尤其是坐骨神经痛患者，其症状以太阳经和少阳经循行部位疼痛最多，对该病针灸治疗效果独到，而针感能否传导至足直接影响治疗效果，治疗时舒展的下肢既有利于其他穴位和针刺，又利于经气的疏通，以达到通则不痛之目的。

"痹证"此病乃由风寒侵袭、经脉受阻、气血瘀滞而引起，即"不通则痛"而引发。受寒、受潮可为其诱发原因。环跳穴与足三阳经有着极为密切的关系，针刺环跳穴能疏通气血，治疗足三阳经所过之病变，最终达到"通则不痛"的目的。

风市

【穴位一找准】在大腿外侧部的中线上，当腘横纹水平线上 7 寸。或简便定位法：直立，手下垂于体侧，中指尖所到处即是。

【解剖】在阔筋膜下，股外侧肌中；有旋股外侧动、静脉肌支；布有股外侧皮神经，股神经肌支。

【功效】运化水湿。

【主治】常用于半身不遂、下肢痿痹、股外侧皮神经痛、腰病及脚气的治疗和保健。

【刺灸法】直刺 1 ~ 1.5 寸；可灸。寒则先泻后补或多灸，热则泻针出气。

穴位详解

风市为足少阳胆经的腧穴，风市穴名"风"：指风气、风邪也；"市"：指集市、集结也。意指该穴易为风邪集结之处，常主治下肢风痹、中风、半身不遂、麻木不仁等病，为治疗风邪的要穴，故名风市。胆经经气在此散热冷缩后化为水湿风气。气血物质为天部的水湿云气。吸湿后下行中渎穴。

风，风气也。市，集市也。该穴意指胆经经气在此散热冷缩后化为水湿风气。本穴物质为环跳穴传来的天部凉湿水气，至本穴后，凉湿水气进一步散热缩合而变为天部的水湿云气，水湿云气由本穴的天部层次横向向外传输，本穴如同风气的集散之地，故名。

临床上常有以下配伍：配风池穴、大杼、大椎穴、命门穴、关元穴、腰阳关穴、十七椎治中心型类风湿；配大肠腧、环跳、秩边、委中、阳陵泉等穴治疗腰腿酸痛；配大杼、大椎、命门、关元、腰阳关等治疗类风湿、痹证；配风池、曲池、外关、血海穴治疗荨麻疹；配伏兔、犊鼻、足三里、悬钟等穴治疗下肢痿痹等。

风市为足阳胆经的腧穴，位于下肢的大腿外侧部。常主治下肢风痹、中风、半身不遂、麻木不仁等病，为治疗风邪的要穴。

在全身十四经的穴位中有六个带"风"字的穴位，即风池、风门、风府、秉风、翳风、风市，人们以前已述过一些穴位，其共同特点都是治风效果尤为突出，故常为称之为"治风六穴"、"风字六穴"。中医称"风为百病之长"，六淫的其他邪气多依附于风而起病，常出现"风湿"，"风寒"，"风热"等病，机体中风邪有外风与内风之分，其中内风致病气根本在于肝、肾，正所谓"诸风掉眩，皆属于肝"，常出现中风、面瘫、抽搐等病。中医认为临床上采取"治风六穴"来治疗这类疾病，治风可起到同治诸邪的作用，内风外风同治，"风"字穴对预防这类疾病也有一定作用。

古代治验《玉龙歌》说：膝腿无力身力难，原因风湿致伤残，尚知二市穴能灸，步履悠悠渐自安（二市穴：风市、阴市二穴）；《胜玉歌》说：腿股转酸移步，妙穴说与后人知。环跳市及阴市，泻却金针病自除。

股外侧皮神经炎，又称感觉异常性股神经痛，以中年男性为多见，发病过程缓慢渐进，大多为单侧性，主要表现为病人自觉大腿前外侧皮肤呈针刺样疼痛，同时伴有异常感觉，如蚁走感、烧灼感、寒凉感、麻木感等。开始发病时疼痛呈间断性，逐渐变为持续感，有时疼痛可十分剧烈。衣服摩擦、动作用力、站立或活动时加重，夜间症状明显，常影响睡眠。有时对触摸、冷热刺激更敏感。查体时大腿前外侧皮肤的感觉、痛觉和温度觉减退甚至消失，有时伴有皮肤萎缩，但肌肉无萎缩，腱反射正常存在，也无运动障碍。

该病发病原因较为复杂，只要是外侧皮神经的任何一段受到损伤均可引起本病，如脊椎增生性骨关节、强直性脊柱炎，腰椎间盘病变可压迫刺激该神经引起本病。此外全身性疾病如痛风、糖尿病、肥胖、风湿热、梅毒、乙醇中毒甚至流感都可导致股外侧皮神经发生炎症而致本病的发生。有些多发性硬化、神经根炎等神经系统病变及腹部盆腔的发炎、肿瘤、结石等也可导致本病的发生。诊断治疗应仔细找寻原发病因。通过蜂针的活血通络作用解除对该神经的刺激。

蜂针治疗方法：可用直刺法。配穴与治疗时，可用沿经刺法，或用扬刺法（《内经》说："扬刺者，正内一，傍内四，而浮之，以治寒气广大者也"），即在该穴的前后左右约 0.5 ~ 1.0 寸处，再加用蜂针，或旁边各点用散刺或点刺的方法。其他可配用肾腧、阳陵泉、梁丘、血海等穴进行治疗。

《庄子》里说"列子御风而行"，可能也只有几个小技巧，关键要靠心去领悟和掌握。人体也像大海，波涛万顷，神秘莫测，风浪无常，我们只要好好体会这几个"风"字号穴位的妙用，即使不能"御风而行"，至少也可以让健康随风而至吧。

虽说风是百病之长，但同时也是生命和健康的使者。春天的时候，万物不都要在暖暖的和风里发芽、生长、开花吗？风里自有生机。我们体内也有这样的和风，只要能调动起来，健康和生机自然会如约而至。那日常生活中我们怎么调动这股风为自己带来健康呢？

有人说，风市是风邪的市场，这只说对了一半。市有"杂聚"之义，市场就是各种商品杂聚之所，而在人体的"风市"上，各种风都会聚集到这里，形成一个市场。市场中的商品，良莠不齐，有货真价实的好东西，也有假冒伪劣产品。风市也是这样，除了风邪，还有很多对人体有益的风，如果用得好，健康自然随风而至。现在的养生流行敲胆经，其实，敲胆经中最起作用的是敲风市。它把人体内的风鼓动起来了，也就是鼓动了少阳胆经的生发之气。没有必要把整个胆经都鼓动起来。敲风市是最易于操作的，坐着、站着都可以敲，尤其是当我们感觉累了，甚至连自己都感觉到身体的免疫机能正在下降的时候，敲一敲风市，会马上变得有精神，而且免疫机能也会迅速提高，因为，风市最能把对人体有害的虚邪贼风拒之门外。

中渎

【穴位一找准】大腿外侧，当风市下 2 寸，或横纹上 5 寸，股外侧肌与股二头肌之间。

【解剖】下皮肤、皮下组织、髂胫束、股外侧肌、股中间肌。皮肤由股外侧皮神经。针由皮肤、皮下筋膜穿阔筋，在肌二头肌外侧入股外侧肌，直抵股骨表面的骨膜。前肌由坐骨神经支配，后肌由股神经支配。

【功效】疏通经络，发散风寒。

【主治】运动系统疾病：下肢麻痹，坐骨神经痛，膝关节炎、腓肠肌痉挛。

【刺灸法】

刺法：直刺 1.5 寸，局部酸胀，针感可向下扩散；

灸法：艾炷灸或温针灸 3 ~ 5 壮，艾条灸 10 ~ 20 分钟。可灸。

穴位详解

临床上常用于治疗胆经瘀塞、胆结石、胆囊炎。

中，指中焦，渎就是臭水沟，中渎指人体中焦有一个容易形成瘀阻的臭水沟，也就是胆囊的位置。如果胆汁流通不畅，堵住了，就会嘴苦，两肋胀痛，头胀，乳房胀痛，有些人甚至出现胆结石、胆囊炎这些症状。中渎穴就是能疏通瘀阻的一个要穴。

平常如果多敲这个穴位，你肯定不会得胆结石、胆囊炎。而胆囊有问题的人，按这个穴肯定很疼，每天坚持敲打，就可缓解胆结石、胆囊炎、胆绞痛的症状。

中渎穴是治疗胆绞痛的特效穴，考之古代文献，均未载有。能治足少阳胆脉气滞胆绞痛。具体做法如下：

患者取仰卧位，先寻经审穴，用中指于膝上股外侧 5 寸中渎穴处，寻找敏感压痛点处针刺。用 28 号 1.5 寸毫针于压痛点垂直刺进，针入 1.2 寸许，施强捻转提插手法，停针 30 分钟，每 5 ~ 10 分钟行针 1 次，大腿有胀感传导。

膝阳关

【穴位一找准】正坐屈膝或仰卧位，外侧，当阳陵泉上 3 寸，股骨外上髁上方的凹陷处。

【解剖】皮肤、皮下组织、阔筋膜、髂胫束、股外侧肌、股中间肌。皮肤由股外侧皮神经分布。皮下组织内有膝上外侧动、静脉。

【功效】利关节，祛风化湿。

【主治】

1. 运动系统疾病：膝关节炎，下肢瘫痪，膝关节及周围软组织疾患，脚气；

2. 精神神经系统疾病：股外侧皮神经麻痹，坐骨神经痛。

【刺灸法】

刺法：直刺 0.8 ~ 1.0 寸，局部酸胀，可扩散至膝部和大腿外侧。

灸法：艾炷灸或温针灸 3 ~ 5 壮，艾条灸 10 ~ 20 分钟。可灸。

穴位详解

足少阳胆经穴。出《针灸甲乙经》，原名阳关。《千金要方》名关阳。《针灸大成》名足阳关。近称膝阳关。别名寒府、阳陵、关陵。

阳陵泉

【穴位一找准】位于小腿外侧，当腓骨小头前下方凹陷处。

【解剖】在腓骨长、短肌中；有膝下外侧动、静脉；阳陵泉穴浅神经及腓深神经处。

【功效】降浊除湿。

【主治】腰痛、膝盖疼痛、脚麻痹、消化不良、关节筋迟缓或痉挛肿痛、抽筋、麻痹、腰腿疲劳、胃溃疡、坐骨神经痛、胆囊炎、高血压、遗尿等。

【刺灸法】直刺或斜向下刺 1 ~ 1.5 寸；可灸。寒则补之灸之，热则泻针出气或水针。可灸。

三阴交、阳陵泉、承山

穴位详解

足少阳胆经的合穴，别名筋会穴、阳陵穴，胆的下合穴，八会穴之筋会。胆经的地部水湿在此大量气化，气血物质为天部的阳热风气和随风气上扬的脾土尘埃。散热吸湿后冷降归地。

阳陵泉：阳，阳气也。陵，土堆也。泉，源源不断也。该穴意指胆经的地部经水在此大量气化。

本穴物质为膝阳关穴飞落下传的经水及胆经膝下部经脉上行而至的阳热之气，二气交会后，随胆经上扬的脾土尘埃吸湿后沉降于地，胆经上部经脉落下的经水亦渗入脾土之中，脾土固化于穴周，脾土中的水湿则大量气化，本穴如同脾土尘埃的堆积之场和脾气的生发之地，故名。阳陵名意与阳陵泉同。

筋会：筋，肝胆所主之风也。会，交会也。筋会，意指胆经的天部风气在此汇合。

本穴物质为膝阳关穴下传的寒湿风气和胆经膝以下各部上行的阳热风气，在本穴为汇合之状，故名筋会。

胆经合：合，会合也。本穴为胆经气血会合之处，故为胆经合穴。理同筋会名解。

本穴属土。指本穴气血运行变化表现出的五行属性。本穴物质为胆经上、下两部的天部水湿风气会合而成，在本穴为聚集之状，表现出土的不动之义，故其属土。

《灵枢·邪气藏府病形篇》："合治内腑"，《灵枢·四时气篇》："邪在腑，取之合。"胆附于肝，内藏清汁，肝与胆在生理上相互联系，在病理上相互影响。故肝胆多同病，因湿热蕴结，入侵肝胆，胆汁外溢；或脾阳不运，湿热内阻，胆汁外溢；以及肝郁气滞、肝胆湿热、肝胆实火等所引起的病证，都属本穴的治疗范围。

阳陵泉是筋之会穴，为筋气聚会之外。《难经四十五难》云："筋会阳陵泉。"故阳陵泉是治疗筋病的要穴，特别是下肢筋病，临床较为常用。具有舒筋和壮筋的作用。依其足少阳经的循行、针感的走向和穴位的所在，循经取穴，本穴治疗本经经脉循行通络上的下肢、髀枢、胁肋、颈项病，以及肝胆火旺，循经上扰的眼、耳、头部病变。

阳陵泉主治胁肋痛

《灵枢·五邪篇》"邪在肝，则两胁中痛"。《灵枢·经脉篇》："胆足少阳之脉……，是动则病：口苦，善太息，心胁痛不能转侧……"肝与胆相表里，肝脉布胁肋，胆脉循胁里，过季胁，说明胁痛与肝胆的关系甚为密切。故循经取穴，取泻本穴治疗气滞、血瘀以及肝胆疾患引起的胁肋痛效果均佳。《杂病穴法歌》载有："胁痛只需阳陵泉"。根据辩证施治的原则，在下列3种类型的胁肋痛中主要运用阳陵泉穴治疗，尚可辅用其他腧穴。

1. 瘀血胁痛：瘀血胁痛者取泻阳陵泉外，可辅以血会膈俞，配三阴交以活血。跌仆损伤者，尚可取阿是穴。诸穴相伍有通经活络，行血祛瘀之功。

2. 肝郁胁痛：肝郁胁痛者取泻阳陵泉通调气机外，尚辅肝之原穴太冲感肝之募穴期门，以疏肝理气。诸穴相任共奏疏肝解郁、通络止痛之功。

3. 湿热胁痛：湿热胁痛者多与今之胆囊炎有关。阳陵泉、支沟泻之能和解少阳而清热化湿。期门、日月是肝胆之气募集之处，泻之能疏利肝胆的气血。诸穴相任共达清热化湿、疏肝利胆之效。还常用于治疗胆囊炎、胆石症、肝炎、坐骨神经痛、下肢瘫痪、膝关节病变、肩关节周围炎、肋间神经痛、小儿舞蹈病等。配支沟主治胁肋痛；配日月主治胆囊炎；配环跳、委中、悬钟等主治下肢痿痹。

阳陵泉治疗胆囊炎、结石症

针刺阳陵泉可使胆囊收缩。胆总管的规律性收缩，排出胆道造影剂，进入十二指肠。还能促进胆汁分泌，对奥狄括约肌有明显的解痉作用。对慢性胆囊炎、结石症有治疗效应。

阳陵泉治疗肝脾脏疼痛

针刺阳陵泉透阴陵泉，治疗肝脾脏疼痛疗效较好，用强刺激手法，得气后留针10～20分钟，捻转出针。

阳陵泉治疗调整脑血流量

针刺阳陵泉，对脑血流量有一定影响。对急性缺性中风患者，通过针刺治疗取得良好疗效。实验研究，针刺右侧阳陵泉和曲池穴可影响到脑的血流动力学，使脑血流量增加，脑血管阻力降低，出针后脑血管阻力降低却不明显。而针刺对正常猫的脑血液动力学影响不大。

阳陵泉常有以下配伍：配曲池穴治半身不遂；配日月穴、期门穴、胆俞穴、至阳穴治黄疸、胆囊炎、胆结石；配足三里穴、上廉穴治胸胁痛。

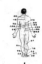
阳交

【穴位一找准】该穴位于人体的小腿外侧，当外踝尖上 7 寸，腓骨后缘。

【解剖】在腓骨长肌附着部；布有腓肠外侧皮神经。

【功效】理气降浊。

【主治】胸胁胀满疼痛，面肿，惊狂，癫疾，瘈疭，膝股痛，下肢痿痹。

【刺灸法】直刺 0.5 ~ 0.8 寸；可灸。寒则补之灸之，热则泻针出气。可灸。

穴位详解

足少阳胆经穴，别名别阳穴，足髎穴，阳交穴，阳维脉郄穴，胆经吸热上行的天部阳气在此交会。气血物质为天部的纯阳之气，运行规律一是吸湿冷缩并传于阳陵泉穴，二是外走阳维脉。

阳交：阳，阳气也。交，交会也。该穴意指胆经吸热上行的天部阳气在此交会。本穴物质为外丘穴传来的湿热风气，至本穴后，此气吸热胀散上至于天之天部而成为阳气，与膀胱经飞扬穴扬散于天之天部的阳气相交会，故名。

别阳：别，离别之意。阳，阳气。别阳，意指胆经吸热胀散的阳热之气由此别走阳维脉。本穴物质为外丘穴传来的湿热风气，至本穴后吸热胀散而化为纯阳之气，胀散的纯阳之气别走阳维脉所在的天部层次，故名别阳。

足髎：足，指穴所在的部位为足部。髎，孔隙之意。足髎，意指本穴的纯阳之气为弱小之状。本穴物质为外丘穴传来的湿热风气，经吸热后才能上升至本穴纯阳之气所在的天部层次，但因其富含水湿（外丘穴因其含有较多水湿而不能直行于上，只能横行），只有少部分水湿化为天之天部的纯阳之气，本穴天之天部的纯阳之气如同孔隙中化出一般，故名足髎。

阳维脉郄穴：郄，孔隙也。本穴天之天部的纯阳之气弱小，外传阳维脉如从孔隙中传出一般，故为阳维脉郄穴。

临床上常有以下配伍：配水沟穴、相应节段夹脊穴治带状疱疹之神经痛；配阳辅穴、绝骨、行间穴、昆仑穴、丘墟穴治两足麻木；配环跳穴、秩边穴、风市穴、伏兔穴、昆仑穴治风湿性腰腿痛、腰扭伤、坐骨神经痛、中风半身不遂之下肢瘫痪、小儿麻痹症。

外丘

【穴位一找准】该穴位于人体的小腿外侧，当外踝尖上 7 寸，腓骨前缘，平阳交穴。

【解剖】在腓骨长肌和趾总伸肌之间，深层为腓骨短肌；有胫前动、静脉肌支；布有腓浅神经。

【功效】传递风气。

【主治】颈项强痛，胸胁痛，疯犬伤毒不出，下肢痿痹，癫疾，小儿龟胸。

【刺灸法】直刺 0.5 ~ 0.8 寸；可灸。寒则补之灸之，热则泻针出气。

穴位详解

足少阳胆经穴，外丘穴、胆经郄穴，随胆经风气上扬的脾土尘埃在此飘扬于胆经外部，气血物质为湿热风气，循胆经横传于阳交穴。

外丘：外，胆经之外也。丘，土丘也。该穴意指随胆经风气上扬的脾土尘埃由此飘扬于胆经之外。本穴物质为光明穴传来的阳热风气，至本穴后，阳热风气势弱缓行并吸热冷降，随阳热风气上扬的脾土尘埃则飘散于胆经之外，故名。

胆经郄：郄，孔隙也。本穴物质为光明穴上行而至的阳热风气，至本穴后势弱缓行，外传阳交穴的气血弱小，如从孔隙中传出一般，故为胆经郄穴。

临床上常有以下配伍：配腰奇、间使穴、丰隆穴、百会穴治癫痫；配环跳穴、伏兔穴、阳陵泉穴、阳交穴治下肢痿、痹、瘫；配陵后、足三里穴、条口穴、阳陵泉穴治腓总神经麻痹。

光明

【穴位一找准】光明穴位于人体的小腿外侧，当外踝尖上 5 寸，腓骨前缘。

【解剖】在趾长伸肌和腓骨短肌之间；有胫前动、静脉分支；布有腓浅神经。

【功效】联络肝胆气血。

【主治】目痛，夜盲，乳胀痛，膝痛，下肢痿痹，颊肿。

【刺灸法】直刺 0.5 ~ 0.8 寸；可灸。寒则补之灸之，热则泻针出气。

穴位详解

足少阳胆经穴，胆经气血至此后变为纯阳之气，气血物质为天之天部的纯阳之气。大部分吸湿后传于外丘穴，小部分别走厥阴肝经。

光明：光明，光彻明亮也。本穴物质为阳辅穴传来的湿热风气，上至本穴后，此气吸热而变为纯阳之气，天部的水湿尽散并变得光彻明亮，故名。

足少阳络穴：络，联络也。本穴气血所处为天之天部，足少阳胆经吸热蒸升的阳气皆汇合于此，本穴有联络胆经各部气血的作用，故为胆经络穴。

临床上常配肝腧穴、肾腧穴、风池穴、目窗穴、睛明穴、行间穴治青光眼和早期白内障。

光明穴治疗暴盲

婴幼儿发高烧时，往往会引起昏迷抽风（全身或局部肌肉强直性或是阵发性抽搐），大小便失禁，呼吸不整或暂停，眼珠凝滞以至暴盲，此是大脑皮层视觉中枢紊乱所致。

用泻法针光明穴，得气的酸、麻、胀感觉循经上至头角、头侧面出现奇效，可见此穴具有调节大脑皮层的作用。

手法：左手握紧光明穴下的腿部，拇指掐压经脉，右手下针，针尖略向上，针至五至六分，向上捻转得气（患者可觉有向上酸、麻、胀的感觉），此所谓逆经而上的泻法。每5分钟捻针一次，留15分钟。

光明穴治疗复视

复视以视物不清、视一为二为主要临床特征，中医认为属于风中经络所致，采用针刺光明穴治疗此症，效果显著，简介如下。

取穴以患侧光明穴（在外踝高点上5寸，腓骨前缘）为主，如当时不见效者，则改用健侧光明穴。

操作针刺前，先令患者视定义物，此时患者视为双影，当双影达到最大距离时，开始以2寸毫针刺入光明穴，并施平补平泻手法，直至目外眦微有发麻感觉。此时多数患者视物已无双影，或使双影的距离缩小，达到这种治疗效果后，令患者闭目休息，留针30分钟，中间每隔10分钟运针一次。每日针一次，可连续治疗一个月。

阳辅

【穴位一找准】在小腿外侧，当外踝尖上4寸，腓骨前缘稍前方。

【解剖】血管、神经分布同光明。

【功效】祛风湿、利筋骨，泻胆火

【主治】偏头痛，目外眦痛，腋下痛，瘰疬，腰痛，胸胁及下肢外侧痛，疟疾。现多用于颈淋巴结炎，颈淋巴结核，坐骨神经痛，膝关节炎等。

【刺灸法】直刺0.5～0.7寸。可灸。寒则补之灸之，热则泻针出气。

穴位详解

足少阳胆经穴。

临床上常有以下配伍：配环跳、阳陵泉，有舒筋活络的作用，主治下肢外侧痛；配风池、太阳，有祛风止痛的作用，主治偏头痛；配丘墟、足临泣，有活络消肿的作用，主治腋下肿。

悬钟

【穴位一找准】在小腿外侧，当外踝尖上3寸，腓骨前缘。

【解剖】在腓骨短肌与趾长伸肌分歧部；浅层布有腓肠外侧皮神经。深层有腓深神经的分支。如穿透小腿骨间膜可刺中腓动、静脉。

【功效】平肝熄风，舒肝益肾。

【主治】半身不遂，颈项僵痛，胸腹胀满，胁肋疼痛，膝腿痛，脚气，腋下肿。

【刺灸法】直刺0.5～0.8寸。可灸。

穴位详解

足少阳胆经穴，八会穴之髓会；又名绝骨。

现代临床常用于治疗坐骨神经痛、脑血管病、高脂血症、高血压、颈椎病、小儿舞蹈病等。配天柱、

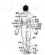

后溪主治颈项强痛；配风池主治眩晕、耳鸣；配丰隆主治高脂血症。

悬钟又叫髓会和绝骨。顾名思义，它和骨、髓都关系密切，专管人体骨髓的汇集，对与骨和髓有关的疾病都有治疗作用。另外，它是会穴，会穴的特点就是一穴连着数条经络，地位至关重要。

老年人睡觉的时候特别容易落枕，一不小心就会落枕，好几天脖子都恢复不过来，脖子只能保持一个姿势，疼得寝食难安。因为老年人体弱，气血虚弱，一旦睡眠姿势不当，枕头过高或过低，造成颈部一侧肌群在较长时间内处于过度拉伸状态，局部气血失于调和，寒邪乘虚而入，导致血液循环障碍影响代谢产物的排出，颈部肌肉便产生了痛感和僵硬感。而悬钟穴是治疗落枕最好的穴位。因为它主髓，而髓与骨相连，因此对气血虚弱和失调导致的落枕有很好的调节作用。

落枕后只要用滚、揉、捏、推等手法给悬钟穴强有力的刺激，只需十来分钟，就能感到颈部变轻松了，如释重负。而且，经常轻轻敲打悬钟穴还有降血压的功效。

除了这些，还可以治疗以下疾病：

1. 悬钟是治疗贫血的常用穴，此穴与红细胞的生成有关。

2. 悬钟是嗜酸性粒细胞的敏感穴，对嗜酸性粒细胞有特异性。

3. 悬钟对高血压也有降血作用，特别是Ⅲ期高血压，效果较好。对高血压患者的血脂进行了艾灸前后的对比，结果发现足三里、悬钟二穴交替使用，艾灸后甘油三酯、脂固醇有明显下降。

4. 针刺悬钟，可使病人肌电幅度升高，从针后5分钟开始，持续30分钟。

5. 悬钟配三阴交等穴，可使孕妇子宫收缩。

丘墟

【穴位一找准】取穴时，可采用仰卧的姿势，该穴位于足外踝的前下方，当趾长伸肌腱的外侧凹陷处。

【解剖】在趾短伸肌起点；有外踝前动、静脉分支；布有足背中间皮神经分支及腓浅神经分支。

【功效】生发风气。

【主治】颈项痛，腋下肿，胸胁痛，下肢痿痹，外踝肿痛，疟疾，疝气，目赤肿痛，目生翳膜，中风偏瘫。

【刺灸法】直刺0.5～0.8寸；可灸。寒则先泻后补或补之灸之，热则泻针出气。

穴位详解

足少阳胆经穴，胆经原穴，在胆经的风气作用下，地部脾土为空虚之状，气血物质为水湿风气，运行规律为缩合冷降并下行足临泣穴。

丘墟：丘，土堆或土坡也。墟，故城遗址或废墟。丘墟，意指在胆经的风气作用下，地部的脾土为空虚之状。本穴物质为悬钟穴降行而至的水湿风气，在风气的吹刮下穴内脾土为空虚之状，只有皮骨而无脾土（肌肉），故名丘墟。

胆经原穴：原，本源也。本穴物质为天之下部的水湿风气，性寒凉，为胆经风气的生发之源，故为胆经原穴。

临床上常有以下配伍：配昆仑穴、绝骨穴治踝跟足痛；配中渎穴治胁痛；配日月穴、期门穴、肝腧穴、胆腧穴、阳陵泉穴、腕骨穴治黄疸、胆道疾患。

此穴为人体足少阳胆经上的主要穴位，主治症状为：可以使头脑清晰、能使自己情绪稳定，能承受不幸等心理压力等。

丘墟穴专门治疗各种上火之症，也就是西医所说的发炎症状，比如嗓子发炎、咽喉肿痛、牙痛发炎、眼睛红肿发炎等病，都是一个意思。在足底反射区，丘墟穴相当腧上身淋巴反射点。如果是头痛和乳房痛的炎症，跟它就更有关系了。

丘墟穴使人头脑清晰。担任企业和政府领导者，会议次数多，时常开会到深夜。而且如果遇到重要事情时，也可能会连续数日进行深夜会议。在这种情形下，无论从任何角度来看，都应该要有清晰的头脑。如何才能有清晰的头脑和敏捷的思维呢？这必须除去脚脖子的瘀血。

首先谈到脑部运动和脚的关系。如果脑部功能迟钝，工作效率降低，那一定是因脚部瘀血而引起。换句话说，是由于脚部活动不足而产生血液循环停滞。

由于脚部运动，脚部肌肉通过筋纺锤，将刺激送抵脑干部的网样体，使新皮质的脑细胞活跃，因此便能除去脑内瘀血，促进新陈代谢和血液循环。例如右脚与静脉有关，它使由胸部上行的血液顺畅，左脚和动脉有关，它使由头部到脚尖等全身血液顺畅，如果脚冷或因运动不足而使脚部肌肉硬化，则会头晕眼花。当我们考虑问题时也会不知不觉地在屋中踱来踱去，所以为了使头脑清醒，必须按摩脚部。

由此可见头和脚有密切的关系。自古就有各种锻炼脚部的健康法，按摩脚心不着地处的"踏青竹"便是其中一种。要锻炼头部，首先要锻炼脚部，这的确有其道理。

由上面说明得知要使头脑清晰，则要指压脚部。现在列举具体的穴位。治疗脚部瘀血有效的是按摩外踝下端前洼处的"丘墟"，其次是脚踝正后方的"昆仑"。先将肌肉放松，边按摩边做深呼吸，多次，坚持一会，就会出现效果。

足临泣

【穴位一找准】位于足背外侧，当足四趾本节（第四趾关节）的后方，小趾伸肌腱的外侧凹陷处。取穴时，可采用仰卧的姿势，足临泣穴位于足背外侧，第四趾、小趾跖骨夹缝中。

【解剖】有足背静脉网，第四趾背侧动、静脉；布有足背中间皮神经。

【功效】运化风气，冷降水湿。

【主治】头痛，目外眦痛，目眩，乳痈，瘰疬，胁肋痛，疟疾，中风偏瘫，痹痛不仁，足跗肿痛。胆经头痛、腰痛、肌肉痉挛、眼疾、胆囊炎、中风、神经官能症等。

【刺灸法】直刺 0.5 ~ 0.8 寸；可灸。寒则先泻后补或补之灸之或点刺出点，热则泻针出气或水针。

穴位详解

足少阳胆经穴，腧穴，属木，足少阳带脉穴之会，八脉交会穴之一。胆经的水湿风气在此化雨冷降，气血物质为水湿风气，小部分化雨冷降归地并传于地五会穴，大部分传向胆经之外。

足临泣：足，指穴在足部。临，居高临下之意。泣，泪也。该穴意指胆经的水湿风气在此化雨冷降。本穴物质为丘墟穴传来的水湿风气，至本穴后水湿风气化雨冷降，气血的运行变化如泪滴从上滴落一般，故而得名。

胆经腧：腧，输也。本穴物质为丘墟穴传来的水湿风气，在本穴的变化不光是化雨冷降，时亦有部分水湿云气向外传输，本穴为胆经水湿风气的向外输出之处，故为胆经腧穴。

本穴属木。属木，指本穴气血运行变化表现出的五行属性。本穴物质为丘墟穴传来的水湿风气，除在本穴化雨冷降外，同时亦向外部输出，表现出风木的横行特征，故其属木。

足少阳带脉之会。本穴所处的系统坐标位置与带脉穴气血所处的系统坐标位置相同，气血特性相同，故为足少阳带脉穴之会。

临床上常有以下配伍：配三阴交穴治痹证；配三阴交穴、中极穴治月事不利；配丘墟、解溪、昆仑，有通经活络，消肿止痛的作用，主治足跗肿痛；配风池、太阳、外关，有祛风活络止痛的作用，主治偏头痛；配乳根、肩井，有清热解毒，消肿止痛的作用，主治乳痈。

外关穴、足临泣，按摩治疗肋间神经痛

所谓肋间神经，是沿着胸部肋骨，由背后经过侧腹，一直到胸前的神经。此类疼痛就是沿着这条神经，经胸部、腹部呈半环状的强烈疼痛。

该病的原因是由于脊椎生病或是肋膜黏合，但还有其他尚无法了解的原因。其他如肝脏病是原因之一。突发性、真性的肋间神经痛原因至今仍然一无所知，但是症状却是非常明显。这种疼痛会因咳嗽或呼吸强弱而定，严重时可能会形成呼吸困难。一般是吸气感到痛苦，吐气则否。但是应该注意的是有时误认为是肋间神经痛，但其实是肋膜炎或狭心症。

真性的肋间神经痛有三种特征。一是背骨侧面即是压痛点，二是腋窝即是压痛点，三是胸侧面即是痛点，只轻轻一压疼痛难当。为了防止肋间神经突发性，必谨记以下的穴道指压法，这种方法在病发半年内能即刻治愈，如果病发数年的话，只要持之以恒也能治愈。

在手背距横纹三指幅处有"外关"。在小脚趾和第四趾之间用指尖向上搓，到了尽处就是"临泣"穴。指压时只要在这两处穴位上，一边缓缓吐气一边轻压 6 秒钟，左右各按 10 次就能去除疼痛。

肋间神经痛有时不只限于胸部，连背部和肚子也有疼痛的可能。在这种情况下，只要用穴道指压法就可奏效。如果想提高效果的话，在指压前先用温湿布覆盖患处。如果治疗后还感到相当疼痛，则再用温湿布擦患处，重新再指压一次就可减轻疼痛。

按摩"足临泣"，去除脚部疲劳

现代女性的压力越来越大，不仅承受着工作压力，还承受着"美"的压力。"美"不仅仅是时尚问题，还是面子问题。女性应时尚之需、工作之需，经常会穿着高跟鞋逛街、工作。但是，每一个穿高跟鞋的女性都会有共同的体会：美了，但也累了，高跟鞋带给女性的是"痛并快乐着"的感受。

其实，穿上高跟鞋后，实际上并非用脚站立，而是用脚尖站立，全身的重力大部落在脚尖上，使其"很受伤"，脚部的疲倦感便会自然而生。中医的推拿按摩对缓解疲劳、疼痛等有很好的效果，中医常采用按摩足临泣的方法来缓解脚步疲劳。下面，把这种方法和大家分享一下。

治疗穿高跟鞋倦累感，只要指压足临泣就有效，你可以一边吐气一边强压6秒钟，重复20次即可。还有一种是用两手拇指按压脚掌心不着地处，要领同前。

按摩足临泣不但可以减轻疲劳感，而且还可以缓解便秘现象。快乐需要一点一滴的积累，疲劳也如此，会积少成多。所以，加强日常护理，保持身心轻松愉悦！

地五会

【穴位一找准】正坐垂足或仰卧位，在足背外侧，当足四趾本节（第四跖趾关节）的后方，第四、五跖骨之间，小趾伸肌腱的外侧凹陷处。

【解剖】皮肤、皮下组织、足背筋膜、骨间背侧肌。皮肤由足背外侧皮神经和足背中间皮神经分布。跗外侧动脉发自足背动脉（在距骨颈处），向前外行于足背，发交通支连于弓形动脉。

【功效】舒肝消肿，通经活络。

【主治】

1. 五官科系统疾病：结膜炎，乳腺炎；

2. 运动系统疾病：腰肌劳损，足扭伤；

3. 其他：肺结核，吐血，腋淋巴结炎。

【刺灸法】

刺法：直刺或向上刺0.5～0.8寸，局部酸胀。

灸法：艾炷灸或温针灸3～5壮，艾条灸5～10分钟。可灸。

穴位详解

足少阳胆经穴。

《甲乙经》：内伤唾血不足，外无膏泽，刺地五会。《铜人》：治内伤唾血，足外皮肤不泽，乳肿。《大成》：主腋痛，内损唾血，足外无膏泽，乳痈。《席弘赋》：配三里，治耳内蝉鸣，腰欲折。

临床上常配睛明、瞳子髎、风池，有祛风明目止痛的作用，主治目赤痛；配乳根、膻中、足三里，有清热泻火解毒的作用，主治乳痈。

侠溪

【穴位一找准】该穴位于人体的足背外侧，当第四、五趾间，趾蹼缘后方赤白肉际处。

【解剖】有趾背侧动、静脉；布有足背中间皮神经之趾背侧神经。

【功效】平肝熄风，消肿止痛。

【主治】头痛，眩晕，惊悸，耳鸣，耳聋，目外眦赤痛，颊肿，胸胁痛，膝股痛，足跗肿痛，疟疾。

【刺灸法】直刺或斜刺0.3～0.5寸；可灸。艾炷灸3～5壮，艾条温灸10～15分钟。可灸。

穴位详解

足少阳胆经的荥穴，胆经经水在此循地部渠道回流井穴，气血物质为地部经水，大部分经水回流足窍阴穴，极少部分经水气化为天部之气。

侠溪：侠，通夹，被夹于中间之意。溪，地部流行的经水。该穴意指胆经经水在此循地部渠道回流井穴。本穴物质为地五会穴传来的地部经水，本穴只是对其起了一个循经传输的作用，地部的经水没有流失，如被夹于渠道之中下传足窍阴穴，故名。

胆经荥：荥，极小的水流也。本穴物质为地五会穴传来的地部经水，水量极小，故为胆经荥穴。

本穴属水。属水，指本穴气血运行变化表现出的五行属性。本穴物质为地五会穴传来的地部经水，在本穴的变化吸热蒸发，蒸发天部的水气表现出肾气的寒冷收引特征，故其属水。

临床上常配太阳穴、太冲穴、阳白穴、风池穴、头临泣治眩晕、偏头痛、耳鸣耳聋、目外眦痛。

足窍阴

【穴位一找准】正坐垂足或仰卧位，在足第四趾末节外侧，距趾甲角0.1寸（指寸）。

【解剖】皮肤、皮下组织、趾背腱膜、趾骨骨膜。皮肤由足背中间皮神经的外侧支和腓肠外侧皮神经分布。跖背动脉在趾蹼处分出二支趾背动脉，分布于各趾的相对缘。趾底总动脉也发出趾底固有动脉到各趾，因此各趾均有四条趾动脉，即二条趾背动脉，二条趾底固有动脉，各动脉均与同名静脉和神经伴行，走行于各趾的跖背面与侧面的交界线上，在趾端形成各自的网，营养并支配趾关节、腱膜和皮肤。

【功效】疏肝解郁，通经活络。

【主治】

1. 精神神经系统疾病：神经性头痛，神经衰弱，肋间神经痛；

2. 循环系统疾病：高血压，脑血管病后遗症，足踝肿痛；

3. 五官科系统疾病：结膜炎，耳聋，耳鸣；

4. 其他：哮喘，胸膜炎。

【刺灸法】

刺法：

1. 直刺0.1~0.2寸，局部酸胀；

2. 三棱针点刺放血。

灸法：艾炷灸3~5壮，艾条灸5~10分钟。可灸。

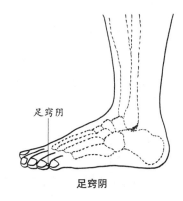

足窍阴

足窍阴

穴位详解

足少阳胆经穴，五输穴之井穴，五行属金。

足窍阴：足，指穴在足部。窍，空窍之意。阴，指穴内物质为阴性水液。该穴意指胆经经水由此回流体内的空窍之处。本穴为胆经体内与体表经脉的交会点，由于胆经体表经脉的气血物质为地部经水，所处为高位，因而循本穴的地部孔隙回流体内，故名。

胆经井：井，地部孔隙也。本穴有地部孔隙连通体内，故为胆经井穴。

本穴属金。属金，指本穴气血运行变化表现出的五行属性。本穴物质为地部经水，其运行为从地之表部流入地之地部，而因本穴流入地之地部的经水量少，流入体内后则大量气化又外出体表，气化之气表现出肺金之气的凉湿特征，故其属金。

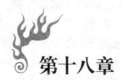

第十八章

足厥阴肝经——调养情志

足厥阴肝经总述

足厥阴肝经起于足大趾上毫毛部（大敦），经内踝前向上至内踝上 8 寸外处交出于足太阴经之后，上行沿股内侧，进入阴毛中，绕阴器，上达小腹，挟胃旁，属肝络胆，过膈，分布于胁肋，沿喉咙后面，向上入鼻咽部，连接于"目系"（眼球联系于脑的部位），上出于前额，与督脉会合于巅顶。"目系"支脉，下行颊里、环绕唇内。肝部支脉：从肝分出，过膈，向上流注于肺，与手太阴肺经相接。

常用腧穴：大敦、行间、太冲、中封、蠡沟、中都、膝关、曲泉、阴包、足五里、阴廉、急脉、章门、期门。左右各十四穴，合二十八穴。

足厥阴肝经之支脉、别络，和太阳少阳之脉，同结于腰踝下中窌、下窌之间，经气不利则腰痛不可以俯仰；足厥阴肝脉过阴器，抵小腹，布胁肋，肝脉受邪，经气不利，则胸胁胀满，少腹疼痛，疝气；肝脉上行者循喉咙，连目系，上出额至巅顶，本经经气不利则巅顶痛，咽干，眩晕；肝主疏泄，肝气郁结，郁而化火则口苦，情志抑郁或易怒。

本经腧穴主治肝胆病症、泌尿生殖系统、神经系统、眼科疾病和本经经脉所过部位的疾病。如：胸胁痛、少腹痛、疝气、遗尿、小便不利、遗精、月经不调、头痛目眩，下肢痹痛等症。

足厥阴肝经穴位详解

大敦

【穴位一找准】在足大趾末节外侧，距趾甲角 0.1 寸（指寸）。取穴时，可采用正坐或仰卧的姿势，大敦穴位于大拇指（靠第二趾一侧）甲根边缘约 2 毫米处。

【解剖】有趾背动、静脉及来自腓深神经的趾背神经。

【功效】调理肝气，镇静宁神。

【主治】疝气，遗尿，崩漏，阴挺，癫证。现多用于功能性子宫出血，子宫脱垂，精索神经痛，阴茎痛，糖尿病。

【刺灸法】浅刺 0.1 ~ 0.2 寸。可灸。寒则点刺出血或灸之，热则泻针出气。

穴位详解

足厥阴肝经穴。足厥阴肝经的井穴。出《灵枢本输》。别名水泉、大顺。一说"足大指爪甲根后四分节前"（《针灸集成》）。体内肝经的温热水液由本穴外输体表，气血物质为温态的水湿之气，吸热蒸升并循肝经传于行间穴。在古代文献中关于此穴的主要有以下书籍，《甲乙经》：卒心痛，汗出。《千金方》：主目不视，太息。又主卒疝暴痛，阴跳上入腹，寒疝阴挺出偏大肿脐腹中。《千金翼》：狂走癫厥如死人，灸足大敦九壮。《铜人》：治卒疝，小便数，遗溺，阴头中痛……妇人血崩不止。

大敦：大敦，即大树敦也，在此意指穴内气血的生发特性。本穴物质为体内肝经外输的温热水液，而本穴又为肝经之穴，时值为春，水液由本穴的地部孔隙外出体表后蒸升扩散，表现出春天气息的生发特性，如大树敦在春天生发新枝一般，故名大敦。

水泉：水，水液也。泉，源源不断之意。水泉穴，意指体内的肝经水液源源不断地由此外输体表。本穴物质来自肝经体内经脉的外输水液，肝经与胆经相似，其运行的气血物质为天之中部的水湿风气，由体内外输体表的气血物质亦为风气冷缩后的地部水液，此冷降之液量不大，但却源源不断地由体内外输体表，如细小的水泉穴外涌一般，故名水泉穴。

大顺：大，多也，大也。顺，趋向同一方向也。大顺，意指体内肝经外出体表的水液全部气化后向天部而行。理同大敦名解。大训名意与大顺同。

肝经井：井，地部孔隙也。本穴有地部孔隙与体内肝经相连通，为体内肝经气血的外出之处，故为肝经井穴。

本穴属木。属木，指本穴气血运行变化表现出的五行属性。本穴物质为体内肝经的外出水液，水液外出体表后气化为天部之气，此气水湿滞重所升天部层次也不高，只表现出木的生发特性，故其属木。

临床上有以下配伍：配太冲、气海、地机，有疏肝行气止痛的作用，主治疝气；配隐白，直接艾炷灸，有补益肝脾，调理冲任的作用，主治功能性子宫出血；配百会、三阴交、照海，有调补肝肾，益气固脱的作用，主治子宫脱垂。

许多人无法早睡，而且醒来时头脑混浊不清晰。整天工作繁忙，身体疲倦，但是躺在床上却无法入睡，早上醒来神不清、气不爽，身体倦怠，一点精神也没有，这种症状在 30～40 岁的人身上非常普遍。每日负责尽职地带领下属，指导下属，则所消耗的精神一定倍于常人。对男性来说，信任别人，将事情委托别人，这原本是非常值得高兴之事，但大多数人却都疲于此。

在长期神经焦躁累积下，身体虽疲劳，但一点也不敢放松，始终放不下工作和家庭，因此早上醒来当然神不清气不爽了。但是这种睡眠少也不宜持续下去。如果长期如此，则生活步调会趋于混乱，身体症状会一反平常，烦恼之事会越来越多，终会导致歇斯底里或神经衰弱。到了中年（40～60 岁）难以睡醒，这和年轻人前夜迟睡，因睡眠不足而迟醒的原因是截然不同的，如果你认为这只是一般的迟醒，那就大错特错。因此现在介绍能使你神清气爽治疗焦躁的早醒穴道指压法。

脚拇指是一般所说"肝经"的起始处，肝经由此到生殖器、肝脏、脑、眼等依序。因此指压大敦的话，能使头脑清晰、眼睛明亮。指压时强压 7～8 秒钟，才慢慢吐气，每日就寝前重复 10 次左右。指压大敦有速效性。因此迟醒的早上，不妨在床上加以指压。

针刺大敦穴，可加强神门穴的降压作用。

针刺大敦穴，对大肠运动有明显的调整作用，可使不蠕动或蠕动很弱的降结肠下部及直肠的蠕动加强，是治疗肠梗阻的有效穴。

除了治疗疾病，大敦穴最主要的功用还是养生保健。很多现代人可能都有过这样的状况，整天工作繁忙，身体疲倦，但是躺在床上却无法入睡，早上醒来神不清、气不爽，身体倦怠，一点精神也没有，这种症状在 30～40 岁的人群中非常普遍。

那么，如果有这种毛病，该怎么应对呢？指压大敦穴就是一个非常好的方法，它能治疗昏睡，使你神清气爽。指压时强压 7～8 秒钟，再慢慢吐气，每日就寝前重复 10 次左右，第二天起床时效果明显。

指压大敦穴有速效性。因此迟醒的早上，也不妨在床上加以指压。

除此之外，大敦穴还可以起到多种治疗及养生保健作用，总结起来主要具有以下几大功效。

（1）治疗疝气有特效。《玉龙歌》中说"七般疝气取大敦"；《胜玉歌》中也说"灸罢大敦除疝气"。

（2）肝藏血，大敦穴能治疗出血症，且主要是下焦出血，如崩漏、月经过多等。大敦穴旁边有个隐白穴，也是止血要穴，两者通常是配合按摩，效果更好。火气较旺，多按摩大敦，身体比较虚寒，多按摩隐白穴。

（3）大敦为木经木穴，疏肝理气的作用最强，善治气郁不舒引起的妇科诸症，如闭经、痛经、崩漏、更年期综合征。同时也是治疗男子阳痿、尿频、尿失禁的要穴。

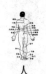

（4）经常按摩大敦穴，有通便之效。

（5）"病在脏者取之井"，若患有慢性肝炎病，大敦穴更是不可缺少的治疗和保健要穴。

行间

【穴位一找准】取穴时，可采用正坐或仰卧的姿势，行间穴位于足背侧，大拇指、二趾合缝后方赤白肉分界处凹陷中，稍微靠大拇指边缘。

【解剖】有足背静脉网；第一趾背侧动、静脉；腓神经的跖背侧神经分为趾背神经的分歧处。

【功效】平肝熄风，宁心安神。

【主治】宿醉不适、眼部疾病、腿抽筋、夜尿症、肝脏疾病、腹气上逆、肋间神经痛、月经过多、黏膜炎等。此穴位为人体足厥阴肝经上的主要穴道之一，月经过多，闭经，痛经，白带，阴中痛，遗尿，淋疾，疝气，胸胁满痛，呃逆，咳嗽，洞泻，头痛，眩晕，目赤痛，青盲，中风，癫痫，瘈疭，失眠，口苦，膝肿，下肢内侧痛，足跗肿痛。

【刺灸法】直刺：0.5～0.8寸。按摩：用大拇指指尖掐。

穴位详解

足厥阴肝经穴，足厥阴肝经的荥穴。

行间：行，行走、流动、离开也。间，二者当中也。该穴意指肝经的水湿风气由此顺传而上。本穴物质为大敦穴传来的湿重水气，至本穴后吸热并循肝经向上传输，气血物质遵循其应有的道路而行，故名。

肝经荥穴：荥，极小的水流也。本穴物质为大敦穴传来的滞重水气，至本穴后，水湿冷降而成为地部经水，水量极小，故为肝经荥穴。

本穴属火。属火，指本穴气血运行变化表现出的五行属性。本穴物质为大敦穴传来的滞重水气，至本穴后，大部分滞重水湿冷降归地而不能成为肝经的上行气血，只有小部分水湿吸热胀散而上行，此部分气血表现出火的炎上特征，故其属火。

临床上有以下配伍：配睛明穴治青光眼、降眼压；配太冲穴、合谷穴、风池穴、百会穴治肝火上炎、头痛、眩晕、衄血；配中脘穴、肝腧穴、胃腧穴治肝气犯胃之胃痛；配中府穴、孔最穴治肝火犯肺干咳或咯血；配耳尖、太阳主治目赤肿痛。行间穴在五行中属火，所以具有泄肝火、疏气滞的作用。在临床上配合其他穴位，治疗由肝火旺盛引起的头痛，目赤，失眠等症，及肝气郁滞引起的胁痛、呃逆、月经不调等症，常能起到立竿见影的效果。

期门穴和行间穴这两个穴位对肝病十分有效。要找期门穴时，请先找巨阙穴。在心窝上端，从左右肋骨相交之处起，往下二寸宽处即是巨阙穴。然后，从乳头往下画一条平行线，在此线所经过的肋骨和肋骨之间，与巨阙穴同样高度上的，就是期门穴。

行间穴的位置我们前面已经提到，在这两个穴道上每天两次指压，每次30下的强烈刺激即可。而有肝硬化和酒精肝、脂肪肝则用香烟或艾柱每天灸20次。到目前为止，西医尚未发现肝炎的特效药，因此无法完全控制病情，利用刚才所介绍的方法，每天坚持下去，并同时注意饮食起居，对于肝炎的恢复效果十分显著。

行间穴现代常用于治疗高血压、青光眼、结膜炎、睾丸炎、功能性子宫出血、肋间神经痛等。还可以治疗牙痛、腮帮子肿、口腔溃疡、鼻出血、舌尖长泡，同时它还是一个泻心火的穴位。

如果你经常两肋胀痛、嘴苦，那就是肝火旺；而像牙痛、腮帮子肿、口腔溃疡、鼻出血，尤其是舌尖长泡，就是心火成盛，这时火已经不在肝上，多揉行间穴就可以消火。憋在里面的火，由肝经营；已经发出来的火，则归心经管。有的人一上火就鼻出血，等于是把火从鼻子里发出去了。这时要多揉行间穴，把心火从这里散发出去。

太冲

【穴位一找准】取太冲穴时，可采用正坐或仰卧的姿势，太冲穴位于足背侧，第一、二趾跖骨连接部位中。以手指沿拇指、次趾夹缝向上移压，压至能感觉到动脉，即是太冲穴。

【解剖】在拇长伸肌腱外缘；有足背静脉网，第一跖背侧动脉；布有腓深神经的跖背侧神经，深层为胫神经足底内侧神经。

【功效】平肝熄风，健脾化湿。

【主治】头痛，眩晕，疝气，月经不调，癃闭，遗尿，小儿惊风，癫狂，痫证，胁痛，腹胀，黄疸，呕逆，咽痛嗌干，目赤肿痛，膝股内侧痛，足跗肿，下肢痿痹。

【刺灸法】直刺 0.5～0.8 寸；可灸。寒则补之灸之，热则泻针出气。可灸。

穴位详解

太冲穴是人体的一个穴道，为人体足厥阴肝经上的重要穴道之一，是肝经输穴、原穴，肝经的水湿风气由此向上冲行，气血物质为天部急行的风气，其性热燥，循肝经上传中封穴。

太冲：太，大也。冲，冲射之状也。该穴意指肝经的水湿风气在此向上冲行。本穴物质为行间穴传来的水湿风气，至本穴后因受热而胀散化为急风冲散穴外，故名。大冲名意与此穴同。

肝经腧：腧，输也。本穴物质为热胀的风气，在本穴为输出之状，故为肝经腧穴。

太冲穴属土。属土，指太冲穴气血运行变化表现出的五行属性。本穴物质为行间穴传来的水湿之气，至本穴后因吸热而胀散，胀散之气性热燥，表现出脾气的燥热特性，故其属土。

临床上常有以下配伍：配大敦治七疝；泻太冲、补太溪、复溜治肝阳上亢之眩晕；配合谷为开四关又治四肢抽搐；配肝腧、膈腧、太溪、血海穴治贫血、羸瘦；配间使、鸠尾、心腧、肝腧治癫狂痫。

太冲穴是肝经的原穴，原穴的含义有发源、原动力的意思，也就是说，肝脏所表现的个性和功能都可以从太冲穴找到形质。

中医认为，肝为"将军之官"，主怒。生气指的就是发火，或郁而不发，或干生闷气。人体能量在"怒"时，往往走的是肝经路线。太冲是肝经的原穴，从理论上讲，原穴往往调控着该经的总体气血。人生气之时，肝也会受到影响，太冲这个肝经的原穴便会显现出一些信号，表现为有压痛感，温度或色泽发生变化，对外界更为敏感，甚至于软组织的张力发生异常。

其实，从某种角度上来说，发脾气并不是一件坏事，尤其是对于女性来说。要知道，很多时候发脾气不是由于修养差、学问低，而是不由自主的，是体内的浊气在作怪，它在你的胸腹中积聚、膨胀，最后爆发出来，控制不住。那么这种气又是如何产生的呢？从根源上来讲是由情志诱发而起的。其实这种气起初是人体的一股能量，在体内周而复始地运行，起到输送血液周流全身的作用。肝功能越好的人，气就越旺。肝帮助人体将能量以气的形式推动全身物质的代谢和精神的调适。这种能量非常巨大，如果我们在它生成的时候压抑了它，如在生气的时候强压下怒火，使它不能及时宣发，那么这时它就成了体内一种多余的能量，也就是我们俗话说的"上火了"，"气有余便是火"，这火因为没有正常的通路可宣发，就变成了一匹脱缰的野马。在体内横冲直撞了，这种火上到头就会头痛，冲到四肢便成风湿，进入胃肠则成溃疡。所以让它在适当的时候宣泄出来，岂不妙哉！

肝火旺是一种上天的禀赋，肝火旺的人有胆有识、精力充沛，常能做成大事，很多企业家和政治家就是肝火旺盛的人。还有的人肝火先天不旺，气血不足，这样的人一旦生气，很容易被压抑，无力宣发，只能停滞在脏腑之间，形成浊气；这种气停而不走，阻碍气血正常运行，使血液循环减缓，很容易在体内郁结成块，甚至形成肿瘤。所以有浊气要及时排出，放屁、打嗝便是法宝。

有一种人爱哭，你可别阻止她，有烦心委屈的事能够随感而发，将体内的郁结及时疏解，真是痛快！"肝之液为泪"，这是上天赐予我们每个人的自然解毒法，可以迅速化解肝毒，为何不用呢？有些人大哭了一场，将多年的积郁一涌而出，顿时无毒一身轻，所以这是最高明的治疗方法。哭也会消耗大量的气血，因为浊气不会自行排出，需要调动大量气血将它赶出来。所以大哭之后通常疲惫不堪，困倦思睡，这时就要及时补充气血。另外，也不可总是哭哭啼啼，像林妹妹一样，那就又会造成气血两伤了，所以凡事要恰到好处，过犹不及。

说到肝火，说到生气，就不得不提到太冲这个奇妙的穴位。

太冲穴是肝经的原穴，原穴的含义有发源、原动力的意思，也就是说，肝脏所表现的个性和功能都可以从太冲穴找到形质。太冲穴太像是一位不怒而威而又宽厚睿智的长者。它总能给你注入能量，总能为你排解郁闷，总能让你心平气和，甚至在险象环生之时让你临危不乱、勇往直前。

"肝藏魂"，有一个成语叫"魂不守舍"，就是魂不能踏踏实实地在肝脏这个屋子里呆着，非要跑出来。有的人整天精神涣散，思想难以集中，就像丢了魂一样，这就是肝气虚弱造成的。还有人夜里总做噩梦，两三点钟便会醒来，再难入睡，这都是肝脏郁结的浊气在作怪。太冲穴可以解决这如此众多的问题，所以你一定要善加利用。太冲穴还可以在你发烧的时候帮你发汗，可以在你紧张的时候帮你舒缓，可以在你昏厥的时候将你唤醒，可以在你抽搐的时候帮你解痉。

太冲穴什么人用好呢？最适合那些爱生闷气、有泪往肚子里咽的人。还有那些郁闷、焦虑、忧愁难解的人，但如果你是那种随时可以发火，不加压抑，发完马上又可谈笑风生的人，那么太冲穴对你就意义不大了。揉太冲穴，从太冲揉到行间，将痛点从太冲转到行间，效果会更好一些。

从实践上讲，生气、发怒症状的病人往往太冲穴出现异常。通过对太冲穴的针灸、按摩等，确实可以疏解病人的情绪。太冲穴在足部的反射区为胸部，按压同样可疏解心胸的不适感。

从个人保健角度来说，按的方法也是有讲究的。若按压太冲穴时有压痛感，那说明肯定有问题。如果没有也不妨多按揉，因为有时麻木、气血不通等也可能导致没有压痛感。用力应以适度微痛为宜，循序而进。位置可以在太冲穴附近，有时也可能在肝经的其他有结节、压痛感的部位，比如说蠡沟穴。切忌用力过大，否则会导致皮下瘀血。一般一个穴按四五分钟即可。按压后可以喝少量的水，以助代谢。

除了缓解生气的情绪，足浴加按摩太冲穴可治感冒。感冒初起，有流涕、咽痛、周身不适等感觉时，可通过按摩脚上的太冲穴减轻感冒带来的不适，甚至可以使感冒痊愈。具体方法是：先用温水浸泡双脚10～15分钟，而后用大拇指由涌泉穴向脚后根内踝下方推按，连续推按5分钟，然后，再用大拇指按摩太冲穴由下向上推按，双脚都按摩，每侧按摩5分钟。按摩后，即刻会感到咽痛减轻，其他症状也会随之减轻；甚至痊愈。

中封

【穴位一找准】该穴位于人体的足背侧，当足内踝前，商丘穴与解溪穴连线之间，胫骨前肌腱的内侧凹陷处。

【解剖】在胫骨前肌腱的内侧；有足背静脉网；布有足背侧皮神经的分支及隐神经。

【功效】疏肝健脾，理气消疝。

【主治】疝气，阴茎痛，遗精，小便不利，黄疸，胸腹胀满，腰痛，足冷，内踝肿痛。

【刺灸法】直刺0.5～0.8寸；可灸。

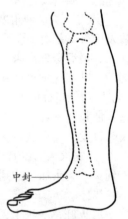

中封

穴位详解

足厥阴肝经穴。在足背侧，足厥阴肝经的经穴。别名悬泉穴，气血物质为势缓的风气，性凉，肝经风气在此势弱缓行并化为凉性水气，运行规律一是扩散于肝经之外，一是循肝经上传三阴交穴。

中封：中，正中也。封，封堵也。该穴意指肝经风气在此势弱缓行并化为凉性水气。本穴物质为太冲穴传来的急劲风气，由于本穴位处足背之转折处，急劲风气行至本穴后因经脉通道的弯曲而受挫，急行的风气变得缓行势弱，如被封堵一般，故名。

悬泉：悬，吊挂之意。泉，指穴内气血如泉水流淌般源源不断。悬泉，意指肝经水湿之气在此源源不断地流行而过。理同中封名解。

肝经经穴：经，经过也，动而不居也。本穴为肝经风气经过之处，气血的运行为动而不居，故为肝经经穴。

本穴属金。属金，指本穴气血运行变化表现出的五行属性。本穴物质为太冲穴传来的强劲者风气，至本穴后风和势缓并化为凉性水湿之气，气血特征与肺金之气同，故其属金。

临床上常有以下配伍：配胆俞穴、阳陵泉穴、太冲穴、内庭穴泄热舒肝，治黄疸、疟疾；配足三里穴、阴廉穴治阴缩入腹、阴茎痛、遗精、淋症、小便不利。

蠡沟

【穴位一找准】正坐或仰卧。在小腿内侧，当足内踝尖上5寸，胫骨内侧面的中央。正坐或仰卧位，先在内踝尖上5寸的胫骨内侧面上作一水平线，当胫骨内侧面的后中1/3交点处取穴。

【解剖】穴下为皮肤、皮下组织、小腿三头肌（比目鱼肌）。皮肤有隐神经分布。皮下组织疏松，内行有浅静脉、皮神经和浅淋巴管。大隐静脉与隐神经伴行，并起自足背静脉网内侧部，经内踝的前方向上至小腿内侧面上行。下肢的浅淋巴管起自足趾，于足背、足底汇成淋巴管网。大部分浅淋巴管沿大隐静脉及属支汇入腹股沟浅淋巴结。仅小部分浅淋巴管，沿小隐静脉汇入腘淋巴结。当针刺由皮肤、皮下筋膜穿小腿深筋膜后，可直抵无肌肉保护的胫骨骨膜。或经胫骨内侧，直抵骨后小腿三头肌中的比目鱼肌。该肌由胫神经支配。

【功效】疏肝理气，调经止带。

【主治】胫部酸痛；月经不调，阴痒，阴挺，疝气，睾丸肿痛；子宫内膜炎，子宫脱垂，小便不利，遗尿，月经不调，带下，下肢痿痹，梅核气，精神疾病，脊髓炎，心动过速等。

【刺灸法】

刺法：

1. 平刺 0.5 ~ 0.8 寸，局部酸胀。

2. 沿胫骨后缘向上斜刺 1.0 ~ 1.5 寸，酸胀感可放散至膝。

灸法：艾炷灸 3 ~ 5 壮，艾条灸 5 ~ 10 分钟。可灸。

穴位详解

蠡沟穴是肝经的络穴。凡是与肝有关的疾病皆可使用。下面是肝经络脉特有的疾病。《灵枢·经脉》说："足厥阴之别，名曰蠡沟，去内踝五寸，别走少阳；其别者，径胫上睾结于茎。其病气逆则睾肿卒疝，实则挺长，虚则暴痒，取之所别也。"

贾宝玉说："女儿是水做的骨肉。"如果说女人是水，那么健康便是源头，只有源头清澈了，水才清洁纯净。由于女性的生理结构，相比男人而言，患病的可能性也更多，因此更需要关爱自己。当然，最常见的还是妇科疾病。除了痛经、月经不调等病症外，白带异常也是较常见的。但是，对于许多女性朋友而言，月经病还会去医院进行诊治，至于白带异常，却很少愿意再往医院跑了。一来，她们认为白带异常不关痛痒，懒得看。再者，认为不好说出口。

白带异常者通常伴有舌红苔黄，带下色黄量多，并伴有口舌干燥、阴部瘙痒等症，这是典型的肝火型带下证。对于因肝火而引起的白带异常，首先要泻肝火，所以每天按摩蠡沟穴，很快就会有效果。

可能有人觉得纳闷了，龙胆泻肝丸可以泻肝火这我们都知道，但这蠡沟穴又有什么作用呢？蠡沟穴为肝经的络穴，络穴是专门用来治疗慢性病的。这个穴位对妇科病有很好的治疗功效，有疏肝理气、调经止带的作用。如阴道瘙痒、带下等，按摩此穴都可收到良好的效果。这个穴位位于小腿内侧，足内踝尖向上 5 寸，胫骨内侧面中央处。

我们在找这个穴位的时候可能不太准确，其实，只要在周围的那个范围内有痛点，多半就是那个位置了。对于白带异常或阴道瘙痒的女性来说，此处会非常痛，所以应该会非常好找。只要你把此处揉得不痛了，也就算调理好了。每天在此处进行按压或艾灸，按摩的时间在 3 分钟左右，艾灸时间稍长些，大概 5 ~ 10 分钟，这样坚持上半个月到一个月的时间，基本上就可以调节过来。这样，你自己在家中就可以解决难言之隐了。

对于白带异常的患者来说，用饮食来调理也是个不错的办法，这里再给你介绍一款可以治疗白带过多的药膳——扁豆山药粥。取白扁豆 50 克，山药、糯米各 100 克，冰糖 25 克。将白扁豆洗净后切成末，山药刮皮后切成丁，然后与洗净的糯米一同加入适量的清水煮粥，粥熟后加入冰糖，再用小火加热至冰糖全部熔化后即可食用。白扁豆味甘，有健脾化湿、利尿消肿的功效；山药归脾、肾、肺三经，有很好的滋补作用。几味食材相互搭配，有益气滋阴的效果，对于治疗白带过多效果相当不错，且做法也很简单。穴位按摩与食疗相互配合，效果会更好些。

中都

【穴位一找准】中都穴位于内踝上七寸，胫骨内侧面的中点或胫骨后缘处。

【解剖】在胫骨内侧面中央，其内后侧有大隐静脉，布有隐身经的中支。

【功效】益肝藏血，行气止痛。

【主治】胁痛，腹胀，泄泻，疝气，小腹痛，崩漏，恶露不尽。

【刺灸法】平刺 0.5 ~ 0.8 寸，可灸。

足厥阴肝经的络穴。中都穴的中字指体内运行；都指先君之旧宗庙，在此指对侧的肝脏。中都指刺激该穴后的经络感传不但可以到达同侧肝经和肝脏，还可到达对侧的肝脏。

现在临床上用针刺中都穴治喘咳，都穴乃八邪穴之一，主治烦热目痛、毒蛇咬伤等。我们在临床护理中观察到针刺中都穴治疗喘咳，效果甚佳。中都穴按摩，中都穴是水气流动畅通的经穴。按摩中都穴可消除水毒，去除腿部的冷气。同时也可刺激生殖系统，使循环流畅。

其方法如下：

1. 取穴：主穴中都穴（中指与无名指缝赤白肉际）。配穴合谷、内外关。

2. 操作：直刺或斜刺 0.5 ～ 0.8 寸，捻转补泻等。留针 2 ～ 5 分钟。一周为一个疗程，左右手可交替针刺。

穴位详解

中，与外相对，指穴之内部。渎，水流冲刷而成的小沟渠。该穴意指胆经经气化雨冷降后在此形成地部的小沟渠。本穴物质为风市穴传来的水湿云气，至本穴后化雨冷降为地部经水，经水循胆经向下流淌时形成小沟渠之状，故名。

膝关

【穴位一找准】该穴位于人体的小腿内侧，当胫骨内髁的后下方，阴陵泉穴后 1 寸，腓肠肌内侧头的上部。

【解剖】在胫骨内侧后下方，腓肠肌内侧头的上部；深部有胫后动脉；布有腓肠内侧皮神经，深层为胫神经。

【功效】温经化湿，祛风消肿。

【主治】膝膑肿痛，寒湿走注，历节风痛，下肢痿痹。

【刺灸法】直刺 0.8 ～ 1 寸；可灸。寒则先泻后补或点刺出血或灸，热则泻针出气。

穴位详解

足厥阴肝经穴，别名阴关穴，气血物质为天部的阴湿水气，肝经的上行之气中滞重水湿在此沉降，运行规律是大部分滞重水湿冷降归地，小部分水气吸热后横向飘行于曲泉穴。

膝关：膝，指穴在膝部也。关，关卡也。该穴意指肝经的上行之气中滞重水湿在此沉降。本穴物质为中都穴传来的阴湿水气，至本穴后，滞重的水湿无力上行而沉降于下，只有少部分水气吸热后继续上行，本穴如同关卡一般阻挡滞重水湿的上行，故名。阴关名意与膝关同。

临床上有以下配伍：配足三里穴、血海穴、阴市穴、阳陵泉穴、髀关穴、伏兔穴、丰隆穴治中风下肢不遂、小儿麻痹等；配委中穴、足三里穴治两膝红肿疼痛。

曲泉

【穴位一找准】在膝内侧，屈膝，当膝关节内侧端，股骨内侧髁的后缘，半腱肌、半膜肌止端的前缘凹陷处。

【解剖】在胫骨内髁后缘，半膜肌、半腱肌止点前上方；有大隐静脉，膝最上动脉；布有隐神经、闭孔神经，深向腘窝可及胫神经。

【功效】疏肝解郁，调通前阴。

【主治】月经不调，痛经，白带，阴挺，阴痒，产后腹痛，遗精，阳痿，疝气，小便不利，头痛，目眩，癫狂，膝膑肿痛，下肢痿痹。

【刺灸法】直刺 1 ～ 1.5 寸；可灸。

穴位详解

中医针灸穴位之一，隶属足厥阴肝经，肝经合穴。

临床上常有以下配伍：配丘墟、阳陵泉治胆道疾患；配肝俞、肾俞、章门、商丘、太冲治肝炎；配复溜、肾俞、肝俞治肝肾阴虚之眩晕、翳障眼病；配支沟、阳陵泉治心腹疼痛、乳房胀痛、疝痛；配归来、三阴交治肝郁气滞之痛经、月经不调。

阴包

【穴位一找准】在大腿内侧，当股骨内上髁上 4 寸，股内肌与缝匠肌之间。屈膝正坐或卧位，当股骨内上髁上 4 寸即曲泉穴上 4 寸，股内肌与缝匠肌之间处取穴。

【解剖】穴下为皮肤、皮下组织、大收肌。皮肤由股内侧皮神经分布。皮肤薄，皮下组织结构疏松。大隐静脉由股骨内侧髁的后方渐行于大腿前内侧。针由皮肤、皮下筋膜于大隐静脉外侧，穿深筋膜，于缝匠肌内侧入内收肌。在缝匠肌的深肌，有股动脉、股静脉与隐神经从股腘管下口入腘窝。缝匠肌由股神经支配，内收肌由闭孔神经支配。

【功效】调经止痛，利尿通淋。

【主治】

1. 泌尿生殖系统疾病：月经不调，盆腔炎，遗尿，小便不利。

2. 其他疾病：腰腿痛，骶髂关节炎，腰肌劳损，腹股沟淋巴结炎。

【刺灸法】

刺法：直刺 1.0 ~ 1.5 寸，局部酸胀，可向周围放散。

灸法：艾炷灸 3 ~ 5 壮，艾条灸 10 ~ 20 分钟。可灸。

穴位详解

阴包：阴，水也。包，收也。该穴意指肝经的水湿之气在此为云集之状。本穴物质为曲泉穴传来的弱小阴湿水气及足五里穴外渗下行的地部经水，至本穴后天地二部水湿皆聚集本穴，本穴如肝经水湿的包收之地，故名。阴胞名意与阴包同。

足五里

【穴位一找准】该穴位于人体的大腿内侧，当气冲穴直下 3 寸，大腿根部，耻骨结节的下方，长收肌的外缘。仰卧位伸足，先取曲骨穴旁开 2 寸处的气冲穴，再于其直下 3 寸处取穴。

【解剖】穴下为皮肤、皮下组织、长收肌、短收肌。皮肤由髂腹股沟神经和生殖股神经的股支分布。大腿深筋膜又称阔膜，是全身最厚而坚韧的筋膜，但在大腿的前内侧比较薄弱，形成隐藏静脉裂孔或称卵圆窝。该部深筋膜有大隐静脉穿过。在窝的外侧缘和下缘形成镰刀形的镰状缘。覆盖该窝的深筋，由于血管神经的穿过呈筛状，称为筛状筋膜，其深面由内向外排列有股表脉、股动脉和股神经。

【功效】固化脾土，除湿降浊。

【主治】少腹胀痛，小便不通，阴挺，睾丸肿痛，嗜卧，四肢倦怠，颈疬。阴囊湿疹，睾丸肿痛。尿潴留，遗尿。股内侧痛，少腹胀满疼痛，倦怠，胸闷气短。

【刺灸法】

刺法：直刺 0.5 ~ 0.8 寸，局部酸胀，可扩散至大腿前侧面。应注意避开股动、静脉。

灸法：艾炷灸或温针灸 3 ~ 5 壮，艾条灸 5 ~ 10 分钟。

寒则先泻后补或点刺出血或灸，热则水针或泻针出气。

穴位详解

足厥阴肝经穴，别名五里穴，出自《针灸甲乙经》，原名五里，后《圣济总录》更名足五里，取肝经的冷降水湿及脾土尘埃在此覆盖五里之广之意。气血物质为天之下部的水湿风气及随风气中吹带的脾土尘埃。由天冷降归于地部，肝经的冷降水湿及脾土尘埃在此覆盖五里之广。

足，指穴在足部。五里，指本穴气血的作用范围如五里之广。本穴物质为阴廉穴传来的冷降水湿及水湿风气中的脾土尘埃，至本穴后由天部归降地部，覆盖的范围如五里之广，故名。五里名意与足五里同。

临床上配三阳络穴、天井穴、历兑、三间穴治嗜卧。

阴廉

【穴位一找准】该穴位于人体的大腿内侧，当气冲穴直下 2 寸，大腿根部，耻骨结节的下方，长收肌的外缘。

【解剖】有内收长肌和内收短肌；有旋股内侧动、静脉的分支；布有股神经的内侧皮支，深层为闭孔神经的浅支和深支。

【功效】调经种子，舒筋活络。

【主治】月经不调，赤白带下，少腹疼痛，股内侧痛，下肢挛急。

【刺灸法】直刺 0.8 ~ 1 寸；可灸。寒则先泻后补或补之灸之，热则泻针出气或水针。可灸。

穴位详解

足厥阴肝经穴，气血物质为天之下部的阴湿水气，肝经的水湿风气在此散热吸湿冷缩，运行规律为化雨冷降并下传足五里穴。

阴，指阴性水湿。廉，收廉之意。该穴意指肝经的水湿风气在此散热吸湿冷缩。本穴物质为急脉穴扩而至的水湿风气，至本穴后此水湿风气散热吸湿冷缩并聚集穴内，本穴如同肝经水湿的收廉之处，故名。

临床上常有以下配伍：配曲骨穴、次髎穴、三阴交穴治湿热下注之月经不调、白带多、阴门瘙痒、股癣等；配肾腧穴、大赫穴、命门穴、太溪穴治妇人不孕、男子不育症；配委中穴、次髎穴、膀胱腧穴治膀胱炎、膀胱结石。

急脉

【穴位一找准】该穴位于人体的耻骨结节的外侧，当气冲穴外下腹股沟股动脉搏动处，前正中线旁开2.5寸。

【解剖】有阴部外动、静脉分支及腹壁下动、静脉的耻骨支，外方有股静脉；布有髂腹股沟神经，深层为闭孔神经的分支。

【功效】调肝止痛，理气导滞。

【主治】疝气，阴挺，阴茎痛，少腹痛，股内侧痛。

【刺灸法】直刺0.5～1寸；可灸。寒则微灸，热则逆经推按。

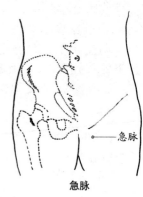

急脉

穴位详解

足厥阴肝经穴，别名羊矢穴，气血物质为强劲的阳热风气，肝经气血在此吸热后化为强劲的风气，运行规律为循肝经上传章门穴及阴廉穴。

急脉：急，急速也。脉，脉气也。该穴意指肝经气血在此吸热后化为强劲的风气。本穴物质为阴廉穴吸热上行的弱小阴湿水气，至本穴后，因受冲脉的外散之热，此阴湿水气胀散并化为强劲的风气循肝经而行，故名。

羊矢：羊，动物也。矢，通屎。羊矢，意指穴内气血如羊屎般饱满坚实。理同急脉名解。

临床上常有以下配伍：配大敦穴治疝气、阴挺、阴茎痛、阳痿；配阴包穴、箕门穴、曲泉穴、足五里穴治下肢痿痹、小儿麻痹。

章门

【穴位一找准】该穴位于人体的侧腹部，当第十一肋游离端的下方。

【解剖】有腹内、外斜肌及腹横肌；有肋间动脉末支；布有第十、十一肋间神经；右侧当肝脏下缘，左侧当脾脏下缘。

【功效】健脾消胀，和胃利胆。

【主治】腹痛，腹胀，肠鸣，泄泻，呕吐，神疲肢倦，胸胁痛，黄疸，痞块，小儿疳积，腰脊痛。

【刺灸法】斜刺0.5～0.8寸；可灸。寒则先泻后补或点刺出血或灸之，热则水针或泻针出气。

穴位详解

足厥阴肝经穴，别名有长平，胁髎，季胁，脾募，肘髎，肘尖，后章门，季肋。肝经的强劲风气在此风停气息，气血物质为天部的和缓之气，散热冷降后归于地部。

章门：章，大木材也。门，出入的门户也。该穴意指肝经的强劲风气在此风停气息。本穴物质为急脉穴传来的强劲风气，至本穴后，此强劲风气风停气息，风气如同由此进入门户一般，故名。后章门名意与章门同，后是与脾经冲门穴的别称前章门相对而言的。

长平：长，长远也。平，平坦也。长平，意指随肝经强劲风气扬散的脾土尘埃在此降落，使腰侧腹部肌肉变为平坦之状。

胁髎：胁，指穴在胁部。髎，孔隙之意。胁髎，意指随肝经风气扬散的脾土微粒由胁肋部位降落腰腹下部。

季胁：季胁，小胁之意，此指本穴所在的部位，无他意。

肘髎、肘尖穴：古有用肘尖点墨寻穴之法，肘髎穴、肘尖之名即来自该法。

脾募：募，募集也。本穴为天部的脾土尘埃归降之处，故为脾经募穴。

脏会：脏，指五脏的各种气血物质也。会，合合也。本穴物质为天部的弱小风气，此弱小风气中包含有五脏特性的五种气血物质，有属肾的水、属脾的土，还有其他脏腑传来的各种精微，为五脏气血的混合之物，故为脏会。

足厥阴、少阳之会：本穴物质不光为急脉穴传来的强劲风气，还有胆经辄筋穴冷降而至的水湿之气，故为足厥阴、少阳之会。

临床上常有以下配伍：配足三里穴治荨麻疹、组织胺过敏症；配天枢穴、脾腧穴、中脘穴、足三里穴治肝脾不和之腹胀、痞块、胁痛、泄泻、消瘦；配肾腧穴、肝腧穴、水道穴、京门穴、阴陵泉穴、三阴交穴、阳谷穴、气海穴治肝硬化腹水。

古人将穿脱章服的起始处称为章门，章也通"障"，门是守护、出入的地方。刺激章门穴，就好像打开四围的屏障。

作为肝经的大穴，章门穴对于肝脏上的疾病有特殊的功效。它最大的一个作用就是消除黄疸，强化肝功能。引发黄疸的原因有很多，但是表现症状很相似，如目黄、脸黄、尿黄、身黄等全身性的泛黄现象。在治疗上，不同的病机引发的黄疸要用不同的方法来治疗，但是作为人体的穴位来讲，却不存在这个问题。只要发现自己的肝功能不太好，或者出现类似于黄疸的症状，或者平时作为一种保肝护肝的措施，如情绪经常感到压抑、经常需要喝酒等，都可以时不时地刺激章门穴。有条件的可以每天拿艾炷在这里缓慢地灸 10 几分钟，没有条件的也可以用手指进行按摩，效果非常好。

另外，章门穴也是连接五脏的门户，可以通达五脏、调节五脏，是人身体八大要穴之一。经常按摩章门穴可以防治乳腺增生等妇科疾病。它还有减肥的功效，敲打章门穴可以增加胆汁分泌，胆汁分泌多了，人体消化能力就强了，就能把多余的脂肪消化掉。

期门

【穴位一找准】属足厥阴肝经。肝之募穴。足太阴、厥阴、阴维之会。在胸部，当乳头直下，第六肋间隙，前正中线旁开 4 寸，仰卧位，先定第四肋间隙的乳中穴，并于其下二肋（第六肋间）处取穴。对于女性患者则应以锁骨中线的第六肋间隙处定取。

【解剖】穴下为皮肤、皮下组织、腹外斜肌、肋间外肌、肋间内肌、胸横肌、胸内筋膜。皮肤由第五、六、七肋间神经重叠分布。肋胸膜和膈胸膜于肺下缘处相互移行，形成肋膈窦（为胸膜腔的一部分），其深面是膈肌，右侧可至肝，左侧抵胃体。因此该穴不可盲目深进针。

【功效】健脾疏肝，理气活血。

【主治】消化系统疾病：胃肠神经官能症，肠炎，胃炎，胆囊炎，肝炎，肝肿大。其他疾病：心绞痛，胸胁胀满，癃闭遗尿，肋间神经痛，腹膜炎，胸膜炎，心肌炎，肾炎，高血压。

【刺灸法】

刺法：

1. 斜刺 0.5 ~ 0.8 寸，局部酸胀，可向腹后壁放散。

2. 沿肋间方向平刺 0.5 ~ 1.0 寸。

3. 针刺时应控制好方向、角度和深度，以防刺伤肝肺。

灸法：艾炷灸 5 ~ 9 壮，艾条灸 10 ~ 20 分钟。

寒则补之灸之，热则泻之。可灸。

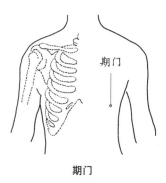

期门

穴位详解

足厥阴肝经的募穴，肝之募穴，交会穴之一，气血物质为散行于天之中部的湿热水气，运行规律是由穴外进入穴内后循肝经下行。

期门：期，期望、约会之意。门，出入的门户。期门，意指天之中部的水湿之气由此输入肝经。本穴为肝经的最上一穴，由于下部的章门穴无物外传而使本穴处于气血物质的空虚状态。但是，本穴又因其位处于人体前正中线及侧正中线的中间位置，既不阴又不阳、既不高亦不低，因而既无热气在此冷降也无经水在此停住，所以，本穴作为肝经募穴，尽管其穴内气血空虚，但却募集不到气血物质，唯有期望等待，故名期门。

临床上主要有以下配伍：配大敦穴治疝气；配肝腧穴、公孙穴、中脘穴、太冲穴、内关穴治肝胆疾患、胆囊炎、胆结石及肝气郁结之胁痛、食少、乳少、胃痛、呕吐、呃逆、食不化、泄泻等。

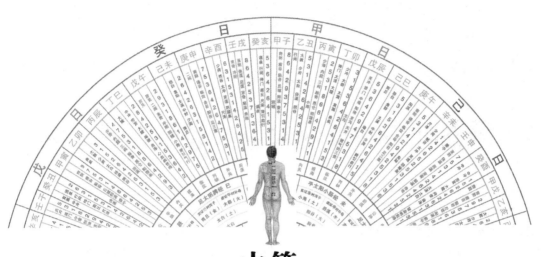

中篇

经络穴位自我保健法

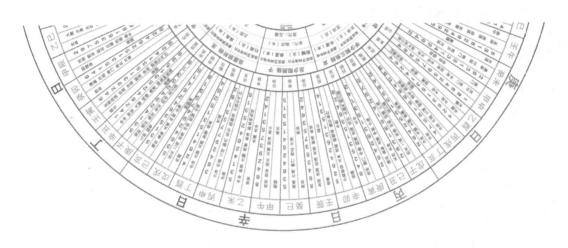

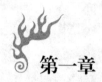

第一章

滋养脏器的特效穴位及经络自我保健

　　人体的经络与我们身体的五脏六腑等所有器官相互连通，循行于人体的各个部位，就如同一张精细准确的旅游地图，不论你想去哪儿，都能找到地方。这个大网络中的每一条路径，乃至每一个点都相互作用，相互影响，共同维持着全身器官的协调运行和平衡，共同保护着我们的健康之躯。

肝阴虚的经络穴位保健

　　中医认为，人的经络主要由经脉和络脉组成。所谓"经"实际上有"径"的意思，相当于路，是大且深的主干；而"络"有"网"的意思，相当于分支，是小且浅的横行支脉。如果将我们的身体比作一棵大树，那么，经脉就是树干，络脉就是树枝。"树干"与"树枝"就如同我们身体里深浅不一、纵横交错的沟渠一样，运载着全身的气血。气血通畅，人就能"活"起来，气血不畅，人就得打盹。就好像一座城市的交通，一旦出现堵车时，被堵的人就会心情沮丧，而一旦疏通了，所有的车都正常地跑起来，城市的各个角落也就恢复了以往的平静，大家也就相安无事地专心自己的工作了。

　　说到健康，恐怕有不少人又要对经络嗤之以鼻，说经络是不科学的，甚至是不存在的。但千百年来的事实证明，通过经络按摩及针灸等疗法不知道有多少人起死回生。当然，现代医学技术已经相当发达，但问题是，我们不可能一天24小时把医生带在身边，身体一不舒服就给我们开药、打针、输液，为你手到病除。因此，我们自己必须掌握一些简单的保健方法，而经络按摩应该是最简单有效的方法。

　　平时我们可能有遇到这样一些症状：眩晕耳鸣，胁痛目涩，五心烦热，潮热盗汗，口燥咽干，或手足蠕动，经闭经少等，这就是典型的肝阴虚症状。肝阴虚指肝脏阴液亏虚的症候。多由气郁化火，肝病及温热病后期耗伤肝阴，或肾阴不足所致。治宜滋阴养肝为主。肝阴虚不能潜阳，多致肝阳上亢或虚风内动。参肝阳上亢，虚风内动条。

　　肝，阴中之阳脏，魂之处，血之藏，筋之主，其为风木之脏，主疏泄而藏血。疏泄指肝对于全身的气机、血液、水道、津液等方面具有疏通、畅达、宣泄的功能和特性。以保持肝本身功能和其他脏腑功能活动的重要条件。肝藏血，指肝具贮藏血液、调节血量的生理功能，即"肝主血海"也。二者是相辅相成、相互影响的，肝疏泄正常、气机调畅、血运畅达、藏血才能保障；反之也只有肝的藏血功能正常，肝血充足，肝木得养，其疏泄始能正常发挥，故前人有"肝体阴而用阳"之说。

　　肝之藏血，其体为阴，是疏泄功能的物质基础，也是肝本身乃至其他脏腑功能活动正常进行的物质基础。朱丹溪有云："阳常有余，阴常不足，气常有余，血常不足。"何况阳主动，阴主静，人体常居阳动状态之中，精血、阴气最易耗散。故此示人保护阴精，强调养阴在养生、治疗上的重要性。具体对肝脏而言，肝常行疏泄功能，居阳动状态，肝体精血则易耗散而常虚。"血液运行上下全赖乎肝，肝阴虚证则不能滋养血脉"。阴血是构成人体生命活动的重要物质，在生理状态下，又是互相影响，互为因果。肝阴虚证，营阴亏损，血脉不充，以致血液运行不畅而瘀滞。又因瘀血阻滞，妨碍阴精的化生，可加重瘀血，导致血液黏度增高，血流缓慢，微循环障碍而出现微观血瘀证。

40 岁以上的人差不多都有这些症状：腰腿痛，落枕，睡觉时腿老抽筋；眼花，看不清东西（视力减退），头昏，双胁下灼热，舌头红，口干，苔少；老打嗝，恶心想吐，吃下东西很不舒服；不明原因的全身酸痛；经常莫名其妙地为一点小事发火。

以上这些情况如不及时纠正的话，就会发展成西医认定的脂肪肝、高血脂、慢性肝炎、胆囊炎、视网膜脱落、浅表性胃炎等疾病。

《素问宣明五气论》说肝是主管筋的，肝的气血可以抚养筋，正如书中所说的"食气入胃，散精于肝，淫气于筋"一样，"淫气"就是指气血。而"筋"就包括我们现在说的人身上的肌腱，它负责管理全身各个关节的运动。

肝血虚、阴虚了就没有力气，更没有多少气血能够分给筋，人抽筋就是身体在向我们抱怨了，如果我们还是不管不顾的话，病就要来了，而且还要攻陷脏腑。

此时，我们只要选足太阳膀胱经上的承山穴和足少阳胆经上的阳陵泉，再配以足太阴脾经上的三阴交进行治疗就行。

承山穴，顾名思义，能承担如山重量的意思，它能够舒筋活络，自古就是腿痛转筋的有效大穴。疼的时候，用手指点揉此处 5 分钟就可以了（平时每天按揉 3 分钟即可），虽然按下去会有很重的胀痛感，但一定要忍住，然后，会有一种说不出来的舒服感觉。

阳陵泉还是特定穴"八会穴"中的"筋会"，也就是全身筋的总汇之处，所以用此穴来治筋的毛病，疗效特别棒。另外，此穴对胆上的任何疾病都有效。

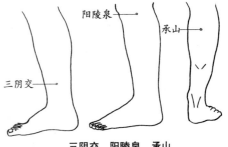

三阴交、阳陵泉、承山

使用阳陵泉时用拇指进行点揉或者点拨，点拨效果最好，每天 5 分钟，也可以用指间关节进行刺激，以加大刺激量。它在膝关节的下方，小腿外侧、腓骨头下方的凹陷处就是。

三阴交是肝、脾、肾三条阴经交会的穴位，正是因为是三经交会的重要通衢之处，所以刺激它可以把三条经的经气全调动了，可防治肝、脾、肾三脏上的诸多病症。每天按揉三阴交，坚持两个月左右，就可以很好地保养肝、脾、肾，使其气血充足、流畅，这样，三脏上的很多不适症及慢性病都会不治而愈。

三阴交位于小腿内侧，在内踝尖上方四指的骨后缘处。操作方法：每天晚上睡觉前，先用热水泡脚 10 分钟，泡到小腿肚子以上，然后开始从上到下按揉穴位。先按揉两侧阳陵泉 3 分钟，一定要产生酸、胀的感觉才行。然后点按承山，小腿一定要放松，注意点按时不要使太大的力，因为这个穴位的感觉很强，刺激力量太大反而欲速则不达，时间也不需要太长，3 分钟即可。最后按揉双腿侧的三阴交，向着骨缘内侧点揉 5 分钟。请记住，一定要坚持。还可以到药店去买杞菊地黄丸，再用枸杞甘草泡水，或生地 15 克、白芍 10 克用水煎服，配合以上 3 个特效穴位，就能从根上改变这些肝血阴虚症状。

肝阴虚要多吃一点酸味的食物，因为酸甘化阴，可以补充阴津，还有肝在五味中合酸。少吃辛辣之品，因为辛辣的东西最耗阴液。

肺阴虚的经络穴位保健

肺阴虚是指阴液不足而不能润肺，主要表现为干咳、痰少、咽干、口燥、手足心热、盗汗、便秘、苔少质红少津脉细而数或咳血等。证因分析：多由久咳久咯耗伤肺之阴液；或因痨虫袭肺，燥热之邪犯肺灼烁肺阴；或是汗多不固，阴津耗泄等，均可导致肺阴亏虚。

肺阴虚在小孩和中老年人身上特别多见，常见症状是长年多咳，但痰难咳出；经常出虚汗；气短，感觉胸口气不够使；情绪低落，不想与人交流；嘴里有发霉的草味，反应迟钝；特别容易

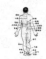
感冒，或者外热内寒，上热下寒。

以上症状都是肺亏损比较厉害的典型表现。因为人体中只有肺是直接和外界大气相通，所以遭到外邪袭击的机会就多于其他脏腑。"肺为娇脏，不耐寒暑"，而且小孩、老人内脏都很弱，抵抗能力就更低了。

这些症状表面上看起来是"热病"的表现，其实是假象。常年多咳的人在中医看来必然是肺阴亏虚，肯定会表现"虚热"症状，比如痰老咯在喉里咳不出，还有睡觉时出汗，我们叫它"盗汗"，是说它老像盗贼一样在人睡着的时候才出现。还有，人之所以会莫名其妙地怕热，是因为阴虚了不能抑制阳，以致虚热全浮于表面，所以，不仅睡眠不好，手心脚心也会出黏汗。

以上这些病状在现代人生活中十分普遍，只用两味中药就可以轻松治愈：买生地 10 克、五味子 10 克，泡水喝，不出一周就会好转。生地滋阴，五味子不仅敛肺止咳也滋阴。

但这样做只是把现有的症状给解决了，要彻底使肺健康，还要去根，所以我们要每天坚持按揉双侧合谷穴 3 分钟，只此一穴就行。同时，还要配以摩腹。15 天左右，你会眼看着困扰自己多年的胸闷气短、多咳多痰、爱发高烧、多出虚汗等症状慢慢消失了。

肺虚时要多吃酸味的东西，少吃辛辣的东西。因为肺性质上喜欢收敛，不喜欢发散。顺着肺的喜好就是补，跟肺反着干的就是泻。酸性收敛，正投肺所好，所以能补肺虚，辛味发散，正为肺所恶，会将肺泻得更虚。

肺阴虚上火及肺经按摩，可以在肺经与大肠经、膻中穴予以重点推揉，再加上以手指沿着肋骨间，向左右两方推抚胸腔，一遇痛点就多推揉一番，果然连连打嗝，加几声无味屁后，顿时觉得咽喉部的刺热感减轻许多，再多喝热开水，隔天起床就会感觉好多了。

肾阳虚的经络穴位保健

肾阳虚是每个年龄段的人都会有的症状，具体表现有：感冒不断，畏寒怕冷，爱喝水，四肢不温，又口干舌燥，口腔溃疡；夜尿多；腰痛、关节等骨头经常痛；怕热、腰酸、口舌生疮、小便黄热、焦躁又倦怠、坐立不安。以上症状假设不注意的话，发展下去就是高血压、肾炎、肾下垂、膀胱炎、糖尿病、阳痿、妇科病。

中医认为，气血津液是人体生命运动的基本元素。气又囊括很多种，如元气、宗气、卫气。其中元气是人体中最基本、最基本的气，根源于肾，属先天之气，所以，人们常说伤什么也别伤了元气，元气囊括元阴和元阳。而卫气（卫阳），有"卫护"的意思，主要起温养、保护内脏和肌表的作用，它来自食物转化而成的水谷精微肉体。

阳虚的意思主要就是指卫气、卫阳虚。而宗气是由肺接收的自然之气与脾胃运化而来的水谷之气相融而成，它推进肺气的升降和心血在全身的散布运行。

肾阳虚证是指肾阳亏损，脏腑机体失于温润所表现的虚寒征候，又名命门火衰证。多因素体阳虚或年老体衰，或久病不愈，或房事太过，或其他脏腑病变伤及肾阳，以至命门火衰，温润失职所致。临床主要表现为头目眩晕，面色㿠白或黧黑，形寒肢冷，腰膝酸冷，精神萎靡，性欲减退，男子阳痿早泄，精冷不育，女子宫寒不孕，或久泄不止，完谷不化，五更泄泻，或小便频数清长，夜尿频多，舌淡苔白，脉沉细无力，尺脉尤甚。故本证多以腰膝酸冷，性欲减退，夜尿频多与阳虚症状共见为辨证的重要依据。

肾阳虚固然不是什么大病，但发展下去就容易导致胃、肺和肾脏上的严重疾病，千万不能蔑视。一旦出现以下状况，只要求运用以下几个行之有效的穴位抚慰就可以了。

下面我们所介绍的这六个穴位在补肾壮阳的功效上很是出色：

肾腧

肾腧是肾的背腧穴，不管是肾阳虚还是肾阴虚，只要是肾脏的问题，都离不开它。它是阴阳同补的一个穴位，用艾条温灸它，能够振奋肾脏的元气，起到培元固本、益肾助阳的功效。

命门

命门对男子所藏生殖之精和女子胞宫的生殖功能有重要影响，对各脏腑的生理活动，起着温煦、激发和推动作用，对食物的消化、吸收与运输，以及水液代谢等都具有促进作用。现代研究多倾向于认为命门是藏真火的穴位，就是通常叫的"命门火"。艾灸命门，能够鼓动命门之火，从而温肾助阳。命门这个穴位在我们临床上常用来治疗男性阳痿，自己可以经常在家灸这个穴位，用艾柱灸 5 ~ 7 壮，或者用艾条灸 10 ~ 20 分钟，每天 1 次，每月 20 次，疗效很好。

气海

气海是人体元气的海洋，关元是元气出入的"关卡"，是任脉和身体的足三条阴经相交会的穴位，是"男子藏精，女子藏血之处"，两穴合用，能够大补脏腑的虚损。无论是补肾气还是补肾阳，关元和气海都是我们必选的穴位。

合谷

合谷是人体保健的要穴，俗称"虎口"，是手阳明大肠经的穴位，可以称作是人体的第二保健大穴，每天按揉，可以很好地提高卫阳的功能。冬天和深秋以及夏秋之交的时候适宜艾灸合谷，秋季和夏季的时候适宜按揉。按揉时应当朝着小指方向按，有酸胀的感觉为度，艾灸时应当拿着艾条在距离穴位约两指的中央灸。

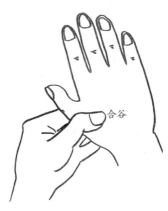

按揉合谷穴

足三里

足三里，是足阳明胃经的合穴，主治肚腹上的疾病，今人认为，按揉或艾灸此穴，可将体外部的正气驱逐至三里以外，民间谚称："拍击足三里，胜吃老母鸡"。此穴可养胃、补肾、补肺，要协作合谷运用。

鱼际

鱼际，是手太阳肺经的穴位，每天坚持掐揉双手的穴位，可保肺的平安无恙。肯定要协作合谷、足三里运用。每天早饭前和晚饭前按揉双侧合谷穴各 3 分钟，而后再按揉或艾灸双侧鱼际和足三里穴各 3 分钟。同时，还可服用玉屏风散或许防风通圣散，或许泡点黄芪当茶喝，就可以大大增强卫气的护卫进攻功能。

对上面这几个穴位的使用，最好用灸法。每个穴位用艾条灸 10 ~ 20 分钟，或者灸到穴位周围皮肤发红，每天 1 次，每个月灸 20 次，补肾壮阳的效果很好。

经常用这几个穴位温补肾阳，尿频、小便清长、浮肿、畏寒怕冷、耳鸣、大便溏稀、男子阳痿，女子宫寒、性冷淡、痛经等问题都会有所缓解或者治愈。

另外，为增强卫气的进攻作用，可以妥帖吃点辛辣之品。辛味宣散，能将卫气驱逐到皮肤外表的腠理之中，做到五步一哨，十步一岗，身材的捍卫自然铜墙铁壁。补肾要多吃彩色的食物，如黑豆，黑芝麻等。另外，肾属水，水最怕土，所以吃多了甜的东西会伤肾，因为甜味与土相对。有肾病的人切记不要吃油炸煎烤的东西，因为太燥，耗伤水分，加重肾虚。

脾胃虚弱的经络穴位保健

中医说脾胃是人的"后穴之本"。就是生下来活下去的根本保证，每个人在出世后，主要依赖脾和胃的运化水谷和受纳腐熟食品，这样人体才能将摄入的饮食消化吸收，以化生气、血、津液等营养物质，才能使全身脏腑经络组织得到充分的营养，维持生命活动的需要，所以脾胃也为气血生化之源。

脾胃虚弱在人的身体和精神通常会有下列表现：

1. 闷闷不乐，莫名地不高兴，心烦，疲惫。

2. 东想西想，胆小多疑，思虑太多，不愉快的事会记得很多，而且经常回味，使自己经常处于压力卜或经常生着闷气。

3. 胃难受，牙痛，肺咳。

4. 能吃能喝但还是瘦。

5. 有很多的精神失常状况，通常都有要求完美的性格。

以上这些毛病如果不及时采用行之有效的方法来纠正的话，发展下去就会形成心郁，肺郁，脑郁，肠郁等等一连串的疑难杂症，而像那些常见的如浅表性胃炎，胃溃疡，低血压，十二指肠溃疡。各种消化系统疾病就更不用说了。

既然脾胃具备了整个消化吸收功能，脾胃不好，人体很多器官运作代谢减慢，工作效率降低或干脆停工，所以疾病就出来了。俗话说：人是铁，饭是钢，一顿不吃饿得慌。脾胃虚弱，要么没有食欲，要么吃了不消化，不管是哪种情况，都会让身体缺乏动力，时间一长人当然就不舒服，而脾主管人身上的皮肉，脾虚了，四肢肌肉没东西吃，当然会四肢无力，肌肉酸懒，气短，便稀，泄泻。同样，脾无力了没法将食物转化成气血，气血流不到四肢，自然会感到手脚冰凉，这还只是人初期的症状，到医院去是检查不出什么问题的。任由这样发展下去的话，各种胃炎，肠炎都会接踵而来。

中医的脏腑学说里面把脾称作"后天之本"和"先天之本"肾相对应。既然能称为"本"可见它的作用有多重要了。《灵枢·玉版》说"人之所受气者，谷也。谷之所注，胃也。胃者，水谷气血之海"。它的意思就是：人能活下来是从哪里吸取生气呢？是粮食，而粮食要转化成气血，就要先进入胃里，所以说胃是水谷气血之海，说穿了其实胃就是我们的"粮仓"。粮食运到这里，先进行初步的消化（被打碎）形成食糜，然后再被脾加工好运走，脾胃是互为表里的两个脏腑，一个管受纳，一个管消化食物，所以经常把它们放在一起称作"中焦脾胃后天之本"。

脾胃不好的人可以尝试我们下面推荐的穴位组合：

中脘

中脘穴在膈下脐上，是胃之募穴，八会穴中的腑会，又是任脉，手太阳小肠经，手少阳三焦经和足阳明胃经之会穴，有健脾利湿；和胃降逆这功效，任脉在该部位穴位多用于治疗消化道疾病，尤以胃，十二指肠疾病之效果为凭，故本穴能治疗胃脘痛，呕吐，食不消化，腹胀等病。临床时可配用足三里、内关等穴。

神阙

本穴正当脐中，脐为先天之结带。为先天元神出入之道，故名之以神。"厥"中门，出入中门，示显贵也，又身以神志为最贵，本穴为心肾（心藏神，肾藏志），交通之门，故名神阙。

神阙穴在脐中央，脐为瘢痕组织，有回阳救逆之功，凡属挥霍缭乱，有干神之外感急症，本穴主之，主要用于中风脱症的面色苍白，四肢厥冷，大汗淋漓，脉搏微细的急救，用灸法，以灸至肢暖，汗收，脉复为度。

中寒腹痛，泄泻便溏可灸神阙或拔火罐。脐为后天之气舍，在内接近大小二肠，按摩者可转运此穴，通畅矢气，消化水谷。

足三里

"足"指下肢，"三"指膝下三寸，"里"指内，即集合，通达之意，与手三里上下相应，对上下三焦诸病无所不包，治症极为复杂，故名足三里。

足三里是胃经的下合穴，是治疗胃肠疾病的重要穴位，所谓"肚腹三里留"，是指凡腹部疾患均能在本穴进行治疗的意思。足三里是治疗下肢疾病的重要穴位，《内经》说："治痿独取阳明。"足三里为治疗瘫痪和痹症的主要穴位。

足三里是人身四大强壮穴之一，古有"若要安，三里常不干"之说，指出常灸此穴有强壮作用或常点按有保健作用。举凡消化和运动方面的病症，常点按此穴有加强疗效作用。故足三里有调理脾胃，调补气血，疏通经络，扶正培元之功效。

从中医学理而言，"饮食自倍，脾胃乃伤"。人体的水湿，水肿，痰液，流注几乎都与脾胃病变有关，脾胃是后天之本，《内经》中讲过"胃不和则卧不安"。胃为主纳，脾主化，脾统血，五行中，脾胃为土，脾藏意（五神之一），万病归于脾土，治病用药，先护胃气，有胃气则生，无胃气则死。

艾灸在除痰、化湿、渗水、祛风、散寒、消肿方面有独到的作用。而且艾灸中脘、足三里、神阙的补益作用在消化系统方面主要是通过对胃肠活动的变化，消化腺分泌的变化等实现的，在艾灸时发现胃肠活动出现兴奋性和抑制的改变，从而起到调整作用。如：胃液分泌过多者，灸之可抑制胃液的分泌。而胃液少者，灸之可促使胃液分泌，对于胆汁，唾液也有良好调节作用，而且清除肠胃瘀滞，开启强壮脾胃，调胃补气，化湿和中，降逆止呕，健运脾胃，温中散寒，温补元气，调和气血，宣通气机，导气下行，固脱复苏之功效，肠胃清则五脏六腑之瘀滞有倾池之途，脾胃健则五脏六腑有生化之源。

那么日常生活中，怎么来护理我们的脾胃呢？首先要分清楚是脾还是胃的问题。虽然时间长了两者都会有毛病，但一定要弄清是谁先出问题的，这样治疗才好办，根据"脾主运化"和"脾主升清""胃主受纳"的道理，如果食欲不好或者吃过饭不消化，那是脾的问题。如果觉得有食欲但是吃下去会不舒服，那就是胃的问题。例如有些人经常在外面吃饭，吃的时候没觉得有什么，但吃完后总会拉肚子，找西医说是胃肠炎，打针吃药不见效，其实这个情况在中医里面属于"胃强脾弱"，很明显，胃没问题，是脾运化不了，吃进去的食物超出了它的负荷，没有办法只好拉出了，这就和卡车运货一样，标注的承载量是 1 吨，虽然也能装上去 2 吨，但是车胎可能会爆，车厢下面负重的钢板更能变形。

《黄帝内经》记载：病在脾，愈在秋，秋不愈甚于春，春不死，持于夏，起于长夏，禁湿令饱食湿地濡衣。长夏（小暑立秋之间）湿气重，湿气易伤脾，所以长夏之时要注意调养脾胃，少吃生冷肥腻的东西，也不要吃得过饱加重脾胃负担，或者穿湿乎乎的衣服，睡在潮湿的地方。很多人以为夏季温度高，多吃冰棍和冷饮，湿衣服穿在身上一会儿就干了，这些小事情不碍事，殊不知，正是这些小事情在一点点蚕食你的后天之本。要保养后天之本，就要多吃"苦"，"吃得苦中苦，方为神仙人"。苦瓜之类的食物能祛湿，解脾胃之困，脾胃好了，身体就好了，吃嘛儿嘛儿香。

日常生活中，养护脾胃应少吃酸味的食品，多吃甘味的、祛湿的食品。甘味食物能滋补脾胃，而酸味则不利于阳气的生发和肝气的疏泄，会使的肝气偏旺，对脾胃造成伤害。

甘味食物首推大枣、山药和薏米。此外还有：小米、糯米、高粱、豇豆、扁豆、黄豆、甘蓝、菠菜、胡萝卜、芋头、红薯、土豆、南瓜、黑木耳、香菇、桂圆、栗子等。而黄瓜、冬瓜、绿豆芽等寒性食品（尤其是体寒者）则要少吃。

烹调多用以水为传热介质的方法，例如煲汤、煮羹等，并且要注意保温；少用煎、炸、烤等以油为介质的烹调方法，以利于脾胃的消化吸收。

注意食有节制，防止过饱伤及本来就虚弱的脾胃，始终保持旺盛的食欲。

下面我们介绍健脾养胃的药粥两款：

1. 山药薏米粥：山药粉 60 克，薏米 30 克。先将薏米洗净水煮，将熟时，调入山药粉，用文火继续煮至粥熟。早晚温服。功能健脾益气，渗湿止泻。适用于脾气虚弱、食少便溏，或脾虚不运、湿浊下注之妇女带下等症。

2. 黄芪大枣粥：黄芪 30 克，大枣 30 克，糯米 100 克。先将黄芪煎水取滤液，大枣去核，与糯米一起熬成稀粥。早、晚趁热服食。功能益气健脾、养血安神、固表止汗。适用于脾胃气虚、食少便溏、倦怠乏力及年老体弱、血虚萎黄。

心脏的经络穴位保健

谁都想有一颗健康的心脏，不过如今随着人们生活压力的增加，饮食结构的改变及运动量的减少等多种情况的变化，心脏病的发病率在渐渐增加。

心脏病的穴位保健方法是怎样的呢？先了解一下心脏病的穴位保健方法。虽然年龄、性别、家族遗传病史等危险因素难以改变，但是如果有效控制其余危险因素，就能有效预防某些心脏病。在日常生活中学会自我管理，建立良好的健康的生活方式，对心脏病患者而言，至关重要。

有心脏病的患者，经常提心吊胆怕发作，如何排除这一忧患？除了我们在日常生活中要保持乐观向上的良好心态，努力做到生活有规律，还可以用按摩穴位的方法来主动地防止心脏病发作，做到预防为主，未雨绸缪，防患于未然。

我们常用的按摩心脏病的日常保健穴位有三：

一是内关穴，其位于手掌腕侧横纹正中直上 2 寸两筋间（可用患者拇指指关节的宽度作为 1 寸标准）可用拇指侧按入。

二是神门穴，其位于手掌侧腕横纹尺侧端梢方凹陷处，可用拇指端点按入。

三是膻中穴，其位于胸部正中线上，平第四肋间处，可用拇指指端按压或用大鱼际平揉。

保健按摩方法是：按摩频率每分钟 60 ~ 80 次；每天早晚各一次，每次按摩每穴 1 分钟左右，一般以点按或平揉手法为宜。此三穴自我按摩方便，随心随时随意，若平时心脏有不适的时候，可立即点按此三穴治疗，为及时就医赢得时间。

实践证明，如果坚持按摩不仅能起到预防保健的功效，而且对降血脂、降血压等也有一定的作用，会收到意想不到的效果。

临床实践表明，手部按摩是防治心脏病有效的辅助方法。如风湿性心脏病患者出现心功能不全时，按摩手部穴位可以改善四肢末端的血液循环状态，加强心脏功能；冠心病患者长期按摩手部穴位，有利于改善心肌的缺氧、缺血状态，减少或防止心绞痛，心肌梗死的发生。

必须指出：对于任何心脏病，手部按摩只是辅助方法。

【按摩选穴】

经穴：内关、大陵、神门、少海、曲泽等。

反应点：心点、心痛点（心悸点）。

【按摩方法】按揉或点按内关、大陵、神门、少海、曲泽、心点、心痛点200～300次（每穴）。心慌者而无明显心脏病迹象，只需要重点按摩内关、神门即可。心脏病人如自己做手部按摩，不应选穴过多，坚持每天按摩1～2次。

心脏病发病期间，应以药物治疗为主，以手部按摩为辅。治疗过程中要及时注意病人的表情反应，以免发生危险，严重时应叫"120"急救。

伸开手臂，掌心向上。然后握拳并抬起手腕，可以看到手臂中间有两条筋，心包经上的内关穴就在离手腕第一横纹上两寸的两条筋之间。内关穴有宁心安神、理气止痛等作用，因此经常成为中医医治心脏系统疾病以及胃肠不适等病症的首选大穴。

因为内关穴十分好找，所以可以作为日常按揉的穴位，无论是走路还是闭目养神，都可以操作，对于调节心律失常有良好作用。需要注意的是，按揉此穴不必太大力气，稍微有酸胀感即可。内关穴属心包经，有宁心安神、宽胸理气的功效。取穴方法：腕横纹（手心面）上两寸正中，也就是从手腕横纹向后量两个拇指指间关节宽，在两筋之间取穴。

内关穴主治心悸心痛、心律不齐、神经衰弱、呕吐呃逆、胸闷胁痛、胃痛、健忘失眠以及癫狂痫病、肘臂疼痛等，是多种疾病针灸按摩治疗时的首选穴。

而现代医学研究也证实，内关穴不仅对提高肺功能十分有效，也是全身对心脏调节作用最强的穴位之一。刺激内关穴可以提高心肌供血量，有效提高心肌无氧代谢的能力，有效改善心脏缺血缺氧的状况，对多种心脏疾病有很好的治疗保健效果。特别是心绞痛发作时，指掐内关穴可起到急救作用。按压内关的方法是：一只手的四个手指握住被按摩的前臂，大拇指垂直按在内关穴，以指尖按压并配合一些点按和揉的动作。按摩内关穴也一定要得气也就是要有酸胀感才行。

此外，平时也可通过按揉内关穴来保养心脏，特别是对于有心脏疾患的朋友更可以来坚持做一做。可在每晚7～9点来按揉，这是因为晚上7～9点是手厥阴心包经活跃的时间，此时按揉内关可增加心脏的代谢和泵血能力，促进血液流动。方法是：用拇指按下对侧内关穴持续揉半分钟，然后松开。如此一按一放，每次至少按揉3分钟，两手交替进行，先左后右。注意操作时不可憋气。

患者还应少吃脂类食物，保证睡眠，心情愉快，避免情绪波动或激烈运动。

在众多心脏疾病中，心悸是心脏病的危险信号之一。常常发生心悸时，就应该接受医生的诊察，以确定心脏有无异常。不过，也常有心脏毫无异常发生心悸的情况。像自律神经失调症，或心脏神经症状就是这样。这类病人即使医生再怎么说心脏并无异常中，每次只要发生心悸，仍会笼罩在不安中。

因此，非常介意心悸的人，除了接受医生的检查外，请刺激少冲穴、郄门穴看看，心悸可马上稳定。还有，刺激这些穴道，也有助于改善心脏的状态。

要找少冲穴很简单，这个穴道在小指指甲长出来的无名指侧的边缘上。

若要预防心悸，可一天刺激少冲穴2～3次，每次指压20秒左右。但是，突然心悸的很厉害时，可用牙齿稍稍用力咬小指，用以刺激此穴。在咬住的期间，心悸会受到抑制。少冲穴虽两手皆有，但消除心悸较有效的是左手的少冲穴。郄门穴也是有效的穴。此穴位于手臂上。以线联结手腕内侧的横纹中央和手肘内侧的横纹（小指方向）的边缘。距此线的中央约2厘米，靠近手腕方向之外即是郄门穴。用手指一压，连手腕部分都会感到刺痛，很容易找到。一发生心悸，压痛（压时的痛感）会增强，会更好找，此穴以大拇指加压刺激。心悸时，稍稍用力压郄门穴，可止住症状。此穴也以刺激左前臂者效果较佳。少冲穴、郄门穴两穴，对心悸均有效果，患者视具体情况选用即可。

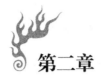

第二章

治疗常见慢性病的特效穴位和经络

针灸穴位治疗疾病虽然说是在中医理论指导下的辨证论治取穴，但是有些特殊的穴位对于某些疾病确实有着很好的治疗效果，不管疾病辩证为实证还是虚证，它都可以临证加减，比如说糖尿病按摩三阴交、涌泉，高血脂按摩阳明经穴的曲池、足三里、丰隆穴等，本章主要讲的就是特效穴位和经络治疗常见慢性病的一些方法。

糖尿病的快速穴位疗法

糖尿病是由遗传因素、免疫功能紊乱、微生物感染及其毒素、自由基毒素、精神因素等各种致病因子作用于机体导致胰岛功能减退、胰岛素抵抗等而引发的糖、蛋白质、脂肪、水和电解质等一系列代谢紊乱综合征，临床上以高血糖为主要特点，典型病例可出现多尿、多饮、多食、体重减少等表现，即"三多一少"症状。

糖尿病除了用药物控制病症外，还可利用穴位经络疗法来增加胰岛素的分泌，加强机体的代谢功能，改善微循环，预防糖尿病并发症的发生。糖尿病初期患者通过按摩可以控制病情；对已经服药 3 ~ 6 个月的患者，配合按摩也可以起到辅助治疗的作用；另外，针对糖尿病的并发症，通过按摩也会有所改善。

预防糖尿病的自我按摩法：

1. 抱腹颤动法：双手抱成球状，两个小拇指向下，两个大拇指向上，两掌根向里放在大横穴上（位于肚脐两侧一横掌处）；小拇指放在关元穴上（位于肚脐下 4 个手指宽处）；大拇指放在中脘穴上（位于肚脐上方一横掌处）。手掌微微往下压，然后上下快速地颤动，每分钟至少做 150 次。此手法应在饭后 30 分钟，或者睡前 30 分钟做，一般做 3 ~ 5 分钟。这种方法不仅能降糖、降血压，还可以治疗便秘。

2. 叩击左侧肋部法：轻轻地叩击肋骨和上腹部左侧这一部位，约为 2 分钟，右侧不做。

3. 按摩三阴交：三阴交穴位于脚腕内踝上 3 寸处，用拇指按揉，左右侧分别约做 2 ~ 3 分钟。

4. 按摩劳宫穴：该穴定位于第二、三掌骨之间，握拳，中指尖下。按摩手法采用按压、揉擦等方法，左右手交叉进行，每穴各操作 10 分钟，每天 2 ~ 3 次，不受时间、地点限制。也可借助小木棒、笔套等钝性的物体进行按摩。

5. 按摩涌泉穴：该穴定位于足底（去趾）前 1/3 处，足趾跖屈时呈凹陷处。按摩手法采用按压、揉擦等方法，左右手交叉进行，每穴各操作 10 分钟，每天早晚各 1 次。也可借助足按摩器或钝性的物体进行自我按摩。

高脂血症的穴位治疗法

高脂血症是中老年人常见的疾病之一。一般来说，血脂代谢发生紊乱；脂肪代谢或转运异常；血浆中一种或几种脂质浓度，包括血浆 TC 及 TG 水平过高或血浆 HDL 水平过低；人体血浆中 TC、TG 和各种脂蛋白含量高于同龄正常值者均称高脂血症。简单地说，高血脂症就是由于体内脂质代谢紊乱而形成的血浆脂质中一种或多种成分的浓度超过正常高限的一种病症。

高脂血症的临床症状的表现主要包括以下两大方面：

1.脂质在真皮内沉积所引起的黄色瘤；

2.脂质在血管内皮沉积所引起的动脉粥样硬化，产生冠心病和周围血管病等。

高脂血症的危害是隐匿、逐渐、进行性和全身性的。高脂血症最重要的也是直接的损害是加速全身动脉粥样硬化，因为全身的重要器官都要依靠动脉供血、供氧，一旦动脉被粥样斑块堵塞，就会导致严重后果。此外，高脂血症还可导致脂肪肝、肝硬化、胆石症、胰腺炎、眼底出血、失明、周围血管疾病、跛行、高尿酸血症。有些原发性和家族性高脂血症患者还可出现腱状、结节状、掌平面及眼眶周围黄色瘤、青年角膜弓等。

因此，治疗和预防高脂血症对人的健康具有重要的意义。在药物治疗之外，穴位按摩也可以作为一种不错的辅助疗法。具体操作如下：

1.按摩阳明经穴的曲池、足三里、丰隆穴。每穴 20 分钟，每天 1 次，连续 30 天；

2.按摩内关穴、三阴交穴及中脘穴。每穴 20 分钟，每天 1 次，连续 30 天。

脂肪肝的穴位经络疗法

脂肪肝又称肝内脂肪变性，是指由各种原因引起的肝细胞内脂肪蓄积过多，脂肪含量超过肝重量（湿重）的 5%（最高可达 40% ~ 50%），或在组织学上超过肝实质 30% 时，称为脂肪肝。脂肪肝的临床表现多样，轻度脂肪肝的症状：有的仅有疲乏感，而多数脂肪肝患者较胖，故更难发现轻微的自觉症状。中重度脂肪肝有类似慢性肝炎的表现，可有食欲不振、疲倦乏力、恶心、呕吐、体重减轻、肝区或右上腹隐痛等症状。

脂肪肝的危害通常引发以下五种常见病：

1.肝硬化和肝癌。

2.消化系统疾病。

3.动脉粥样硬化和心脑血管疾病。

4.影响性功能。

5.影响视力。

在药物治疗之外，患者也可以通过按摩来进行辅助治疗。

按摩治疗脂肪肝，主要采用腹部按摩和循经取穴法，并根据病患情况加减手法与穴位。每次治疗 20 分钟左右，10 次为一个疗程，隔日一次。一般治疗 1 ~ 3 个疗程即可。治疗前后可行 B 超和血脂检查以检验疗效。

绝大多数病人经过按摩治疗，消化功能都能提高，相关的不适症状减轻或消失，B 超显示脂肪肝减轻或消失，甘油三酯、胆固醇、转氨酶等生化指标恢复正常或降低等效果。同时，对便秘、失眠、糖尿病、肥胖也有良好的辅助治疗作用。

我们知道，穴位也就是经络线上出现异常反应的地方。身体有异常，穴位上便会出现各种反应。这些反应包括：用手指一压，会有痛感（压痛）；以指触摸，有硬块（硬结）；稍一刺激，皮肤便会刺痒（感觉敏感）；出现黑痣、斑（色素沉着）、和周围的皮肤产生温度差（温度变化）等。这些反应有无出现，是有无穴位的重要标志。如果在与肝脏最为紧密的三条经络线上用按压、捏捏皮肤的方法，若出现前述的反应，即可判断此点就有可能是最为有效的穴位。但脂肪肝的按压异常大概在期门穴、肝腧穴所在之处。脂肪肝患者记住以下穴位的定位与按压方法可达到有效防治目的。

足三里

定位：人体足三里穴位于小腿前外侧，当犊鼻穴下 3 寸，距胫骨前缘一横指（中指）。

现代实验研究发现，按压患胃炎、胃溃疡或胃癌病人的足三里，可见胃电波增加，且胃癌病人不规则的波形变得规则。长期按摩足三里，还可以降低血脂、血液黏度，预防血管硬化，预防中风发生。足三里穴的作用非常广泛。每天每侧按揉 30 ～ 50 次，酸胀为度。持之以恒，对于防治脂肪肝有极大的益处。

阳陵泉

定位：在小腿外侧，当腓骨头前下方凹陷处。正坐屈膝垂足位，在腓骨小头前下方凹陷处取。

现在的中医学家将阳陵泉列为脂肪肝治疗的要穴，亦与其主治有关。如《灵枢·邪气藏府病形篇》："胆病者，在足少阳之本末，亦视其脉三陷下者灸之，其寒热者，取阳陵泉。"此是治疗胆腑病症，而这些症状与现在的脂肪肝临床症状多有相同。另外由于中医理论有肝胆相表里的说法。所以，阳陵泉在临床上就被用来作为脂肪肝治疗的要穴，效果明显。

太冲

定位：在足背部，当第一跖骨间隙的后方凹陷处。太冲穴是肝经的原穴，原穴的含义有发源，也有原动力的意思，也就是说肝脏所表现的个性和功能，都可以从太冲穴找到表现。

用拇指指尖对穴位慢慢地进行垂直按压。一次持续 5 秒钟左右，进行到疼痛缓解为止。什么样的脂肪肝患者用太冲穴最好呢？最适合那些爱生闷气、郁闷、焦虑、忧愁难解的人。但如果你是那种随时可以发火、不加压抑、发过火后又可以谈笑风生的人，太冲穴对你就意义不大了。揉太冲穴，从太冲穴揉到行间，将痛点从太冲转到行间，效果会更好一些。

行间

定位：足背，第一、二趾间的趾蹼缘上方纹头处。

行间穴为人体足厥阴肝经上的主要穴道之一。为足厥阴肝经之荥穴，在五行中属火，所以具有泄肝火，疏气滞的作用。严重的脂肪肝患者在生活中常有胁痛，胁痛是一侧或两侧胁肋疼痛的一种自觉症状，如情志郁结，肝气失于调达或湿热内郁，疏泄失常或胁肋挫闪，经脉受损等，都可引起胁痛，症见胁部胀痛，胸闷不舒，喜怒不寐，烦躁，口苦，舌质红，苔黄腻，脉弦。

期门

定位：仰卧位，先定第四肋间隙的乳中穴，并于其下二肋（第六肋间）处取穴。对于女性患者则应以锁骨中线的第六肋间隙处定取。

期门为肝经募穴，是人体一个十分重要的穴位，《标幽赋》曰："穴出云门，抵期门而最后。"该穴是足太阳、厥阴、阴维之会，位于两乳头直下，第六肋间隙，具有良好的临床治疗作用，可用于治疗多种疑难病症。医圣张仲景早在《伤寒论》中就多处应用到期门穴。

中脘

定位：脐上 4 寸（胸骨下端至脐连线之中点）。

本穴为治疗消化系统病证常用穴，具有健脾益气、消食和胃的功效。现多用于脂肪肝，胃炎，胃溃疡，胃下垂，胃痉挛，胃扩张，子宫脱垂等病症的治疗。

中脘穴按揉的方法是手掌按压在中脘穴上，手指按压在建里与下脘穴上，吸气时，两手由右往上向左揉按。呼气时，两手由左往下向右揉按。一吸一呼为一圈，即为一次，可连续做 8 ～ 64 次，然后，再按相反方向揉按，方法与次数同上。最后，做 3 次压放吸呼动作，方法同上。

肝腧

定位：俯卧位，在第九胸椎棘突下，筋缩（督脉）旁开 1.5 寸处取穴。

中医理论认为脏腑有病时其相应背腧穴往往出现异常反应，如敏感、压痛等；而刺灸这些穴位，又能治疗其相应脏腑的病变。肝腧穴是肝脏在背部的反应点，刺激此穴有利于脂肪肝的防治。

涌泉

定位：在胸部，当乳头直下，第六肋间隙，前正中线旁开 4 寸。足掌心前 1/3 与 2/3 交界处。

涌泉穴是肾经的一个重要穴位，经常按摩此穴，有增精益髓、补肾壮阳、强筋壮骨之功。每晚睡前，盘腿而坐，用双手按摩或屈指点压双侧涌泉穴，力量以该穴位达到酸胀感觉为宜，每次 50 ～ 100 下。若能长年坚持，自然会增强肾脏功能。

高血压的穴位治疗法

高血压病是指在静息状态下动脉收缩压和／或舒张压增高（≥ 140/90mmHg），常伴有脂肪和糖代谢紊乱以及心、脑、肾和视网膜等器官功能性或器质性改变，以器官重塑为特征的全身性疾病。休息5分钟以上，2次以上非同日测得的血压≥ 140/90mmHg 可以诊断为高血压。

以下穴位疗法可有效缓解高血压症状：

用手指按压脖颈人迎穴可降压

脖颈中部的喉结两旁，用手触摸，会有脉搏跳动的感觉，这就是人迎穴所在的区域。人迎穴所处的位置被称为颈动脉窦，是监测向脑部供血量和血液中含氧量的关键所在。所以，用手按压此处，会起到降压、控制血压的作用，是有科学根据的。如果脑部供血量或血液中含氧量不足，就会向心脏发出警报，指示心脏加大排出血液量，以增大血液中的氧含量；如果血液充足，反而会命令心脏降低其排血量。而通过用手指按压此处，会加大压力，使监测中心误认为血流量过多，于是便命令心脏减少排血量。此时，心脏向全身的排血量就会降低，血压也会自然随之下降。用自己手按压脖颈人迎穴降压的具体操作方法如下：除拇指外，并拢其余四指，左手指从左，右手指从右，分别挟住喉结两侧，用手指按压于人迎穴区，轻缓加大压力，使脖颈先缓慢向右侧倾斜，然后再缓慢向左侧倾斜，如此反复地做7～15次为一回。一般可每日操作2～3回，坚持每日进行，血压会逐渐地降低并保持稳定。

用手指压膻中及巨阙穴可降压

联结左右乳头连线的中央（即胸骨体凹陷处）有个叫膻中的穴位，心口窝下方（即肋骨剑突下）有个叫巨阙的穴位，均与心脏的活动密切相关，如用手掌按压此两处，可起到安定精神、稳定血压的作用。人们在吃惊、激动时，会用手按在胸部之上，使其情绪稳定；如在急躁不安时，用手按压腹部之上，也会起稳定情绪的作用。实际上，人们所按压的这两区域，也正是膻中与巨阙两穴。众所周知，血压很容易受情绪的影响，如果能保持情绪稳定，血压自然也就不会升高。所以，高血压患者在紧张、心烦、发怒等情绪激动时，为了维持血压的稳定，可用双手重叠按压于膻中穴或巨阙穴；每天坚持按压膻中、巨阙穴2～3次，每次依上法按压1～2分钟，也能起到一定的防治高血压病的作用。

用拇指按压劳宫穴可降压

位于手掌中央的劳宫穴，具有使人感到精神疲劳、抑制精神兴奋的作用。当高血压患者心理紧张、血压增高时，用拇指轻轻按压手掌心的劳宫穴，就能产生良好的降压效果。一般每天按压3次，宜早、中、晚各行1次，每次可两手交替进行5～10分钟。注意：呼气时，轻轻按压劳宫穴，则降压效果更好。要求呼出的气息又细又长，大约持续半分钟左右，略感有些不适时停止呼气；在转为吸气的同时，应减弱手拇指的按压力量。如果能调整好呼气与吸气的节奏，血压会下降得更好。

按揉合谷穴可降压

顺着手背上拇指与食指指骨的交汇处摸下来，在交汇区稍微向前，靠近食指的地方，在此处按压，会有麻胀的感觉，此即为合谷穴。刺激合谷穴，可使兴奋的神经得到抑制，以达到降低血压的目的。高血压患者如用食指、拇指挟住按揉合谷穴，按揉时缓缓呼气，吸气时手不要动。每当手上的合谷穴按揉2～3分钟，然后左右手交换4～5次，即为一回。一般每天可行2～3回，坚持进行，就会起到明显的降压效果。

按压足三里可降压

屈膝坐在椅子上，用手指抓住小腿胫骨，自脚踝出下而上滑动，在快要接近膝部时，会触摸到一块稍微突出的骨头，这块骨头靠下一点与膝部外侧的圆溜的骨头的连线的中点，便是足三里穴。它具有调节胃肠功能、抑制神经兴奋、降低血压等功能，高血压患者可按压此穴降压。其操作要求：在每次吸气后缓缓呼气时，用手拇指按压此穴3秒钟，反复操作5～10次，两腿交替轮流进行。一般每天可行2～3回；如高血压病伴有失眠患者，其中一回可以在睡前进行，因为足三里穴还有改善睡眠的作用。

按揉合谷和后溪穴可降压

以手上的合谷穴为中心，从示指指根到手腕这一区域，受到刺激后，可以通过神经反射，达到与直接刺激人迎穴同样的降压效果。血管紧张可致血压升高，而刺激合谷区，可缓解脖颈血管的紧张度，从而使血压下降。握拳时，手侧面小指指尖所指的手掌横纹处为后溪穴，它应在小指指掌骨上。后溪穴，位于小指延伸出来的小肠经的通道之间。由于小肠经与脖颈外侧到脑后部这一区域间相联通，一旦刺激以后溪穴为中心的小肠经的通道，就可以达到缓解颈部肌肉紧张度的目的。按揉合谷与后溪穴降压的正常操作方法：一手手背向上，用另一只手的大拇指按住合谷穴，中指按住后溪穴，这样挟住整只手，两处一起按揉；后溪穴还可以用无名指、小指一起刺激，则效果会更好。按揉刺激强度，以有痛感，又感到舒适为度。一般每天按揉刺激 1 ~ 2 次，每次左右手轮流按揉刺激各 4 ~ 5 分钟，坚持进行，便可使血压下降。

低血压的穴位治疗法

低血压是指体循环动脉压力低于正常的状态。高血压由于在临床上常常引起心脑、肾等重要脏器的损害而备受重视，高血压的标准世界卫生组织也有明确规定，但低血压的诊断尚无统一标准，一般认为成年人肢动脉血压低于 12/8kPa（90/60mmHg）即为低血压。而最常见的是慢性低血压，它又分为体质低血压和体位低血压，体弱的女性多得体质低血压。通过对涌泉穴、心腧穴、神门穴、风池穴、百会穴等穴位的按摩则可以促进血液循环，改善心脏功能。

床上仰卧，双臂自然放于体侧，闭目，全身放松，排除杂念，吸气时默念"安静"，呼气时默念"放松"，反复 2 ~ 5 分钟。然后按照以下步骤进行自我按摩：

1. 双手十指微屈稍分开，放在头顶，按摩整个头部 2 ~ 3 分钟。

2. 先用两手掌从前额中间向两鬓角按摩 30 秒钟，再以双手的中指各自在左右鬓角按摩 6 ~ 8 次。

3. 轻闭双眼，用手指从鼻梁根部经过上眼睑按摩到眼外角。重复 4 ~ 5 次。

4. 微抬起下巴，左手掌放在右侧颈部，由下颌角经颈部至锁骨推摩 8 ~ 10 次。右手按上法按摩左侧。

5. 拇指放在同侧颈动脉搏动处，轻轻按压 5 ~ 6 秒钟，休息 10 ~ 15 秒，重复做 3 ~ 4 次，然后做另一侧。

6. 两手指放在前额部，向两侧颈部推摩，然后用掌根揉按两侧颈部，重复 8 ~ 10 次。

7. 双手中指点压太阳穴，由轻到重，持续 5 ~ 6 秒，重复 5 ~ 6 次。

8. 吸气，同时两手掌用力按压胸廓下部（两胁），然后缓缓从半闭的嘴呼气。重复 4 ~ 5 次。

头痛的穴位按摩法

中医学认为，头为"诸阳之会、百脉所通"，头部既有经络相连，又有眼、耳、鼻、口诸窍。内外相通的许多疾病的症候都反应到头部。

头痛的病因不同，症状各异，轻者头部不适或胀痛，有时疼痛局限于某部位；重者头痛头晕，甚至头部胀痛如裂。如感冒引起的头痛，痛连项背，伴有全身症状；过劳的头痛只限于前头部或颞部。头痛如呈反复发作性的，多为高血压和颈椎病等引起。按摩天柱穴和太冲穴可疏经活络，头痛症状减轻或消失。

按摩天柱穴

天柱穴位置：后发际 5 分，第一颈椎棘突下旁开 1.3 寸，斜方肌外缘凹陷中。指按法：坐姿，两手交叉拇指分别按住穴位处。先按右穴，然后按左穴，头部向左稍倾，呼气并数 1、2，渐渐用力，数 3 时强按穴位，吸气并数 4、5、6，身体放松，头部恢复原位。

注意：头部向一方倾斜时，指按另一方的穴位。

指擦法：坐姿，用双手拇指在天柱穴上下 5 厘米左右，呼气并慢慢擦揉天柱穴。

左右天柱穴先做指按法一次，再做指擦法一次，即一回。重复动作 3 ~ 6 回。

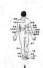

按摩太冲穴

太冲穴位置：足背第一、二趾缝上2寸凹陷中。

指按法：坐姿，右脚搭在椅子上，右手中指垂直按住穴位处，呼气并数1、2，渐渐用力，数3时强按穴位，吸气并数4、5、6，身体放松。

指擦法：坐姿，用右手拇指在右脚太冲穴上、下3厘米左右，从脚前部向脚根部，呼气并慢慢擦揉。

指按法一次，指擦法一次，即一回。左右脚穴位各做3～6回。

针对顽固性头痛，我们提供十步自我穴位治疗法，可以有效缓解头痛症状：

第一步：分推印堂穴。并从印堂穴推至太阳穴，按揉太阳穴。

第二步：多指揉两颞部（头部两侧耳朵上方），并按压头部正中。

第三步：多指揉头部两侧。

第四步：用掌根揉、挤压前额至颞部。

第五步：用双十指按压眼部周围。

第六步：掌心相对，揉搓至发热敷在眼睛上（眼睛闭上），然后轻缓揉动眼部。

第七步：两手相对，用掌侧叩击头部，指端抓打头部。

第八步：多指缓揉、点按风池穴。

第九步：双拇指揉压肩部。

第十步：用双手掌、指端用力顶托颈部。

以上步骤可重复进行，次数可依个人舒服度或增或减。另外，顽固性头痛发作时千万切忌喝冷饮，否则会降低抵抗力，使病情更加恶化。

哮喘的自我按摩疗法

哮喘是由多种细胞特别是肥大细胞、嗜酸性粒细胞和T淋巴细胞参与的慢性气道炎症。哮喘相关的症状为咳嗽、喘息、呼吸困难、胸闷、咳痰等。典型的表现为发作性伴有哮鸣音的呼气性呼吸困难，严重者可被迫采取坐位或成端坐呼吸，干咳或咯大量白色泡沫痰，甚至出现紫绀等。

治疗哮喘，无论是中医还是西医，均提倡以预防发作为主，控制发作为辅。西医治疗缓解期的哮喘，主要建议患者进行体育锻炼以增强体质，并配合服用抗过敏、增强体质的药物；避免与过敏物质接触。

中医认为过敏性哮喘是由于本身肺、脾、肾三脏具有虚弱的基础，造成肺里始终有"一块痰"。这痰很难靠自己身体清除，一旦感受外界邪气刺激，痰就会阻塞气道出现喘憋。

中医临床上运用按摩手法对哮喘的防治，治疗以补益肺、脾、肾为大法，在这个基础上化痰、宣肺、平喘，取得了一定的疗效。为了方便哮喘患者在生活中自我保健治疗，中医专家将专业的按摩手法进行了改变，设计了一套自我按摩防治哮喘的手法。

治疗哮喘常用手法为拿法、按揉法和擦法。

拿法

用手掌和五指，像抓一把豆子那样用力提拿一定的身体部位。拿法并不是我们通常的拿东西，而要进行一松一紧地提拿，而不是拿住不放。

在治疗时，每个治疗部位拿20次为佳。需要注意的是，进行拿法治疗的过程中，不能出现"掐"的动作并以局部微微发热为宜。

按揉法

按揉法主要用拇指在治疗部位上逐渐用力按压后，再作顺时针或逆时针方向的旋转揉动。揉的时候注意按压的力量不可减弱，以局部感觉酸胀为佳。每个穴位按揉1分钟为宜。方向顺时针或逆时针均可。

擦法

用手掌附着在治疗区域，进行直线地往返运动。操作时，手要紧贴皮肤，压力要保持但是不可过大。擦法速度要掌握在每分钟来回各 50 次为好，以皮肤发红微热为佳。

具体说来，可以通过不同穴位的自我按摩来治疗和预防哮喘。

按揉重点穴位：天突穴、内关穴、列缺穴、曲池穴

位置：

天突穴位于颈部，前正中线上胸骨上窝中央。

内关穴位于前臂掌侧，曲泽与大陵的连线上，腕横纹上 2 寸，掌长肌腱与桡侧腕屈肌腱之间。

列缺穴位于前臂桡侧缘，桡骨茎突上方，腕横纹上 1.5 寸，肱桡肌与拇长展肌腱之间。

曲池穴位于肘横纹外侧端，屈肘，尺泽与肱骨外上髁连线中点。

作用：

这四穴是推拿治疗哮喘急性发作期的关键用穴，使用按揉法，再辅助药物，可以有效缓解哮喘发作时出现的喘憋。在哮喘缓解期，此四穴同样可以用来强身健体，预防哮喘发作。

家人协助直擦背部督脉经及膀胱经

位置：

肾腧穴位于腰部，第二腰椎棘突下，旁开 1.5 寸。

命门穴位于在腰部，后正中线上，第 2 腰椎棘突下凹陷处。

作用：

此二穴具有很强的补肾作用。需要注意的是，此二穴要经常使用擦法，也可使用按揉法。

位置：

背部督脉经及膀胱经主要是从肩膀开始到腰眼，从中间向两边各延伸到肩胛骨内侧缘这样一个宽度的长方形区域。

作用：

督脉经和膀胱经是人体强壮的重要经络，可以让患者趴在床上，露出后背，家人用手掌从上向下或从下向上直线擦动，注意要使局部发热发红，但不要擦破。

家人协助按揉脾腧穴、肺腧穴、定喘穴

位置：

脾腧穴位于背部，第十一胸椎棘突下，旁开 1.5 寸。肺腧穴位于背部，第三胸椎棘突下，旁开 1.5 寸。

定喘穴位于背部，第七颈椎棘突下凹陷，旁开 0.5 寸。

作用：

此三穴为背部膀胱经治疗哮喘缓解期的重点应用穴。中医谈到的哮喘，根源在一个"痰"字上面，化痰是治疗哮喘的核心。痰的生成与肺、脾关系密切，按揉脾腧穴和肺腧穴是补益脾肺的首选，配合定喘穴，效果非常好。

按揉风池穴，拿颈项部

位置：

风池穴位于项部，枕骨之下，与风府相平，胸锁乳突肌与斜方肌上端之间的凹陷处。

作用：

具有预防外感风寒的作用。如果天天做 5 ~ 6 次，每次 1 分钟，能有效提高免疫力，防止哮喘加重。注意应用此二手法时，要闭眼并放松。

按揉膻中穴、关元穴、丰隆穴

位置：

膻中穴位于胸部，前正中线上，平第四肋间，两乳头连线的中点。关元穴位于下腹部，前正中线上，脐中下 3 寸。丰隆穴位于小腿前外侧，外踝尖上 8 寸，条口外，距胫骨前缘二横指（中指）处。

作用：

经常按揉膻中穴，会感到呼吸顺畅。按揉关元穴则能培元固本，增加体内抗炎物质的分泌。按揉关元穴也可以用手掌进行掌揉。而按揉丰隆穴是专门针对化痰这一功效，它是人体治痰的最有效穴位。

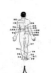

掌擦胸胁、拿胸部穴位

位置：

中府穴位于胸外侧部，云门下 1 寸，平第一肋间隙处，距前正中线 6 寸。

云门穴位于胸外侧部，肩胛骨喙突上方，锁骨下窝凹陷处，距前正中线 6 寸。

作用：

用手掌推擦胸肩部及两胁 20 ~ 30 次，以微有热感为宜。之后，拿揉胸肩部的云门穴、中府穴，此二穴为治喘良穴。

气喘的穴位按摩缓解方案

气喘病是相当常见的慢性肺疾病，病人常因屡次发作而痛苦终身，尤其夜静声寂的时候，忽然发作起来，情况危急地被家人送至急诊室，住院接受治疗，情况虽稍好转，但出院后不久，却又复发，最后弄得走投无路。这时你可以试试以下方案来缓解燃眉之急。

为防止气喘，你可以尝试以下的穴位疗法：在突出的第七颈椎下的大椎，与其左右 2 厘米处，有一称为治喘凹洼附近的穴位，非常有效果。在气喘发作时，你只要一边缓缓地吐气，一边用力按压 6 秒钟，重复做 3 次，会使气喘平复舒适。

在急性气喘突然发作时，你指压胸骨旁的腧府或中可达到缓解效果。腧府是在锁骨正下面。以和前面同样的要领，稍微按压 6 秒钟。将此重复 10 次以上的话，则在痛苦前，发作会制止。以上方案只能暂时缓解气喘发作时的症状，情况严重时要及时到正规医院诊治。

痛风的中医穴位治疗法

痛风是由于尿酸在人体血液中浓度过高，在软组织如关节膜或肌腱里形成针状结晶，导致身体免疫系统过度反应（敏感）而造成痛苦的炎症。一般发作部位为大拇指关节，踝关节，膝关节等。现代医学对于痛风的基本看法，认为痛风的直接原因是尿酸引起的，但对于尿酸的成因就没有再深究了。同时直接断言痛风是无法根治的疾病，而且致病的原因永远存在。

从中医的观点，痛风并没有那么悲观，痛风的人多半有两个共同的症状，即是身体经常处于心包积液过多和肝热的状态。痛风的患者多数都有肠胃的问题，肠胃的问题会导致心包积液过多，心包积液过多会使心脏泵血的能力低落，血液无法送到处于微血管末梢的关节，造成关节部位垃圾的堆积，堆积的垃圾主要是尿酸晶。尿酸晶的形成则和肝热有密切的关系，肝热的人小便特别黄而味重，小便中尿酸的比例特别高，这些尿酸堆积在关节中会造成痛风，堆积在肾脏里则成为肾结石，非常恼人。因此，当这种现象出现时，就应该特别注意保养了。

我们明白了痛风的原因，治起来就不难。由于这种病痛起来要人命，因此，缓解疼痛的方法非常重要。疼痛发作时尿酸晶已经存在关节里，要缓解其疼痛，首先要将其排出，至少使之离开原来的位置。这时按摩心包经，使心脏恢复正常的能力，将血液送至关节，才能使尿酸晶移动，甚而排出，症状即能缓解。

治疗痛风的按摩顺序是先按昆仑，接着按膻中，再按内关，以及心包经其他的穴位，最后敲一敲胆经。然后，按摩小腿脾经，再加上肾经的复溜穴，以缓解肝脏的负担，达到补肝的目的。最后建议你再按一下太冲穴，从太冲揉到行间穴就会把体内一些垃圾排出体外。

另外，当痛风发作时，还可以利用热水泡脚缓解肝热，当然按摩或针灸太冲穴也是消除肝热很好的方法之一。

胃胀恶心的穴位按摩

炎炎烈日，肠胃不是没有食欲，就是吃了感到胃胀、恶心，有时候吃多了瓜果冷饮，还会因为脾胃受凉、消化不好产生腹痛等现象。其实，这些肠胃小毛病，通过简单的中医空位按摩就可以达到一定程度的缓解。这里就教大家几个常见穴位的自我按压法，一般选用拇指或中指，以指腹按压穴位，以自觉稍痛为度。

指压按摩中脘穴

中脘穴是治疗胃肠疾病中十分重要的穴位，它位于胸骨下端和肚脐连线的中央，大约在肚脐往上一掌处。指压时仰卧，放松肌肉，一边缓缓吐气一边用指头用力下压，6 秒钟后，将手离开，重复 10 次，就能使胃感到舒适。在胃痛时采用中脘指压法效果更佳。

按摩天枢穴

此穴位于肚脐左右两拇指宽处。患者可平躺在床上，用中间三个手指下压、按摩此处约 2 分钟。天枢穴的主治病症包括消化不良、恶心想吐、胃胀、腹泻、腹痛等。

按摩足三里

足三里穴位于外膝眼下四横指、胫骨边缘。在膝盖的膝盖骨下面，可摸到凸块（胫骨外侧髁），由此再往外，斜下方一点，还有另一凸块（腓骨小头）。这两块凸骨连线为底边向下作一正三角形。正三角形的顶点，正是足三里穴。按压 6 秒钟将手离开一次，重复 10 次，就可促进胃酸分泌，使胃感到舒服，而且还能起到止疼的作用。

采用摩腹疗法

采用坐或卧式，双手叠掌置脐下腹部，以脐为中心顺时针方向按摩，3 ~ 5 分钟，起身散步片刻，一般宜在饭后半小时进行。

通过以上这些手法，在调节饮食，避免暴饮暴食和吃刺激性食物的同时，每日进行 2 ~ 3 次，坚持一周即可缓解胃胀、胃痛、消化不良的症状。

手脚麻木的穴位治疗法

如果你的眼睛老觉得干涩，看一会儿书或电视、计算机，眼睛就很疲劳、酸胀得厉害，而且手脚容易麻木。这就是肝血虚的初期症状了，大家不要对此粗心大意，因为血一亏大，人肝胆上的各种大病就不请而至了。

中医讲，肝主"藏血"，意思是说肝是我们人体的"血库"。当吃的东西经过脾胃转化成能被人体利用的气血后，血液便"藏"在肝脏，唐代的王冰说"肝藏血，心行之，人动则血运于诸经，人静则血归于肝脏"，也是说肝脏藏血、对血液有调节作用，人情绪激动了或身体哪个部分活动多了，肝脏就把储藏的血液运送到身体的哪个部分，就像国家的财政支出一样，哪里急需钱了，就往哪里多拨些。所以人的一切生理活动都与肝脏直接相关。其中，"肝开窍于目，在液为泪，在体合筋"，所以双眼、双手、双脚与肝脏关系最密切，肝血虚了，不能营养双眼，眼睛就会干涩、变花，容易疲劳；不能营养筋脉了，手脚就容易麻木。《内经》说"肝受血而能视，足受血而能步，掌受血而能握，指受血而能摄"，讲的就是这个道理。

当发现自己有肝血虚这种情况时，可以选用两个很好的补血穴位：血海、足三里。

血海穴，血这里指脾血，海，指脾经所生之血在此聚集，气血物质充斥的范围巨大如海，故名。该穴有化血为气，运化脾血之功能，为人体足太阴脾经上的重要穴道之一。取该穴时应屈膝，在大腿内侧，髌底内侧端上 2 寸，当股四头肌内侧头的隆起处。或患者屈膝，医者以左手掌心按于患者右膝髌骨上缘，二至五指向上伸直，拇指约呈 45 度斜置，拇指尖下是穴。最好每天 9 ~ 11 点在脾经经气最旺盛时按揉该穴，每侧按揉 3 分钟，以酸胀为度。

足三里。足，指穴所在部位为足部，别于手三里穴之名也。本穴有强壮作用，为保健要穴。是人体两个长寿穴之一，足三里穴位于外膝眼下 10 厘米，用自己的掌心盖住自己的膝盖骨，五指朝下，中指尽处便是此穴。足三里穴是胃经的要穴。胃是人体的一个"给养仓库"，胃部的食物只有及时地消化、分解、吸收，人体的其他器脏才可以得到充足的养分，人才能身体健康，精力充沛。所以，胃部消化情况的好坏，对人们来说极为重要。而足三里穴则能担此重任。该穴艾灸效果最好，有"常灸足三里，胜吃老母鸡"之说，艾灸或用手指按压此穴，不但能补脾健胃，促使饮食尽快消化吸收，增强人体免疫功能，扶正祛邪，而且还能消除疲劳，恢复体力，使人精神焕发，青春

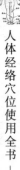

常驻。如果能每月用艾灸此穴 10 次，每天 1 次，每次 15 分钟，便可使人长寿。若家中无艾或不便艾灸，可以指关节按压足三里穴，亦可达到同等效果。

眼睛明亮全赖肝血滋养。用眼多了，肝血损耗自然多了，尤其是晚上，正是补阴血的时候，该补不补，反而变本加厉地过度使用，久而久之，肝血虚了。肝肾同源，从五行上是"母子"关系，肝血虚会连累肾，结果变成肝肾阴虚。

虽然大家都说是"黑眼圈"，仔细看看，其实是有些发青的黑。五色里青对应肝，黑对应肾，所以偏重青色的要着重补肝，偏重黑色的要着重补肾。

补肝血要用肝腧、膈腧。肝腧和膈腧都是膀胱经上的穴位。膈腧又叫"血会"，是调阴血的要穴。这个穴位的找法很简单，先找肩胛骨，它的内下角跟第七胸椎在一条水平线上，这条线的中点就是膈腧空。肝腧是肝的背腧穴，也就是肝在后背的反应点，跟耳穴足疗的反射区类似。背腧的作用偏补，相当于咱们身体里自带的"燕窝"、"海参"。肝腧在膈腧下面。

这两个穴位都在后背，自己按揉有些费劲，可以在工作间隙朋友、同事之间相互按揉，按揉 5 分钟；也可以用类似擀面杖、棒球棒之类的东西，在后背上下滚动，这种方式可以刺激到所有背拔罐、走罐或者艾灸，效果更好。

除了上面说的，还有一个必不可少的穴——三阴交。它是足三阴经的交会穴，能同时调理肝脾肾。《红楼梦》里说，女子是水做的。这话不假，女子就要补"水"，也就是中医里的阴。所以三阴交又叫"女三里"。它在内踝尖上寸，也就是从内脚踝最高的地方起，向上量四指，在小腿内侧骨后缘的凹陷处。这儿比其他地方敏感，按下去有胀疼的感觉。

操作方式：每天刺激两侧肝腧、膈腧各 3 ~ 5 分钟，先重点点揉膈腧。然后沿着膀胱经向下按，到肝腧处再重点点揉。拔罐或者艾灸，然后手指点揉太溪穴 3 ~ 5 分钟。具体哪个长哪个短，要根据肾虚、肝虚的轻重。睡前按两侧三阴交穴 3 分钟即可。最好以上操作都在睡觉前做，一气呵成，效果更佳。

克制肝气不舒的经络穴位

怎么判断自己的肝有问题呢？如果你睡足 8 小时仍觉得累、眼眶黑暗或眼睛干涩、皮肤易过敏、整天疲劳气色差，甚至有的女性痘痘长不停，这些都是肝疲劳的表现。

如果一个工作紧张、精神压力大的人，长期处于这种状态，就会造成免疫力低下，这种长期的伤害会转化成慢性肝损伤。如果你每天清晨在丑时醒来，这就表示肝在通过气血流注的时间规律向你发出信号了。取太冲穴针刺或按揉穴位常可取得满意效果。如果担心自己的脏器有问题，还是认真做一个健康体检为好。

穴位疏导肝经的方法主要有以下几种：

每周两次按压肝经

从大腿根部开始（也就是腹股沟的地方），沿着肝经一点一点地压过去（在大腿内侧面的中间，也可以敲），开始可以轻一点，反复压，遇到痛点就停留稍久，其实有痛的地方一定是有脂肪块的地方（对应有病灶处），所以压那些地方就是把对应点病灶的积水清除出去。

揉腹破肝郁法

双手摩热之后，左手放在肚脐，右手放在后腰，沿着腰带一圈来回按摩腰 36 下（肝肾同源，护肾就是护肝）。先逆时针地去揉，把手掌心的劳宫穴对着自己的肚脐（神阙穴），揉到肝区的期门穴（肝在右肋骨下面），逆时针揉完了再顺时针揉（中医认为，逆时针揉为泻法，顺时针揉为补法）。每天坚持，揉的次数可以 36 为基数，每次是 36 的倍数即可。晚上睡觉前要揉，早晨起床可再加一次，长期坚持对身体大有好处。在揉腹中，感到哪个地方有筋结，一定要用手指把它逐渐地揉开，对恢复肝的功能也是非常重要。

推搓两肋

双手按腋下，顺肋骨间隙推搓至胸前两手接触时返回，来回推搓 30 次。

揉三阴交穴

盘腿端坐，用左手拇指按压右三阴交穴（内踝尖上 3 寸，胫骨后缘处），左旋按压 15 次，右旋按压 15 次。然后用右手按压左三阴交穴，手法同前。

按太冲穴

盘腿端坐，用左手拇指按右脚太冲穴（脚背第一、二趾骨之间），沿骨缝的间隙按压并前后滑动，做 20 次。然后用右手按压左脚大敦穴，手法同前。

揉大敦穴

盘腿端坐，赤脚，用左手拇指按压右脚大敦穴（脚大趾甲根部外侧），左旋按压 15 次，右旋按压 15 次。然后用右手按压左脚大敦穴，手法同前。

腹部按摩

肝纤维化肝硬化保健按摩法，按摩部位：主要按摩右侧胸胁部。

背部按摩

施术者左手按摩肝区，右手指同时按摩肝胆腧。左手按摩肾区，右手同时按摩肾腧、膀胱腧，按摩至肝肾区和腧六处有热感，全身舒服为限。每 2 天按摩 1 次，共 6 ~ 18 次。按摩的同时，按中医辨证分型配服中药。惊恐伤肾型服朱砂安神丸。肝郁气滞型服舒肝合胃丸加逍遥丸。肝肾阴虚型服杞菊地黄丸。

按压足三里穴

以拇指或食指端部按压双侧足三里穴。指端附着皮肤不动，由轻渐重，连续均匀地用力按压。此法能疏肝理气，通经止痛，强身定神。

揉肝炎穴

下肢膝关节屈曲外展，拇指伸直，其余四指紧握踝部助力，拇指指腹于内踝上 2 寸之"肝炎穴"处进行旋转揉动。此法可疏经络，补虚泻实，行气止痛。

足部按摩

每天热水泡脚（也可用足疗盆）后，按压足部肝脏反射区。

按摩耳部

按摩在耳部穴位图耳中和耳郭对应的肝区。

四肢发凉的穴位治疗法

据医学家介绍，有 54% 的女性都有发冷的现象，也就是说每两个女性中就有一个患有发冷症，可见这种病症的比例有多高。现实上，每到入秋至冬季，总有量的女性患者到医院看手、脚冰凉，以及腰寒等疾病。

四肢行为冰凉症也叫惧冷症，往往是女性的专利，但也有不少男性为此病所苦。手背上有个穴位为阳池，是三焦经上的首要穴位，三焦经专司上焦、中焦、下焦，其中上焦支配心脏和肺的呼吸功能，中焦支配消化器官，下焦支配泌尿器官。对三焦经失调可发挥神奇力量的就是阳池穴。阳池这个名字就意味着囤聚太阳的热量。刺激这个穴位可以恢复三焦经的功能，将热能传达到全身。此外，它也联系着经络中与主要的内脏器官相对应的穴位。中医穴位治疗的奇妙之处就在于，只要刺激一个穴位，就能将刺激经由经络传到有关的内脏器官。阳池穴不仅可以治惧冷症，还可以调节内脏器官的功能，是以对伤风、气喘、胃肠病、肾功能失调等疾病都有助益，与合谷穴一起称得上是"万能穴位"，值得大家谨记在心上。

阳池穴的位置正好在手背间骨的集结部位。寻找的方法是，先将手背往上翘，在手腕上会呈现几道皱褶，在接近手背那一侧的皱褶上按压，在中心处会找到一个压痛点，这个点就是阳池穴。刺激的方法很简单，只要以此穴为中心，互相搓揉手背就可以。在手背摩擦生热的同时，阳池穴就会获得充分的刺激，从而达到温暖全身的效果。因为患惧冷症而无法入睡的人，睡觉前应使用以上方法，然后马上盖上棉被，身体很快就会暖和起来。

我们刺激阳池穴时，最好是慢慢地进行，时刻要长，力度要缓。最好是两手齐用，先以一只

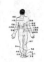

手的中指按压另一手的阳池穴，再换过来用另一只手的中指按压这只手上的阳池穴。这种姿势可以自然地使力量由中指传到阳池穴内，自己灸可以完成。

消弭发冷症除了按摩上面的阳池穴外，还可以将关冲、命门两穴以及"手心"配合起来加以刺激，更能收到好的下场。四肢行为发冷的女性，一般只要坚持刺激阳池穴，便可不为冬天的光临而发愁。

心慌气短的穴位治疗法

心脏有问题的人，经常容易出现心慌、胸闷、气短、心跳时快时慢等症状，如果一直采取吃药的方法来解决，给身体健康会带来更大的负担。中医点穴按摩，对缓解心慌、胸闷、气短、心跳时快时慢等心脏有问题的各种症状有独特的疗效，且无任何副作用，长期坚持能使心脏问题有所好转或治好，值得推荐应用。

中医点穴按摩解决心慌胸闷气短等心脏问题，点按什么穴位效果好呢？有经验的中医都认为：按至阳穴效果最明显，疗效最为独特。至阳穴为督脉经阳气隆盛之处，按摩刺激该穴有振奋宣发全身阳气、疏通经血、利湿热、宽胸膈、安和五脏等特殊功效。实践证明：经常按摩和刺激至阳穴能治疗很多疾病，特别是改善肝功能和心脏功能有独特的疗效。如果是心中有事，心脏不好，出现心慌、胸闷、气短、心律不齐等症状时，一按至阳穴很快就能缓解，中医称至阳穴是宽心第一穴。

至阳穴是后背督脉上阳气最盛的地方，自然是阳光普照，全身受益，正所谓"至阴飓飓，至阳赫赫，两者相接成和，而万物生焉"。这个穴位能够治疗的疾病有很多。对于现在经常泡在酒桌上的人来说，该穴更是随身携带的法宝。因为按揉它能够很好地改善肝功能。

至阳穴是督脉上穴位，位于后背正中心线第七胸椎之下。第"七"这个数字有一个特殊的含义。在十二地支当中，阴阳的兴盛正好是六支，比如阳气从子时开始升发，到午时达到极点。第七支"午"在这里起着兴衰转承的作用。至也就是极、最的意思，至阳的意思就是说，到了这里，阳气就达到了一个顶点。如何取准至阳穴？要取准至阳穴很容易的，在我们的背两侧有两块鼓起来的骨头，叫肩胛骨。在肩胛骨的下角，就是最下面的那个点，将两个点结合起来画一条直线，与后背正中线交叉的地方就是至阳穴。

另外，如果能配合按摩内关穴。解决心慌胸闷气短效果更好。内关穴是心脏的保健要穴，有很好的宁心安神，理气止痛效果。心脏有问题的人，经常按一按内关穴能起到很好的保健作用。

内关穴在什么地方？内关穴的位置很好找：手掌朝上，当握拳或手掌上抬时就能看到手掌中间有两条筋，内关穴就在这两条筋中间，腕横纹上两寸。

按揉内关穴力道要适当，不可太强，以酸胀为佳；以左手拇指螺纹面按右手内关，以右手拇指螺纹面按左手内关，交替进行。

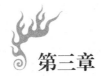

第三章

治疗常见外科病的穴位自我疗法

除了常见的慢性病，有很多外科病也可以用穴位自我疗法来治疗和缓解。相比慢性病，外科病给人们带来的痛苦与不便往往更直接，以按摩、针灸为代表的穴位疗法可以有效缓解外科病的痛苦，加速康复进程。为了顾及现代人的保健需求，本章中还包含了一些诸如腕管炎、闪腰等都市人多发的外科病，以期为读者带来更实用的帮助和指导。

脸部疼痛的穴位治疗法

脸部疼痛，大多是由三叉神经痛及牙齿、眼睛、鼻子疾病所引起的。这类疼痛，主要是利用脸部与头后部的穴道来治疗，但也可以并用手的合谷穴。

根据不同原因的脸部疼痛，我们可以选择不同的治疗手法：

1. 脸部疼痛时：百会穴、上星穴、合谷穴。
2. 三叉神经引起的疼痛：下关穴、颧髎穴、翳风穴、颊车穴、大迎穴。
3. 牙齿疾病引起的疼痛：合谷穴、下关穴、翳风穴、颊车穴、大迎穴。
4. 鼻部疾病引起的疼痛：印堂穴、上星穴、百会穴、风池穴、天柱穴、哑门穴。

具体指压和揉捻的方法如下：

1. 三叉神经痛的指压。要让患者仰卧，治疗者坐在患者头部旁边。如以拇指指腹同时指压两边的穴道。稍微用力地压，数到10就放开手。自己做指压的话，就用中指的指腹，同样数到10就放开。

2. 齿痛的指压要轻轻地做。一手支撑患者的头部，避免摇动，另一手的拇指则笔直地压相关的穴道。决不可用力指压。

3. 鼻病引起的沉闷感。让患者维持坐姿，一手支撑他的头部，另一手的拇指、食指则用力地压后头部的穴道。指压头前部的穴道时，患者必须头部朝上，或者保持坐姿，治疗者用拇指来指压。印堂穴的指压，如果治疗者由患者印堂往上方压的话，效果更佳。

4. 脸部侧面的指压。以拇指指腹，同时指压脸部两边的穴道，如果是三叉神经痛的话，要轻轻地压，数到10后再放开，重复2～4次。

5. 印堂穴的指压。指压印堂时，用中指从印堂往上方按压。

6. 牙床的指压。以一手支撑后头部，另一手的拇指则轻压牙痛处周围的牙床。

治疗下肢抽筋疼痛的穴位按摩

一到秋冬季节，很多人都出现了这样或那样的不适。除了感冒流鼻涕，早上起床小腿会莫名

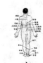

其妙地抽筋，有时穿裤子的时候，动一下，也会抽筋。

有些人出现腓肠肌痉挛，也就是我们常说的小腿抽筋，这就需要我们平时多补钙。除了药补，也可以从食物里补充钙，比如骨头汤、鱼汤，或者多吃贝壳类、甲壳类食物，如海蛎、花蛤、淡菜、虾、蟹等都含有丰富的钙。

在这里介绍一种对付小腿抽筋的好方法。如果右边的小腿抽筋，我们可以躺在床上，用手同时点压对侧（左边）小腿的昆仑、承山两个穴位。然后活动抽筋脚的脚踝，让它上下活动，直到状态缓解。

那这两个穴位在哪呢？昆仑穴是在脚踝外部和跟腱之间凹陷处。承山穴大约在小腿的中段，也就是在我们小腿绷紧时，小腿肌肉的凹陷处。

最后特别提醒大家，抽筋按摩的时候不要用力过猛，以免伤到经脉。

腰肌劳损的穴位治疗法

腰肌劳损，主要指骶棘肌劳损。这种劳损可以发生在一次急性的捩伤或牵扯伤后，因为这时局部发生出血和渗液，如未充分治疗，这些部位的肌肉和其他组织之间就会形成粘连，于是每当肌肉收缩便引起疼痛。此外，肌肉劳损后产生的局部水肿。压迫神经末梢，也是引起腰痛的一个原因。腰肌慢性劳损引起腰痛的原因也是大致如此。

用按摩穴位的方法可以治疗腰肌劳损，在急性期，可通过按摩来改善血液循环、促进渗液和出血的吸收，减轻局部水肿。在慢性期，虽然部分渗液已经纤维化，在局部形成了"瘀结"或硬结，但仍可用按摩来治疗——因为一方面按摩的机械作用有助于松懈"瘀结"，另一方面，按摩可以造成局部充血，促进残余渗液的吸收。治疗腰肌劳损的按摩，除了由专门的人员施行之外，也可由患者本人做自我按摩。

落枕的穴位治疗法

落枕，又称失枕。造成落枕的原因有二：

一是睡眠时枕头过高或过低，使颈部肌肉痉挛疲劳；如果睡得太熟，转身时，身子转动了但颈项并未随之转动，使颈项处于一个不良的位置，造成刺激而引起疼痛。

二是患者因在夜间睡眠时门窗打开被风吹袭而受凉，并产生疼痛。

大多数落枕疼痛一般持续 2 ~ 3 天，不作治疗亦可自己康复，但如果希望尽快减轻痛苦，及早恢复，可作以下处理。

冷敷

一般落枕都属于急性损伤，多见局部疼痛、僵硬。这样，在 48 小时内只能用冷敷。可用毛巾包裹细小冰粒敷患处，每次 15 ~ 20 分钟，每天两次，严重者可每小时敷一次。

热敷

待到炎症疼痛减轻时，再考虑热敷。可用热毛巾湿敷，亦可用红外线取暖器照射，还可用盐水瓶灌热水干敷。热水泡脚胜吃补药——足部按摩是我国传统医学宝库中一种优秀的理疗保健方法。医学典籍记载："人之有脚，犹似树之有根，树枯根先竭，人老脚先衰。"因而早在几千年前，中医就很重视对双足的锻炼和保养，并运用足部泡脚按摩（足疗）来防病治病。

按摩

经上述方法后，颈肩仍觉疼痛者，可用分筋法按摩，由家人代劳。患者取坐位，暴露颈肩部，医者站在患者后方，在患肩处涂少许红花油或舒筋油，将左手扶住患者头顶位置，用右手拇指放在患肩痛处轻揉按摩，并向肩外轻轻推拨以分离痉挛痛点。每日推 3 ~ 6 次，一般在分筋按摩后，颈肩疼痛都可缓解。

腕管综合征的中医穴位按摩

腕管综合征不但电脑族易患，其他一些频繁使用双手的工作者如音乐家、教师、编辑、记者、建筑设计师、矿工等都可能患此种病。资料显示，女性是腕管综合征的最大受害者，这是因为女性手腕管通常比男性的小，正中神经容易受到压迫。此外，一些怀孕妇女、风湿性关节炎患者、糖尿病、高血压和甲状腺功能失调的人，也可能患上腕管综合征。

当你发现双手有以下特征时，就需多加注意，包括：单手或双手感觉无力，手指或手掌有麻痹或刺激僵硬感，手腕疼痛，伸展拇指时不自如且有疼痛感等。

穴位疗法如何治疗腕管综合征呢，下面我们介绍一些方法：

患者正坐，将手伸出，掌心朝上置于桌上，术者用拇指点按曲泽、内关、大陵、鱼际、合谷等穴。再用一指禅推法在前臂至掌沿手厥阴心包经往复治疗。在腕管及大鱼际处应重点治疗，手法先宜轻，然后逐渐加重。再摇腕关节及指关节。继之用擦法控腕掌部，以达到舒筋通络、活血化瘀的目的。

此外，还可应用捏腕法，其操作方法为：患者正坐，前臂置于旋前位，手背朝上。术者双手握患者掌部，右手在桡侧，左手在尺侧，而拇指平放于腕关节的背侧，以拇指指端按入腕关节背侧间隙内。在拔伸情况下摇晃腕关节，然后，将手腕在拇指按压下背伸至最大限度，随即屈曲，并左右各旋转其手腕 2～3 次。

保持良好的操作姿态是避免相关损伤的最佳方法。键盘应放置在身体正前方中央位置，以持平高度靠近键盘或使用鼠标，可以预防腕管受到伤害；手腕尽可能平放姿势操作键盘，既不弯曲又不下垂；肘部工作角度应大于 90 度，以避免肘内正中神经受压。

手腕筋肉疼痛的穴位治疗

由于社会的发展、工作合理化、大多数人都有缺乏运动的倾向，在繁忙的工作压力下，还有精神去运动吗？即使想运动，在工作场所也没有空间。如果想做稍微正式的运动就要花钱，到远处。只因如此，才导致现代人运动量不足。再加上有方便的交通，运动量就更少。

因此现代人只要稍加运动，第二天就会感到肌肉酸痛，连坐也坐不稳。就连垒球赛或大扫除，在翌日也会感到疼痛，更何况是像拳击赛这种激烈运动或乒乓球、羽毛球这类单手发力的运动。

采用穴道指压健康疗法能立即治好酸痛，但是重要的是要养成运动的习惯。例如养成走路的习惯，或是每天做俯卧撑，或参加锻炼。总之，不可将身体摆着不用，以免以后稍加运动就会肌肉酸痛。

治疗肌肉疼痛以指肩井和手三里最有效。肩井位于乳头正上方与肩线交接处。指压时一边缓缓吐气一边用拇指和食指，两肩同时捏到稍感疼痛程度 6 秒钟，如此重复 10 次。其次是指压手三里，要领相同，左右手交替指压 10 次，如此便能去除手部肌肉疼痛。

指间关节扭伤推拿

有指关节撕脱骨折及脱位者，应及时复位固定。单纯性指间关节扭挫伤，多采用捻、摇、拔伸法。即患者端坐，伸出伤手，掌心向下。术者站在患手外侧（若为无名指或小指则站在内侧），一手托住腕部，握住伤指，另一手拇、食指捏住伤指关节的内外两侧，用捻法治疗。捻后，再将托腕之手改用拇食两指捏住伤指关节近侧（指骨两侧），另一手拿住伤指远端，用摇法 6～7 次，然后，在拔伸状态下轻轻地将关节反复伸屈数次。局部可外敷中药或用中药熏洗热敷，以消肿止痛，促进功能恢复。

肩膀肌肉僵硬、酸痛的穴位及指压法

肩膀肌肉僵硬酸痛可说是现代的文明病。日常生活中的单纯作业、精神压力、运动不足、因驾车产生的精神疲劳等等，都是使肩膀肌肉僵硬酸痛的原因。而且长久保持同样姿势的打麻将等等更是形成肌肉僵硬酸痛的主要原因。

肩膀肌肉僵硬、酸痛与一般因运动而产生的肌肉疼痛不同，如果置之不理，则有慢性化的可能，如果严重的话，会焦躁、心浮、气闷，对工作提不起劲，每天生活不愉快。以前所谓的"五十肩"是属于老年病，现在竟连二三十岁的患者也很普遍，甚至十多岁的学生也有肩膀僵硬、酸痛的症状，因此说现代人和这种症状有密不可分的关系。

肩部僵硬、疼痛，如果颈部能转动的话，即刻就能治愈，严重的话，如手腕无法上举、无法系皮带、头晕、耳鸣、恶心等等，使日常生活产生不便。如果成为慢性症的话，几乎是无法忍耐。

这是由于颈筋两侧、关节内侧的淋巴丛的淋巴停滞、淋巴管萎缩、肩膀周围的血液循环不畅、血液污浊所致。这是由于姿势不良，使得包着上腕骨的三角筋或是肩胛筋萎缩硬化。

血液之所以污浊是由于摄取过多酸性食物，因此最好的根本性治疗是摄取的食物要维持酸碱平衡。在治疗肩膀肌肉僵硬、酸痛时如果吃太多酸性食物，则根本无法治愈。治疗时应该以每天有正常的生活为根本。

喜欢运动者很少有肩膀僵硬、酸痛情形，这是由于运动使新陈代谢旺盛，即摄取大量卡路里，也能保有健康的身体。

能治疗肩膀僵硬、酸痛的穴位有三处：一处是脖子左右 2 厘米处的天柱；第二处是肩井；第三处是肩胛骨内侧，一压即疼，使情绪好转的膏肓。指压这三处穴道时，一边缓缓吐气一边揉 6 秒钟，如此重复 10 次，就可治愈肩膀僵硬、酸痛。

治疗颈椎病的穴位治疗法

根据中医辨证论治的理论，颈椎病以肝肾不足、筋骨失养为本虚，风寒湿阻塞经脉导致不通则痛为标实，此乃本虚标实之证。治疗大法为扶正祛邪，疏通经络。再根据经络辩证，依据病症部位的经络走向特点，将其分为四型：

1. 颈侧面酸胀，连及肩关节外上酸痛，且放散至肘关节外上（曲池穴处），直至前臂外上者，此为手阳明经病。我们选用巨骨、肩髃、曲池、手三里等穴，必要时加用扶突穴治之。

2. 肩关节前内侧酸痛，牵及肘关节内侧（少海穴处）酸痛，沿前臂内后缘直至掌面及小指，无名指酸麻胀痛者，为手少阴经病。我们选取极泉、青灵、少海、少府等穴，必要时加颈臂穴治之。

3. 肩胛冈上斜方肌，冈上肌酸痛和肩胛骨深层酸痛，沿肩下腋后（臑俞、肩贞穴处），上臂外后缘，肘后，前臂外后，至手背无名指，小指酸麻胀痛者，为手太阳经病。我们选择肩井、曲垣、天宗、肩贞、天井、养老、中渚等穴治之。

4. 项后下段（颈六、七节）酸胀僵硬，伴背上段怕冷，胸椎旁与肩胛骨之间酸痛者，为足太阳经病。我们选出大杼、厥阴腧、督腧、附分、膏肓、膈关等穴治之。

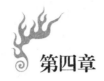

第四章

常见妇科病的经络穴位自我保健

　　女性朋友常常会因为一些妇科疾病而烦恼不已，比如说月经不调、痛经等。去医院吧，太麻烦，不去吧又很难受。因此一些简单的自我保健的方法对于女性朋友此时就非常重要，下面我们就介绍常见妇科病的经络穴位自我保健。

痛经的常见穴位保健

气血虚引起的痛经就用气海和足三里来治

　　痛经是困扰很多女性的问题，因为痛得不严重，所以大家认为它不是什么病，经常忽视它，其实这是气血虚的信号。你本身气血就虚，月经时气血更虚，不能称职地营养小腹的生殖器官，所以小腹会痛。这种痛是虚证，中医讲"虚则喜按"，所以用手按着反倒舒服些。另外，血虚心也失养，心神不安，睡觉就不踏实。月经少，脸色白，舌苔淡都因为血虚。

　　痛经是身体对我们发出的请求，这时要及时补上气血。我们选用气海和水谷之海——足三里。

　　气海有个脍炙人口的小名——丹田。它是任脉的穴位，也是任、督、冲三脉所起之处，更是全身气血汇聚的地方，所以补气血名正言顺。它在肚脐下1.5寸，可以先四指并拢取脐下3寸，那一半的距离就是气海所在了。用气海补气，靠呼吸就可以。用手抵住气海，用鼻深吸一口气，肚皮凸起，然后手缓缓地向下压，肚皮回收，同时嘴慢慢把气吐出。每天10～20次。

　　足三里是胃经的合穴，能直通胃腑，可以加强脾胃的消化吸收功能，使食物充分转化成气血。足三里在小腿外侧，弯腿的时候，把四指并拢放在膝盖下，小腿骨外侧一横指即是。

　　刺激方法是把艾条点燃，放在皮肤上方2厘米的高度，使足三里有暖暖的感觉，注意不要太热，以防烫伤。灸完之后喝一小杯水。每天饭后灸5～7分钟。

肝郁引起的痛经，就找血海和太冲

　　月经前和期中，小肚子发胀、发疼，有下坠的感觉，乳房也胀疼胀疼的；有时连带着大腿内侧和肛门都疼，严重时恶心反胃；月经颜色深，有血块；平时心情不舒畅，老郁闷，爱叹气。

　　中医很讲究七情六欲对身体健康的影响，认为心情不舒畅可以令人气血不畅。经前经时，众多气血涌到小腹，堵得厉害，所以小腹坠胀、疼痛，正所谓"不通则痛"。肝经环阴器，所以肝经引起的痛经会出现肛门疼痛。肝主疏泄，让身体里的气该升则升、该降则降，比如驱使胃气向下运送食物。肝气郁了，胃气不下，反倒上升，所以恶心反胃。气为血之帅，是发号施令、推动血行的，大帅没劲头，士兵自然停滞不前了，所以有瘀血，血块下来以后，气血壅滞的情况缓解一点，疼痛就减轻一些。

　　调理肝气的穴位首选太冲穴，它在脚背大拇指和第二趾结合的地方向后，在脚背最高点前的凹陷处。它是肝经的原穴，可以解决肝脏郁结的所有问题。刺激方法：每天睡前3分钟从太冲揉

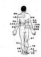

到行间。

用左手掌心抵住左膝盖，大拇指下可以摸到肌肉的缝隙，这儿就是气海穴，它是活血化瘀的要穴，正所谓"百川归海"，全身的都跟这儿相关。如果按一下血海很疼，说明身体里一定有瘀血。通过按揉刺激，血海的疼痛减轻了，体内的瘀血也就慢慢消失了。

肝经在大腿内侧，敲打起来很不方便，我们可以改为敲打大腿外侧的胆经。肝胆是一阴一阳的表里经，像夫妻一样，它们之间的信息是互通的。

操作方法：月经前一周起，每天敲打两侧胆经 5 分钟，另外，睡前按揉两侧太冲穴和血海穴各 2 分钟。月经来后停止按揉血海，以防出血过多，这时按揉太冲、敲胆经，再配合吃加味逍遥丸，就可以了。

如果痛经厉害，可加按合谷穴止痛，将食指拇指并拢，手背肌肉最高点处即是合谷。它是止痛的万能穴，可以止全身的急慢性疼痛。微微握拳，轻敲腰骶 20 ~ 30 次，可以加快瘀血排出，活血止痛。

血海┤

按揉血海穴

受凉引起的痛经，关元和合谷一下缓解

月经前几天吃了凉东西，或者淋雨、接触凉水以后小腹剧痛，浑身发冷，月经量少，颜色深，夹着血块，脸色青白，嘴唇发紫。

这是寒凝血瘀。女性的冲、任二脉很娇贵，容易被寒气所伤。血遇寒则凝，凝则不通，所以冲、任脉则痛。小腹正是冲、任两脉的必经之地，寒气易伤阳气。阳气相当于身体的小太阳，太阳不明，自然阵身发冷，脸色青白，嘴唇发紫。

这种痛经几乎每个女人都有过，一不留神就会碰上，所以解决方法就是细心呵护和艾灸。

首先要注意月经前的保暖，尤其是小腹、后腰以及脚，前两个是生殖系统所在，后者是则寒气所生之处。如果不小心着凉了，要立即灸关元穴，硬币大小的姜片上放艾绒，要连续灸 5 炷，直至小腹暖洋洋的。

如果疼得厉害时只想蜷着，这时每天要用手指使劲按两侧合谷穴 3 分钟，用手掌来回擦腰骶部 200 下，按揉小腹或者用热水袋焐 3 分钟，多喝热的白开水。

虚寒引起的痛经要艾灸肾腧、关元

每到月经时就怕冷，小腹持续疼痛，但是可以忍受，喜欢用拳头抵着，后腰也酸疼怕凉，舌比较淡，脸色淡白。

这种痛经是虚寒引起的，从根本上讲是因为阳不足了。没有外来的寒邪侵袭，所以怕冷、疼痛的程度相对较轻，可以忍受，而舌和脸色也表现为一派虚相。这种痛经是长期不良生活习惯引起的，在治疗时要多注意以下方面。

饮食方面，平时要多吃红肉，比如牛羊肉、虾等，菜或者汤里要放一些生姜、葱、茴香、花椒，这些东西都是温性的，本身就是药材，可以补阳祛寒。不能因为怕长肉去节食，甚至只吃蔬菜水果，长期下去，就会形成虚寒型体质，更会适得其反，因为阳气不足后身体怕冷，就会长出更多脂肪来御寒。

穿着方面，像什么露脐装、低腰裤、冬天的短裙、短裤等都尽量少穿，虽然表面看起来很热辣，其实内在体质已经快变成"冰山"了。寒邪损阳，日子久了，便会"寒占阳巢"。

起居方面，要多运动以振奋阳气，多晒太阳以补充阳气。

最关键的就是妙用我们身体上的穴位：肾腧穴、关元穴。

肾腧穴是膀胱经上的穴位，距离后正中线四横指，跟前面的肚脐在同一水平线。它是肾脏在后背的最大通道，通过艾灸或者按揉就可以补肾脏之阳。

关元穴是任脉的穴位，与元阳（肾阳）相通，按揉关元可以温阳逐寒，治寒性病，同时它也是保健大穴，可改善寒性体质。

操作方法：每晚睡前灸肾腧穴、关元穴各 1 根或者半根艾条。

月经不规律的穴位保健法

对付月经不调,中医讲究穴位治疗方法。专家说月经不调是妇女月经病的俗称,指月经的周期、经色、经量、经质的改变。包括月经提前、错后或不定期,月经量过多、过少或闭经等。精神因素、劳累过度、生活规律改变、饮食改变、环境改变、寒冷刺激、使用激素等都会影响月经从而导致月经不调。中医认为月经不调与肾、肝、脾三脏有密切关系,多与脏腑功能失调,气血失调,冲任不固有关。

中医将月经不调大致分为月经先期、月经后期、月经先后无定期。月经先期是指月经周期提前 7 天以上,月经周期不足 21 天,连续两个周期以上。月经先期可分为气虚型、阳盛血热型、肝郁血热型、虚热型。主要症状为月经提前。临床针灸穴位以关元、血海、三阴交为主。

月经不调的原因主要有以下类型:

气虚型:症状为月经量多,色淡质稀,面色苍白,纳少便溏。保健按摩穴位为足三里。

阳盛血热型:症状为月经量多,色深红,质稠黏或臭,口渴喜凉饮,便秘。保健按摩穴位为曲池、太冲、中极。

肝郁血热型:症状为月经量多或少,色紫红有血块,乳房胸胁胀满。保健按摩穴位为行间、地机。

虚热型:症状为月经量少,色红质稠,颧红,手足心热,口干咽燥。保健按摩穴位为然谷。

月经后期是指月经周期延后 7 天以上,甚至 40 ~ 50 天。

月经后期可分为血寒型、血虚型、气滞型、痰湿型。主要症状为月经延后。临床针灸穴位以气海、气穴、三阴交为主。

血寒型:症状为月经量少,色暗有血块,小腹冷痛,得热则减,畏寒肢冷。保健按摩穴位为归来、天枢。

血虚型:症状为月经量少,色淡,头昏眼花,面色苍白。保健按摩穴位为足三里。

气滞型:症状为月经量少,色暗红有血块,乳房两胁胀痛,嗳气。保健按摩穴位为蠡沟、太冲、地机、天枢。

痰湿型:症状为月经色淡黏,白带多,身体肥胖,胸闷腹胀,食少痰多,精神倦怠。保健按摩穴位为丰隆。

月经先后无定期是指月经周期不固定,时或提前,时或延后,连续三个周期以上。月经先后无定期可分为肝郁型与肾虚型。主要症状以月经经期不定为主。临床针灸穴位以关元、三阴交为主。

肝郁型:症状为月经量或多或少,色紫红有血块,胸胁乳房胀痛,精神抑郁,嗳气叹息。保健按摩穴位为蠡沟、间使、太冲。

肾虚型:症状为月经量少,色淡黯,质清,腰骶酸痛,头痛耳鸣,夜尿多。保健按摩穴位为太溪。

此外月经不调的穴位按摩疗法还有:

预备式:平卧床上,双目微闭,呼吸调匀,左手掌重叠于右手背上,将右手掌心轻轻放在下腹部,静卧 1 ~ 3 分钟。

团摩下腹:左手掌心叠放在右手背上,将右手掌心放在下腹部,适当用力按顺时针、逆时针作环形摩动 1 ~ 3 分钟,以皮肤发热为佳。

功效:益气壮阳,交通心肾。

团摩脐周:左手掌叠放在右手背上,将右手掌心放在肚脐下,适当用力按顺时针绕脐团摩腹部 1 ~ 3 分钟,至腹部发热为佳。

功效:温经散寒,调理气血。

揉按关元穴:右手半握拳,拇指伸直,将拇指腹放在关元穴,适当用力揉按 0.5 ~ 1 分钟。

功效:滋养肝肾,调经止痛。

搓擦腰骶:将双手掌分别放在腰骶部两侧,自上而下用力搓擦腰骶部 0.5 ~ 1 分钟,以腰部发热为佳。

功效:强腰壮肾,活血通络。揉按肾腧穴两手叉腰,将拇指按在同侧肾腧穴,其余四指附在腰部,适当用力揉按 0.5 ~ 1 分钟。功效:温补肾阳,强腰壮骨。

按揉足三里穴:将一手食指与中指重叠,中指指腹放在同侧足三里穴上,适当用力按揉 0.5 ~ 1

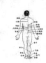

分钟。双下肢交替进行。

功效:补脾健胃,调和气血。掌揉血海穴:将双手掌心放在同侧血海穴上,适当用力揉按0.5 ~ 1分钟。双下肢交替进行。功效:活血化瘀,通络止痛。

经期发热的穴位保健法

月经期间,人会发低热,手心脚心很烫,心浮气躁,嗓子发干,爱喝水,月经偏少,舌红少苔,这是阴虚。人的体质分虚实,有以上情况的朋友属阴虚体质。月经期间,阴津(血)大量流失,导致身体更虚,不能敛阳,阳气浮在表面上,所以五心(双手双足以及心)烦热;阴虚津少,滋润不足,就老觉得口发干,想喝水;同时,阴虚则热胜,火热煎熬阴血,使得月经偏少。

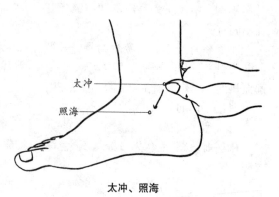

太冲、照海

虚则补之,我们要做的是补阴,配合降虚火。

补阴要用太溪,肾经的原穴,它在内踝尖后的凹陷处,与人体的元气相通。《甲乙经》说:热病烦心,就是指阴虚火旺引起的虚热。降虚火要选照海穴它既然是肾经的穴位,同时又是八脉交会穴,上连脑下连肾,可以引上炎的虚火下行具体位置在内脚踝下的凹陷处。

操作方法:每天下午5 ~ 7点按揉两侧太溪穴和照海穴各3分钟,再用手指从太溪穴经照海穴推,10次左右。

经期口腔溃疡的穴位保健法

月经时口腔溃疡,心烦热,口干咽干,失眠多梦,舌红。这是阴虚火旺的表现,这样的患者大多数都是偏瘦的人,体质偏阴虚,容易上火,也就是"瘦人多火"。月经前,人的冲气盛,夹带着虚火上行,灼伤口舌,引起口腔溃疡;火扰心神,所以白天心烦,晚上失眠。

这时要每天按揉养阴的穴位:太溪和大钟。

太溪是肾经的原穴,跟肾的原气相通;大钟是肾经的络穴,沟通阴阳。这两个穴位属于"原络配穴",是选穴时很经典的一对,可以滋阴降火。下午5 ~ 7点时用手指按揉两侧太溪和大钟各2分钟。其中太溪在内踝尖后的凹陷处,大钟在内脚踝的后下方的凹陷处。

还有,最简单的方法就是吃知柏地黄丸,它滋阴降火的作用很强,能快速解决阴虚上火的情况。但是里面的黄柏、知母清热力量很大,不适合长期吃,否则会体寒,拉肚子。建议只是有溃疡的时候吃。胃不好,怕拉肚子的话,可以用10克菊花、10克金银花,3克甘草,开水冲泡,代茶饮,力量比较平和。

经期头痛的穴位保健法

月经是妇女的生理现象,在经前期或行经时,有些妇女会感到局部或全身的轻度不适,如精神不振、胀痛、腰酸背痛、轻度腹胀、腹泻或头痛等反应,但不影响日常工作,无需特别治疗。但此时妇女的抵抗力稍有下降,盆腔组织血循环瘀滞,子宫充血、子宫口较松弛,因此必须注意经期卫生和保健。

经穴按摩操:

1. 搓揉手掌:双手掌相对密合,用力搓揉49次,使双手掌温热,温暖手上三阴经。

2. 按摩三阴交穴:跷起二郎腿,用拇指按摩三阴交穴49次,一般内分泌失调患者经常在本穴有明显压痛。三阴交穴位在足内踝尖直上3寸(约四横指),靠胫骨后缘处。

3. 按摩血海穴：正坐屈膝，用拇指按摩同侧血海穴 49 次，血海穴位在股骨内髁上 2 寸。

4. 按摩小腹：用手掌轻揉小腹 49 次，小腹部有任脉的关元、气海，关元穴位于脐正中直下 3 寸（约四横指）处；气海穴位在肚脐正中直下 1.5 寸。

5. 按摩腰部肾腧穴：双手掌向后放在腰部，在肾腧穴上面来回按摩 49 次，肾腧穴位在第二腰椎棘突旁开 1.5 寸。

带下病的穴位保健法

《中国医学百科全书·中医妇科学》中的"带下病"条是这样定义的："带下绵绵不断，量多腥臭，色泽异常，并伴有全身症状者，称'带下病'。"而《中医大辞典·妇科儿科分册》和《简明中医辞典》之中均没有"带下"病词条。《高等医药院校教材·中医妇科学》中说："带下量明显增多，色、质、臭气异常，或伴全身、或局部症状者，称带下病。"《高等中医院校教学参考丛书·中医妇科学》中云："带下病是指带下的量明显增多，色、质发生异常，或有臭气，或伴有其他症状者。"从以上定义中，可以就带下病综合如下几个要点：

1. 带下量明显增多；

2. 带下色、质、气味异常；

3. 伴有局部或全身症状。

从这些要点中，有理由说它只是带下病中的一个方面——"带下过多"证。而生理性带下减少或缺无，少到无法维持正常润泽阴户的功能，而在临床上出现诸如"阴道涸干吊痛"、"交合涩痛"等症的现象，临床中并不少见，妇科临床工作者或多或少都会遇到过治疗过此类病例。而这部分病症，我们把它归纳为带下证的另一个方面——"带下缺少"证。再者就是，带下病中有些特殊的证型，如"白崩"、"白漏"、"痛带"等证。症见突然阴道流出大量白色液体，质稀如水，或如黏液等，称为"白崩"，亦称"阴崩"。症见从阴道流出白色液体，或经血漏下挟有白色液体，淋沥不断，质稀如水者，称之为"白漏"，亦称"阴漏"。症见白带日久不止，量多质清稀，脐腹冷痛者，称之"痛带"，亦称"白带腹痛"。上述病症虽临床少见，但证候特殊，有必要单独列出来加以归纳讨论。

由于历史原因，古代医家对"带下缺少"证未有足够的认识，加之对此证及"白崩"、"白漏"、"痛带"等记载甚少，以至于一贯以来都将"带下过多"一证误认为是"带下病"的全部内容。当代一些专家认为应给予一个科学的定义：带下病是指带下的期、量、色、质、气味发生异常，并伴有局部或全身症状为特征的疾病。其中带期正常情况应是，女子生而即有，在绝经期后则逐渐减少，直至干涸无带。

艾灸治疗带下病，主穴取带脉、三阴交。表现以带下色白，淋漓不断，面色萎黄少华，神疲肢冷，腹胀冷坠，纳少便溏，唇舌淡红苔白腻滑，脉缓而弱为主的脾虚之带下，治当健脾益气，升阳除湿。可加取脾腧、足三里、隐白；表现以白带清冷，腰膝酸软，少腹冷坠，溲清便溏，舌质淡红苔薄白，脉沉迟或五心烦热，失眠多梦，舌质淡红少苔，脉细数为主的肾虚之带下，治宜滋阴益肾，培元固涩。可加取关元、肾腧、次髎。令患者取适宜体位，术者右手如持笔写字拿艾条，使艾条与局部皮肤成 45 度角，将艾条的一端点燃对准穴位处，点燃的艾头与皮肤的距离约 1 寸左右，以局部温热、泛红但不致烫伤为度。于每穴施艾条温和灸 15 分钟，每日 1 次，连续 10 次 1 疗程。

方中带脉穴为足少阳与奇经八脉交会穴，该穴与督脉之命门穴横向联系环腰 1 周，取之可益气固摄，调理任督。三阴交调理足三阴经，平肝泄热，健脾利湿，补肾强精。足三里为足阳明胃经的合穴、下合穴，又属强壮穴之一。取之既可调理脾胃功能，又有助于气血的化生，还可增强体质，促进疾病康复。脾腧与足三里合用能健脾、振奋中阳，复其升清降浊运化水湿之功。隐白为足太阴脾经的井木穴，木气通于肝，脾统血，肝藏血，脾又主肌肉四肢，故隐白穴具有补脾摄血、益气之效。关元与肾腧配伍共同起到固肾培元，固涩止带的效果。次髎理下焦，清散郁热，补益虚损。艾灸法用于带下病的治疗方法简单，效果满意。

妊娠恶阻的穴位治疗

一般的孕妇从妊娠的第六周起，恶阻便开始。这是生理现象，妊娠3个月后，自然会消失，但是恶阻时心境的恶化，很难令人忍受。而且，由于怕服药会有副作用，即使到医院，也无多大的效果可期待。

这种原因是由从受精卵的绒毛所分泌的一种毒素所引起的自体中毒。所以，依照妊娠女性的解毒能力及消化器的强弱等，症状会有所变化。因而，有人症状轻，有人则症状严重。还有一种说法是因自律神经的紧张所引起的，将其视为精神上的影响也可。

虽然这是因婴儿将诞生第一关，但也想尽可能祛除这种苦痛。何况，还得担心腹中胎儿。还有的孕妇因呕吐及食欲不振而演变成神经衰弱。其实食欲不振等是生理性的现象，只要不妨碍日常生活，应没有什么问题，但若太过强烈，则称为妊娠恶阻，视为病症处理。

镇静呕吐、恶心，指压称为天柱的穴位是最有效果的。另称为三阴交穴位亦有效果。

天柱是在后颈凹洼稍微下方左右2厘米之处。用两手握拳的同时，一边吐气，每隔1秒钟强力敲打。每10次做1组，稍做休息，做10组。

三阴交是从脚部内侧的脚踝，沿着骨至6厘米左右以上之处。此亦以与前面相同的要领敲打，做3组。每一组左右相互敲打。

很多人认为，妊娠时针灸会流产，或许有些人会担心穴道指压法亦会导致流产。结论是否定的，完全不必担心。只是，要不断注意指压的量与强度。心情很坏时，请不要随便按压穴位。

产后缺乳的穴位保健法

产妇哺乳期，乳汁分泌过少或全无，即称为缺乳。乳汁由血所化生，赖气以运行，因此乳汁多少多少与气血关系极为密切。若脾胃虚弱、气血生化源、气血虚亏；或肝气郁结、气机不畅、经脉运行受阻所致。

症状：乳汁少或全无，抑或乳房胀满、乳汁不行，伴心悸、气短或胸腹胀满等。

治疗手法：

配穴方一：

1. 膻中、玉堂、步廊、膺窗、天池、神藏、天溪等穴及乳房；

2. 膻中、乳根、乳中、食窦、灵墟、库房、极泉、乳房等穴。

治法：

气血双亏型取组穴，用拇指及四指按摩、双手拇指轻轻推摩等法，并顺经络方向施行之。

肝郁气滞型取组穴，用拇指稍用力推、按压，双手四指揉按，中、食指揉摩，中指点压，双手掌并用渐渐向前推压等手法。重复数遍，宜逆经络方向均匀稍用力施行之。

每日1次，每次15分钟。

配穴方二：胸穴（位于足背第二、三趾根向后两横指处）、足三里、阴交穴、三阴交、膻中、气海。

治法：按揉胸穴3分钟，按揉足三里、阴交穴、三阴交穴各2分钟，按揉膻中、气海穴各3分钟。实症用力稍重，虚证用力稍轻。每日按摩1次，至病愈为度。

加减：气短、心悸者，加揉内关、神门穴各2分钟。平时可自做按摩乳房动作。具体做法：用手掌推揉乳房，方向由乳根推向乳头，每日1～2次，每次2分钟。

配穴方三：膈腧、肝腧、脾腧、胃腧、乳房、乳根、膻中、中脘、足三里、阴交穴、三阴交、少泽。

治法：患者取坐位。医者站其后，用拇指沿脊柱两旁自上而下按揉膈腧、肝腧、脾腧、胃腧穴，用力由轻到重，边按边揉，使局部产生胀痛的感觉。

患者改取仰卧位。医者站立一侧，以双手掌在乳房周围轻揉摩1～3分钟，再用五指以指腹轻抓乳房10～20次，并随抓揉轻轻震抖，然后五指并拢，用两掌指面置于双侧乳根穴上，按顺时针方向做圆形揉摩，反复3～6分钟。用同样方法，以单掌揉摩膻中穴，力量由轻到重，以感局部发热为度。又分别按摩中脘、足三里、阴交穴、三阴交各1～2分钟，再用拇指指甲点按双侧少泽穴，约 1 分钟。每日按摩 1 次，至病愈为度。

子宫脱垂的穴位保健法

子宫脱垂，中医称"阴挺"。多发生于经产后的妇女。多因素体气虚。加之产后损耗，过早操劳、攀高，或房劳过甚，或生育过多，耗损肾气，以致脾肾气虚、中气下陷，进而引起胞脉松弛不固所致。

症状：子宫脱垂。在过劳、剧咳、排便用力太过等情况下，往往引起发作。根据症状轻重不同，一般分为Ⅰ、Ⅱ、Ⅲ度子宫脱垂。

治疗手法：

配穴方一：百会、脾腧、足三里、气海、阴交穴、三阴交。

治法：按揉百会穴 3 分钟。按揉双侧脾腧、足三里、阴交穴、三阴交及气海穴各 2 分钟。每日按摩 1 次，至病愈为度。同时注意：每天坚持做提肛动作 1~2 次。具体做法：自然坐立，随吸气收缩腹肌，并做忍住大便和小便的动作，呼气时放松，如此交替做 10 分钟。避免久站、久蹲、负重。

配穴方二：百会、膻中、气海、大椎、小腹、肩井、合谷、脾腧、阴交穴、三阴交、肾腧、腰骶部、阴陵泉、阳陵泉。

治法：揉百会、膻中、气海各 2~3 分钟，擦大椎、小腹各 2 分钟，揉拿肩井、合谷各 2 分钟，按揉脾腧、阴交穴、三阴交各 2 分钟，揉擦肾腧 2 分钟，点擦腰骶 2 分钟，拿阴陵泉、阳陵泉各 2 分钟。每日按摩 1 次，至病愈为度。加减：面色无华，神疲力乏，食少气短，白带增多，质稀色白者，加摩中脘，揉按足三里。

腰膝酸软，小腹下坠，小便频数且夜间尤甚，头晕耳鸣，形寒畏冷者，加揉关元，按揉命门、曲泉、太溪、擦涌泉穴。

子宫脱出，红肿疼痛或痛而兼痒，或夹有血性分泌物，伴发热、口渴、小便黄短涩痛，白带增多且腥臭者，加点按大椎，拿按曲池，摩中脘，按揉足三里，掐揉太冲。

配穴方三：百会、风池、大椎、肩井、合谷、脾腧、肾腧、命门、子宫、曲骨、关元、足三里、阴陵泉、阳陵泉、阴交穴、三阴交、曲泉、太溪、太冲、涌泉穴。

治法：揉百会 54 次、风池 27 次、大椎 27 次，捏肩井 27 次，揉合谷左右各 27 次，擦脾腧、肾腧、命门各 27 次；揉子宫、曲骨、关元各 27 次，摩足三里、阴陵泉、阳陵泉、曲泉、太溪、太冲、涌泉穴各 27 次，每日按摩 1 次，至病愈为度。

产后腰腿痛的穴位疗法

产后腰腿痛，在临床并不少见。多因产后休息不当，过早地持久站立或端坐，致使产妇妊娠时所松弛了的骶髂关节韧带不能及时恢复，造成劳损所致；或因分娩过程中引起骨盆各种韧带损伤，再加上产后过早劳动或负重，增加了骶髂关节的损伤机会，引起关节囊周围组织粘连，妨碍了骶髂关节的正常运动所致。患者腰骶部或腰臀部酸痛，且常伴双下肢沉重、或一侧腿内侧或外侧痛。前者劳累、受冷或潮湿后症状加剧，此多为骶髂韧带劳损型；后者身体后仰、咳嗽、大便时疼痛加剧，此为骶髂关节损伤型。

治疗手法：

配穴方一：

冲门、环跳、阳关、委中；

肾腧、秩边、阳关、承山。

治法：

骶髂韧带劳损型取①组穴，医者用手指由轻渐重，点按冲门、环跳、阳关、委中等穴；患者取俯卧位。医者双手拇指分别在两侧骶棘肌外缘与骶棘肌纤维走行方向，垂直用力向脊中弹按，反复数次。患者改为仰卧位。医者用双手握患者双膝，使之屈膝、屈髋。先向左再向右，按住患者屈曲了的双膝大角度做旋转摇动，共 10 余次。然后医者双手下压，使患者双下肢髋膝关节尽量屈曲，直至股部贴向腹部，反复数次。

骶髂关节损伤性取②组穴，医者用手指由轻渐重，点按肾腧、秩边、阳关、承山等穴。患者取俯卧位。医者在患者髂后上棘上方、下方、坐骨孔上缘、梨状肌下缘及阔筋膜等处寻找压痛点。在痛点处，依肌肉纤维、筋膜及神经走向方向垂直用双手指弹拨。弹拨后，顺其走行方向顺压。患者改为仰卧位。医者一手固定健侧下肢，一手按压患侧下肢膝盖，使之屈膝。屈髋，然后手握患侧小腿上端，向下压迫屈曲的患肢向腹部冲击，反复 2 ～ 3 次。

每日或隔日按摩 1 次，至病愈为度。

配穴方二：

脐、耻骨、腹部、阴交穴、三阴交、四肢以内、外侧。

治法：

1. 患者仰卧，医者坐或立其侧，一掌横置在脐上，另一掌横置于耻骨上，随其呼吸两掌做上、下起落，轻重适度地按摩，操作 3 ～ 5 分钟。

2. 单掌摩腹 5 ～ 8 分钟，产前痛者逆时针方向，产后痛者顺时针方向。

3. 以稍重手法点按、弹拨阴交穴、三阴交穴 1 ～ 3 分钟。

4. 推擦四肢内、外侧边，以热为度。推大腿内侧时，产前腹痛方向从上向下，产后腹痛方向则从下向上。

每日按摩 1 ～ 2 次，每次按摩 20 ～ 30 分钟。

随症加减：

产前腹痛者可加用以双掌分别从脐旁两侧小腹斜向耻骨推擦 3 ～ 5 分钟；捏拿两侧腰部肌肉 30 ～ 50 次；点按膻中穴 1 分钟，并作局部擦法，以热为度；按揉血海穴 1 ～ 3 分钟。

产后腹痛者，可加用双手推擦其腹股沟处 1 ～ 3 分钟，按揉足三里、太溪穴各 1 分钟；推擦涌泉穴、涌泉穴，以热为度；由医者或本人用空拳叩击腰部肾腧穴 30 ～ 50 次。另外，患者还可作自我运动：即仰卧位，屈曲两大腿，足掌仍平贴于床面，然后腿一次放平，反复操作，量力而行。另可双腿屈曲、屈髋，继而双腿交替伸直，屈曲作凌空"蹬车"运动，量力而行。

崩漏的穴位疗法

崩漏古谓经乱之甚，同属不规划出血，凡经血量多而阵下，大下为崩，量少而持续不止或止而又来，淋漓不断的为漏。本病多发生于青春期及绝经期的妇女。现代医学称为功能性子宫出血。多因血热、血瘀或肝肾虚热，或心脾气虚而致冲任失调所致，或因脾肾阳虚而起。患者经血量多或时多时少，或淋漓日久不止，或经血紫暗有块。一般不伴腹痛，可有头晕目眩，心悸气短，要膝酸软，形瘦身疲，面色萎黄或苍白。若突然大量出血可引起出血性休克。

治疗手法：

配穴方一：

气海穴、三阴交、阳陵泉、曲池穴、膈腧穴、脾腧穴、胃腧穴、次髎穴、调经穴（足底部与足临泣穴相对处）。

治法：患者仰卧，医者居其右侧，在腹部按揉数次再提拿小腹部数次，然后分别按气海、三阴交、阳陵泉、曲池穴各半分钟。接着病人俯卧，医者以手掌在背腰部按摩数次，再分别点按膈腧、脾腧、胃腧、次髎、调经穴各半分钟。每日按摩 1 次。

配穴方二：

1. 三阴交、血海穴、隐白穴、行间穴、肝腧穴、胆腧穴、委中穴、承山穴。

2. 气海穴、脾腧穴、百会穴、足三里穴、隐白穴。

3. 关元穴、子宫、三阴交、肾腧穴、命门穴、太溪穴。

4. 中脘穴、归来穴、天枢穴、关元穴、气海穴、中极穴、膈腧穴、次髎穴、血海穴、三阴交。

治法：

1. 血热内扰型取 1 组穴，掐隐白穴 5 ~ 10 次，后再点揉 20 下；用拇指点压行间穴 1 分钟，点揉血海、三阴交各 1 分钟，再用指重压肝腧、胆腧、委中、承山穴各 1 分钟；然后从上至下重推背部膀胱经 10 ~ 15 遍。

2. 气不摄血型取 2 组穴，先点揉百会穴 5 分钟，摩气海穴 5 ~ 8 分钟，再用中指指端点揉脾腧穴 1 分钟，然后用拇指点压足三里穴 30 ~ 50 下，点揉隐白穴 20 下。

3. 肾气亏虚型取 3 组穴，先顺时针摩腹 5 ~ 8 分钟，再摩关元穴 2 分钟，摩子宫穴 2 ~ 3 分钟，再用手掌摩擦督脉 2 ~ 8 分钟，再点揉肾腧、命门穴各 1 分钟，然后用拇指点揉三阴交、太溪穴各 1 分钟。

4. 瘀滞胞宫型取 4 组穴，先用拇指指端点按中脘、归来、天枢、关元、气海、中极穴各半分钟，横擦腰骶部 1 分钟，以热为度；再用中指按压膈腧、次髎穴各 1 ~ 3 分钟，以酸胀为度；热后点揉血海、三阴交穴各 1 分钟。

上法每日按摩 1 次，至治愈为止。

闭经的穴位疗法

闭经，又称经闭，属月经病范畴。是指非怀孕原因而停经 3 个月经周期以上者，谓之闭经。是妇科常见多发病。多因气血不足、肝肾亏虚；或气滞血瘀、寒（痰）湿阻遏所致。常伴有厌食、消瘦或肥胖等症。

治疗手法：

配穴方一：石门穴至中极穴、合谷穴、三阴交。

治法：患者取仰卧位。医者用右手拇指腹从石门至中极穴，自上到下推按 5 ~ 10 遍，用力由小到大，逐渐加力；再在石门、关元、中极穴各按、揉 1 分钟；然后掐压双侧合谷穴 1 分钟；再强力点按双侧三阴交穴 3 ~ 5 分钟。每日或隔日 1 次，10 次为 1 个疗程。一般 1 ~ 2 个疗程即可见效或恢复正常。

配穴方二：小腹部、腰骶部及关元穴、气海穴、肝腧穴、脾腧穴、肾腧穴。

治法：患者取仰卧位。医者站立一侧，先以手掌由轻到重按压小腹部 10 次左右，然后顺、逆时针方向掌摩腹部 5 ~ 8 分钟，再用拇指按揉关元、血海穴各 1 ~ 3 分钟，最后用双手提拿小腹部肌肉 10 左右。要求手法和缓。

患者改为俯卧位。医者站立一侧，先以手掌推摩腰骶部，如为虚证横向推摩；实证纵向自上而下推摩，均以有热感为度。再用双拇指按揉肝腧、脾腧、肾腧穴各 1 分钟。每日按摩 1 次，至病愈为度。

更年期综合征的自我按摩疗法

大多数妇女 45 ~ 50 岁开始停经，这段时间的前后称为更年期。妇女进入更年期后，卵巢功能下降，雌激素分泌也随之减少，其结果是引起内分泌系统和自主神经功能失调而出现一系列临床症状，这就是更年期综合征。

更年期综合征是由雌激素水平下降而引起的一系列症状。更年期妇女，由于卵巢功能减退，垂体功能亢进，分泌过多的促性腺激素，引起植物神经功能紊乱，从而出现一系列程度不同的症状，如月经变化、面色潮红、心悸、失眠、乏力、抑郁、多虑、情绪不稳定，易激动，注意力难于集中等，同时还会伴有乳房胀痛、四肢麻木、外阴及阴道有瘙痒感等症状。

大多数妇女由于卵巢功能减退比较缓慢，机体自身调节和代偿足以适应这种变化，或仅有轻微症状。少数妇女由于机体不能很快适应，症状比较明显，但一般并不需特殊治疗。极少数症状严重，甚至影响生活和工作者，则需要药物治疗。

由于更年期是人体的第二次动荡，整个机体由于内分泌系统功能的失调会发生一系列疾病，其中较多见的有高血压、冠状动脉硬化症、关节炎及多个关节疼痛、肌肉营养不良症、甲状腺功

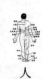

能亢进症、糖尿病、泌尿系统疾病等。因此，在更年期应注意心理保健和身体保健，如出现更年期综合征应及时治疗。

中医认为更年期综合征是肾气不足，天癸衰竭，以至阴阳平衡失调造成。因此在治疗时，以补肾气、调整阴阳为主要方法。穴位疗法对更年期综合征有很好的疗效，它能够调节内分泌系统功能，恢复自主神经系统的正常功能，从而改善全身和局部症状。

更年期综合征的选穴主要有：百会、神庭、攒竹、率谷、风池、安眠、印堂、太阳、四神聪、神门、内关、肩井、肝腧、肾腧、章门、三阴交、太冲等。

方法：

1. 用双手拇指桡侧缘交替推印堂至神庭 30 次。

2. 用双手拇指螺纹面分推攒竹至两侧太阳穴 30 次。

3. 用拇指螺纹面按揉百会、安眠、四神聪各 100 次。

4. 用双手大鱼际按揉左右太阳穴各 30 次。

5. 用拇指桡侧缘，以率谷穴为中心扫散头部两侧各 30 ~ 50 次。

6. 按揉肝腧、肾腧、章门穴各 100 次。

7. 拿捏风池、神门、内关、三阴交、太冲各 30 ~ 50 次。

8. 轻轻转动颈部，左右各转 10 次。

9. 由前向后用五指拿头顶，至后头部改为三指拿，顺势从上向下拿捏项肌 3 ~ 5 次。

10. 用双手大鱼际从前额正中线抹向两侧，在太阳穴处按揉 3 ~ 5 下，再推向耳后，并顺势向下推至颈部，做 3 次。按摩每天 1 次，不要间断，直至症状完全消失。

治疗更年期综合征，如服用药物治疗者，不要停止用药，可根据症状在医生的指导下，逐渐减少药物剂量；要注意对患者进行心理疏导。同时，患者应注意生活起居、饮食、环境，并尽量控制好情绪，以便平稳地度过更年期。静坐对治疗更年期综合征有一定的帮助，每天 1 ~ 2 次，每次 1 小时左右。

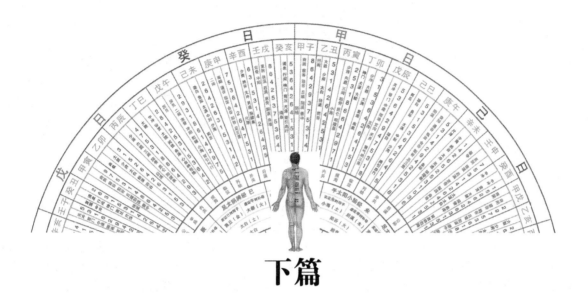

下篇

日常生活和工作里的经络穴位养生

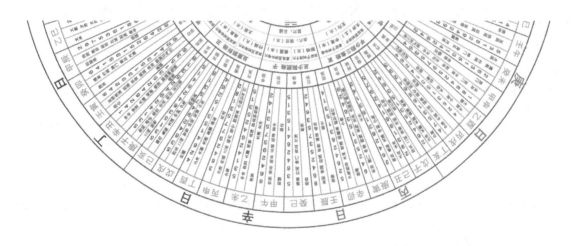

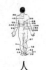

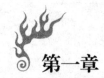

第一章

胃经的养生

"人以胃气为本"。胃在人体中的作用主要是容纳、消化食物，使之转化为人体可以吸收利用的营养物质。受纳于胃的水谷，在胃的不断蠕动及胃中阳气的蒸化下，使水谷变成食糜，有利于进一步消化吸收，这个过程中医称之为腐熟。胃的受纳、腐熟水谷功能必须与脾的运化功能相配合，缺少了脾胃的正常运转，饮食的消化和吸收功能则不能正常进行，人体的生长发育、新陈代谢也就没有了物质来源。所以中医称脾胃为"后天之本"，胃经养生在人体中的重要性可想而知。

根据祖国医学里"子午流注"规律，人体气血在辰时（7～9点）流注到足阳明胃经里，此时足阳明胃经气血最旺，是胃最活跃的时间，所以人在7～9点之间吃东西是最容易消化的，辰时也是最适合调理胃肠的时间。如果一个人胃火过盛，会出现嘴唇干裂或生疮，则在辰时滋胃阴效果最佳；胃寒的人平时会出现口中流涎、胃痛，则在辰时升脾阳效果最佳。而且辰时是自然界阳气最旺的时候，所以早饭一定要吃，而且还要吃得有营养和吃饱。

中医传统医学认为，在人体上共有十二条经脉，八条奇脉，循环运行于人体，维持人体正常生命活动。针灸理论正是基于经络学说的基础上而发展起来的。十二经脉以其主要主导的脏腑功能为主命名，胃经就是十二经脉中的一条，全称为"足阳明胃经"。胃经是主要分布在人体正面的一条很重要的经脉。

《灵枢·经脉》：胃足阳明之脉：起于鼻，交頞中，旁约太阳之脉，下循鼻外，入上齿中，还出挟口，环唇，下交承浆，却循颐后下廉，出大迎，循颊车，上耳前，过客主人，循发际，至额颅。

其支者：从大迎前，下人迎，循喉咙，入缺盆，下膈，属胃，络脾。

其直者：从缺盆下乳内廉，下挟脐，入气街中。

其支者：起于胃口，下循腹里，下至气街中而合。——以下髀关，抵伏兔，下膝髌中，下循胫外廉，下足跗，入中指内间。

其支者，下三寸而别，下入中指外间。

其支者：别跗上，入大指间，出其端。

1.頞——音遏。鼻茎，指鼻根，又称山根。

2.太阳之脉——指足太阳膀胱经。"约"或作"纳"。

3.承浆——穴在颏唇沟中央，属任脉。

4.颐——音夷。口角后，下颌部。

5.大迎——穴在下颌角前（1）3寸骨陷中，适当下颌骨斜线部，有面动脉。

6.颊车——穴在下颌角前，咬肌中。

7.客主人——即上关穴，当耳前颧弓上缘。

8.额颅——即前额骨部，在发下眉上处。

9.人迎——穴在结喉两侧，颈动脉搏动处。

10.脾——按古人说"脾"，每兼指胰而言。《难经》云："脾，扁广三寸，长五寸，有散膏半斤。"

《黄庭内景经》说："脾长一尺掩太仓。"是指胰掩于胃旁。

11. 气街——指经络之气通行的路径。此处之气街，是指气冲部，当股动脉搏动处。

12. 胃口——指胃之下口，即幽门部。

13. 髀关——髀音俾。股外为髀。穴在髂前上棘直下，缝匠肌外侧，约平会阴。

14. 伏兔——大腿前正中部，股四头肌隆起如伏兔，故名。

15. 足跗——即足背。

16. 中指内间——"指"通作"趾"。内间指它的内侧趾缝，外间指它的外侧趾缝。

译文：

足阳明胃经：从鼻旁开始（会迎香），交会鼻根中，旁边会足太阳经（会睛明），向下沿鼻外侧（承泣、四白），进入上齿槽中（巨髎），回出来夹口旁（地仓）环绕口唇（会人中），向下交会于颏唇沟（会承浆）；退回来沿下颌出面动脉部（大迎），再沿下颌角（颊车），上耳前（下关），经颧弓上（会上关、悬厘、颔厌），沿发际（头维），至额颅中部（会神庭）。

它的支脉：从大迎前向下，经颈动脉部（人迎），沿喉咙（水突、气舍，一说会大椎），进入缺盆（锁骨上窝部），通过膈肌，属于胃（会上脘、中脘），络于脾。

外行的主干：从锁骨上窝（缺盆）向下，经乳中（气户、库房、屋翳、膺窗、乳中、乳根），向下夹脐两旁（不容、承满、梁门、关门、太乙、滑肉门、天枢、外陵、大巨、水道、归来），进入气街（腹股沟动脉部气冲穴）。

胃经的常见症状

胃的生理功能主受纳腐熟水谷；主通降，以降为和。胃病的病理变化主要是受纳腐熟功能失常，胃气上逆。常见的症候有胃脘痛、呕吐、嗳气，呃逆、反酸等。

胃的症状主要有以下几种情况：

胃阴虚证：多由胃病久延不愈，或热病后期阴液未复，或平素嗜食辛辣，或情志不遂，气郁化火导致胃阴亏虚所表现的证候。症见胃脘隐痛，饥不欲食，口燥咽干，大便干结，或脘痞不舒，或干呕呃逆，舌红少津，脉细数。治宜养阴益胃，如阴虚型之胃痛，可在中脘、足三里、三阴交、太溪等穴上按揉，一指禅推。

食滞胃脘证：多由饮食不节，暴饮暴食，或脾胃素弱，运化失健等因素引起胃的受纳腐熟失司，食滞不化所表现的证候。症见胃脘胀闷，甚则疼痛，嗳气吞酸或呕吐酸腐食物，吐后胀痛得减，或矢气便溏，泻下物酸腐臭秽，舌苔厚腻，脉滑。治宜消食导滞，可用中脘、足三里、建里、里内庭、下脘、天枢等穴处按揉，顺时针方向摩腹。

胃寒证：多由腹部受凉，过食生冷，或劳倦伤中，复感寒邪所致的阴寒凝滞胃腑所表现的症候。症见胃脘疼痛，轻则绵绵不已，重则拘急剧痛，遇寒加剧，得温则减，口淡不渴；或伴神疲乏力，或伴胃脘部水声漉漉，口泛清水。舌淡苔白滑，脉迟弦。治宜温中散寒，如用轻柔的揉、按法在中脘、气海、关元、足三里等穴处治疗。

胃热证：多因平素嗜食辛辣肥腻，化热生火，或情志不遂、气郁化火，或热邪内犯等导致胃中火热炽盛所表现的证候。症见胃脘的痛，吞酸嘈杂，或喜渴冷饮，消谷善饥，或牙龈肿痛溃烂，口臭。大便秘结，小便短赤，舌红苔黄，脉滑数。治宜清泄胃热，可在中脘、内庭、内关、足三里等穴上用较重的点。按法治疗。对于以上胃部症状，压胃经是极好的治疗措施。在此，我们顺便介绍一下压胃经的方法：

从两大腿正面（中心线）根部开始，自上而下慢慢按顺序指压至足面，再反向压回大腿根部，如此反复。每天1~2次，每次压2~3分钟。指压时要稍用些力量，操作者可以自己感觉力度足够并且不会造成伤害即可（如果压上去很痛，说明胃有问题，要坚持压）。如果觉得压着累，也可以用敲。虽然胃经远不止这么一段，但仅压这一段已经足够，并且容易操作便于交流。

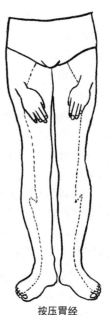

按压胃经

胃经的关键穴位

内关穴：安抚你的胃

内关穴的主治症状为：孕吐、晕车、手臂疼痛、头痛、眼睛充血、恶心想吐、胸肋痛、上腹痛、心绞痛、月经痛、呃逆、腹泻、精神异常等。该穴为人体手厥阴心包经上的重要穴道之一，是多种疾病按摩治疗时的首选穴。有关此穴的治病疗法有：穴道指压法治疗风湿疼痛、治疗月经痛等。

内关穴可以疏通经络，治疗心经及前臂诸疾，心主血脉，又主神明，心包与心本同一体，其气相通、心包为心之外膜、络为膜外气血通行的道路，心包络是心脏所主的经脉、心不受邪，由心包代心受邪而为病，凡邪犯心包影响心脏的神志病和气滞脉中心络瘀阻所致病征皆取本穴。情志失和、气机阻滞而致肺气上逆，胃气上逆以及气滞经络，气滞血瘀等病征亦属本穴主治范围，内关通于阴维脉，阴维脉联系足太阴、少阴、厥阴经并会于任脉还与阳明经相合，以上经脉都循行于胸腔胁腹，故内关又善治胸痛、胁痛、胃痛、心痛、结胸、反胃、胸脘满闷、胁下支满、腹中结块以及疟疾等。

同时，中医认为消化不良性腹泻多因饮食不节，宿食内停，阻滞肠胃，传化失常而致，表现为肠鸣、泄泻、舌苔垢腻。里内庭是奇穴，艾灸里内庭可振奋脾胃阳气，调理气机，消导积滞，清利湿热，从而恢复肠胃功能，达到止泻效果。按摩内庭穴治疗实火牙痛。内庭穴位于足背，当第二、三趾间，趾蹼缘后方赤白肉际处。以艾条点燃后对内庭穴对应脚掌前部的里内庭穴施以温和灸，艾条距皮肤1～1.5厘米，灸至患者感到局部灼热为度。用手按压同样有效。按时要用力，否则就难以达到治疗作用，同时，还要揉，揉按如同针刺的行针，以加强刺激，增强效果。每次按压的时间为15～30分钟。按压时间太短也会影响疗效。

梁丘：治疗胃痉挛

胃痉挛是由于胃平滑肌突发性痉挛而产生的胃脘部剧烈疼痛。多由饮食不洁、暴饮暴食或进食太急，又复感寒凉而引发。常见于现代医学的急性胃炎、胃溃疡、胃癌和胃神经官能症等疾病。

暴饮暴食或进食过急致食滞不化，湿热内生；饮食不洁，过食生冷，复感寒邪，致寒积胃中。上述两种原因，均能引起急性胃痛，脾胃虚寒者更容易诱发。

症状和体征胃脘疼痛突然发作，痛如针刺刀绞，喜温喜按，腹直肌呈挛急状态，面色苍白，身出冷汗，四肢逆冷，或见恶心呕吐、嗳腐吞酸，苔白，脉弦紧。

暴饮暴食或寒邪犯胃，阳气被寒邪、食滞阻遏不得舒展，故易突发胃痛、腹肌挛急，且喜温喜按。若为饮食所伤，胃气上逆，则见恶心呕吐、嗳腐吞酸。阳气不能温养内外，故面色苍白、汗出肢冷。脉弦紧，为寒邪内积、胃脘暴痛而致。

梁丘是胃经郄穴，镇痛止痉，长于治疗急性发作性痛证。足三里是胃的下合穴，"合治内腑"，胃腑有疾，当为首选。中脘为胃募、腑会穴，又居于胃脘部，通调腑气而和胃止痛。梁门可疏通胃脘局部经气。

以指压刺激此穴，朝大腿方向加压时，震动较强，可用大拇指用力地压。微弱的刺激无法止住突然发生的心窝疼痛。这种状况的要诀是：用会痛的力量用力加压，可以治疗急性胃痛、胃痉挛。

丰隆：消除啤酒肚的祛痰穴

啤酒肚症状和体征：咳嗽气粗，痰多黄稠，烦热口干，舌红，苔黄腻，脉滑数。此为外感风热或素有内热，热邪炼液为痰，痰热互结，塞滞于肺，使肺失肃降，肺气上逆，故见咳嗽气粗、痰多稠黄。热灼津液，则见口干烦热。苔黄腻、脉滑数，为痰热内盛之象。

有啤酒肚的人是痰湿体质。中医讲的痰湿，是体内代谢废物堆积。按摩丰隆穴可以祛湿化痰，按摩能把脾胃上的浊湿排出去。每天按压1～3分钟。

丰隆穴的穴肉厚而硬，点揉时可用按摩棒，或用食指节重按才行。找穴要耐心些，可在经穴四周上下左右点按试探，取最敏感的点。当有痰吐不出的时候，丰隆穴会变得比平时敏感许多。

内庭：自动调节食欲的减肥穴

很多人接触"穴位"这个概念都是在武侠小说中，高手道一声"定"，对手或对手某个部位顿时就动弹不得。不过，这里要说的可不是点穴制敌，而是通过"穴位"了解我们的身体。

"庭"是指房屋的内室，穴在趾缝之间，位置非常隐蔽，就好像被门遮盖住的内堂，所以称为内庭。这个穴有一个特别的作用，抑制食欲。所以想减肥的人士一定要记住内庭穴，像凿枘一样的穴位，刺激它就相当于塞了一个东西到我们的胃里。

什么叫做凿枘？就是老式木凳，没有太多的钉子等金属东西来固定，靠的凳脚和凳脚之间的空洞来联结。凳子的面板凿几个洞，下面的凳脚就穿在这洞里面。下面的凳脚与凳脚也是这样互相联结，洞一般打得很合适。所以凳子即使全是木头，也能很牢固很结实。这个洞呢，就叫枘，也叫卯眼。而那个穿到这个洞的木头（一般是圆的）就叫榫头，卯眼和榫头是互相联结的关系，简称为凿枘。

当然，这是开玩笑的话。其实，之所以能抑制食欲，关键是因为内庭能够泻胃火。食欲大，很大一个原因是胃火旺盛，烧灼能力太强了。刺激内庭，就可以将胃里面过盛的火气降下来，从而降低食欲。

讲到泻胃火，大家肯定可以想到胃火大引起的其他疾病，比如最常见的牙痛、阳明经头痛等等，都和胃火过旺有关。那么遇到这些问题的时候，也是可以通过刺激内庭来治疗的。说到这里，可能有人要郁闷了，一个病这个穴可以治，那个穴也可以治，那到底哪个穴作用更好，如何选取呢？我们说人体当中常用的穴就有三百多个，肯定不是一穴对一疾。一穴可以治多病，一病也可以多穴治，这就好像我们出行，可以选择的交通工具肯定不是一种。反过来，任何一种交通工具也不可能只到达一个地方，如何选择，就看个人的偏好，不必拘泥。

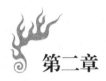

第二章

心经的养生

心在五行当中是属火的，在五脏六腑当中是五脏六腑十二关，它被称之为君主之官。人的生命物质，都离不开气血的濡养，而这一切的一切都由心脏所主，所以这个君主之官决人一身之生死。心经的养生与人的睡眠，与人的动脉硬化，与人的静脉曲张，与冠心病，它们之间有着密切联系，所以心经的养生需要有足够的重视。

心经是手少阴心经的简称，十二经脉之一。首次记载出于长沙出土的马王堆汉墓医术。其中《帛书·经脉》甲种本，即《足臂十一脉灸经》称为臂少阴温（脉）；乙种本，即《阴阳十一脉灸经》称为"比少阴脉"。《灵枢·经脉》称为"心手少阴之脉"。现通称手少阴心经，简称心经。

《帛书·经脉》甲种本所载此经脉循行似近于今之手少阴经在上肢内侧后缘的线路；乙种本所载则近于今之手厥阴经在上肢内侧中间的线路。《灵枢·经脉》沿用甲种本线路，但反其方向而从脏走手。

《灵枢·经脉》：心手少阴之脉：起于心中，出属心系，下膈，络小肠。

其支者：从心系，上挟咽，系目系。

其直者：复从心系却上肺，下出腋下，下循臑内后廉，行太阴心主之后，下肘内，循臂内后廉，抵掌后锐骨之端，入掌内后廉，循小指之内，出其端。

1. 心系——是指心与各脏相连的组织。按：主要指与心连接的大血管及其功能性联系。

2. 挟咽——即指咽喉。

3. 目系——指眼后与脑相连的组织。

4. 太阴、心主——指手太阴肺经和手厥阴心包经。

5. 掌后锐骨——指腕骨之豌豆骨部。

译文：

手少阴心经：起始于心中，出来属于心脏的系带（与它脏相连的组织），下过膈肌，散络小肠。

上行的一支，从心脏的系带部向上挟咽喉，而与眼脑的系带（目系）相联系。外行的主干，从心系（心脏的系带）上行至肺，向下出于腋下（极泉），沿上臂内侧后缘，走手太阴、手厥阴经之后（青灵），下向肘内（少海），沿前臂内侧后缘（灵道、通里、阴郄、神门），到掌后豌豆骨部进入掌内后边（少府），沿小指的桡侧出于末端（少冲，接手太阳小肠经）。

心经的常见症状

心居于胸中，其主要的生理功能是主血脉，主神明，开窍于舌，其脉下络小肠，互为表里。心病的病理变化多为血脉运行障碍和神志活动异常。常见的症状如心悸怔忡，胸闷胸痛，心烦失眠，多梦健忘，癫狂，舌疮衄血，神昏谵语等。

心的症状主要有以下情况：

心气虚证：心悸怔忡，胸闷气短，活动后加重，面色淡白或苍白，或有自汗，舌淡苔白，脉虚。治宜补益心气，可在心腧，厥阴腧。神堂、膏肓、膻中、巨厥、内关等穴上，用轻柔的揉、按、一指禅推、摩等法治疗。

心阳虚证：除心气虚的表现外，兼见畏寒肢冷，心前区痛，舌淡胖，苔白滑，脉微细。治宜温通心阳，可直擦胸背部督脉，横擦心腧、厥阳腧、神堂、膏肓等穴以透热为度，揉按内关、膻中、郄门、气海、关元等穴。

心阳暴脱证：突然冷汗淋漓，四肢厥冷，呼吸微弱，面色苍白，口唇青紫，神志模糊，甚或昏迷，脉微欲绝。治宜回阳救脱，此证危重，需采用中西医综合措施进行抢救，非按摩之适应证。

心血虚证：心悸怔忡，失眠多梦，头晕目眩，面白无华，或萎黄，倦怠无力；健忘，唇舌淡白，脉细弱。治宜补血养心，可直擦胸背督脉及左胸背，以透热为度；揉按足三里、隔腧、心腧、脾腧、巨厥、内关等穴。

心阴虚证：心悸怔忡，多梦失眠，五心烦热，盗汗潮热，颧红，舌红少津，脉细数。宜治滋阴养心，可配取心腧、巨厥、内关、三阴交、神门、太溪等穴揉按。

心火亢盛证：多因七情内伤，五志化火，或火热之邪内侵，或嗜食肥甘厚味之品及烟酒等物致心火内炽所表现的症候。症见心胸烦热，梦多失眠，面赤口渴，尿黄便干，舌尖红绛，或生舌疮，溃烂疼痛，或见狂躁谵语，或吐血、衄血，或见肌肤疮疡，红肿热痛。治宜清心泻火，可配用劳宫、少府、大陵、郄门、曲泽等穴点、掐、按。

心脉痹阻证：常因年老体衰或病久正虚，导致瘀血、痰凝、寒滞、气郁等病理因素产生，心脉痹阻不通所表现的症候。共同症状是心悸怔忡，心胸憋闷疼痛，痛引肩背内臂，时发时止。

瘀阻心脉证：兼见痛如针刺，舌紫暗，或紫斑，或瘀点，脉细涩或结代。治宜活血法瘀，通络止痛。可配取郄门、内关、心腧、巨厥、膈腧、厥阴腧、膻中等穴上用一指禅推、按、揉，点，横擦左胸胁。

痰浊停聚证：兼见闷痛尤甚，体胖痰多，身重困倦，苔白腻，脉沉滑。治宜法瘀化浊，可配用心腧、巨厥、膻中、隔腧、丰隆、中脘、内关等穴按、揉、一指禅推。

阴寒凝滞证：突发剧痛，得温痛减，畏寒肢冷，舌淡苔白，脉沉迟或沉紧。治宜温通心阳，散寒宣痹，可配取内关、心腧、郄门、巨厥、厥阴腧、膻中等穴按、揉。

气机郁滞证：兼见胸部胀痛，发作常与精神因素有关，舌淡红、苔薄白，脉弦。治宜宽胸理气，可用揉、按、一指禅推法在膻中、心腧、内关等穴上治疗。

痰迷心窍证：常因素体湿盛痰多，或脾虚痰湿内生致痰浊蒙蔽心窍所表现的证候。症见面色晦滞，脘闷呕恶，意识模糊，语言不清，喉中有痰，甚则昏不知人，或精神抑郁，表情淡漠，神志痴呆，喃喃自语，举止失常；或突然仆地，不省人事，口吐痰涎、喉中痰鸣，两目上视，手足抽搐、口中如做猪羊叫声。治宜清心涤痰，开窍化浊。本证多采用其他疗法进行治疗。按摩可配取中脘、丰隆、内关、间使、太冲等穴按、揉、掐。

痰火扰心证：多因七情内伤，五志化人，炼津成痰，或外感温热之邪的液为痰致痰火扰乱心神所表现的症候。症见发热气粗，面红目赤，痰黄稠，喉间痰鸣，躁狂谵语、或心烦失眠，头晕目眩，或语言错乱，哭笑无常，不避亲疏，狂躁妄动，打人毁物，力逾常人，舌红苔黄腻，脉滑数。治宜清热涤痰，泻火镇心，此证多需采用其他疗法进行治疗。按摩可配合用强刺激的掐、点、按等手法在人中、劳宫、大陵、丰隆、太冲等穴上治疗。

心经的关键穴位

神门：让心情愉快的开心穴

神门，就是神仙居住的门户。我们说人体上的神是什么呢？心为君主，藏神。所以，在中医当中，神指的往往就是心。我们知道，心属火，为阳，阳气是万物生长的根本，阳气也算是天地万事万物的神。

同理，人体当中，心阳是本原，是阳中之阳，最害怕郁结。就像前面说的灵台一样，一定要阳光普照。心阳一旦出现问题，人自然也会跟着出现各种疾病，哪怕身体没有任何病变，人也会变得如同生病一般，这便是西医说的心理病和情绪病了，比如惊恐、忧郁症等。

神门穴在手腕上，心气郁结的时候，刺激它，效果很好。就相当于给心气打开了一条"阳光大道"，让这些郁结的心气能够畅通无阻、横行自如，自然就不会存在郁结的问题了。

极泉：强健心脏的妙穴

极泉穴，这个穴是连通心脏的第一个穴位，它像一个泉眼一样，是心脏往全身各处供血的起点。极泉穴在什么具体位置呢？它在腋窝下，就是小时候挠痒痒逗你笑那个位置。胳肢窝爱痒痒证明心血旺盛，等到了老年，心血不足，神经也渐萎缩，这儿就不传导了，自然就不大感觉出来痒了。这个穴大家可以用大拇指拨动它一下，会感到里边有好几根筋，轻轻一拨，有时候手指头就麻了。所以没事拨动它几下，拨到感觉手发麻、胳膊发麻为止。

极泉穴能治什么病呢？很多种病，比如心火比较旺的人咽干、烦渴、老想喝水；淋巴结核；上肢不遂等。它还可以预防脑血栓，调整心率等。中医讲的"心脏"含义很广，其中包含着情致方面的症状，所以拨动这个极泉穴还可以预防抑郁症。

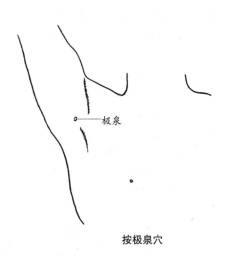

按极泉穴

同时，有报道：心脏供血不足有可能发生心绞痛、常见原因是冠状动脉粥样硬化。心脏供血不足影响心功能，心功能严重下降会影响全身的血液供应，包括脑部血供。具体现象有体力下降，免疫力下降，脑血供少可引起眩晕和意识模糊（如果是站立位易跌倒受伤）。

极泉穴对心脏供血不足有救命的功效，如果一个人突然供血不足，马上按极泉穴，血液能以极快的速度供给心脏。具体手法为用右手食指用力按揉左腋下极泉穴，反之用左手食指用力按揉右腋下极泉穴各50次。

青灵穴：祛除疼痛无烦恼

青，就是痛症，人的身体有疼痛的地方，就会发青；灵，就是很有效验、很有效果。顾名思义，青灵就是对于痛症非常有效果的一个穴位，特别是着急上火、气郁引起的头痛、两胁痛等。青灵在什么地方呢？咱们把胳膊上肘和腋之间的部分分成3份，青灵就靠近肘这1/3的点上。

例如拿拨青灵穴，对治疗高尔夫求肘有疗效。方法为用一手拇指、食中指，放在患侧青灵穴，对合用力，拿拨0.5～1分钟。能够达到温经散寒，通络止痛的功效。

少府：治疗心胸痛最有效

少府穴，握拳时小指尖下即是。少府有发散心火的作用，可以用来治疗心区疼痛、心烦、心悸、遗尿、阴部痒痛、小便不利等。

按摩手掌时应注意，掌部穴位是一个区域而不是一个点；穴位如出现压痛、酸、麻、胀等现象，具有病理诊断价值；在穴位可用拇指或食指以轻、柔、缓、慢的指力进行按揉；初次按揉后，局部若出现酸、微痛、胀等感觉，这是指力大的缘故，以后应减轻力度；按摩可随时进行，按摩

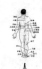
整个手部，重点可放在全息穴，即中指根部以下部位。

除了按压手掌外，还可以采用梳子梳手心的方法。先在手心涂一层护肤油，选圆头梳子以免划伤手心。先从上往下梳几次，再从右往左横梳几次，继而顺时针方向梳一圈，再逆时针方向梳几圈。

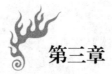

第三章

肝经的养生

肝经在丑时活动最强，有人喜欢深更半夜学习、想事情，因为这时效率高，计谋出得也好。但是如果睡足8小时仍觉得累、眼眶黑暗或眼睛干涩、皮肤易过敏、整天疲劳气色差，甚至有的女性痘痘长不停，这些都是肝疲劳的表现。如果一个工作紧张、精神压力大的人，长期处于这种状态，就会造成免疫力低下，这种长期的伤害会转化成慢性肝损伤。所以这类人最需要注意肝经的养生了。

足厥阴肝经是十二经脉之一，简称肝经。流注时辰为凌晨1～3点，即丑时。属肝，络胆，与肺、胃、肾、脑有联系。

《灵枢·经脉》：肝足厥阴之脉：起于大指丛毛之际，上循足跗上廉，去内踝一寸，上踝八寸，交出太阴之后，上腘内廉，循股阴，入毛中，环阴器，抵小腹，挟胃，属肝，络胆，上贯膈，布胁肋，循喉咙之后，上入颃颡，连目系，上出额，与督脉会于巅。

其支者：从目系下颊里，环唇内。

其支者：复从肝别，贯膈，上注肺。

译文：

足厥阴肝经：从大趾背毫毛部开始（大敦），向上沿着足背内侧（行间、太冲），离内踝1寸（中封），上行小腿内侧（会三阴交；经蠡沟、中都、膝关），离内踝8寸处交出足太阴脾经之后，上膝腘内侧（曲泉），沿着大腿内侧（阴包、足五里、阴廉），进入阴毛中，环绕阴部，至小腹（急脉、会冲门、府舍、曲骨、中极、关元），夹胃旁边，属于肝，络于胆（章门、期门）；向上通过膈肌，分布胁肋部，沿气管之后，向上进入颃颡（鼻咽部），连接目系（眼与脑的联系），上行出于额部，与督脉交会于头顶。

目部支脉：从"目系"下向颊里，环绕唇内。

肝部支脉：从肝分出，通过膈肌，向上流注于肺，接手太阴肺经。

肝经的常见症状

肝位于腹部横膈之下，其生理功能为主疏泄，主藏血，开窍于目。主一身之筋，其脉络胆互力表里。肝病的病理变化比较复杂，主要的有肝失疏泄、肝火上炎、肝阳上亢、肝风内动等，常见的症状如胸满胁痛，烦躁易怒，目眩头晕，头痛目赤，手足抽搐，月经不调等。

肝的症状有如下情况：

肝气郁结证：多因情志抑郁，或突然的精神刺激以及其他病邪的侵扰致肝失疏泄，气机郁滞所表现的证候。症见胸胁或少腹胀闷窜痛，胸闷喜太息，情志抑郁易怒，或咽部梅核气，或颈部瘿瘤，或痞块。妇女可见乳房作胀疼痛、痛经、月经不调，甚则闭经。治宜疏肝解郁，可配用太冲、阳陵泉、期门、肝腧等穴位上点、按、揉、一指禅推。

肝火上炎证：多因情志不遂，肝郁化火，或热邪内犯等引起肝火循经上攻所表现的证候。症见头晕胀痛，面红目赤，口苦口干，急躁易怒，不眠或噩梦不断，胁肋灼痛，便秘尿黄，耳鸣如潮，或耳内肿痛流脓，或吐血衄血，舌红苔黄，脉弦数。治宜清肝泻火，可配取行间、太冲、侠溪等穴点、按、揉、掐。

肝血虚证：多因脾肾亏虚，生化之源不足，或慢性病耗伤肝血，或失血过多致肝血亏虚所表现的证候。症见眩晕耳鸣，面白无华，爪甲不荣，夜寐多梦，视力减退或成雀盲。或见肢体麻木，关节拘急不利，手足震颤，肌肉眴动，妇女常见月经量少、色淡，甚则经闭。舌淡苔白脉弦。治宜补血养肝，可配用肝腧、隔腧、血海、期门等穴，轻柔地按、揉。

肝阴虚证：多因情志不遂，气郁化火，或肝病、温热病后期致肝阴亏耗所表现的症候。症见头晕耳鸣，两目干涩，面部烘热，胁肋灼痛，五心烦热，潮热盗汗，口咽干燥，筋惕肉眴，舌红少津，脉弦细数。治宜滋养肝阴，可配取肝腧、太溪、太冲、三阴交等穴轻柔地揉按。

肝阳上亢证：多因肝肾阴虚，肝阳失潜，或恼怒焦虑，气火内郁，暗耗阴津，阴不制阳所致。是指水不涵木，肝阳偏亢所表现的证候。症见眩晕耳鸣，头目胀痛，面红目赤，急躁易怒，心悸健忘，失眠多梦，腰膝酸软，头重足飘。舌红，脉弦有力或弦细数。治宜平肝潜阳，可在太冲，行间、肝腧等穴处重按、点、掐。

肝风内动证包括肝阳化风、热极生风、阴虚动风和血虚生风四型。多因肝肾阴亏甚、或热邪亢盛、或阴液亏虚致引动肝风及血虚筋脉失养所表现的症候。症见眩晕欲仆，四肢抽搐，或高热神昏，颈项强直，角弓反张，两目上视，牙关紧闭，或两目干涩，肢体震颤，麻木眴动等。治宜平肝熄风，兼以育阴潜阳，或泄热止痉，或柔肝养阴，或补益气血。按摩可根据情况采用按、揉、掐法在太冲、阴陵泉、人中、合谷、十宣等穴上配合治疗。

寒滞肝脉证：多因感受寒邪，致寒凝肝脉所表现症候。症见少腹牵引，睾丸坠胀冷痛，或阴囊收缩引痛，受寒则甚，得热则缓，苔白滑脉沉弦或迟。治宜温经暖肝，可点按肝腧、曲骨、关元、气海、曲泉等穴，并摩擦胸胁、背部至透热，掌摩少腹。

压肝经是指沿着足厥阴肝经循行的路线按压。刚开始可以只压肝经的大腿部分，在床沿上，一条腿在地下，另一条在床上，屈腿，让大腿内侧面朝上，大腿中间部分就是肝经了。从大腿根部开始（也就是腹股沟的地方），然后沿着肝经一点一点地压过去（在大腿内侧面的中间，也可以敲），很痛的，尤其是左腿，你可以轻一点反复压，遇到痛点就停留稍久，其中有痛的地方一定是有脂肪块的地方，有脂肪块的地方一定是对应有病灶的地方，所以压那些地方就是把对应点病灶的积水清除出去。冰冻三尺，非一日之寒，随着人体能力上升，开始只是能摆平，以后能力更强时才能消灭，所以不要心急，先要解决的是生存问题，血上升就是生存的最大保证，其他症状都会改变或消失的。

压肝经只需要每周两次，因为人体自己是会把废液排出去的，只是工作量大了有点来不及，不信你试试看。每天压没有什么水可以压出来的。其他的就要根据你自己的情况了，其实你可以每条阴经也就是脏的经络都压压看，痛的经络都慢慢地压到他不痛，不痛的就让他去。这是一种既实在又方便又正确的方法，因为人体就是你的指导老师，你是跟着他的指引走。

肝经的关键穴位

大敦：小腹疼痛有特效

古代的医家一致认为此穴是治疗疝气的特效穴位。《玉龙歌》"七般疝气取大敦。"《胜玉歌》"灸罢大敦除疝气。"

疝气是以小腹、睾丸、阴囊等部位肿大、疼痛为特点的病症，中医学中又有"小肠气"之称。以少腹肿胀疼痛、痛引睾丸或睾丸、阴囊肿胀疼痛为主症。常因久立、劳累、咳嗽、愤怒等诱发或加重。针刺大敦穴能够疏肝理气、消肿散结、疏调任脉、行气止痛。

大敦穴疏肝理气的作用最强，善治因气郁不舒引起的妇科诸症，如闭经、痛经、崩漏，更年期综合征。

大敦穴同时也是治疗男子阳痿、尿频、尿失禁的要穴，用指甲轻掐此穴还有通便之效。

大敦穴还是治疗肝脏慢性病必不可少的治疗和保健要穴。

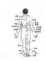
阴廉：给女人多一点呵护

1. 性冷淡的穴位按摩：患者仰卧，术者用手掌顺、逆时针摩小腹部，各30次。点按气海、关元、足三里、三阴交穴各1分钟。俯卧位，术者一指禅按肾俞、心俞、肝俞、命门穴各1分钟。掌揉左或右侧背部京门穴下方5～10分钟。再仰卧，术者以两手四指自患者内上方阴廉、五星穴处，自上而下揉捏，经阴包至膝下阴陵泉穴处止，反复3～5遍。

2. 按摩阴廉，让女人更女人：大腿根部是大隐静脉、股动脉及淋巴结交汇的位置，位于阴部的近处，废弃物最容易囤积在此处，自然气血容易阻塞不通。

要多按摩大腿内侧肝经的阴廉到脾经的箕门这一段，左右两边都要按。

3. 阴廉可治疗女性不孕：理论源自《甲乙经》：妇人绝产，若未曾生产，阴廉主之；《图翼》：妇人不妊，若经不调未有孕者。

章门：五脏病变的"门户"

脏病治脏、腑病治腑是治疗脏腑病变最基本的原则。各脏腑都有自己的生理特性，当其生理特性受到各种因素影响时，常会出现相应的病理变化。因此，对脏腑病变，应该注意其各自的病变特点，治疗上顺应脏腑生理特性以调节之。例如肝属木，性喜条达，而情志之伤最易导致肝气郁结的病变，故治肝之法每以疏肝行气解郁为常。另如，六腑的生理特性是以通为用，以降为顺，通降受阻则为病变，故治疗六腑之病，重在促进通降，顺应生理特性。

由于各脏腑的生理功能不同，所以在发生气血阴阳失调时造成的病理特点也各不相同。如：心的病变，表现为由于气血阴阳不足或失调产生的以心血运行失常和精神情志改变为特点的病理变化；肝的病变，具有阴血易亏，阳气易亢而少见阳气不足的病理特点；脾的病变，以气和阳的不足以及湿邪困脾最为多见。又如奇恒之府的病变特点除了与各自的功能失常有关外，最重要的是都与五脏病变有关。章门属足厥阴肝经穴。在侧腹部，当第十一肋游离端的下方。脾的募穴，八会穴之脏会，可谓五脏病变的"门户"。

通过章门穴可以治疗尿毒症。尿毒症又称慢性肾功能衰竭。是由多种慢性肾脏疾病造成的肾单位严重损害，使机体在排泄代谢废物，以及调节水、电解质、酸碱平衡等方面出现紊乱的临床症候群。预后不良，是严重威胁生命的疾病之一。

各种肾脏病变如持续进展，均可造成肾功能衰竭。但最常见的病因为侵犯肾脏的自身免疫性疾病，如各型肾小球肾炎、系统性红斑狼疮、结节性动脉炎等。另外，慢性肾盂肾炎、肾血管性疾病（如肾小动脉硬化症，恶性高血压等），代谢性疾病（如糖尿病、痛风等），遗传性先天性肾脏病变等在慢性肾衰发病中的地位也为人们重视。

尿毒症属中医关格范畴。本病总属于本虚标实之证，虚实夹杂，寒热交错。其病损广泛，波及五脏、胃肠、膀胱等多个脏腑，其中以脾肾衰败、湿浊水毒潴留而不得下泄为本病之关键。

由于引起肾衰的原发病症及其程度不同，肾功能衰竭时肾脏病变的活动性、肾小球及肾小管累及的程度及肾功能损害的轻重不一，加上饮食、年龄等诸多因素的影响，使临床表现变化多端。

目前临床以内生肌寒酐清除率为指标，将慢性肾衰分为4期。

第一期（肾功能代偿期）：由于肾脏有强大的代偿能力，患者一般不出现临床症状。

第二期（肾功能不全期）：肾脏排泄能力已有一定障碍，可有轻度酸中毒，且尿的浓缩能力开始下降，患者可以出现多尿、贫血、体重下降、神疲无力及食欲不振等症状。

第三期（肾功能衰竭早期）：患者肾功能损害已相当严重，不能维持机体内环境的稳定，故此期症状加剧，贫血明显，夜尿增多等渗尿产生，酸中毒常见，形成氮质血症。

第四期（肾功能衰竭终末期）：此时肾脏已不能承受所负担之工作，患者出现多系统的严重症状，如剧烈的恶心呕吐，口腔炎，上消化道出血，腹泻，严重的贫血，失水或水肿，对称性神经炎，心力衰竭，神志不清，甚至昏迷、抽搐等。

慢性肾功能衰竭，在早期易被其原发疾病所掩盖，因此对可疑患者要详细询问病史及起病经过，并作肾功能检查。

本病治宜健脾益肾为主，兼以祛瘀化痰，清利湿浊，扶正以祛邪。针灸取穴以督脉、任脉、肾经及膀胱经为主，手法或补或泻，或以艾灸之法。

主穴为大椎、脾俞、章门、肾俞、气海、足三里、太溪。

值得注意的是慢性肾功能衰竭预后不良，是危及生命的严重病症之一。虽然随着医学的发展，透析技术的应用，其死亡率不断下降，但目前临床缺乏十分有效的治疗措施，近年来中医中药在治疗慢性肾衰方面，积累了丰富经验。针灸在延缓疾病进展，减轻患者痛苦，延长患者寿命方面有一定作用。

期门：防治胸肋胀痛的顺气穴

肝经从胸腹两侧走过，我们说经络所过，主治所及。肝经的太冲穴是消气的大穴，现在大家都知道了。那么气上来的时候，会出现哪些病症呢？最常见的除了头痛之外，还有两肋胀痛。看过《红楼梦》的都知道，有一次薛姨妈被儿媳妇夏金桂气得两肋胀痛，薛宝钗当即派人买了二两钩藤煮水喝了，然后睡一觉，才好了很多。如果薛宝钗懂得经络原理的话，当时给目前揉揉期门穴，可能比煎中药见效更快。而且也不会受等待买药、煎药这个过程的痛苦了。

我们在生活中，也不必非得等到说有疼痛感觉的时候再来按揉。尤其是女性，平时总是火气很大，要么就爱生闷气。这一类人群可以每天按摩一下肝经在胸腹部这一块的经络，将手放在腋窝下面，然后从腋窝一直往下推，每次推 30 ～ 50 次，对于两肋胀痛有很好的缓解作用。而且，对于因为肝气的瘀滞而导致的其他症状，疗效也是很好的。火气大、爱生气的人都可以经常性地按摩几次，对于平息怒火、调整自己的情绪，都有很好的效果。

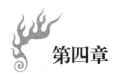

第四章

肠经的养生

《内经·灵兰秘典论》上说："小肠者，受盛之官，化物出焉。""受盛""化物"是指小肠能够将胃输送来的食物，进行加工，分清泌浊 0，清者化生成气血津液，给全身供应营养，中医叫"运化精微"。小肠的这种功能决定了小肠经的养生范围。《灵枢·经脉篇》说，小肠经是"主液所生病者"。"液"包括月经、乳汁、白带、精液以及现代医学所称的腺液，如胃液、胰腺、前列腺和滑膜分泌的滑液等，所以凡与"液"有关的疾病，都可以先从小肠经来寻找解决办法。

小肠经，十二经脉之一。首载于长沙出土的马王堆汉墓医书。其中《帛书·经脉》甲种本，即《足臂十一脉灸经》称为"臂泰（太）阳癥（脉）"；乙种本，即《阴阳十一脉灸经》称为"肩脉（脉）"。《灵枢·经脉》称为"小肠手太阳之脉"。现通称为手太阳小肠经，简称小肠经。

《灵枢·经脉》：小肠手太阳之脉：起于小指之端，循手外侧上腕，出踝中，直上循臂骨下廉，出肘内侧两骨之间，上循外后廉，出肩解，绕肩胛，交肩上，入缺盆，络心，循咽下膈，抵胃，属小肠。

其支者：从缺盆循颈，上颊，至目锐眦，却入耳中。

其支者：别颊上，抵鼻，至目内眦（斜络于颧）。

1. 踝——此指手腕后方小指侧的高骨。

2. 臂骨——指尺骨。

3. 两骨——指尺骨鹰嘴和肱骨内上髁。

4. 目锐眦——《灵枢·癫狂》："目眦外决于面者为锐眦。"指目外角。目大角为内眦。

手太阳经小肠脉，小指之端起少泽，循手外侧，出踝中循臂骨出肘内侧，上循臑外出后廉，直过肩解绕肩胛，交肩下入缺盆内，向腋络心循咽嗌，下膈抵胃属小肠。一支缺盆贯颈颊，至目锐眦却入耳，复从耳前仍上颊，抵鼻升至目内眦，斜络于颧别络接。

译文：

手太阳小肠之脉：从小指内侧少阴之脉少冲穴循小指之端少泽穴起，循手外侧，前谷、后溪穴。从后溪上腕至腕骨穴，从腕骨出踝中，入阳谷、养老穴也。从养老直上，循臂骨下廉，支正穴也。从支正出肘内侧两筋间，小海穴也。从小海上循臑外后廉，也肩解，肩贞穴，绕肩胛，臑腧穴，上肩，

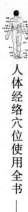

天宗穴也。从天宗循行秉风、曲垣等穴，从肩中腧入缺盆穴，散而内行，络心循咽下膈，抵胃，属小肠之分。其支者，从缺盆循颈入天窗、天容穴，上颊颧髎穴，至目锐眦，却入耳中，聚于听宫穴也。其别支从颊上（出页）抵鼻，至目内眦，以交于足太阳经。此外，小肠与足阳明胃经的下巨虚脉气相通。

肠经的常见症状

小肠力传导之官，主要生理功能是传导、排泄糟粕。大肠病的病理变化为传导功能失常。常见的病证如便秘、泄泻、痢疾等。

小肠的症状主要有以下几种：

小肠湿热证：多因感受湿热外邪，或饮食不节等湿热因素侵袭小肠所致。症见腹痛，下利赤白黏冻，里急后重；或暴注下泄，色黄而臭。伴见肛门灼热，小便短赤，口渴，或有恶寒发热，但热不寒等症。舌红苔黄腻，脉濡数或滑数。治宜清热利湿，疏调胃肠气机，如伤食型之泄泻采用摩腹治疗为主，并在中脘、天枢、建里、上巨虚、合谷、里内庭等穴处按揉。

小肠液亏：多因素体阴亏，或久病伤阴、或热病后津伤未复，或妇女产后出血过多等因素引起的津液不足，不能濡润小肠所致。症见大便秘结干燥，难以排出，常数日一行。口干咽燥，或伴见口臭头晕等症，舌红少津，脉细涩。治宜增液润肠，如血虚型之便秘，可横擦左侧腰背、骶部八髎穴至透热为度，并用一指禅推法、摩法、按法、揉法在中脘、天枢、大横、大肠腧、足三里、支沟等穴处治疗。

肠虚滑泻证：多因久泻，久痢迁延不愈致大肠阳气虚衰，不能固摄所表现的症候。症见久痢不止，或大便失禁。甚则脱肛，腹痛隐隐，喜按喜热，舌淡苔白滑，脉沉弱。治宜补肠固摄，如气虚型之脱肛。可配取百会、关元、气海、大肠腧、天枢、长强等穴处用轻柔的揉法、按法、振法、托法、一指禅推法，并用摩法在腹部治疗。

肠经的关键穴位

曲池：腹痛吐泻不用愁

经穴现代研究的一项。实验结果表明，曲池穴对人体的消化系统、血液循环系统、内分泌系统等均有明显的调整作用。艾灸曲池可使胃蠕动弛缓，针刺曲池又可调节肠道蠕动、空肠、回肠蠕动弱者可使之增强，强者可使之减弱。

取该穴道时患者应采用正坐，侧腕的取穴姿势，曲池穴位于肘部，寻找穴位时屈肘，横纹尽处，即肱骨外上髁内缘凹陷处。

针刺阑尾炎患者的曲池等穴，无论在X线观察下或直接手术观察，均可见阑尾的蠕动明显加强，紧张度增加，或阑尾弧度变动、移位、呈卷曲摆动，或见分节气泡移动加快，内容物排出，阑尾血管收缩，原来充血者，变为缺血状态。

肩髃：肩膀的保健医生

中医认为肩髃穴主治：肩胛关节炎、中风、偏瘫、高血压

甄权是隋末唐初的著名医学家，擅长针灸治疗。公元621年，唐太宗李世民平定河南，派李袭誉出任潞州地方官。当时，朝廷征召了一批医生，甄权就是其中跟随李袭誉的医生之一。有一天，鲁州刺史受风患之苦，双手无力，没法拉弓箭，四处遍寻名医都没有人能治这种病。后来，在别人的介绍下，鲁州刺史找到甄权，要求甄权为他治病。甄权仔细检查了病情后，便在刺史的肩髃穴上扎针，没想到一针扎下去，刺史马上就能够拉弓箭了。

肩髃穴是"五十肩"的特效穴。那么，什么是"五十肩"呢？原来，长年累月在办公室里久坐，或者长期伏案工作，或者长时间坐在电脑前的上班族，经常都会遇到肩膀酸痛，颈项僵硬的问题。等到了50岁左右时，如果不注意身体的健康状况，又受到了风寒，那么在举手、抬头的时候，就有可能会拉伤肩膀，这就是俗称的"五十肩"。此外，天气的变化也会间接影响人体的健康。当气候的冷热在剧烈变化时，或者遇到季节的交替之时，也往往是风湿性关节炎肆虐横行的时候。那

么，如何缓解这样的症状呢？其实，要解决这个问题并不难，经常按揉肩髃穴，对肩膀酸、疼、僵、硬等各种病变，均有良好的疗效。

阳溪：头痛耳鸣一扫光

你是否曾经因为头痛而辗转难眠？你是否曾经耳朵内部总在"轰隆轰隆"地作响，或者像虫鸣鸟叫一样让你异常难受？你是否曾经因为运动过度，或者频繁使用电脑，导致手腕疼痛不已？阳溪穴能让你的症状迅速得到改善。

中医养生根据中医理论得出如下结论：阳溪穴有疏通气血、通经清瘀的功能；对于头痛、耳鸣、耳聋、扁桃体炎、牙齿痛、结膜炎、寒热疟疾等症，皆有调理保健的功效；对于手腕痛、肩臂不举、小儿消化不良等病症，长期按压或艾灸都会有很好的调理保健效果；可配合谷穴治头痛。

后溪：为你解腰痛的忧急

曾经有一位治疗腰椎间盘突出的中医名家，每次给病人治疗时，都会在病人腰部疼痛的部位扎上几针，然后贴上一种特制的膏药，最后在后溪穴上扎上一针。有些经年不愈的重症患者，经过这番治疗，短时间内就恢复健康了。其实在腰部局部扎针、贴膏药都是老中医使用的辅助疗法，真正管用的是扎在后溪穴上的那一针。扎针有个小窍门，进针之后边捻转边提插，同时让病人活动腰部。

针刺方法：取穴双侧后溪、申脉，操作方法：常规消毒后，后溪穴以针尖向合谷方向刺 1.5 寸，以捻转手法为主，辅以提插手法，平补平泻；申脉穴以针尖沿外下缘凹陷处呈 45 度角刺 1 寸，以提插手法为主，用泻法。两穴均使针感向肘部、膝部放射传导，同时令患者意念集中于腰部，想象疼痛较前减轻，并配合作腰部屈伸、旋转、侧弯活动，幅度由小到大，行针 5 分钟，让患者带针高抬腿缓慢行走 5 分钟，重复行针 2 ~ 3 次，最后嘱患者做几次深蹲。

后溪穴怎么找呢？把手握成拳，在第 5 掌指关节后的远侧掌横纹头赤白肉际处即是（即把手握拳，掌指关节后横纹的尽头就是该穴）。如果你坐在电脑面前，可以把双手后溪穴的这个部位放在桌子沿上，用腕关节带动双手，轻松地来回滚动，即可达到刺激效果。在滚动当中，它会有一种轻微的酸痛。这个动作不需要有意识地去做，每天只用抽出三五分钟的时间来，随手动一下，这是一个简单的治颈肩腰椎病的方法。坚持下来则对颈椎、腰椎确实有着非常非常好的疗效，对保护视力也很好。

道家医学里也是非常注重后溪穴的。它可以直接通到督脉上去，属于八脉交汇穴里面很重要的一个穴位。督脉主一身阳气，阳气旺，则全身旺。针灸是比较专业的治病手段，如果大家只作养生保健时则只需用按揉后溪穴的方法就可以，一般按揉几分钟后就可振奋全身的阳气，身体就会像熊熊燃烧的火炉一样，暖彻心扉。点揉此穴，对小肠经有热、腿疼有很好的治疗功效。

肩中腧：常按肩背更有力

肩中腧主治咳嗽，气喘，肩背疼痛，目视不明。出自《考穴编》：寒热劳嗽，肩胛痛疼。

《自我按摩全经络健身功》中提到：双手拍打肩脊背。正坐床上或椅子上，右手拍打左肩背肩井、肩外腧、肩中腧等穴，左手拍打右肩背，两手交替，以一手计数 25 次。再用右手从左肩往后拍打脊背大椎、大杼等穴，用左手从右肩往后拍打脊背大椎、大杼等穴，两手交替，尽力往后甩，以一手计数 25 次。可治疗肩周炎、肩胛酸痛、颈项强痛、头痛感冒、发热、咳嗽、肩背疼痛、气喘等。

颧髎：常按面部不疼痛

颧髎穴可用来治疗多种面部疾病，比如：口眼歪斜，眼睑瞤动，齿痛，颊肿。所以常按此穴能治疗多种面部疼痛的症状，并且还能改善面部肌肤松弛度，保持肌肤柔润有活力。

按摩本穴用来保健的时候，用两手手指指腹端按压此穴，但要有一定的方向，或者由上而下，或者由下而上。

针灸用于疾病治疗时取正坐仰靠位，沿目外眦直下，平迎香穴高度处取穴。直刺 0.3 ~ 0.5 寸。使患者有局部胀感。

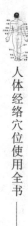
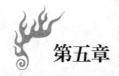

第五章

膀胱经的养生

　　膀胱经为人体的总排毒通路，它无时不在为人体排除邪毒，而其他排毒通路皆是局部分段进行，且最后也要并归膀胱经。所以欲驱体内之毒，膀胱经必须畅通无阻。

　　足太阳膀胱经，人体十二经脉之一，简称膀胱经。经脉循行起于目内眦（睛明），上额交会于巅顶（百会，属督脉）；巅顶部支脉：从头顶到颞颏部；巅顶部直行的脉：从头顶入里联络于脑，回出分开下行项后，沿着肩胛部内侧，挟着脊柱，到达腰部，从脊旁肌肉进入体腔，联络肾脏，属于膀胱；腰部的支脉：向下通过臀部，进入腘窝中；后项的支脉：通过肩胛内缘直下，经过臀部（环跳，属足少阳胆经）下行，沿着大腿后外侧，与腰部下来的支脉会合于腘窝中。从此向下，通过腓肠肌，出于外跟的后面，沿着第五跖骨粗隆，至小趾外侧端（至阴），与足少阴经相接。

　　《灵枢·经脉》：膀胱足太阳之脉：起于目内眦，上额，交巅。

　　其支者：从巅至耳上角；

　　其直者：从巅入络脑，还出别下项，循肩髆内，挟脊，抵腰中，入循膂，络肾，属膀胱；

　　其支者：从腰中下挟脊，贯臀，入腘中；其支者，从髆内左右，别下，贯胛，挟脊内，过髀枢，循髀外，从后廉，下合腘中，以下贯踹（腨）内，出外踝之后，循京骨，至小趾外侧。

　　1. 交巅——"交"者，交会之意；"巅"者，乃指头顶正中高点，当百会穴处。

　　2. 项——后颈部。

　　3. 肩髆——指肩胛区。

　　4. 挟骨——指挟行脊柱两旁。

　　5. 膂——指脊两旁的肌肉。

　　6. 髀枢——当股骨大转子部，环跳穴所在。

　　7. 外踝——腓骨下端的突出处。

　　8. 京骨——足外侧小趾本节后突出的半圆骨。

　　译文：

　　足太阳膀胱经：从内眼角开始（睛明），上行额部（攒竹、眉冲、曲差；会神庭、头临泣），交会于头顶（五处、承光、通天；会百会）。它的支脉，从头顶分出到耳上角（会曲鬓、率谷、浮白、头窍阴、完骨）。其直行主干，从头顶入内络于脑（络却、玉枕；会脑户、风府），复出项部（天柱）分开下行：一支沿着肩胛内侧，夹脊旁（会大椎、陶道；经大杼、风门、肺腧、厥阴腧、心腧、督腧、膈腧），到达腰中（肝腧、胆腧、脾腧、胃腧、三焦腧、肾腧），进入脊旁筋肉，络于肾，属于膀胱（气海腧、大肠腧、关元腧、小肠腧、膀胱腧、中膂腧、白环腧）。一支从腰中分出，夹脊旁，通过臀部（上髎、次髎、中髎、下髎、会阳、承扶），进入窝中（殷门、委中）。背部另一支脉：从肩胛内侧分别下行，通过肩胛（附分、魄户、膏肓腧、神堂、膈关、魂门、阳纲、意舍、胃仓、肓门、志室、胞肓、秩边），经过髋关节部（会环跳穴），沿大腿外侧后边下行（浮郄、委阳），会合于窝中（委中）——由此向下通过腓肠肌部（合阳、承筋、承山），出外踝后方（飞扬、跗阳、昆仑），沿第五跖骨粗隆（仆参、申脉、金门、京骨），到小趾的外侧（束骨、足通谷、至阴），下接足少阴肾经。

膀胱经的常见症状

　　本经腧穴主治头、项、目、背、腰、下肢部病证以及神志病，背部第一侧线的背腧穴及第二侧线相平的腧穴，主治与其相关的脏腑病证和有关的组织器官病证。如小便不通，遗尿，癫狂，疟疾，目痛，迎风流泪，鼻塞多涕，鼻衄，头痛，项、背、腰、臀部以及下肢后侧本经循行部位疼痛等证。

膀胱的主要生理功能是贮存和排泄尿液。其病理变化主要为膀胱气化失司，膀胱病常见症状是尿频、尿急、尿痛、尿闭，或遗尿，小便不利、小便失禁等。

膀胱的症状主要是膀胱湿热证：多因感受湿热之邪，或饮食不节，湿热内生，下注于膀胱，致湿热蕴结膀胱所表现的症候。症见尿频尿急，尿道灼痛，尿液短少黄赤，小腹胀决，或伴发热腰痛，或尿血，或尿有砂石，舌红苔黄腻，脉数。治宜清热法湿，利尿通淋，可在中极、膀胱腧、三阴交、阴陵泉等穴上用轻重的手法按、揉、点、摩，横擦骶部八髎。

膀胱经的关键穴位

承山：腿脚有力不抽筋

在办公室坐了一天，下班后起身，不免"哎哟"一声，腰酸了，背痛了……晚上回家美美地往床上一躺，心想终于可以歇歇了，这感觉真是赛神仙啊，却突然一阵抽痛，腿部抽筋了……

传统中医学认为，腰酸背痛腿抽筋其实就是一个寒邪伤人的典型特征。抽筋在医学术语上叫痉挛，这个在寒的属性里叫收引。收引，就是收缩拘急的意思。肌肤表面遇寒，则毛孔就会收缩，寒邪进一步00侵入经络关节，经脉便会拘急，筋肉就会痉挛，导致关节屈伸不利。因为寒是阴气的表现，最易损伤人体阳气，阳气受损，失去温煦的功用，人体全身或局部就会出现明显的寒象，如畏寒怕冷，手脚发凉等。若寒气侵入人体内部，经脉气血失去阳气的温煦，就会导致气血凝结阻滞，不畅通，我们说不通则痛，这时一系列疼痛的症状就出现了，头痛、胸痛、腹痛、腰脊酸痛……

因此我们在养生的时候，要特别注意防寒。寒是冬季主气，寒邪致病多在冬季。因而冬季应该注意保暖，避免受风。单独的寒是进不了人体的，它必然是风携带而入的。所以严寒的冬季，北风凛冽的，我们出门要戴上棉帽，围上围巾，这就是为了避免风寒。

但冬季因为外界气温本身就比较寒冷，人容易感受到寒意，在保暖上下的工夫也会大一些，基本上不会疏忽，像阳春三月，"乍暖还寒时候"，古人说此时"最难将息"，稍微一不留神，就会着凉，伤寒了。因而春季要特别注意着装，古人讲"春捂秋冻"，就是让你到了春天别忙着甩下厚重的棉衣，那么着急地就换一身单的，春天主生发，万物复苏，各种邪气也易在这时候滋生。春日风大，风中席卷着融融寒意，看似脉脉温吞，实则气势汹汹，要特别小心才是。

那么，炎炎夏日，人都热得挥汗如雨，也需要防寒么？当然需要。夏天我们经常饮食冰凉的食物和饮料，冰镇西瓜、冰镇啤酒、冰激凌、冰棍等，往往又在空调屋里一待一天，到了晚上，下班出门，腿脚肌肉收缩僵硬，腿肚子发酸发沉，脑袋犯晕，甚至连走道都会觉得别扭，感觉双腿不像是自己的。这时候寒邪就已经侵入你的体内了。

中医养生之道，讲究未病先防，但总免不了有防不胜防的时候，一不小心让寒邪有机可乘，腰酸背痛腿抽筋了，怎么办？别着急，告诉大家一个止痛妙方。中医为什么说开方子，而不说开药呢？所谓方子，就是要告诉大家一个正确的方法，针对你表现出的症状，找出致病的病因，对症下药。这个止痛妙方，其实很简单，叫做芍药甘草汤。腰酸背痛其实是肌肉酸痛，腿抽筋自然是筋脉痉挛，脾主人一身肌肉，肝主筋脉，肌肉和筋脉有了问题，就要找准主因，调和肝脾。芍药性酸，酸味入肝，甘草性甘，甘味入脾，因而这味芍药甘草汤被誉为止痛的良药，并且一点都不苦口。芍药甘草汤非常方便配制，芍药和甘草这两味药在一般的中药店都能买到，取白芍20克，甘草10克，或用开水冲泡，或用温火煮，可当茶水饮用。注意，这里说的芍药、甘草一定是生白芍、生甘草，不要炙过的，炙过的药性就变了。

看到这里，有人又有疑问了，"我腰酸背痛腿抽筋了，揉揉捏捏不行吗？一定非得要吃药吗？"揉揉捏捏，当然也是可以的，也有不错的效果。比如小腿抽筋的时候，以大拇指稍用力点按住患腿的承山穴，接着按顺、反时针方向旋转揉按各60圈，然后，大拇指在承山穴的直线上下擦动数下，令局部皮肤有热感，最后，以手掌拍打小腿部位，使小腿部位的肌肉松弛。几分钟甚至几秒钟后，

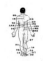

小腿转筋症状即可消失。但是，这个标虽然暂时地除了，病根还在呀，由表及里，本还没有痊愈呢。敲打按揉一些经络穴位，固然可以散结瘀阻，活络气血，但从病因根本上来论，还是要把寒彻底地从体内驱除，这样你才能身轻如燕，健步如飞。

承山穴很好找，在小腿后面正中，在委中和昆仑之间。找这个穴的时候，只要伸直小腿，或者将脚跟向上提，在腓肠肌的肌腹下面会出现一个尖尖的凹陷，这里就是承山穴所在之处。在它的上面是承筋，凸起来的，被称为山峰。承山穴在它的下面，就像山谷一样，取穴时更凸显，就像在下面托起一座山峰一样，所以称为承山。

承山穴一个最大的作用就是防治小腿抽筋。很多年轻人，尤其是在踢球，或者游泳过程中会出现这个现象，这时候一定要赶紧蹲下来，按摩几分钟承山穴。

更安全一点的做法就是在运动之前，尤其是很久没有做运动的人，一定要做热身运动。否则运动之后腿部肌肉会痛得厉害。热身运动的时候，一定要按揉承山穴，也就是小腿肌肉、腓肠肌这一块。按到发热发胀，然后再开始运动，这样比较安全一些。

有一些中老年朋友也很容易出现小腿抽筋的现象，尤其是在夜晚睡觉的时候，莫名其妙就发生小腿抽筋，而且很厉害。

这个除了要按摩承山穴来治疗之外，还要注意一点，这很可能是骨质疏松的征象。所以，加强补钙，增强骨密度也很重要，比如多晒太阳，多吃一些含钙量高的食品。在这个基础上，再配合小腿上的承山穴，对于老人维护身体的健康，非常有好处。因为对于老人而言，衰老是从腿部开始的，只要腿脚健康，身体的衰老速度也会下降。

这个穴对于办公室一族来说也是非常好用的。我们在开会无聊或者工作间隙的时候，可以双脚并立，脚跟往上提，这样不仅可以美化小腿，也能很好地刺激承山穴。

承山穴除了治疗小腿抽筋以外，对于腰部的防护作用也是有口皆碑的。长期坐办公室的人腰肌容易劳损、容易有赘肉，每天有意识地这样抬脚后跟 15 分钟，既可以美化腿部线条还可以防止腰肌劳损，是一箭双雕的好方法。

飞扬：轻松巩固下半身

在古文当中，"飞"就是鸟的翅膀的意思，是一个象形字。扬是飞起、飞举的意思。飞扬也就是飞腾、飞起。大风起兮云飞扬，将飞扬这种无拘无束、自由自在的状态描绘得淋漓尽致。

飞扬穴在小腿后面，外踝后，昆仑直上 7 寸，承山穴外下方 1 寸处。我们看膀胱经前面的穴位，从委阳下来之后，经过像深渊一样的委中；然后又进入合阳、承筋，就好像从深渊出来进入高山当中，又从山顶进入山麓。我们可以想象一下，这样的变幻莫测是不是称得上移步换景？变化之快让人目不暇接。到飞扬穴的时候，由承山斜向外侧，我们说内为阴，外为阳，这个穴就好像突然从山麓飞奔而下，有一股虎跃平川之势，取"飞扬"的动态感觉。而且，飞扬穴到这里脱离正轨，向外侧斜行，与少阴肾经相连，同时还沟通奇经八脉的阴跷脉和阳跷脉，跷有轻健跷捷的意思。

飞扬穴和承山穴一样，都是治疗小腿抽筋的。这两个穴都在小腿的后面，这里是腓肠肌所在的位置。肌肉比较丰厚，用手指掐按的话，不容易准确按到，也很累。所以，这里给大家推荐一个轻松点的方法。我们可以将腿抬起，然后将手握拳在小腿处敲打。其实，大家在走路感到累的时候，也会很自然地敲打这个地方。只要我们将这个习惯稍微在生活中其他的时候也普及一下，就可以很好地锻炼我们的腿脚，保护我们的身体了。飞扬穴和承山穴紧紧相连，相约一横指的距离，飞扬就在承山外侧一横指。敲击的话，基本一拳头就都敲到了。

眉冲：眩晕都退却

眉冲穴位于人体的头部，当攒竹穴直上入发际 0.5 寸，神庭穴与曲差穴连线之间。主治头痛，眩晕，鼻塞，癫痫。

眩晕是指眼花头晕，眩是眼花，晕是头晕，二者常同时并见。现代医学认为，眩晕是人体对于空间的定向感觉障碍或平衡感觉障碍，是多种疾病的一种症状，最常见的是梅尼埃病、贫血、高血压、动脉硬化、颈椎病、神经官能症等。中医认为，本病虚者居多，如阴虚则肝风内动，血少则脑失所养，气虚则清阳不升，精亏则髓海不足，均易导致眩晕。当然如肝阳上亢化风，痰浊壅遏，或化火上蒙亦可形成眩晕。

按揉眉冲穴可杜绝眩晕现象发生。即用手指肚回旋地按揉穴位，结合七颠进行。要用力适中，不喜过重。揉此穴位能内达脏腑,外通经脉,使气血元真流通畅达。先揉阳白穴,在眉正中上方1寸,属足少阳经脉,治三叉神经痛。揉头维穴为足阳明胃经,治头痛眩晕。眉冲穴在鼻侧眉头上入发际,为足太阳经穴,揉之治头痛眩晕。此三穴一手三指齐下,即无名指按阳白穴,手中指按眉冲穴,食指按头维穴。

殷门:强健腿腰身体好

80%的成年人都有过腰痛史,给我们的生活带来很多不便,腰痛有很多种,主要有腰肌劳损、腰椎横突综合征、肾虚腰痛、腰扭伤等这些都可以用按摩解除痛苦,但由于骨结核、骨肿瘤、肾炎、骨折、肾结石和妇女子宫内疾患引起的腰痛就不要按摩了,要去医院进行彻底的治疗,因为按摩可能会加重病情,这个一定要注意。

先就腰疼的起因简单地说一下,腰痛多由肾虚引起,中医称肾为先天之本,是人体的生命动力源泉,肾位于腰部,有"腰为肾之府"之喻,肾主藏精,主骨,成年后人们开始出现肾虚,一般少年很少肾虚,是因为肾主发育,此时的肾气足,精气旺,气血活,所以不怎么会腰痛,成年人发育成熟后,各个器官开始退化,此时,感受风、寒、湿等外邪或者跌、扑、闪、挫就可导致腰痛。推拿具有良好的疗效,推拿的原则是行气活血,理筋整复。

1. 患者俯卧位。先用一指禅手法在肾腧、大肠腧、关元腧、八髎、承扶、殷门、委中、承山、承筋、跗阳、按揉申脉、解溪、昆仑、丘墟、金门、太白穴。

2. 用滚法从腰腧到大椎、两侧大杼到脚脖子3~5遍。

3. 拨法从肝腧到白环腧直线的肌肉弹拨3~5遍。

4. 用大鱼际手法和3的位置施法3~5遍。

5. 用掌揉法和3的位置施法3~5遍。

6. 掌推法从尾骨推至大椎。

7. 侧扳法纠正腰椎小关节紊乱,可听到咔的声音,但不要强求出现声音,扳5次。

8. 术者一条腿跪在患者侧面,一条腿跪在患者的脊椎上,两手分别按在大椎和八髎向头和脚的方向按拉,同时跪在脊椎的腿从大椎到八髎按压3~5次,力量适中,以患者能忍受为限。

9. 术者站在患者两腿中间,握住患者的脚脖子,术者一只脚踩在患者的腰部,同时抬起双腿,患者不舒服可暂时放下休息一下,然后再抬起,反复3~5次。

10. 术者两脚站在患者腰部两侧,患者双手抱在脑后,术者双手从患者腋窝下过去握住患者手腕向上提起,然后左右各摆动3次。

11. 术者一手按患者腰部,一手托在患者大腿下,按压腰的同时,抬起双腿5次。

12. 用擦法施术于督脉和两侧大杼到白环腧30~50次。

13. 双手按在患者腰部用按法按压数次。

14. 用捶法、拍法施术于八髎—大椎—大杼—脚脖子—大杼—对侧大杼—脚脖子—大杼—八髎。

15. 以摩法对整个背部施法。

委中:腰痛背痛求委中

俗话说"腰背疼痛最难当,起步艰难步失常",腰背疼痛影响之大由此可见一斑。中医治疗腰腿疼痛有一种非常有效的方法叫"腰背委中求",如果你突然遇到这样的麻烦,不妨试一试。

所谓"腰背委中求",是指凡腰背症状,尤其是腰背疼痛都可以选择按压委中穴来治疗。

委中穴属足太阳膀胱经,是四总穴之一。它位于膝关节后侧,也就是腘窝处,腿屈曲时腘窝横纹的中点。治疗时患者最好趴在床上,可自己操作或由家人帮忙。用双手拇指端按压两侧委中穴,力度以稍感酸痛为宜,一压一松为1次,一般可连续按压20次左右,同时与腿部的屈伸相配合。按压时,如果能搽上一点刮痧油或药酒更好。这样不仅可以治腰痛,还能有效解除腿部酸麻疼痛,对一些下肢疾病也有保健作用。因此,平时在生活中,我们也可以经常按摩委中穴,按摩时力量可以稍微大一点,虽然按压时有疼痛的感觉,但对身体十分有益。

要注意的是,在治疗腰背痛期间,按压的穴位最好不见水,尽量不要吃发物。

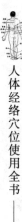
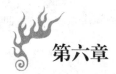

第六章

肾经的养生

肾经是一条关乎人一生幸福的经络。中医有"未有此身，先有两肾"之说，就是说母亲十月怀胎，五脏六腑中最先形成的器官是肾。肾藏精，主生长发育。精就是精华，是人体最重要的物质基础。所以肾经的保养和人们体质的强弱、寿命长短息息相关。

《灵枢·经脉》：肾足少阴之脉：起于小指之下，邪走足心，出于然骨之下，循内踝之后，别入跟中，以上腨内，出腘内廉，上股内后廉，贯脊属肾，络膀胱。

其直者：从肾上贯肝膈，入肺中，循喉咙，挟舌本。

其支者：从肺出，络心，注胸中。

译文：

足少阴肾经：从脚小趾下边开始，斜向脚底心（涌泉），出于舟骨粗隆下（然谷、照海、水泉），沿内踝之后（太溪），分支进入脚跟中（大钟）；上向小腿内（复溜、交信、会三阴交），出腘窝内侧（筑宾、阴谷），上大腿内后侧，通过脊柱（会长强）属于肾，络于膀胱（肓腧、中注、四满、气穴、大赫、横骨、会关元、中极）。上行主干：从肾向上（商曲、石关、阴都、通谷、幽门），通过肝、膈，进入肺中（步廊、神封、灵墟、神藏、彧中、腧府），沿着喉咙，夹舌根旁（通廉泉）。肺部支脉：从肺出来，络于心，流注于胸中，接手厥阴心包经。

肾经的常见症状

肾位于腰部，主要的生理功能是藏精，主生长、发育和生殖，为先天之本；主水；主纳气；主骨生髓、开窍于耳和二阴，其华在发。若肾病出现，则诸脏皆病，常见的病理变化为肾失闭藏、肾精不足，肾不纳气，肾气不化，肾气不固等。常见的症状如腰膝酸软，耳鸣耳聋，发白早脱，齿牙动摇，阳痿遗精，精少不育，女子经少经闭，水肿，二便异常等。

肾的症状有如下几种：

肾阳虚证：多因素体阳虚，或年高肾亏，或久病伤肾，或房劳过度等因素致肾阳虚衰所表现的症候。症见腰膝酸软而痛，畏寒肢冷，尤以下肢为甚，头晕目眩，精神萎靡，面色㿠白或黧黑，或阳痿，妇女宫寒不孕，或大便久泄不止。完谷不化，五更泄泻，或浮肿，腰以下为甚，按之凹陷不起，甚则腹部胀满，全身肿胀，心悸咳喘，舌淡胖苔白，脉沉弱。治宜温肾壮阳，可直擦背部督脉，横擦肾腧、志室、命门、气海腧、关元腧等穴，并揉、按关元、气海、大赫等穴。

肾阴虚证：多因久病伤肾，或禀赋不足，房劳过度，或过服温燥劫阴之品致肾阴亏耗所表现的症候。症见腰膝酸痛，眩晕耳鸣，失眠多梦，男子阳事易举，遗精，妇女经少经闭，或见崩漏，形体消瘦，潮热盗汗，五心烦热，咽干颧红，溲黄便干，舌红少津，脉细数。治宜滋养肾阴，可配用太溪、三阴交，然谷、水泉，肾腧等穴揉、按、一指禅推。

肾精不足证：多因禀赋不足，先天发育不良，或后天调养失宜，或房室过度，或久病伤肾致肾精不足，或肾精亏耗所表现的症候，症见小儿发育迟缓，身材矮小，智力低下，囟门迟闭，骨骼痿软，男子精少不育，女子经闭不孕，性机能减弱，成人早衰，发脱齿摇，耳鸣耳聋，健忘恍惚，动作迟缓，足痿无力，精神呆钝等。治宜补益肾精，按摩多取任、督脉、肾经诸穴按揉，小儿可用捏脊法，但多需采用综合疗法治疗。

肾气不固证：多因年高肾亏，或年幼肾气未充，或房事过度，或久病伤肾致肾气亏虚，固摄无权所表现的症候。症见面白神疲、听力减退、腰膝酸软，小便频数而清，或尿后余沥不尽，或遗尿，或小便失禁，或夜尿频多。男子滑精早泄，女子带下清稀，或胎动易滑。舌淡苔白，脉沉弱。治宜补肾固摄，可用一指禅推、揉、按法在关元、气海、三阴交、志室、肾腧等穴治疗，直擦腰背部督脉、八髎等部位。

肾不纳气证：多因久病咳喘，肺虚及肾，或劳伤肾气致肾气虚衰，气不归元所表现的症候。症见久病咳喘，呼多吸少，气不得续，动则喘甚，自汗神疲，声音低怯，腰膝酸软，舌淡苔白，脉细数；或喘息加剧，冷汗淋漓，肢冷面青，脉浮大无根；或气短息促，面赤心烦，口燥咽干，舌红，脉细数，治宜补肾纳气，可配取肾腧、肺腧、膏肓、气海、膻中、太渊、定喘等穴揉、按。若病情严重者，应采用综合措施治疗。

压肾经可以让人体排水能力强化。肾经，可以用拔罐（只要有点红就把罐取下来，沿经络拔，开始以大腿部分为主，慢慢再压上面，可以2~3次，拔完要没有印子）。肾经压到不痛了，肾经通后，再加做脐上1寸的水分穴与脐下4寸的中极穴，一个手的手指放在上面，另一个手的手指放在下面，像做膻中穴时一样静静地冥想，当这两个穴位的跳动越有力，每天的排尿量就会很多，这也就是我们所要的，因为这样体表的脂肪与体内的脂肪都会更好地排除。

肾经的关键穴位

照海和太溪：滋阴补肾穴

要想滋阴补肾、修复先天之本，就必须激活肾经。

太溪穴处肾经的经气最旺，具有明显的提高肾功能的作用。太溪，是足少阴肾经的输穴和原穴，输穴就是本经经气汇聚之地，是古代医籍中记述的"回阳九穴"之一，具有明显提高肾功能的作用。原穴就是肾脏的原气居住的地方，肾经的原发力、原动力都在这里。太溪穴合二为一，所以太溪穴处肾经的经气最旺。它具有滋肾阴、补肾气、壮肾阳、理胞宫的功能，也就是说，生殖系统、肾阴不足诸证、腰痛和下肢功能不利的疾病太溪穴都能治。

《会元针灸学》中有这样的记载："太溪者，山之谷通于溪，溪通于川。肾藏志而喜静，出太深之溪，以养其大志，故名太溪。"太，大也。溪，溪流也。太溪就是大的溪流，也就是说，肾经水液在此形成较大的溪水。从这个释名可以看出，此穴可以源源不断滋养人体的肾脏之水，与肾脏的健康息息相关。

所以说，要想滋阴补肾、修复先天之本，就必须激活肾经。而要激活肾经，就要从太溪穴着手，也就是从源头开始，太溪穴就是肾经的源头。通过按这个穴位，让它再撞击、通络别的穴位，最后把整条肾经都打通，正所谓"牵一发而动全身"，最后，你就会发现整个身心在不知不觉中都改善了。

太溪穴如此重要，它到底在什么位置呢？太溪穴很好找，它位于足内侧，内踝后方与脚跟骨筋腱之间的凹陷处，用手指按揉有微微的胀痛感。

太溪穴不但是肾经上的大穴，而且还是全身的大补穴。众所周知，足三里穴是人体的第一长寿穴，它是胃经上的合穴，偏重于补后天，而太溪穴偏重于补先天。所以，要补肾回阳、修复先天之本就得从太溪穴开始。

有人经常足跟痛，这就是肾虚。你应多揉太溪穴，顺着太溪穴把肾经的气血引过去。只要太溪穴被激活了，新鲜血液就会把瘀血冲散吸收，然后再循环带走。为什么会痛？痛就是有瘀血，停在那里不动了，造成局部不通，不通则痛。你把好血引过去，把瘀血冲散，自然就不痛了。揉太溪穴就是帮助冲散瘀血。

有人经常咽喉干，喝水也不管用，没有唾液，这是肾阴不足。揉太溪穴就能补上肾阴。可以一边按揉一边做吞咽动作，这样效果会更好。

如果家里有高血压、肾炎病人，也可以经常给他们按揉太溪穴，可使高血压有一定程度的降低，而且对尿蛋白有一定的治疗效果。手脚怕冷或发凉的人，可以在睡前按摩太溪穴，在每天反复刺激之下，慢慢会感觉到暖和的。

照海穴是足少阴肾经上的重要穴位，也是八脉要穴之一，它位于人体的足内侧，内踝尖下方凹陷处。通阴蹻脉，具有滋肾清热、通调三焦的功能。穴位名最早见于《针灸甲乙经》，照，即照耀；海，大水之意。照海就是指肾经经水在此大量蒸发。该穴不但能缓解胸闷、嗓子干痛、声音嘶哑、慢性咽炎等症状，还对肩周炎、失眠有辅助作用，配肾俞、关元、三阴交等穴位，还可以主治月经不调。

凡是经常用嗓子工作的人，在每次赶场演出前或熬夜演出后，如果感觉嗓子不舒服，都可以用手揉撮照海穴来进行预防和治疗嗓子干痛。照海穴有这么神奇的效果，原因何在呢？这是因为照海穴在奇经八脉中属阴蹻，与足少阴肾经交会，既能补益又能清热。

孙思邈在《千金要方》里称此穴为"漏阴"，就是说如果这个穴位出了问题，人的肾水减少了，就会造成肾阴亏虚，引起虚火上升。因此，只要我们感到嗓子不舒服、胸口发闷，甚至得了慢性咽炎，都可以按揉这个穴位，滋肾清热，让身体的三焦功能顺畅起来，一切上火症状都会缓解。

不过，还有一点要特别注意，在按揉照海穴的时候，要闭紧嘴巴，不能说话，如果感觉到嘴里有唾液了，也一定要咽到肚子里去。因为，唾为肾之液，唾液也有滋补肾精的作用。肾精充足了，火自然下去了。

按揉照海穴不仅能治疗嗓子干痛，还能治肩周炎。方法也很简单：坐在床上，屈膝，脚底平踏在床面，自己用双手拇指分别揉撮两侧内踝下的照海穴几分钟，刺激量以自己产生酸胀的感觉为宜，每天坚持按揉1～3次。

此外，如果你有失眠症，也可以借助照海穴来缓解。睡前揉几分钟照海穴，不仅可以滋阴降火、补肾益气，而且还可以让你舒舒服服地睡个好觉，不信你就试试看。

涌泉：缓解腰酸背疼就找它

按摩涌泉穴，可缓解经期腰酸背痛。平常可以经常按一按脚底的涌泉穴，按到感觉到有胀麻的感觉，可以帮助睡眠增强体质。还有就是在例假来前和来时使用红外线照射腰部和下腹部，因为很多痛经是因为宫寒引起的，能很有效地缓解痛经症状。同时也要注意平时不要吃太多冷的东西，注意休息。

复溜：肾脏功能的调理师

复溜穴的字面意思解读是：让停留的水重新流动起来。专治水液代谢失常。而肾功能失常会造成人体水液代谢失常。当人体内有瘀血时，尿液、汗液和痰湿就会停留在体内不动。

复溜穴滋阴，利水消肿，对静脉曲张、水肿、腹胀、自汗、盗汗、腹泻、尿失禁、指端麻木等症有很好的治疗作用。

1. 肿痛：原因是瘀血、瘀水，血液不流通。

当人体的某一部分肿起来了，比如说膝盖肿，就跟该穴有关。实际上，身体上凡是有肿的地方都跟复溜穴有关。因为肿的意思就是有水液在那里停滞不流，瘀住了，而刺激该穴就能让它重新循环起来。

水液代谢失常常会出现水肿腹胀，不但是腿上有水，肚子里有水，而且腰脊强痛，这看起来是膀胱经的问题，但揉膀胱经却没有什么作用，此时一定要揉复溜穴，让瘀血重新流动起来。

2. 静脉曲张：原因是长期瘀血。

静脉曲张就是血液长期瘀在那里没有回流造成的。如果刚瘀血的时候刺激复溜穴，效果会很明显。如果静脉曲张已经形成了大疙瘩，揉几天复溜穴是不会好的，必须从整个身体来慢慢调整。所以要在苗头刚发生时除掉。

3. 自汗、盗汗：原因是人体水液代谢失常。

自汗就是待着的时候就出汗。盗汗是睡觉的时候在不知不觉中出汗，一睁眼就不出了。如果有自汗、盗汗的症状刺激复溜穴会有非常好的疗效。

4. 腹泻、腹痛：腹泻是因为膀胱受堵，水液不走膀胱，而是走大肠的结果。中医有句话叫"水液别走大肠"，走错地方就形成水泻。当你按摩复溜穴后，尿道一通，腹泻自然就好了。

5. 大便无力、小便无力、尿失禁：肾有一个"司二便"的功能。大便无力、小便无力跟肾有关。有好多人，尤其是老人，半天解不出便来，这就是肾气不足，气血不往下走。为什么说最后气血得重新归到脚上去？因为只有到脚上去才证明你的气血可以进行全身的循环。如果气血不循环，半路上又回来，所以撒尿就没有劲了。尿失禁也是这个问题，一是撒不出去，一是尿失禁，都是肾气不足的表现。这些问题都可以通过揉复溜穴得以解决。

6. 补肾：复溜＋尺泽，两穴配合使用最是补穴肾。

气穴：专治生殖泌尿疾病

现代社会日益恶化的社会环境以及众多不良生活习惯使得前列腺系疾病、泌尿感染系疾病等逐年呈上升趋势，并以发病率高、患者年龄段宽、对泌尿和生殖系统危害大、康复周期长等为主要特点。

气穴主治泌尿生殖系统疾病：尿路感染，遗精，阳痿，阴茎痛，肾炎，膀胱麻痹；

推揉胸腹部肾经，心脏、肠胃、生殖系统、泌尿系统的众多疾病会迎刃而解。

肾经从大腿根一直往上走，分两条线:第一条是从人体正面的中线旁开 0.5 寸处从横骨到腧府，第二条线是顺着脊椎上去。所以，脊椎和肚腹上面的所有毛病都跟肾经息息相关。

先看第一条线，从横骨一直往上走，经大赫、气穴、四满、中注，最后到肓腧，而肓腧正好在神阙穴（肚脐眼）旁边。从横骨到肓腧之间的穴位都是治疗生殖系统、泌尿系统方面问题的，包括妇科、男科的很多疾病。所以推腹的时候，如果能推到肚脐眼以下的耻骨（也就是相当于横骨旁边的曲骨穴处），这些问题将统统迎刃而解。

横骨：摆脱男人难言的痛苦

前列腺是男性特有的生理腺体，它位于膀胱下面，在输精管与尿道的会合处。前列腺形状和大小很像一个大头朝上的板栗，它紧紧环抱着尿道，像士兵一样排在膀胱前面，故名曰"前列腺"。

前列腺疾病与内分泌紊乱有关，主要是性激素平衡失调。前列腺增生造成的尿潴留使细菌易于繁殖，从而引起前列腺炎并使其发展。对待前列腺疾病必须采取治疗与预防相结合的方针。

中医治疗多以温补肾阳为土，颇适合老年患者。对广大中老年朋友其中也包括初得前列腺疾病的患者朋友来说，最省钱、最方便也是比较有效的方法是预防疗法（也称自然疗法），包括色彩疗法、鲜花疗法、香枕疗、淋浴疗法、灸法、按摩疗法、磁疗法、自律疗法、食物疗法、气功导引疗法、体育运动疗法等。

体穴按摩：

仰卧时，双手扪在腹部，以双手指尖推摩下腹部肾精走行区域，即从肓腧穴至横骨穴来回推摩，然后向下沿腹股沟绕阴器推摩，各 50 次。

坐位时，双手自腰部肾脏区域向下至尾骶部来回推揉，直到发热为止；两手分别捏揉对侧大腿内侧阴陵泉、三阴交等穴位；用手或理疗器具摩擦两足心涌泉穴，直到发热为止。

以上诸法每日早晚各做 1 次，每次不少于 5 分钟，一定要长期坚持。

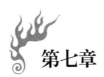

第七章

胆经的养生

胆经即足少阳胆经之简称。中医有"少阳为枢"的说法，足少阳胆经循行于人体头、身侧面，如同掌管门户开合的转轴，为人体气机升降出入之枢纽，能够调节各脏腑功能，为十二经脉系统中非常重要的部分。如果经常出现唉声叹气、口苦等感觉，就需要注意胆经的保健了。

《灵枢·经脉》:胆足少阳之脉:起于目锐眦，上抵头角，下耳后，循颈，行手少阳之前，至肩上，却交出手少阳之后，入缺盆；

其支者：从耳后入耳中，出走耳前，至目锐眦后；

其支者：别锐眦，下大迎，合于手少阳，抵于，下加颊车，下颈，合缺盆，以下胸中，贯膈，络肝，属胆，循胁肋里，出气冲，绕毛际，横入髀厌中；

其直者：从缺盆下腋，循胸，过季胁，下合髀厌中，以下循髀阳，出膝外廉，下外辅骨之前，

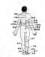

直下抵绝骨之端，下出外踝之前，循足跗上，入小趾次趾之间；

其支者：别跗上，入大指之间，循大指歧骨内，出其端，还贯爪甲，出三毛。

1. 头角——当额结节部。
2. 下加颊车——指经脉向下覆盖于颊车穴部。
3. 毛际——指耻骨部阴毛处。
4. 髀厌——即髀枢，相当于环跳穴部。
5. 髀阳——指大腿的外侧。
6. 外辅骨——指腓骨。
7. 绝骨——指腓骨的下段低凹处。
8. 大指歧骨——指第一、二跖骨而言。
9. 三毛——足趾背短毛。

译文：

胆经起于眼外角（瞳子髎），向上到达额角部，下行至耳后（风池穴），然后由颈部侧面，经肩部，进入锁骨上窝。直行脉从锁骨上窝走到腋下，沿胸腹侧面，在髋关节与眼外角支脉会合，然后沿下肢外侧中线下行。经外踝前面，沿足背到足第四趾外侧端（窍阴穴）。

胆经有三条分支；一支从耳（风池穴）穿过耳中，经耳前到眼外角；一支从外眼角分出，下走大迎穴，与手少阳三焦经会合于目眶下，下经颊车和颈部进入锁骨上窝，继续下行胸中，穿过膈肌，络肝属胆，沿着胁肋内到耻骨上缘阴毛边际处（气冲穴），横入髋关节（环跳穴）；一支从足背（临泣穴）分出，沿第一、二跖骨间到大拇指爪甲后（大敦穴），交于足厥阴肝经。

胆经的常见症状

胆附于肝，主要的生理功能是贮藏排泄胆汁，助消化，并与情志活动有关。胆病的病理变化多为疏泄失司。常见的症状如口苦口干、发黄、少寐易惊，烦躁易怒，胸闷呕恶等。

胆的症状有如下情况：

胆虚证：多因素体虚弱，心肝胆怯所致。症见头晕欲呕，易惊少寐，视物模糊，苔薄滑，脉弦细。治宜调补肝胆，可配用胆腧。丘墟、肝腧，太冲等穴揉按。

胆实证：目眩耳聋，头晕胸满，胁痛口苦，呕吐苦水，易怒烦躁，少寐梦多；或寒热往来，舌红苔黄，脉弦数。治宜清胆泄热，可在行间、侠溪、太冲、丘墟、阳陵泉等穴上点、揉、按。

敲胆经是要敲两条腿，但一条腿一条腿敲还是两条腿一起敲随便你。敲胆经只是敲得大腿外侧的胆经筋有点热乎乎，就能刺激胆汁的分泌，并不要求很正确的穴位，当然有的先生女士对针灸穴位比较了解，力求到位，那很好，但对一些对针灸穴位不太了解的人就无需苛求，只要敲就有作用，既不在乎穴位正确与否，也不在乎是否完全沿着经络线路，这要基本上是在大腿外侧胆经的通道上就一定不会白敲。也不需要敲到小腿上，一是操作不方便，二是小腿上胆经与胃经的位置太近，用敲的方法要完全分开是不是有难度。希望所有愿意用这个方法来养生保健的人轻轻松松就得到健康。

敲胆经不需要很大力，不要造成不必要的伤害，一般力度是敲不出瘀青的，如果分量不重就敲出瘀青来了，那是人体本身的凝血因子不足，需要补充胶汁类的食物，中国人有个补品叫阿胶，就有利于人体的凝血因子，其实阿胶的主要成分是驴皮，如果平时有进食猪皮、鸡皮等，就不会有这个问题。如果瘀青是因为敲得太重而造成的，那就轻一点。

胆经的关键穴位

悬颅：注意力集中不走神

长时间伏案工作总会有注意力不够集中的时候，按摩悬颅穴能帮助你集中注意力。从额角发际向后5毫米，再向下两个手指宽的地方就是悬颅穴了。两手的拇指指肚用力按压左右两边的穴位，按压5秒钟左右放开，重复这个动作直到感觉清醒。

悬厘：结束头痛烦恼，提高工作效率

有时整个头部都感觉不适，不仅是头痛而已，甚至会感觉头重脚轻。这种情形除了是由感冒引发之外，疲劳及气候发生变化时、有精神上的压力时也会发生。指压与揉捻对于精神上的压力、疲劳、气候变化等有关的头痛及头重，特别有效。

重要的有效的穴道有百会穴、太阳穴、悬厘穴、天柱穴、风池穴等。

百会穴——整个头部都会重而痛的感觉，或是头内部中央有刺痛时。

太阳穴——太阳穴痛，与眼疾造成的头痛。

悬厘穴——偏头痛，热性疾病与高血压等。

天柱穴——头后部疼痛，失眠等。与头后部的血管有密切关系。

其他——可以利用风池穴、头维穴、率谷穴、完骨穴、肩井穴等。

指压和揉捻混合使用

（1）以食指、中指、无名指，好像要贯穿到头内中央似的，向正下方轻轻地压揉百会穴。太阳穴、悬厘穴则以食指、中指压揉。天柱穴、风池穴的指压，也用好像要穿通到头内的方式来压揉。

（2）揉捻要柔和地揉抚整个头部，尤其要一边探寻偏头部的压痛点，一边继续揉。

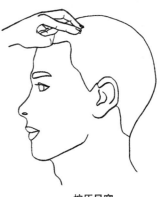

悬颅

按压目窗

风池：清热醒脑还治感冒

风池穴属足胆经经脉的穴道，位于人体的后颈部，后头骨下，两条大筋外缘陷窝中，大概与耳垂齐平。

按摩这个穴位，具有醒脑明目，快速止痛、保健调理的功效。长期按摩这个穴位，对感冒、头痛、头晕、中风、热病、颈项强痛、眼病、鼻炎、耳鸣、咽喉患病、腰痛等疾患，具有很好的调理保健效能。每天坚持按摩风池穴，对高血压、脑震荡、面肌痉挛和荨麻疹也有治疗效果。

取穴技巧：正坐，举臂抬肘，肘约与肩同高，屈肘向头，双手置于耳后，掌心向内，指尖朝上，四指轻扶头（耳上双侧）大拇指指腹位置的穴位即是。

自我按摩：用大拇指的指腹从下往上按揉，左右两穴，每天早晚各按揉一次，每次1～3分钟。

目窗：消除眼睛疲劳

人一过了四十岁，就会开始觉得视力正在减退，例如看报纸上的小字会觉得很吃力，而且一到了傍晚就会觉得眼睛很疲劳。而人的眼睛之所以会老化，主要是因为水晶体失去弹性的缘故，使得焦距很难对准，这就是我们俗称的老花眼。由于老花眼是一种自然的生理现象，所以，没有完全治愈的方法，但我们可以通过指压目窗穴来减轻老化现象。如果你的眼睛已经开始老化，那么当你感到眼睛疲劳时，只要轻按目窗穴就会觉得非常疼痛，不过这种疼会随着早晚的指压而逐渐减轻，进而让你的眼睛恢复健康与光彩。

目窗穴位究竟在哪里呢？首先请你看着镜子，先从眼睛瞳孔往上画一直线到发际，再从发际往上量五只手指宽处，便是目窗穴。如果你的发际不够分明，那请在附近按压看看，当你觉得按压某个小凹点时，眼睛深处会痛一下的话，那就是目窗穴。指压目窗穴时，食指和中指要重叠，并且分别置于左右目窗穴上，一次按压7～8秒钟，左右同时进行，每天都要做，一次至少要持续5分钟，早晚各一次。不消多久，你就能拥有一双灵活而会说话的眼睛了。

阳陵泉：阴阳两泉合并消除胆结石

胆囊炎、胆结石发作，右上腹可发生剧烈绞痛，若距医院较远，病人可在小腿外侧腓骨头下寻找压痛敏感点，此点多在阳陵泉穴上。两手大拇指分别按压此穴，并持续按摩2分钟，可获良好止痛效果。

将阳陵泉和阴陵泉一起按，对调理肝和脾、胆的疼痛都有很好的效果。

阳陵泉是我们人体很重要的一个穴位，它在小腿外侧，腓骨小头前下方凹陷处。阳指的就是穴在外侧，陵是因为腓骨小头就像一个丘陵似的，泉则是陵前下方凹陷，气血就好像流水进入泉中一样，所以称为阳陵泉。穴很深，与之相对应的，在腿的内侧还有一个阴陵泉，两个穴位遥相对应。

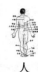
阳陵泉为什么重要呢？因为第一，它是胆经的合穴。我们知道，合穴是经气汇聚的地方，气血很足，刺激它治病强身的效果很好。第二，它是八会穴中的筋会，所有的筋都到这里来汇集。所以但凡和筋有关的疾病，都要先刺激阳陵穴。我们常说腿抽筋了，这时候就要刺激阳陵泉。

但阳陵泉穴的作用远不止于此，它有一个很大的作用就是治疗胆结石。胆结石的具体病因现在还不能下完全的结论，但是这个病在临床当中发病率极高。尤其是年轻的女性，很多人都受过胆结石的折磨。从发病的人群来说，两个最大的原因就是饮食和情绪。所以，我们在按摩的时候，可以将阳陵泉和阴陵泉一起按。这样，对于调理肝和脾、胆的疼痛都有很好的效果。

胆结石虽说是胆的疾病，但肝胆相表里，胆汁的分泌有赖于肝藏血的功能发挥正常。如果肝功能异常的话，胆汁的分泌就会出现故障，而引发的疾病当中就有胆结石。同时，饮食是和脾息息相关的，脾的消化功能的强弱也会影响到胆汁的分泌。所以，在治疗的时候，选取胆脾两经同时治疗，是非常有必要的。

在解剖上，肝脏在右边，脾脏在左边，一左一右。在穴位上，阳陵泉在外，阴陵穴在内。所以，刺激这两个穴，是一种促进人体平衡的最佳方法。在脏器上，是一左一右的平衡调理；在经络上，是一里一外的和谐调理。二者协调配合，为我们打造一个健康的身体。

足临泣：疏通肝胆有奇效

说到足临泣，有一个关于人体的小秘密，很有趣，大家可以试验一下。据说将两足并紧站立，围绕两足划一周，大小正好和人的面部相等。在这个轮廓中填上口耳鼻目等，外眼角的地方，也就是胆经的起始处，恰巧是足临泣穴所在的位置。之所以成为临泣，是因为内外眼角是眼泪流出的地方。

在我们的头上，还有一个叫"临泣"的穴位，就是头临泣，两穴一上一下，首尾呼应。头临泣在头上，沿着瞳孔一直向上，入发际 0.5 寸的地方就是。我们在低头看的时候，头足临泣刚好相对，很有点"君住长江头，妾住长江尾"的味道。如果经络通的话，二穴的气血还能相互"交流"，否则就是"日日思君不见君"，只有相对"哭泣"的份了。

这两个穴位合起来，对于需要哺乳的新妈妈来说非常好，因为它的作用是回乳。很多女性会发现，在哺乳期即将要结束的时候，会突然出现乳汁不通的现象。而且乳房会很胀痛，去医院可能还检查不出所以然来。这时候，按揉我们的头足临泣，效果就非常好，因为乳汁和肝胆的关系非常密切，乳汁不通基本就是由肝胆经不通造成的。按揉这两个穴，等于上下同时疏通胆经，可以顺利地帮助回乳。

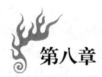

第八章

肺经的养生

《内经》上说肺为"相傅之官"，就是宰相大人，可见其地位之重要与尊贵。因此肺经的功效巨大，上可疏解肝经之郁结，中可运化脘腹之湿浊，下可补肾中之亏虚，可以通过调节肺的功能来实现气虚的培补、气逆的顺调、浊气的排放、清气的灌溉。寒性体质的人容易出现风寒束肺、寒邪客肺或者痰湿阻肺证，这时肺经的作用就更加重要了。

《灵枢·经脉》:肺手太阴之脉，起于中焦、下络大肠，还循胃口，上膈属肺。从肺系，横出腋下，下循臑内，行少阴、心主之前，下肘中，循臂内上骨、下廉，入寸口，上鱼，循鱼际，出大指之端。其支者：从腕后，直出次指内廉，出其端。

1. 中焦：宋·王维一《铜人腧穴针灸图经》注："中焦者，在胃中脘，主腐熟水谷，水谷精微上注于肺"。

2. 胃口：《铜人》注："胃口，谓胃之上口，贲门之位也。"

3. 肺系：元·滑伯仁《十四经发挥》注："谓喉咙也。"喉咙，兼指气管而言。

4. 臑内：臑音闹。指上臂。屈侧称臑内，当肱二头肌部；伸侧称臑外，当肱三头肌部。

5. 少阴：此处指手少阴心经。

6. 心主：指手厥阴心包经。

7. 臂内：臂，指前臂；内，指内侧，即掌侧。

8. 上骨："臂之上骨"指桡骨。

9. 廉：指侧边而言。

10. 寸口：腕后桡动脉搏动处。

11. 鱼，鱼际："鱼"或称"手鱼"，今称"大鱼际"，"鱼际"即指鱼的边缘部分。

译文：

手太阴肺经：起始于中焦胃部，向下络于大肠，回过来沿着胃上口，穿过膈肌，属于肺脏。从肺系——气管、喉咙部横出腋下（中府、云门），下循上臂内侧，走手少阴，手厥阴经之前（天府、侠白），下向肘中（尺泽），沿前臂内侧桡骨边缘（孔最），进入寸口——桡动脉搏动处（经渠、太渊），上向大鱼际部，沿边际（鱼际），出大指的末端（少商）。

它的支脉：从腕后（列缺）走向食指内（桡）侧，出其末端，接手阳明大肠经。

肺经的常见症状

肺位于胸中，主要的生理功能是上一身之气，司呼吸；主宣发，外合皮毛，开窍于鼻；主肃降，通调水道；助心主治节，朝百脉；其脉下络大肠，与大肠相表里。故外邪多由皮毛口鼻而入，首先犯于肺。若肺病日久，则可影响其他脏腑，其他脏腑的病变亦可影响于肺。肺病的主要病理变化是肺失宣降，常见的症候如鼻塞、流涕、咳嗽、哮喘、咯血、咯痰、喘息、胸闷、胸痛，咽喉肿痛，鼻衄、失音等。

肺部的主要症状有以下情况：

肺气虚证：是指肺功能活动减弱所表现的证候。多由久病咳喘，或气的生化不足所致。症见咳喘无力，气少不足以息，动则益甚，痰液清稀，声音低怯，面色淡白或苔白，神疲体倦，或有自汗，畏风，易于感冒。舌淡苔白，脉虚。治宜补益肺气，如喘证之肺气虚，用轻柔的按、揉或一指禅推法在肺腧、太渊等穴处治疗。

肺阴虚证：多因久咳伤阴，痨虫袭肺，或热病后期阴津损伤致肺阴不足，虚热内生。症见咳嗽无痰，或少而黏，口咽干燥，形体消瘦，午后潮热，五心烦热，盗汗颧红，甚至痰中带血，声音嘶哑，舌红少津，脉细数。治宜养阴润肺，如阴虚型之咽喉肿痛，可用轻柔的一指禅推法、拿法、揉法、按法在天突、合谷、鱼际、列缺等穴处治疗。

风寒束肺证：是因感受风寒，肺气被束所致。证见咳嗽鼻塞，鼻流清涕，痰白稀薄，微恶风寒，轻度发热，无汗，苔白，脉浮紧。治宜疏散风寒，宣通肺气，如风寒型之咳嗽，可直擦背部膀胱经至透热，再用一指禅推法或按揉法在肺腧、风门、大椎、列缺、合谷等穴处治疗。

寒邪客肺证：是由寒邪内客于肺所致。证见咳嗽气喘，痰稀色白，形寒肢冷，舌淡苔白，脉迟缓。治宜宣肺散寒，平喘止咳，可在背部推擦至温热，再在风门、定喘、大椎、肺腧、天突、列缺等穴处按、揉、拿、捏。

痰湿阻肺：多因脾虚不运，痰湿内生，或久咳伤肺，或感受寒湿之邪所致。症见咳嗽痰多，色白而黏，易咯胸闷，甚则气喘痰鸣，舌淡苔白腻，脉滑。治宜宣肺化痰，健脾除湿，如痰湿型之咳嗽，可在肺腧、脾腧、中脘、足三里、尺泽、太白、丰隆等穴处按摩，及横擦左侧背部至透热。

肺经的关键穴位

少商：秋燥咳嗽来按它

少商穴是肺经上最后一个穴，在拇指上，是肺经的经气传入大肠经的起始处。肺经的经气从胸腔走到这里的时候，已成微弱之势，所以称为少商。

少商在我们大拇指的指角，没办法像平常一样地按摩。我们要刺激这个穴位的话，可以找一

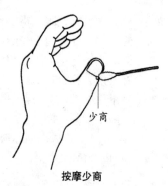

按摩少商

根棉棒，或者将牙签倒过来。当然，在办公室里没有这些东西，取一根圆珠笔，将笔倒过来，用笔的尾端来刺激也是可以的。不管在哪里，也不管是什么东西，只要是圆钝头的东西都可以为我们所用。

除了按摩之外，少商穴还有一个刺激方法，就是刺血疗法。少商是井穴，在这里放血可以减轻咽喉的疼痛。这是因为肺怕热，喜清凉。少商放血，就相当于将肺经过热的气血引出去，还肺一个清凉的天地。刺血的时候，先用酒精将针和皮肤都消毒，然后捏起一点点少商处的皮肤，用针快速在皮肤上刺两下，同时挤 3 ~ 5 滴血，然后迅速用棉棒轻轻按住，以便于止血。

说了这么多方法，却还没讲它的疗效在哪里，少商最擅长的是治疗我们常见的一个病症——咳嗽。在秋天的时候，很多人会有这样的痛苦。时不时地咳嗽几声，严重地甚至咳出血来，咳得头痛。这时候，一定要记住我们大拇指上的少商穴——咳嗽的特效穴。

中府：通畅肺腑无阻碍

中府穴在针灸经络上是肺与脾脏经络交会的穴道，所以还可以泻除胸中及体内的烦热，是支气管炎及气喘的保健特效穴。长期按压此穴，对于支气管炎、肺炎、咳嗽、气喘、胸肺胀满、胸痛、肩背痛等病症，也具有很好的调理保健功效。

长期郁闷不乐，心情烦躁，时时感到胸闷气短的人只要按压中府穴，就有立竿见影的效果。根据《针灸大成》中记载："治少气不得卧。"从中医的病理来说，"少气"即气不足的人，此类人大多喜欢静卧休养，"不得卧"是因为气瘀积在身体上半部分，所以，按摩此穴位可以时瘀积之气疏利升降而通畅，对于通畅内脏抑郁瘀积之气，即现在说的"郁卒"最为有效。

自我取穴按摩法：

正坐或仰卧；以右手食、中、无名三指并拢，用指腹按压左胸窝上，锁骨外端下，感到有酸痛闷胀之处；向外顺时针按揉 1 ~ 3 分钟；再用左手以同样的方式，逆时针按揉右胸中府穴。

尺泽：腹痛发热首选穴

尺泽穴属于手太阴肺经，出自《灵枢·本输》，又名鬼受、鬼堂，为肺经的合穴。"合"即有汇合的意思，经气充盛，由此深入，进而汇合于脏腑，恰似百川汇合入海，故称为"合"。尺泽穴为肺经合穴，即具有合穴的共性，又有自己的特性。

考证古代针灸医籍，治疗半身不遂多取阳经穴，如《针灸大成·治证总要》中说："阳证中风不语，手足瘫痪者，合谷、肩、手三里、百会、肩井、环跳、足三里、委中、阳陵泉。""阴证中风，半身不遂，拘急，手足拘挛，此是阴证也。亦依治之，但先补后泻。"

尺，长度的单位；泽，指水之聚处。在"考骨度法"中，有从腕至肘鼎为一尺者，穴当肘窝深处，为肺经合穴，属水，扬上善指出水井泉，流注行已，便于入海，因名尺泽。尺泽穴位于手臂肘部，取穴时先将手臂上举，在手臂内侧中央处有粗腱，腱的外侧即是此穴。

自我取穴按摩法：伸臂向前，仰掌，掌心朝上；微微弯曲约35度；用另一只手，手掌由下而上轻托肘部；弯曲大拇指，以指腹按压，有酸痛的感觉；每次左右两手各按压 1 ~ 3 分钟。

经渠：呼吸畅通的法宝

《灵枢·经脉》篇说："经脉者，所以能决生死，处百病，调虚实，不可不通。"经络就是我们人体中的各个干道，既有运输力超常的高速公路，也有跋涉难走的乡间羊肠，一个地区经济是否发达就要看它的道路是否畅通，一个人的身体是否健康，则要看他的经络是否畅通。

经渠穴属于手太阴肺经上的穴位，它是五腧穴中的经穴，是肺经经水流经的渠道。经，就是动而不居的意思，因为肺经的经水从这里经过，动而不居，所以被称为经穴。从五行（金、木、水、土、火）上来说，这个穴位属金。

据《甲乙经》记载，此穴位"不可灸，灸之伤人神明"，意思就是说对这个穴位不能用针灸，否则会损伤神明；《资生经》中云："治足心痛"，也就是说它能医治脚心的疼痛。这些都说明了这个穴位的作用和特点。经常按摩这处穴位，有宣肺利咽、降逆平喘的作用，现代临床中医学经常利用它来治疗各种呼吸系统的疾病。

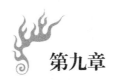

第九章

心包经的养生

尽管手厥阴心包经上的经络穴位很少，但每个穴位都是"无价之宝"，都是调节阴阳平衡的"好手"。从现代解剖学来说，心包经在人体循行的路线有前臂内侧皮神经，所以刺激心包经可以治疗沿经皮肤的感觉异常等病症。另外对冠心病、心绞痛也有很好的疗效，手厥阴心包经经脉起于心中的心包膜，在此接纳足少阴肾经的经气。

《灵枢·经脉》上说："手厥阴心包络之脉，起于胸中，出属心包络，下膈，历络三焦。其支者，循胸出胁，下腋三寸，上抵腋下，循臑内，行太阴、少阴之间，入肘中，下臂行两筋之间，入掌中，循中指出其端。其支者，别掌中，循小指次指出其端。"

手厥阴心包经简称心包经。其经络起于胸中，出属心包络，向下穿过膈肌，依次络于上、中、下三焦。它的支脉从胸中分出，沿胁肋到达腋下 3 寸处（天池穴）向上至腋窝下，沿上肢内侧中线入肘，过腕部，入掌中（劳宫穴），沿中指桡侧，出中端桡侧端（中冲穴）。另一分支从掌中分出，沿无名指出其尺侧端（关冲穴），交于手少阳三焦经。

心包经的常见症状

手厥阴心包经的病症经常会表现在哪些方面？

（1）它会表现为"手心热"。心包经是沿着人体手臂前缘的正中线走的一条经脉，一直走到中指。人的手心里有劳宫穴，劳宫穴也是心包经的一个重要穴位。如果心包有热，就会体现在劳宫穴上，即手心热。如何解决？可以拍打心包经，先按摩位于腋下的极泉穴。极泉穴是解郁大穴，属于心经穴位，然后沿着手臂前缘的正中线向外拍打。拍打心包经，对心包的一些气机有不错的效果。

（2）有的人手心总出汗，这是心包不收敛的一个表现。因为心包经属于厥阴经，厥阴经就是主收敛的，如果不收敛，手心总出汗的问题就得不到解决。

（3）臂肘挛急，就是沿着这个肘臂，会出现挛急（即抽筋），或者是不舒畅、麻木。在临床上，这样的病人越来越多，他们总觉得自己手臂发沉、发麻。实际上手臂的发沉、发麻，尤其是以中线向下这一块发沉、发麻，就是人已经出现心脏病或心包病的一个前兆。这种人一是工作压力太大，二是过度焦虑，阻碍了气机，造成了气血不通、经脉不通畅，导致了麻、胀、沉的感觉。

（4）腋肿，即腋窝下会出现肿痛，这个也是心包的病。如果再继续发展下去，就会觉得"胸胁盛满"，就是总觉得两个胸胁特别地胀。再继续发展下去就会"心大动"，心会"扑通扑通"跳得特别快，就像人特别紧张一样。

（5）心脏病前兆的一个征象，叫"面赤目黄"。就是脸会发红，如果红在眉心"如灯花状"，那就很不好。在道教医学里，眉心正中的地方叫印堂，如果这个地方发红，人"祸福在旦夕间"。如果印堂发黑，就更加不好，因为黑的颜色是肾水的颜色，水克了火，就会造成心脏更加重的病症。平常大家在照镜子的时候，要注意观察自己的脸，有些病的前兆会反映在脸上。

（6）喜笑不休，即人一直收不住，总是呵呵乐的状态。中医讲究任何事情都不可以过度，喜也分正邪，如果是正常的喜，那就没问题；如果人老是喜笑不休，尤其是老人突然出现喜笑不休的情况时，晚辈就应该多加小心，因为这是心神将散之象，老人的病情会加重。

心包经的关键穴位

劳宫：养心降压奇穴

劳宫穴是心包经上的"明星穴位"，这个穴用处极广，太实用了。这是一个补养心脏的穴位，且补养的速度极快。

半握拳，食指、中指、无名指及小指轻压掌心，中指与无名指两指间，即是劳宫穴。当血压急剧上升时，只要刺激位于手掌中央的劳宫穴，便会降低血压，并有很好的效果。刺激方法为以大拇指从劳宫穴开始轻轻按压，逐个按压到每个指尖，左右交换按压，按压时一定要保持心平气和、呼吸均匀。

劳宫穴，最初称"五里"，后又名"掌中"，最后因"手任劳作，穴在掌心"而定名为劳宫穴。劳宫穴有内外之分，属手厥阴心包经穴，为心包经之"荥穴"。配五行属火，火为木子。所以，取劳宫穴治疗可清心热、泻肝火。故由肝阳上亢、化生风和上扰心所造成的中风，或心神志病症均可治疗。劳宫穴治疗风火牙痛疗效甚捷。劳宫穴有调血润燥、安神和胃、通经祛湿、熄风凉血之功效。

另外，高血压患者可因生气、暴怒或激动使血压急剧上升，此时，可按压劳宫穴，用大拇指从另一只手的劳宫穴开始按压，逐个按到每个指尖，左右手交替按压。按压时要保持心平气和、呼吸均匀，按压后突然升高的血压可得到缓解。

劳宫穴的功效还远远不止这些。参加面试或者是在其他重要的场合，我们有时会紧张得手心出汗、心跳过速，这时不妨按按劳宫穴（左手效果更好）。转瞬间，你就会找回从容自信的好感觉。

膻中：臣使之官，喜乐出焉

膻中穴的位置在两乳的正中间，是人体非常重要的一个穴位。《黄帝内经》认为"气会膻中"，人体的气机在很大程度上都会通过膻中来表现。这里又涉及西医的一个概念，就是"胸腺"，胸腺是指膻中穴到肚脐之间的一条直线。在人出生之前，胸腺是一个很大的器官，等到人出生以后，它就迅速地萎缩。其实，这里边暗示着一个很重要的道理，就是小孩子之所以能用十个月来完成人类几亿年的进化，和膻中、胸腺是有密切关系的。

"臣使之官"，是说膻中是代君发令的。中医认为人体有心，同时有心的外围，即心包，心是不受邪的，而心包就有代君受过的功能。所以这个"臣使之官"就相当于所谓的宦官，代君行令。为什么要用它代君行令？因为传统文化认为，君主是喜怒不形于色的，就像心的喜怒也是不形于色一样。那么"形于色"的这个功能，要由谁来承担？就是由心包来承担的。

所谓"喜乐"，在某种意义上是指经脉特别通畅，如果经脉特别通畅，小孩子的发育就会特别顺畅。我们也会发现，人在婴幼儿时期长得非常快，基本一天一个变化，而过了青春期以后，人的生长速度就明显减缓了。这些实际上都和膻中有关系。

膻中有一个很重要的功能，就是阻挡邪气、宣发正气。比如北京有紫禁城，紫禁城里有皇宫，紫禁城就有阻挡邪气的作用，让外面的邪气进不来，同时又可以向外宣发正气。

心包经在人体当中有一个非常重要的作用，就是疏通气机。如果膻中闭塞，人们的气机就会很不顺畅。现在的人工作压力都很大，膻中这个穴位非常容易堵塞。因此，在日常生活当中，大家要经常梳理、按摩膻中这个地方，其实不难，用大拇指直接往下捋就可以。人在生气时，就可以往下捋100次左右，这样对自己的气机会很有帮助。

曲泽：开窍祛邪、活血化瘀

曲泽穴是心包经合穴，心包经的气血都汇合在此穴位处。该穴位于肘横纹中，在肱二头肌腱的尺侧。曲泽穴主要治疗食积类的胃肠道疾病，比如饮食不洁导致的腹泻、恶心、呕吐、反酸等症状；女性在孕期的恶心、呕吐等不良反应也可以按压此穴位得到纠正。

据《针灸甲乙经》："心痛卒咳逆，曲泽主之，出血则已。"；《千金方》中说："曲泽、大陵，主心下澹澹，喜惊。"；《铜人》中云："治心痛，善惊身热，烦渴口干，逆气呕血，风胗，臂肘手腕善动摇。"这些说的都是曲泽穴的作用。曲，代表肝；泽，表示滋润、润泽。为什么"曲"代表肝呢？据《尚书·洪范》记载："木曰曲直。"因为在五行之中，肝属木，而曲直就是曲中有直、刚柔相济的意思，肝木的正常属性是"坚中有韧"，就像肝所主的"筋"。所以，这个穴位具有护肝的功效，对于痉挛性肌肉收缩、手足抽搐、心胸烦热、头晕等病状非常有效。曲泽穴还能治疗呕吐，据《灵枢·顺气一日分为四时》中记载："病在胃及以饮食不节得病者，取之于合。"而对曲泽穴刺络放血则具有开窍祛邪、活血化瘀、疏经通络的作用。

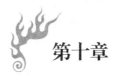

第十章

小肠经的养生

手太阳小肠经就好比一面能反映心脏能力的镜子，通过了解心脏和小肠经的表里关系，我们不但能预测心脏的功能状况，还能够用调节小肠经的方法来治疗心脏方面的疾患。小肠经与手少阴心经相表里，临床上经常用泻小肠火来去心火，因为中医上讲"小肠主液"，心火也经常下移小肠，比如口舌生疮，舌尖红痛，就可以用利小便的方法来治疗，这个时候泡一点竹叶喝，或者再加一点冰糖，热就能从小便导出来了。所以，请好好关注你身体里心脏的晴雨表——小肠经吧！

小肠经的循行和大肠经比较相似，只是位置上要比大肠经靠后，从作用上来讲也没有大肠经那么广。

小肠手太阳之脉，起于小指之端，循手外侧，上腕出踝中，直上循臂骨下廉，出肘内侧两骨之间，上循外后廉，出肩解绕肩胛，交肩上入缺盆，络心循咽，下膈抵胃，属小肠。其支者，从缺盆循颈上颊，到目锐，却入耳中。其支者，别颊上抵鼻，至目内，斜络于颧。

译文：

手太阳小肠之脉，从小指内侧少阴之脉少冲穴循小指之端少泽穴起，循手外侧前谷后溪穴，从后溪上腕至腕骨穴，从腕骨出踝中，入阳谷、养老穴也。从养老直上，循臂骨下廉，支正穴也。从支正出肘内侧两筋间，小海穴也。从小海上循外后廉，出肩解肩贞穴，绕肩胛腧穴上肩，天宗穴也。从天宗循行秉风、曲垣等穴，从肩中腧入缺盆穴，散而内行，络心循咽下膈，抵胃属小肠之分。其支者，从缺盆循颈入天窗、天容穴，上颊颧穴，至目锐，却入耳中聚于听宫穴也，其别支从颊上抵鼻，至目内，以交于足太阳经。

小肠经的常见症状

小肠经最常见的症状是肩臂疼痛，其他的小肠经证候还有重听、眼黄、眼涩等与体液有关的不适，有时还可能出现尿频、腹胀。梳理小肠经，刺激小肠经上的穴位是很有效的方法。

有的人脾气很急，总是心烦气躁，动辄要与人争吵嚷嚷，中医认为是心火亢盛。由于火气太大，无处宣泄，就拿小肠经"撒气"了，结果小肠经就会肿胀、硬痛。顺着小肠经就会牵连到耳朵、喉咙、脖子、肩膀、肘、臂、腕、小手指，造成这些地方或疼痛或麻木。

小肠经的关键穴位

后溪：快速缓解颈肩痛

后溪穴的功能很强大，按摩又极为方便，后溪穴是小肠经的重要穴位，是治疗小肠经循行部位颈肩痛的首选穴位。那如何定位呢？

后溪穴的位置在手掌感情线小指侧尽头处，可握拳取穴。后溪穴为小肠经的"腧木穴"，腧主"体重节痛"，因此此穴可治腰膝痛、肩膀痛、落枕。又因后溪是八脉交汇穴，通督脉，督脉入脑，所以又治后头痛、颈椎病和神志病。此穴还有个特殊的功效，就是可以治疗麦粒肿，但最好用艾灸的方法，可做成麦粒大的艾柱，用凡士林粘在后溪穴点燃，通常连灸三柱就会有效，病在左取右后溪，病在右取左后溪。灸后一天，麦粒肿通常可自行消退。

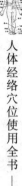
如果你是在办公桌前，打开手掌，有三条掌纹，将最上面的那条对准桌子的边缘，然后小臂外旋使手掌垂直做"手刀"状，此时桌沿接触的部位就是后溪穴。上下动一动手掌，感到接触点酸痛。保持这一动作，或用手指按揉此穴，边按揉边做耸肩缩脖或向左右两侧看或摇头晃脑的动作，就可以很快消除颈肩酸痛症状。平时可能还感觉不到此穴的威力，有痛症时，针刺此穴位就可以显出其功效。后溪是小肠经"输"穴，还是八脉交会穴之一，通督脉，所以腰背疼痛取此穴也非常有效。

养老：脏腑疾病就找它

小肠经上还有一个必须要提的穴位，即养老穴。取穴时以掌心对着自己的胸部，当尺骨茎突桡侧缘凹缘中，小臂内旋则找不到这个穴位，为小肠经"郄穴"。郄穴是经脉气血曲折深聚处的穴位，常用来治疗本经循行所过部位及所属脏腑的急性病症。

阴经郄穴多用于治疗血分病症，阳经郄穴多用于治疗气分病症，如急性疼痛、气形两伤等。当脏腑发生病变时，常在相应的郄穴产生疼痛、酸胀及反应物，临床常用作诊断疾病的参考。针刺或按摩郄穴也能梳理经络气机，从而起到调理脏腑的作用。此穴能改善老年人的视力模糊，而且还可蓄元气、调精神。腰腿疼痛者，针刺此穴虽不能针到病除，永不复发，但即时症状减轻是没问题的。

少泽：乳房保健奇穴

接下来说说乳房的保健穴，小肠经上的乳房保健穴为少泽穴和天宗穴。小肠经"井穴"少泽穴，小指尺侧指甲角旁约 0.1 寸。天宗穴位于肩胛骨岗下窝的中央。

《针灸学》上讲：少泽主治头痛，目翳，咽喉肿痛，乳痈，乳汁少，昏迷，热病；天宗主治肩胛疼痛，气喘，乳痈。胃经过乳房，即乳房属胃。小肠属腑。《灵枢·邪气脏腑病形第四》："荥输治外经，合治内腑。"合，指下合穴，即六腑有病取其所属的下合穴进行治疗。《灵枢·本输》："大肠、小肠皆属于胃，是足阳明也。"足三里穴下 3 寸是大肠的下合穴上巨虚，再下 3 寸是小肠的下合穴下巨虚，由此可以知道小肠通过下合穴与胃相连。这也就不难解释为什么针刺小肠经的井穴少泽可以治疗产后乳少，针刺天宗少泽为什么可以治疗乳痈了。

女性朋友可自己经常刺激一下少泽穴，其实这是一个很简单的动作。即：用拇指和食指捻揉（或一捏一松）对侧的小指，刺激小肠经的少泽（同时还刺激了手少阴心经的少冲穴，其能使心的气血充沛，心其华在面，总嫌自己面色不好没有光泽的人可以经常激发一下心经井穴少冲）。天宗穴可以自己用手按揉或请家人按揉，如果嫌按揉时太痛，可以用艾条悬灸天宗穴，至穴位处的皮肤有红晕时再按揉一下天宗穴，压痛常可减轻或消失。天宗穴还是一个检查和治疗颈椎病的穴位，为了使颈肩气血旺盛、胸部气血畅通，经常艾灸按揉天宗穴不失为一个简便舒适的养生健身美体妙法。

天窗：开窍醒神

"天"指头部，"窗"指孔窍。这个穴最善开窍醒神。目窍开则眼明，听窍开则耳聪，鼻窍开则神怡，所以此穴是我每天伏案工作后必按的法宝。天窗穴非常好找，在耳颈外侧部，胸锁乳突肌的后缘，与喉结处相平。点按此穴，通常酸胀感能窜到后背，顿时会觉得肩膀有轻松之感，所以此穴还是预防颈椎病的要穴。经常守在电脑旁的朋友，若能经常按按此穴，自会获益良多。

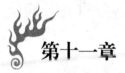

第十一章

脾经的养生

中医说：脾胃为后天之本，气血生化之源。所以我们要想气血充沛，必须要先把脾经调养好才行。中医认为脾主运化，为后天之本，脾气主升，具有运化水谷、水湿之功，并能统摄血液，是消化系统的主要脏腑之一，对于维持消化功能及将食物化为气血起着重要的作用。其在志为思，在液为涎，在体合肌肉、主四肢，其窍为口，其华在唇。其经脉与胃相连，形成表里关系。

《灵枢·经脉》上说：脾足太阴之脉，起于大指之端，循指内侧白肉际，过核骨后，上内踝前廉，上端内，循胫骨后，交出厥阴之前，上膝股内前廉，入腹，属脾，络胃，上膈，挟咽，连舌本，散舌下。其支者：复从胃，别上膈，注心中（脾之大络，名曰大包，出渊腋下三寸，布胸胁）。

1. 白肉际——指四肢掌蹠．面与背面交接的边缘。掌蹠．面的皮肤较厚而色浅，称白肉，又称赤白肉际。

2. 核骨——张介宾注："大指本节后 0 内侧圆骨。"其形如半个果核，故名核骨。即指第 1 蹠骨的头部突起。

3. 内踝——胫骨下端的突出处。

4. 端——音篆。小腿肚，即腓肠肌部。

5. 厥阴——指足厥阴肝经。

6. 咽——张介宾注："咽以咽物，居吼之后。"此兼指食管而言。

7. 舌本——指舌根部。

译文：

足太阴脾经：从大趾末端开始（隐白），沿大趾内侧赤白肉际（大都），经核骨（第一骨小头后（太白、公孙），上向内踝前边（商丘），上小腿内侧，沿胫骨后（三阴交、漏谷），交出足厥阴肝经之前（地机、阴陵泉），上膝股内侧前边（血海、箕门），进入腹部（冲门、府舍、腹结、大横、中极、关元），属于脾，络于胃（腹哀、会下脘、日月、期门），通过膈肌，夹食管旁（食窦、天溪、胸乡、周荣、络大包、会中府），连舌根，散布舌下。

它的支脉：从胃部分出，上过膈肌，流注心中，接手少阴心经。

脾经的常见症状

脾经的症状主要有以下几种：

脾经湿热型：证见鼻涕黄而量多，鼻塞重而持续，嗅觉差并见发热，头重如裹，体倦肢重，胸闷腹胀，食欲不振，小便黄赤，舌质红，苔黄厚腻，脉濡数或滑数。

脾经失调主要与运化功能失调有关。中医认为脾主运化，为后天之本，对于维持消化功能及将食物化为气血起着重要的作用。若脾经出现问题，会出现腹胀、便溏、下痢、胃脘痛、嗳气、身重无力等。此外，舌根强痛，下肢内侧肿胀等均显示脾经失调。

脾经的关键穴位

隐白：出血症的克星

脾经的循行是从脚到胸，隐白穴是其第一个穴位，它在大脚趾趾甲旁约 1 毫米的位置。隐白穴最主要的功效是止血，对各种出血症状都能有效地缓解。

隐白穴在足大趾末节内侧，距趾甲角 0.1 寸。正坐垂足或仰卧，在（踇）指内侧，距趾甲角 0.1 寸处取穴。穴下为皮肤、皮下组织、（踇）趾纤维鞘、（踇）长伸肌腱内侧束。皮肤为（踇）趾背侧与其跖侧骨皮肤移行处，其神经分布为腓浅神经的足背内侧皮神经的内侧支。在趾背筋膜的深面有第一跖骨动脉内侧支，经（踇）长伸肌腱的深面，该动脉至（踇）趾的内侧缘。（踇）长伸肌腱由腓深神经支配。若斜刺，针行于末节趾骨与（踇）趾纤维鞘终止部之间，该处神经、血管分布丰富，均来自足底内侧神经及血管。

功用：调经统血，健脾回阳。此为十三鬼穴之一，统治一切癫狂病，临床上治血崩较好。

1. 妇产科系统疾病：功能性子宫出血，子宫痉挛；

2. 五官科系统疾病：牙龈出血，鼻出血；

3. 精神神经系统疾病：小儿惊风，癔病，昏厥；

4. 消化系统疾病：消化道出血，腹膜炎，急性胃肠炎；

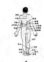

5. 其他：尿血。

刺激隐白穴，通常是用艾灸的方法，就是拿一艾条点燃，灸这个穴位。如果没有艾条，也可以用一根香烟来代替，同样有止血的效果。

隐白穴还有一个功效，就是通鼻窍、治疗慢性鼻炎、鼻出血。治疗鼻炎的时候可以点按。

这个穴位不太好找，因为它特别小，通常要用指甲掐一掐才能掐到这个穴。用指节尖点它，或者找个细一点的按摩棒来点按，效果都很好。

大都：人体的天然钙矿

从隐白穴往上，大脚趾根的位置就是大都穴。

大都穴对于老年人来讲特别重要，因为这是一个补钙的要穴。可能有朋友会说，要补钙，吃点钙片不就完了吗？不错，吃钙片是会有些效果，但是您知道为什么会缺钙吗？不是因为补得少，而是因为体内不吸收，这才是缺钙的真正原因。而您只要揉一揉大都穴，就能帮您吸收钙了。有些朋友喜欢做足底按摩，其实大都穴就相当于足底反射区上的甲状旁腺，而甲状旁腺正是吸收钙的。

大都穴除了可以补钙之外，还能治疗肌肉萎缩、骨质疏松、腰腿痛。当然，这些症状也都是因为缺钙引起的，所以只要记住大都穴是一个补钙的要穴就行了。另外，有颈椎病的人也要经常揉一揉大都穴，再在这个穴的旁边找一找最痛的点去揉，这样珠联璧合地配合起来治疗，效果就会更好。

太白：健脾补脾最强穴

太白穴是脾经的原穴，健脾补脾的效果比其他穴位都强。

很多朋友都存在脾虚的症状，比如，夜里睡觉老流口水（这叫脾不摄津，就是脾不能收摄这些津液，它自己流出来了）；舌头两边有齿痕；吃完东西不一会儿就腹胀，消化不良；手脚冰凉，血液循环不到末梢；女性崩漏，月经淋漓不尽，不能收摄；因为气血上不到头部而头晕，等等。这些症状都是脾的运化能力差造成的。

尽管脾虚的症状有很多，但多揉太白穴全都可以防治。因为它是原穴，是主管脾经上各个问题的。揉太白穴有个方法，就是用大拇指的内侧多硌它，这样健脾的效果才好。

另外，揉太白穴还可以调节血糖，治糖尿病。

公孙：治消化不良、胃反酸

从太白穴往上 1 寸就是公孙穴。公孙穴的功能非常强大，既可以调动脾脏、脾经的运血能力，把血液输送到全身去，是一个疏散点、一个枢纽；又可以帮助调节身体上由于气血瘀滞造成的各种症状，综合起来，就是通气、活血、解瘀。

如果你有妇科方面的问题，请每天揉揉公孙穴。另外，公孙穴可以抑制胃酸，如果您出现出酸水的情况，赶紧揉一下公孙穴，很快就会好转。

公孙穴还可以增加小肠蠕动，增强消化能力，如果吃完东西不消化，也要赶紧揉揉它，很快就会往下运化了。

三阴交：多管齐下好疗效

三阴交穴在脚内踝上 3 寸，也就是四横指的地方。"三阴交"就是肝、肾、脾 3 条阴经交会的点，所以这一个穴位就可以治三条经上的病症，真可谓一穴多用。

对于每个女人来说，三阴交穴是人体上的宝贵"大药"。它可以帮助我们维持年轻，延缓衰老，推迟更年期，保证女人的魅力。具体来说，三阴交对女人有以下功用：

1. 保养子宫和卵巢人体的任脉、督脉、冲脉这三条经脉的经气都同起于胞宫（子宫和卵巢）。每天晚上 5 ~ 7 点，肾经当令之时，用力按揉每条腿的三阴交穴各 15 分钟左右，能保养子宫和卵巢。促进任脉、督脉、冲脉的畅通。女人只要气血畅通，就会面色红润白里透红，睡眠踏实，皮肤和肌肉不垮不松。

2. 使脸部不下垂。女人如果想在 40 岁之后，还能对抗地球的引力，保证脸部和胸部不下垂。除了饮食要规律之外，还要经常在晚上 9 点左右，三焦经当令之时，按揉左右腿的三阴交穴各 20 分钟健脾，因为三阴交是脾经的大补穴。

3. 祛斑、去皱、祛痘。三阴交是脾、肝、肾三条经络相交汇的穴位。其中，脾化生气血，统摄血液。肝藏血，肾精生气血。女人只要气血足，那些因为气血不足而导致的疾病都会消失。每天晚上 9 ~ 11

点，三焦经当令之时，按揉两条腿的三阴交各15分钟，就能调理祛斑、祛痘、去皱。不过，要坚持才有效果，坚持每天按揉，按揉一个月之后，才能看得到效果。

4. 三阴交穴还是妇科病的通治要穴。无论妇科问题是发生在附件、子宫、卵巢还是乳腺，都可以用三阴交穴来治，而且有病时按揉该穴会非常痛、非常敏感。每天多揉揉三阴交穴，就可以解决这些问题。

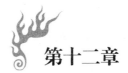

第十二章

三焦经的养生

《素问·灵兰秘典论》说："三焦者，决渎之官，水道出焉。"三焦经是气升降出入的通道，又是气化的场所，所以说它们主持诸气，总司全身的气机和气化的功能。元气是人体最根本的气。元气根于肾，通过三焦而充沛于全身。人体的气通过三焦而输送到五脏六腑，充沛于全身。全身的水液代谢，是由肺、脾、胃与肠、肾和膀胱的协同作用而完成的，但必须以三焦为通道，才能正常地升降出入。所以，中医又把水液代谢的协调平衡作用称为"三焦气化"。

《灵枢·经脉》：三焦手少阳之脉，起于小指次指之端，上出两指之间，循手表腕，出臂外两骨之间，上贯肘，循臑外上肩，而交出足少阳之后，入缺盆，布膻中，散络心包，下膈，遍属三焦。

其支者：从膻中上出缺盆。上项，系耳后，直上出耳角，以屈下颊至。

其支者：从耳后入耳中，出走耳前，过客主人，前交颊，至目锐眦。

1. 两指之间：指第四、五掌骨间。

2. 手表腕：指手背腕关节中。

3. 臂外两骨：指前臂背（伸）侧，尺骨与桡骨间。

4. 臑外：上臂后（伸）侧。

5. 膻中：膻音坦。此指胸中。不指穴名。

6. 遍：原作编。或误"循"。

7. 客主人：即上关穴之异名。

译文：

手少阳三焦经：起于无名指末端（关冲），上行小指与无名指之间（液门），沿着手背（中渚、阳池），出于前臂伸侧两骨（尺骨、桡骨）之间（外关、支沟、会宗、三阳络、四渎），向上通过肘尖（天井），沿上臂外侧（清冷渊、消泺），向上通过肩部（臑会、肩髎），交出足少阳经的后面（天髎、会秉风、肩井、大椎），进入缺盆（锁骨上窝），分布于膻中（纵隔中），散络于心包，通过膈肌，广泛遍属于上、中、下三焦。

它的支脉：从膻中上行，出锁骨上窝，上向后项，连系耳后（天牖、翳风、颅息），直上出耳上方（角孙、会额厌、悬厘、上关），弯下向面颊，至眼下（颧髎）。

它的支脉：从耳后进入耳中，出走耳前（和髎、耳门、会听会），经过上关前，交面颊，到外眼角（丝竹空、会瞳子髎）接足少阳胆经。

按中医经典《黄帝内经》的解释三焦是调动运化人体元气的器官。这时它更像是一个财务总管。负责合理的分配使用全身的气血和能量。"三焦者，总领五脏、六腑、荣卫、经络、内外左右上下之气也，三焦通，则内外左右上下皆通也，其于周身灌体，和内调外，荣左养右、导上宣下，莫大于此者……三焦之气和则内外和，逆则内外逆"上边这段文言是汉代华佗所写《中藏经》中的一段话，此书文字古奥，但对三焦的这段阐述倒是通俗易懂。先不说此语是不是真的出自华佗之口，但三焦在五脏六腑当中的重要地位，由此可见一斑。

三焦"主枢纽"，枢纽就是连接点，如果枢纽出问题了，整个系统就会出问题。所以中医一再

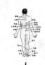
强调，要保持三焦的通畅。

三焦经的常见症状

三焦的主要症状有：

手少阳三焦经病，手少阳三焦经所发生的病候。《灵枢·经脉》载："三焦手少阳之脉……是动则病：耳聋，浑浑焞焞，溢肿，喉痹。是主气所生病者：汗出，目脱眦痛，颊痛，耳后、肩臑肘臂外皆痛，小指次指不用。"又《灵枢·邪气藏府病形》："三焦病者，腹胀气满，小腹尤坚，不得小便，窘急，溢则为水，留则为胀；候在足太阳之外大络，大络在太阳、少阳之间，亦见于脉，取委阳。"本经主要病候为：耳聋，耳鸣，咽部肿，喉痹，目外眦痛，颊痛，耳后及经脉所过部痛，小腹硬满，气胀，小便不利，遗尿。

三焦经起于无名指端关冲穴，上出于四、五两指之间，沿手背至腕部阳池，沿上肢深侧正中线，经过肩部，侧颈部，侧头部，耳部，止于眼部。三焦共有关冲、阳池、翳风、丝竹空等二十三个穴位。在晚上 9 ~ 11 点之间，点压位于胳膊背面正中的三焦经，点压 10 分钟左右，这样就能够起到疏通百脉、协调身体内外的功效。三交经上的丝竹空在眉梢的凹陷处，长按可起到减少鱼尾纹、祛斑的功效。而翳风穴位于耳垂后面下颌骨的凹陷处，向前按时有种传导到舌根的酸胀感，经常点压即可预防感冒、中风等"风疾"。

三焦经的关键穴位

阳池：将热量传达全身

在人的手背手腕上，有个阳池穴，它的位置正好在手背间骨的集合部位。寻找的方法是，先将手背往上翘，在手腕上会出现几道皱褶，在靠近手背那一侧的皱褶上按压，在中心处会找到一个压痛点，这个点就是阳池穴的所在。

"阳池"这个名字就意味着囤聚太阳的热量。刺激这个穴位可以恢复三焦经的功能，将热能传达到全身。另外，它也联系着经络中与重要内脏器官相对应的穴位。

阳池穴是支配全身血液循环及荷尔蒙分泌的重要穴位。刺激这一穴位，可迅速畅通血液循环，平衡荷尔蒙分泌，暖和身体，进而消除发冷症。刺激阳池穴，最好是慢慢地进行，时间要长，力度要缓。最好是两手齐用，先以一只手的中指按压另一只手的阳池穴，再换过来用另一只手的中指按压这只手上的阳池穴。这种姿势可以自然地使力量由中指传到阳池穴内。阳池穴不仅可以治惧冷症，还可以调节内脏器官的功能，因此对感冒、气喘、胃肠病、肾功能失调等疾病都有助益，称得上是"万能穴位"。值得注意的是：刺激阳池穴，要慢慢地进行，时间要长，力度要缓。先以右手的中指按压左手的阳池穴，再换左手中指按压右手的阳池穴。

外关：解表怯风，活络止痛

外关穴最早见于《黄帝内经·灵枢·经脉篇》，为手少阳之络，八脉交会穴之一。通阳维脉三焦经。有清热解毒、解痉止痛、通经活络之功。外关为三焦经之络穴，它在腕背横纹上 2 寸，尺桡骨中间。与内关相对的地方。外关通于阳维脉，具有解表祛风、活络止痛的作用，所以不仅对急性腰扭伤有奇效，还对关节炎、颈椎病等有很好的效果。

平时坐火车、汽车旅游，也可能会感觉耳朵堵得慌，揉一揉外关穴也会缓解。还有的人身体虚弱，反复感冒，有时感冒好了以后也容易造成耳膜塌陷，耳朵出现暂时性的听力下降，也可以用这种方法调理，免去吃药之苦，另外点揉外关穴还可以预防老年人的听力下降。

液门：人体自有消炎大药

液门穴别称腋门、掖门。在手四、五指指缝间，指掌关节前凹陷中。也就是小指和无名指间凹陷中。为手少阳三焦经的荥穴，"荥主热身"，阳经之荥穴属水，则壮水可以制火。故揉液门穴具有清热泻火，发汗解表的作用，对治疗感冒等"身热之症"有很好的效果。《难经》云：荥主身热。意思是说荥穴能清热泻火。临床实践证明，液门穴确实是疏通液体运行的一个关键穴位，消炎的效果确实不错。

液门穴是人体自带的消炎药库，如果我们能善用它，很多疾病能当下见效。液门，顾名思义：液体之门。人身的血液，精液，津液，关节液，小便，包括痰液，唾液都是液体，液体属性为阴，液体在人身经络脉管之中循经而行，各行其道，液通气行，相安无事，何病之友？人体有时表现的上火，并不完全是人体火多了，或者说水少了，很多时候，是液体循行的道路不通畅了，有堵塞了，表现在堵塞的局部有病痛了，这时要想办法疏通液体循行的道路，液门穴当仁不让，我们可以用指压按摩，或针灸治疗，都会有效的，不少上火的症状当下能完全消失。